全视频

中医经典自然疗法丛书

跟国医名师学拔罐

北京中医药大学针灸推拿专业
博士生导师 李志刚 主编

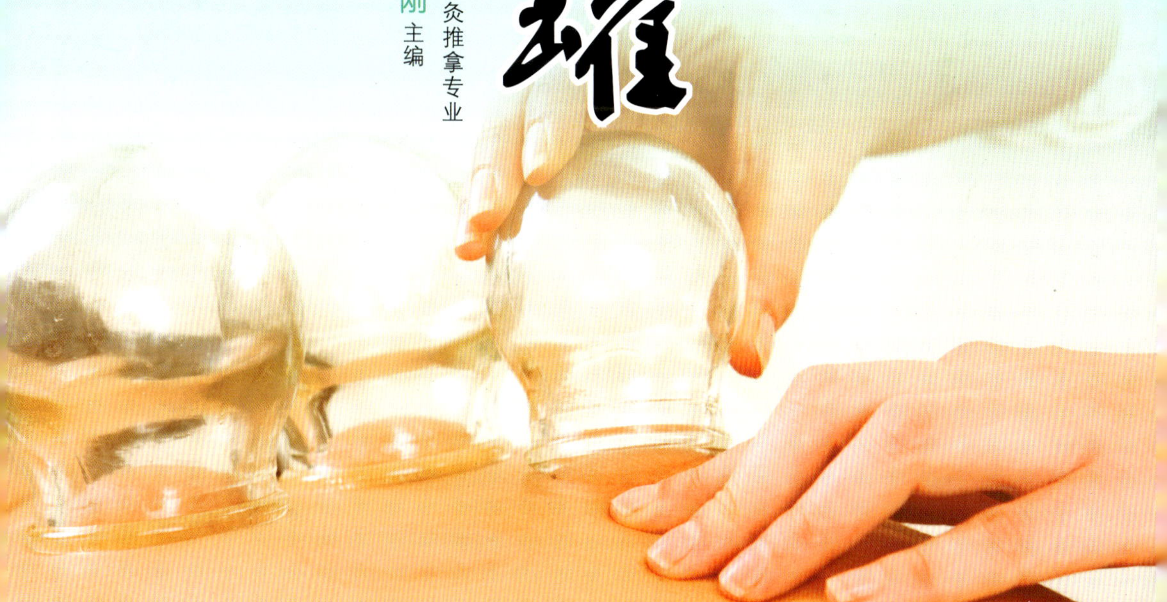

陕西新华出版传媒集团
陕西科学技术出版社
Shaanxi Science and Technology Press

图书在版编目（CIP）数据

跟国医名师学拔罐 / 李志刚主编 . — 西安 : 陕西科学技术出版社 , 2017.4
（全视频中医经典自然疗法丛书）
ISBN 978-7-5369-6940-7

Ⅰ . ①跟… Ⅱ . ①李… Ⅲ . ①拔罐疗法Ⅳ . ① R244. 3

中国版本图书馆 CIP 数据核字 (2017) 第 070303 号

跟国医名师学拔罐

出 版 者 陕西新华出版传媒集团 陕西科学技术出版社
西安北大街 131 号 邮编 710003
电话（029）87211894 传真（029）87218236
http://www.snstp.com
发 行 者 陕西新华出版传媒集团 陕西科学技术出版社
电话（029）87212206 87260001
责任编辑 宋宇虎 高 曼
文案统筹 深圳市金版文化发展股份有限公司
摄影摄像 深圳市金版文化发展股份有限公司
印 刷 陕西思维印务有限公司
规 格 723mm × 1020mm 1/16
印 张 14
字 数 250 千字
版 次 2017 年 4 月第 1 版
2017 年 4 月第 1 次印刷
书 号 ISBN 978-7-5369-6940-7
定 价 39.80 元

前言

Preface

随着大众保健意识的提高，拔罐疗法以其绿色健康、简便易行、对身体无毒副作用等优势和特点，逐渐成为社会大众日常保健和防病治病推崇的方式之一。拔罐疗法是非药物疗法中最优秀的疗法之一，是自然疗法的重要组成部分，它以中医的脏腑、经络、气血等理论为基础，采用“内病外治”的方法进行治疗。

拔罐可活血通络散瘀滞，祛湿排毒消百病，看似普通却有着神奇的疗效。体内湿气重，在中脘、水分等穴位上拔罐，穴位表皮处会出现小水泡，这说明体内的湿气在往体外排出；失眠多梦者，在心俞穴、肾俞穴上拔拔罐，就能一觉到天亮……

有的人会问，是不是只有专业的医师才能进行拔罐呢？其实，只要了解拔罐的基础知识、掌握拔罐的操作方法以及明确拔罐的禁忌和应急处理方法，自己在家就可以轻松拔罐。

本书详细介绍了多种养生保健及各科病症的不同拔罐疗法，书中每一个拔罐步骤都配有相应的真人图，让读者一目了然，简单找准穴位。最具特色的是，书中的每个病症都配有二维码，只要动手扫一扫，就能轻松看视频、学拔罐，即便是对穴位不甚了解的初学者，只要看完本书，也能轻松学会拔罐。另外，书中的每个病症都附上了两道简单有效的食疗方，搭配膳食调养，保健祛病效果会更好。

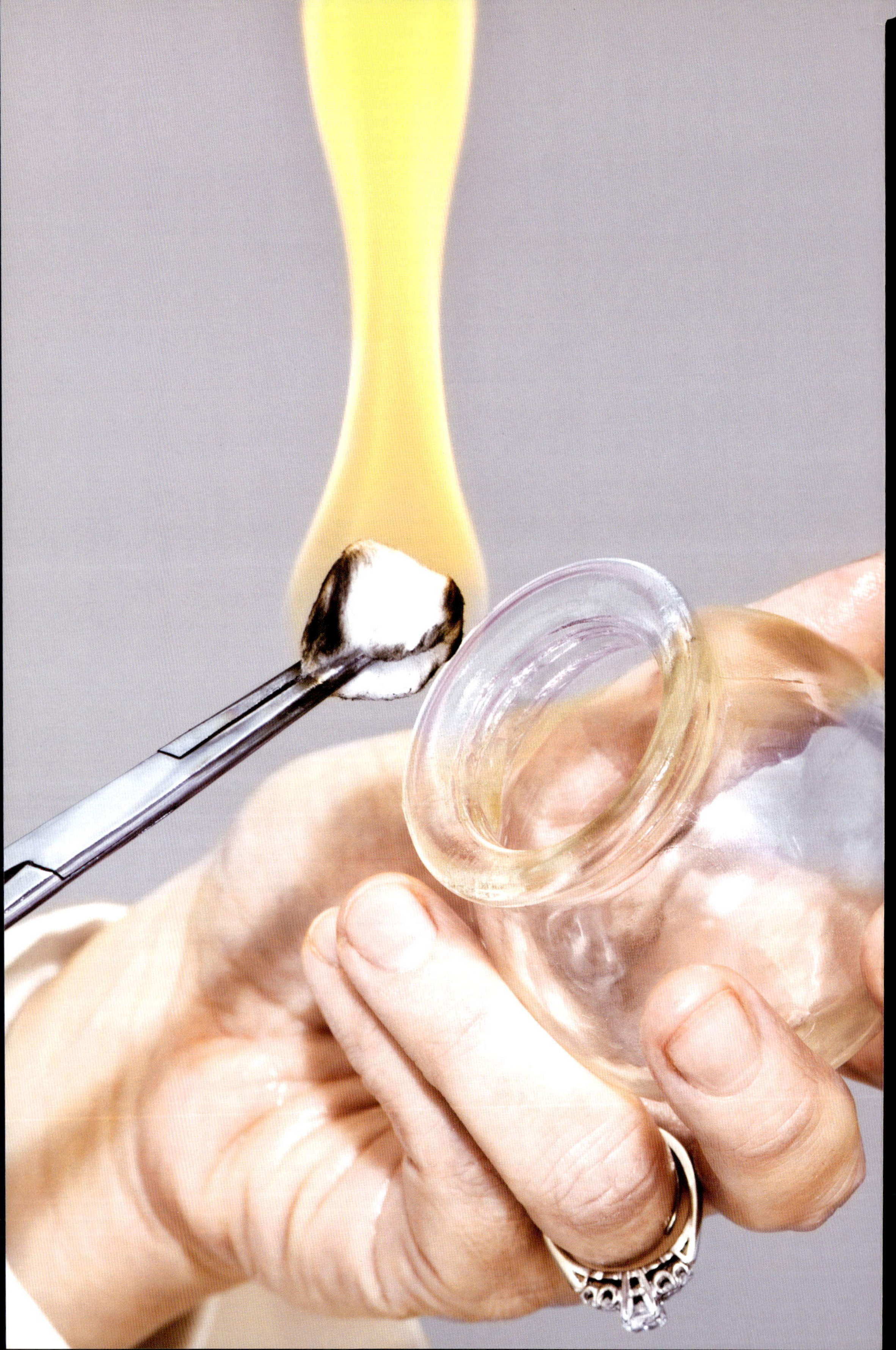

目录 / Contents

PART 1 零基础轻松学拔罐

PART 2 拔罐保健，未病先防

PART 3 罐疗能扶正，常见病痛一拔除

目录 / Contents

PART 4 罐疗调气血，两性疾病烦忧解

PART 5 罐疗泻火毒，五官疾病立可除

PART 6

罐疗能健骨，颈肩腰腿痛可除

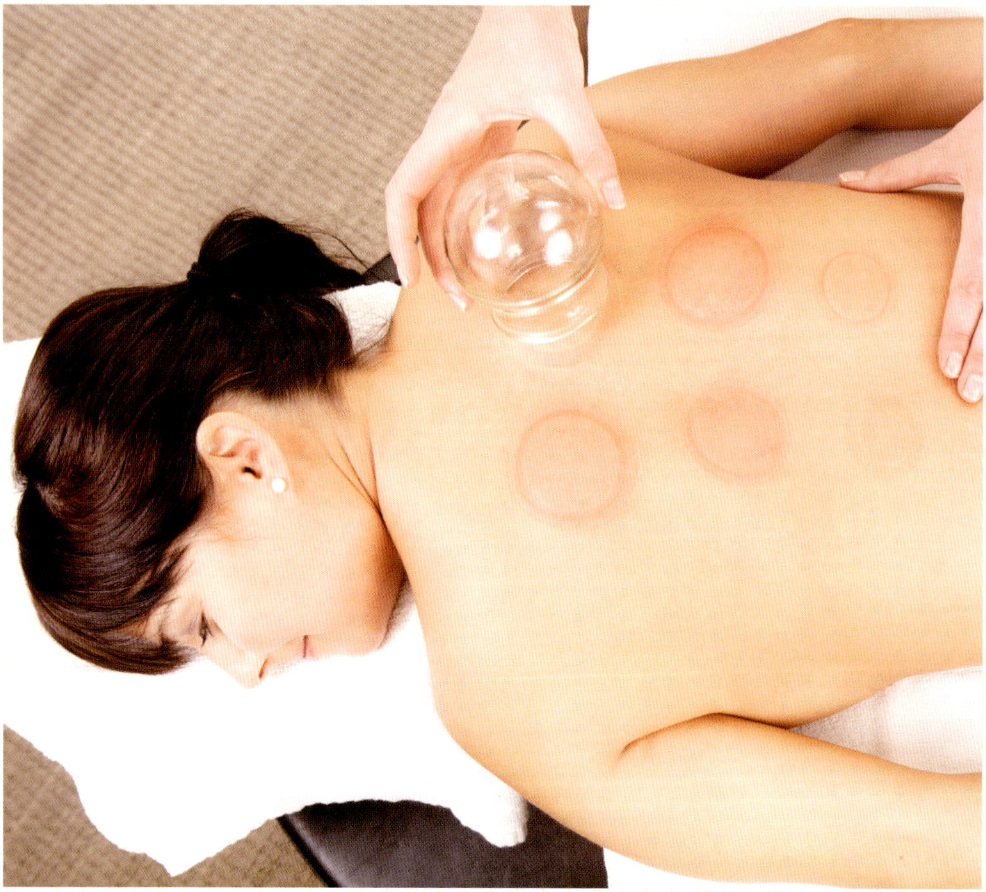

PART 1

零基础 轻松学拔罐

拔罐是中医传统疗法的重要组成部分，民间长期流行着一句话："扎针拔罐子，病好一半子。"可见拔罐疗法在民间的影响。有人会问，拔罐难吗？要知道拔罐的特点就是操作简便、取材容易、安全可靠，没有经过特殊训练的普通群众，可以跟着本节内容学习拔罐的基础知识，轻松上手，简单易学。

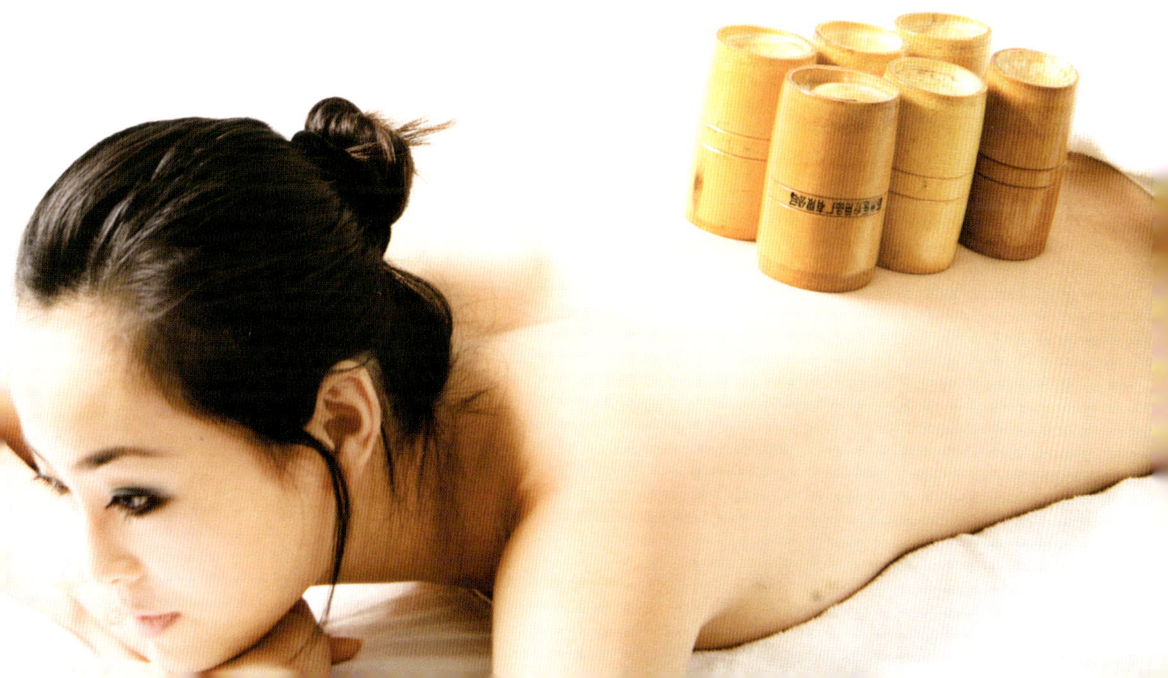

拔罐的发展史

拔罐是现在经常用到的中医理疗保健方法之一，是祖先留下的宝贵财富。而你了解它的故事吗？下面带你走进拔罐的历史长河，去感受它的底蕴。

我国远古时代医家用动物的角作为吸拔工具，故而拔罐疗法又称为角法。在一九七三年湖南长沙马王堆汉墓出土的帛书《五十二病方》中，就已经有关于角法治病的记述："牡痔居窍旁，大者如枣，小者如核者，方以小角角之，如孰（熟）二斗米顷，而张角。"其中"以小角角之"，即指用小兽角吸拔。据医史文献方面的专家考证，《五十二病方》是我国现存最古的医书，大约成书于春秋战国时期，这就表明，早在公元前六世纪至公元前二世纪，我国就已经采用拔罐这一治疗方法。

隋唐时期，拔罐的工具有了突破性的改进，开始用经过削制加工的竹罐来代替兽角。竹罐取材广泛，价廉易得，有助于这一疗法的普及和推广；同时竹罐质地轻巧吸拔力强，也在一定程度上提高了治疗的效果。

宋元时期，竹罐已完全代替了兽角。拔罐疗法的名称亦由"角法"变成了"吸筒法"。在操作上，则由单纯用水煮的煮拔筒法进一步发展为药筒法。即先将竹罐放置于按一定处方配制的药物中煮过备用，需要时，将此罐置于沸水中煮后，趁热拔在穴位上，以发挥吸拔和药物外治的双重作用。

明朝时期拔罐法大兴，已经成为中医外科中重要的外治法之一。当时的一些主要外科著作几乎都列有此法，拔罐主要用于吸拔脓血、治疗痈肿。在吸拔方法上，较之前代又有所改进，较多的是将竹罐直接在多味中药煎熬后的汁液中煮沸直接吸拔。所以，竹罐又被称之为药筒。

至清代，拔罐法获得了更大的发展。首先是拔罐工具的又一次革新。竹罐尽管价廉易得，但吸力较差，且久置干燥后，易产生燥裂漏气。为补此不足，清代出现了陶土烧制成的陶罐，并正式提出了沿用至今的"火罐"一词。其次是拔罐方法有较大进步，有书记载："以小纸烧见焰，投入罐中，即将罐合于患处。如头痛则合在太阳、脑户或颠顶，腹痛合在脐上。罐得火气舍于内，即卒不可脱，须得其自落，肉上起红晕，罐中有气水出。"此类拔罐法是目前仍颇为常用的投火法。再次，对于拔罐部位，一改以往仅拔罐病灶区，还采用了吸拔穴位的方法来提高治疗效果。最后，拔罐疗法的治疗范围也突破了历代以吸拔脓血、疮毒为主的界限，开始应用于多种病症。

现代，拔罐已经发展成为全民保健、治疗疾病的大众化养生途径。

综上所述，拔罐疗法在我国已有二千余年的历史，虽然它发展十分缓慢，但人们随着经验的积累，扬长避短、革故鼎新，使得它今天仍能大大地造福于大众。

拔罐祛寒除湿好处多

拔罐疗法对于机体的作用主要表现为两大方面，其一为预防保健作用，即“防未病”，包括未病先防和已病防变两部分；其二为治疗疾病，即“治已病”。这两大方面的作用又是通过五个比较细小的作用完成的。

调和阴阳

中医认为，在正常情况下，人体内各种组织处于一种有机协调的状态，这种状态可以称为阴阳平衡。当这种平衡被打破时，人就会生病，即通常所说的“阴盛则阳病，阳盛则阴病”。而拔罐疗法之所以能够产生疗效，正是因为它通过吸拔经络穴位来调整某些脏器的功能，促进新陈代谢，使人体内的阴阳得以重新达到平衡的状态。

扶正固本

中医有言“正气存内，邪不可干；邪之所奏，其气必虚”，因此，在生活中，我们应该注意固护正气。而通过拔罐疗法，我们可以增强卫气，卫气强则护表能力强，外邪不易进犯，机体安康无病。另一方面，拔罐通过疏通经络、行气活血的作用改善全身血液循环，从而使营卫调和，正气固护得宜。

解表散邪

拔罐可以通过吸附作用使局部皮肤毛孔张开，并通过出汗的方式带走体内产生的代谢废物，如肌肉中的乳酸等，使体表之邪从表而散，即中医所言“汗解”“其在皮者，汗而发之”，从而达到祛风散寒、祛湿除邪的作用。

疏通经络

由于拔罐疗法具有祛风散寒、祛湿除邪、通脉行气的功效，因而可通利关节、镇痛去痹。经络受到影响，疾病就会产生，而拔罐疗法正是在经络气血凝滞或空虚时，通过对经络穴位的吸拔作用，引导经络中的气血输布，使衰弱的脏腑器官功能得以恢复，从而赶走疾病。

行气活血

中医认为，人体内存在着一个经络系统，它们纵横分布、遍布全身，将人体内外、五脏六腑、四肢百骸、皮肉筋骨等各个组织器官联系成一个有机整体，并借以运行周身气血，营养全身。当经络系统当中的某一部分遭到破坏时，正常的生理功能受到影响，则经脉之气出现逆乱、气血运行受阻、五脏六腑得不到濡养，就会产生各种疾病。拔罐可以疏通经络、条达气机、通达气血，使得机体“通则不痛，荣则不痛”。

罐印罐语——身体有话说

拔罐后的阳性反应，如充血、瘀血、水泡、皮肤温度的改变、皮肤渗出物的性质等都成为罐象。拔罐后，不同罐象代表不同的健康状况和疾病恢复状态，大致分类如下：

1. 点状紫红色小疮及伴有不同程度的热痛感或少量水珠溢出的，是正常罐印，持续1～5天就可消失。

2. 走罐或吸拔罐后，没有罐印，或罐印不明显，或虽有罐印但起罐后立即消失，肌肤恢复常色，则提示身体基本正常或病情尚轻。

3. 罐印鲜红，提示阴虚或气阴两虚。

4. 罐印鲜红并伴有发热，提示体内有热毒。

5. 罐印紫红或紫黑，提示体内有热毒或瘀血。

6. 罐印紫红、紫黑，并伴有水珠或水气，提示体内多有湿热。

7. 罐印发紫伴有斑块或罐印黑而黯淡，提示有局部寒凝血瘀。若罐印数天不退，通常表示病程已久，需要较长的时间来调理。

8. 若走罐时出现大面积黑紫印时，提示风寒所犯面积大。

9. 若走罐时出现风团，像急性荨麻疹症状时，提示患者为风邪所致，也可能是过敏性体质。

10. 罐印淡紫、发青并伴有印块，提示为外感风寒。

11. 罐印呈散开性的紫点，深浅不一，提示为气滞血瘀之症。

12. 罐印或拔罐后的罐壁内有少许水珠、水气时，提示体内多有湿气。若在患部出现较多小水疱时，预示由水湿所致。

13. 若大面积走罐后，罐印呈鲜红散点在某穴及其附近集中，提示这个穴位所相关的脏腑有异常或存在病情。

14. 罐印淡紫并伴有斑块的，提示以虚证为主，兼有血瘀。若斑点在穴位处明显的，表明此穴位相关内脏虚弱。若在肾俞穴处呈现，则提示肾虚。

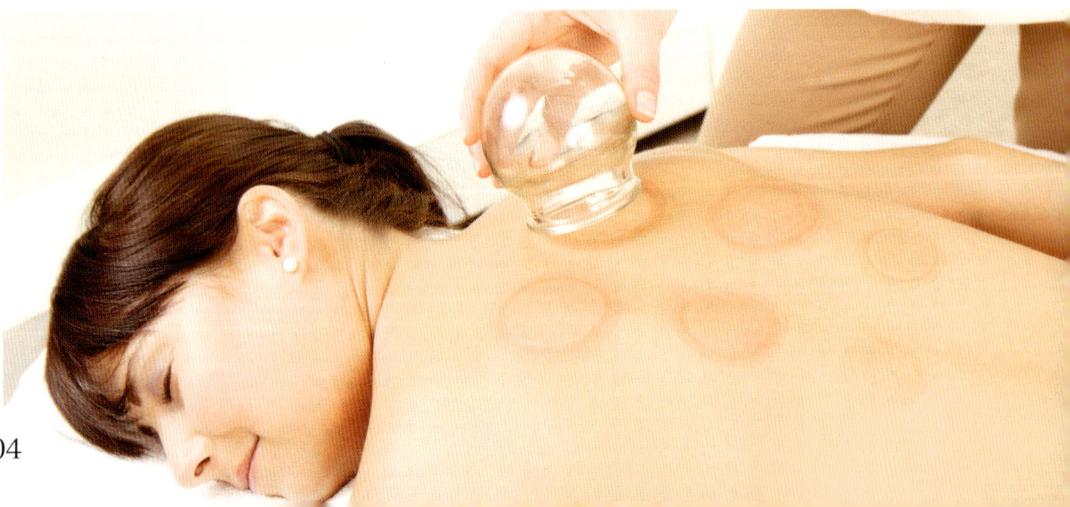

罐的种类

在古代，拔罐疗法一般选用动物的角来做罐具，但是经过漫长的发展过程，罐具的种类逐渐丰富，主要有以下几种。

竹筒火罐

取坚实成熟的竹筒，一头开口，一头留节作底，罐口直径分3、4、5公分三种，长短约8～10公分。口径大的，用于面积较大的腰背及臀部。口径小的，用于四肢关节部位。至于日久不常用的竹火罐，过于干燥，容易透进空气。临用前，可用温水浸泡几分钟，使竹罐质地紧密不漏空气然后再用。南方产竹，多用竹罐。

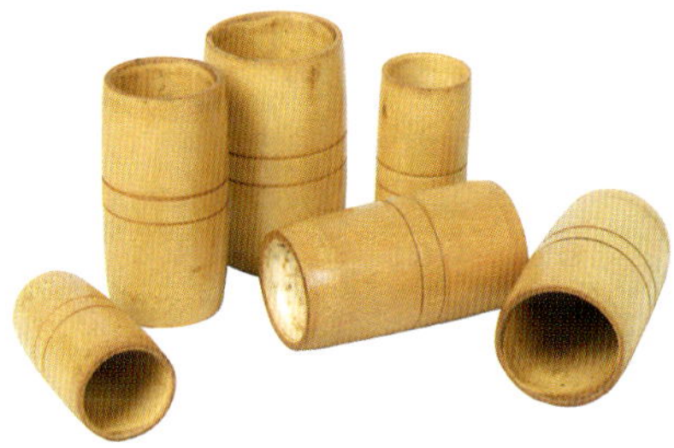

玻璃火罐

玻璃火罐，是用耐热硬质玻璃烧制的。形似笆斗，肚大口小，罐口边缘略突向外，分1、2、3种号型，清晰透明，便于观察，罐口光滑，吸拔力好，因此，玻璃火罐，已被人们广泛地使用起来了。

抽气罐

初时，用青霉素、链霉素药瓶或类似的小药瓶，将瓶底切去磨平，切口须光洁，瓶口的橡皮塞须保留完整，便于抽气时应用。现有的气罐用透明塑料制成，不易破碎，上置活塞，便于抽气。

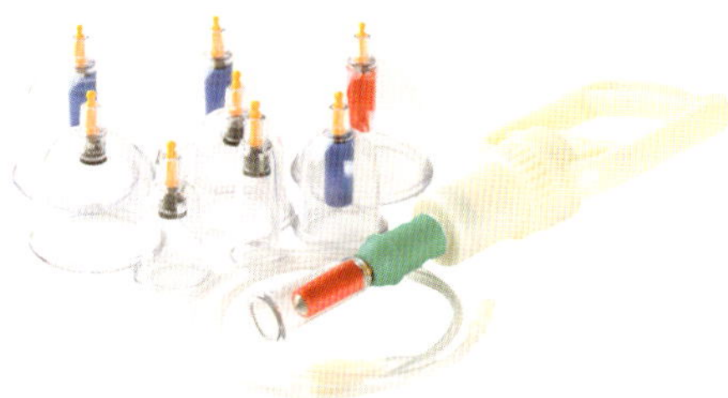

拔罐取穴——4种方法教您找准穴位

在进行穴位拔罐疗法的时候，找穴位是最重要的，就是找对地方。在这里，我们介绍一些任何人都能够使用的简单寻找穴位的诀窍。

手指同身寸度量法

手指同身寸度量取穴法是指以患者本人的手指为标准度量取穴，是临床取穴定位常用的方法之一。这里所说的“寸”，与一般尺制度量单位的“寸”是有区别的，是用被取穴者的手指作尺子测量的。由于人有高矮胖瘦之分，不同的人用手指测量到的一寸也不等长。因此，取穴时要用被取穴者的手指作为参照物，才能准确地找到穴位。

（1）拇指同身寸：拇指指间关节的横向宽度为1寸。

（2）中指同身寸：中指中节屈曲，内侧两端纹头之间作为1寸。

（3）横指同身寸：又称“一夫法”，指的是食指、中指、无名指、小指并拢，以中指近端指间关节横纹为准，四指横向宽度为3寸。

另外，食指和中指二指指腹横宽（又称“二横指”）为1.5寸。食指、中指和无名指三指指腹横宽（又称“三横指”）为2寸。

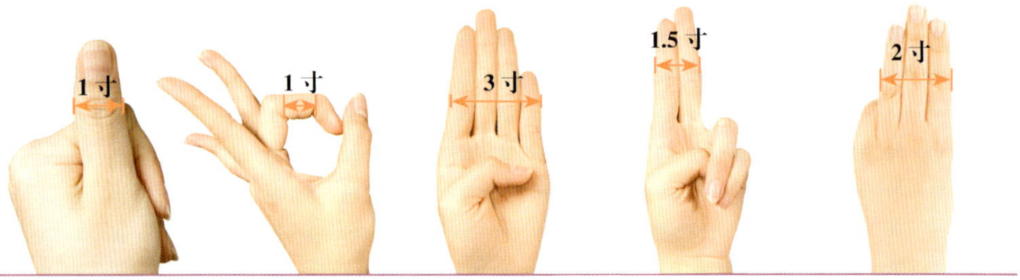

标志参照法

固定标志：常见判别穴位的标志有眉毛、乳头、指甲、趾甲、脚踝等。如：神阙穴位于腹中部，脐中央；膻中穴位于两乳头中间；印堂穴位于两眉头之间；极泉穴位于腋窝正中处；素髎穴位于鼻尖。

动作标志：需要作出相应的动作姿势才能显现的标志，如张口取耳屏前凹陷处即为听宫穴。

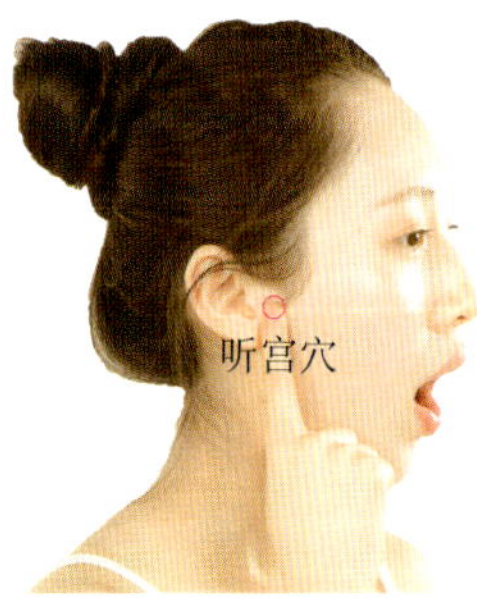

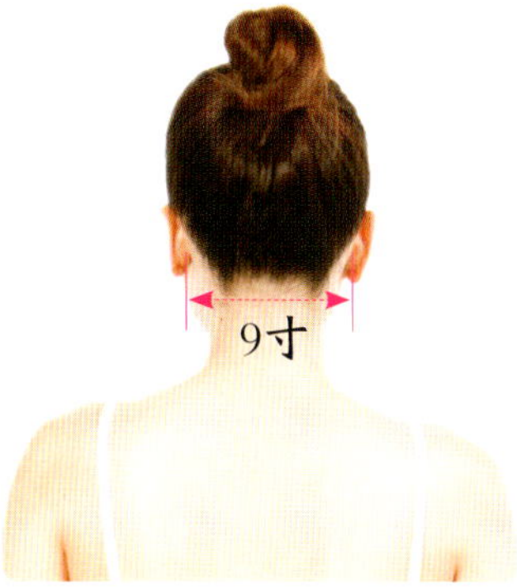

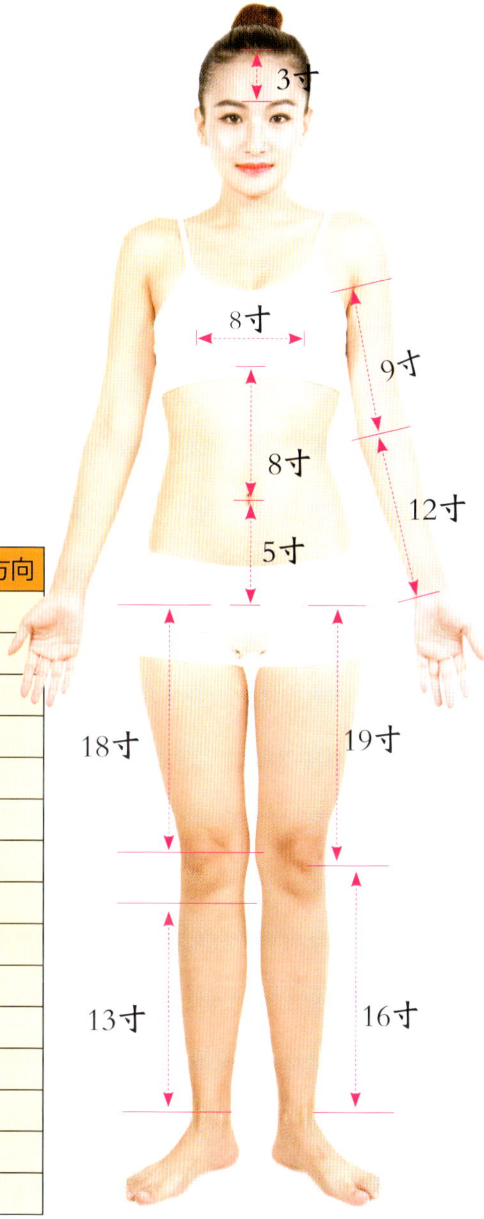

骨度分寸法

骨度分寸定位表

部位	起止点	折量寸	度量方向
头部	前发际到后发际	12寸	直
	耳后两乳突之间	9寸	横
	眉心到前发际	3寸	直
胸腹部	天突穴到剑突处	9寸	直
	剑突到肚脐	8寸	直
	脐中到耻骨联合部	5寸	直
	两乳头之间	8寸	横
侧身部	腋窝下到季肋	12寸	直
	季肋下到髀枢	9寸	直
上肢部	腋前纹头到肘横纹	9寸	直
	肘横纹到腕横纹	12寸	直
下肢部	耻骨联合处到股骨下端内侧髁	18寸	直
	胫骨下端内侧髁到内踝尖	13寸	直
	髀枢到外膝眼	19寸	直
	外膝眼到外踝尖	16寸	直

简便定位法

简便定位法是临床中一种简便易行的腧穴定位方法。如立正姿势，手臂自然下垂，其中指端在下肢所触及处为风市穴；两手虎口自然平直交叉，一手指压在另一手腕后高骨的上方，其食指尽端到达处取列缺穴；握拳屈指时中指尖处为劳宫穴；两耳尖连线的中点处为百会穴等。此法是一种辅助取穴方法。

拔罐选穴有讲究

用拔罐疗法防治疾病时的选穴有讲究，在拔罐之前应该清楚各种病症的穴位的运用，只有拔对了穴位才能把疗效发挥到最大。

呼吸系统

常见疾病： 感冒、咳嗽、鼻炎、支气管炎、哮喘、肺水肿、肺炎、胸膜炎、肺结核、支气管扩张等。

常用穴： 中府、尺泽、曲池、合谷、太阳、定喘、大椎、风池、大杼、风门、肺俞等。

消化系统

常见疾病： 胃肠炎、胃溃疡、胃神经痛、消化不良、呕吐、腹泻、便秘、痔疮、肝炎、胆囊炎、胰腺炎等。

常用穴： 中脘、天枢、章门、期门、关元、足三里、三阴交、公孙、内关、支沟、肝俞、胆俞、脾俞、胃俞、大肠俞、三焦俞、膈俞等。

内分泌及循环系统

常见疾病： 高血压、低血压、冠心病、心律失常、脑梗塞、贫血、糖尿病、高血脂、痛风、肥胖症等。

常用穴： 肝俞、胆俞、脾俞、胃俞、肾俞、心俞、膈俞、膏肓俞、合谷、曲池、内关、神门、大冲、足三里、血海等。

运动系统

常见疾病： 颈椎病、肩周炎、腰椎间盘突出、急性腰扭伤、踝关节扭伤、足跟痛、膝关节炎、风湿性关节炎、鼠标手、网球肘等。

常用穴： 阿是穴（局部压痛点）、大椎、肩井、肩髃、天宗、委中、承山、阳陵泉、悬钟、跗阳、腰阳关、八髎、肾俞、

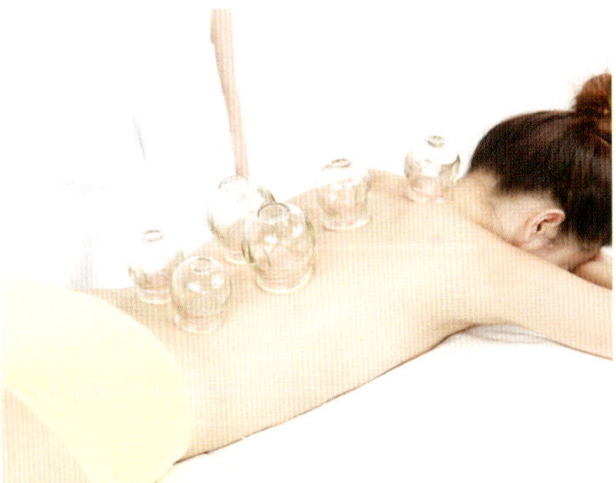

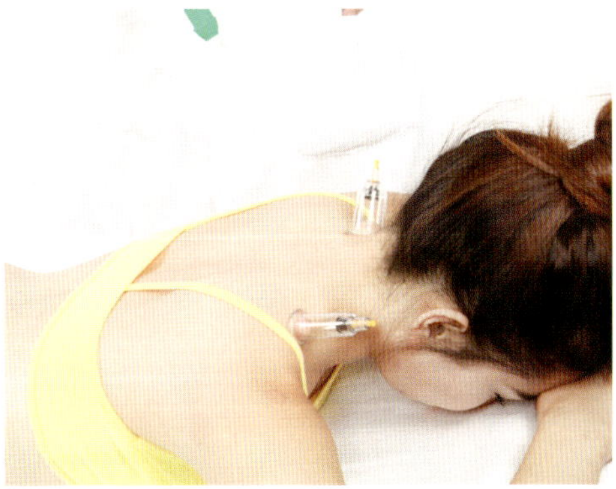

环跳、曲池、合谷、手三里、阳溪等。

精神及神经系统

常见疾病：神经性头痛、肋间神经痛、坐骨神经痛、面神经麻痹、面肌痉挛、瘫痪、阿尔茨海默病、帕金森病、肌肉萎缩、腓肠肌痉挛、神经官能症、失眠、抑郁症等。

常用穴：阿是穴（局部敏感点）、太阳、大椎、肩井、肩中俞、大杼、天柱、膏肓俞、肾俞、膈俞、心俞、三焦俞、章门、期门、环跳、委中、风市、承山、下关、地仓、印堂、颊车、内关等。

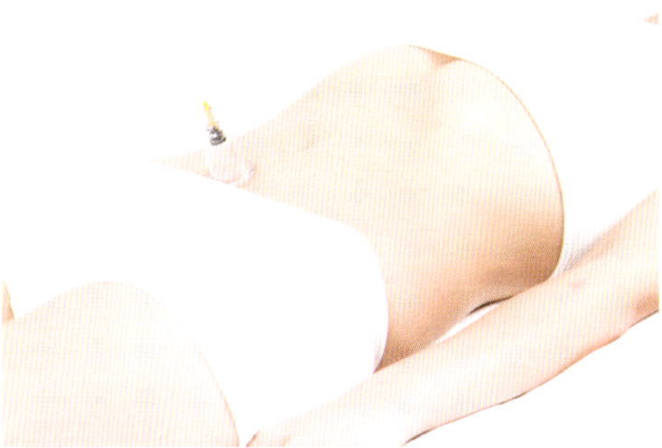

泌尿生殖系统

常见疾病：痛经、月经不调、功能性子宫出血、子宫肌瘤、宫颈糜烂、盆腔炎、阴道炎、前列腺炎、阳痿、不孕不育症、遗精、带下等。

常用穴：关元、气海、中极、神阙、足三里、三阴交、阴陵泉、血海、膈俞、阴交、子宫、带脉、肝俞、肾俞、八髎、命门、腰阳关、涌泉等。

皮肤科

常见疾病：痤疮、粉刺、酒糟鼻、湿疹、荨麻疹、系统性红斑狼疮、褥疮、乳腺炎、疱疹等。

常用穴：足三里、三阴交、复溜、丰隆、阴陵泉、三焦俞、膈俞、膀胱俞、曲池、合谷、内关、血海、阿是穴等。

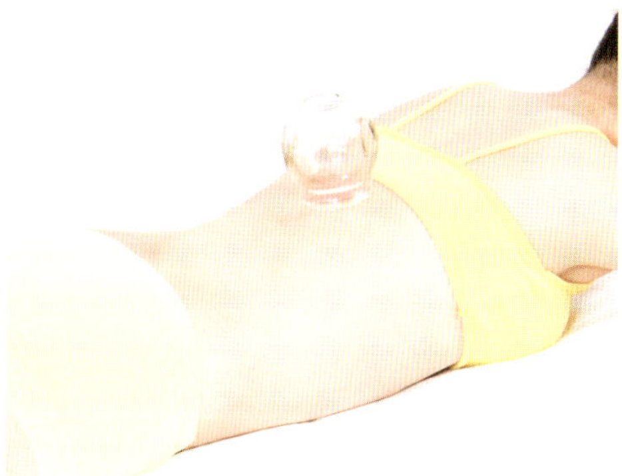

五官科

常见疾病：结膜炎、麦粒肿、中耳炎、口腔溃疡、鼻出血、口舌糜烂等。

常用穴：风池、合谷、尺泽、曲池、听宫、足三里、肝俞、胆俞、脾俞、肺俞、心俞、膈俞等。

点面结合，三大类拔罐手法活学活用

拔罐疗法经过数千年的演变，到了现代已经发展的非常丰富。按照一定的方法归纳，拔罐疗法可以分成三大类，具体如下。

按拔罐的形式分类

单罐

用于病变范围较小或压痛点。可按病变的或压痛的范围大小，选用适当口径的火罐。如胃病在中脘穴拔罐；冈上肌肌腱炎在肩髃穴拔罐等。

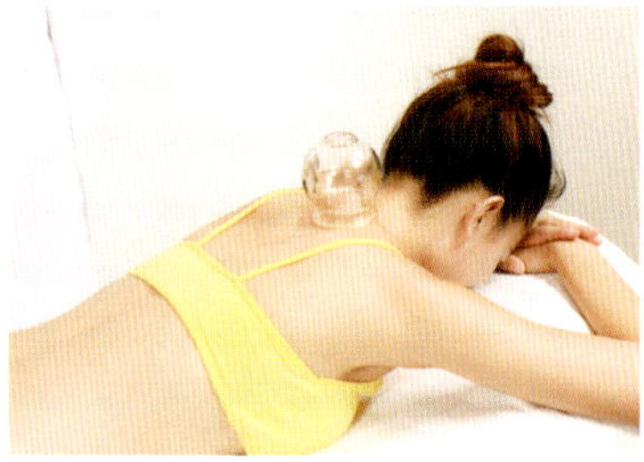

多罐

用于病变范围比较广泛的疾病。可按病变部位的解剖形态等情况，酌量吸拔数个乃至拾数个。如某一肌束劳损时可按肌束的位置成行排列吸拔多个火罐，称为“排罐法”。治疗某些内脏或器官的淤血时，可按脏器的解剖部位的范围在相应的体表部位纵横并列吸拔几个罐子。

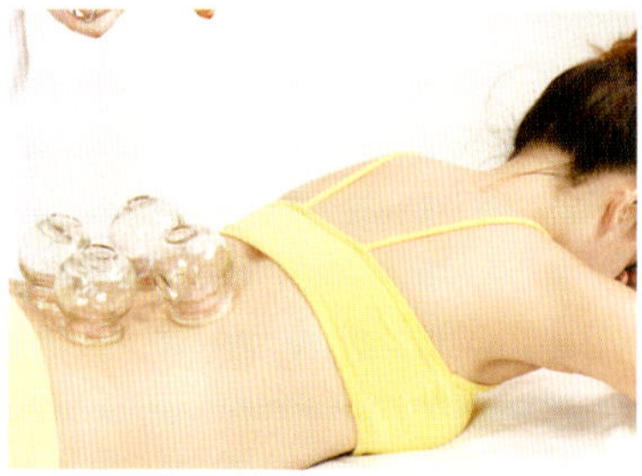

闪罐

罐子拔上后，立即起下，反复吸拔多次，至皮肤潮红为止。多用于局部皮肤麻木或机能减退的虚证病例。

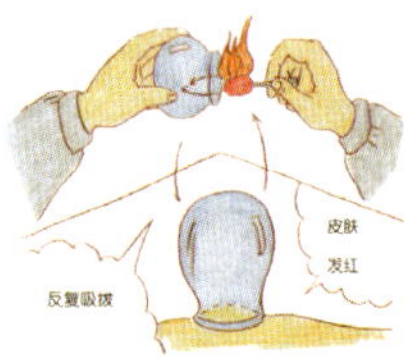

留罐

拔罐后，留置一定的时间，一般留置 5-15 分钟。罐大吸拔力强的应适当减少留罐时间，夏季及肌肤薄处，留罐时间也不宜过长，以免损伤皮肤。

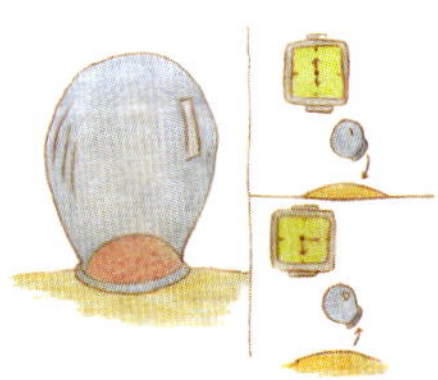

推罐

又称走罐，一般用于面积较大，肌肉丰富的部位，如腰背、大腿等部，须选口径较大的罐子，罐口要求平滑，最好用玻璃罐，先在罐口涂一些润滑油脂，将罐吸上后，以手握住罐底，稍倾斜，即后半边着力，前半边略提起，慢慢向前推动，这样在皮肤表面上下或左右来回推拉移动数次，至皮肤潮红为止。

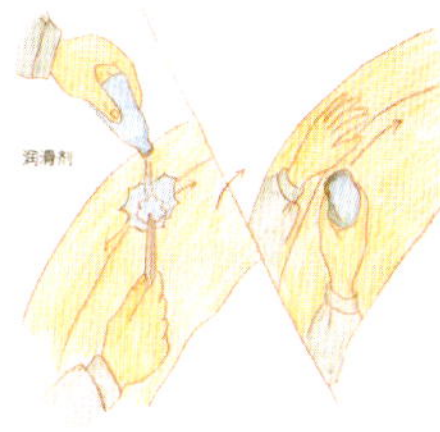

按排气方法分类

投火法

将薄纸卷成纸卷，或裁成薄纸条，燃着到 1/3 时，投入罐里，将火罐迅速叩在选定的部位上。投火时，不论使用纸卷或纸条，都必须高出罐口一寸多，等到燃烧一寸左右后，纸卷和纸条，都能斜立罐里一边，火焰不会烧着皮肤。初学投火法，还可在被拔地方，放一层湿纸，或涂点水，让其吸收热力，可以保护皮肤。

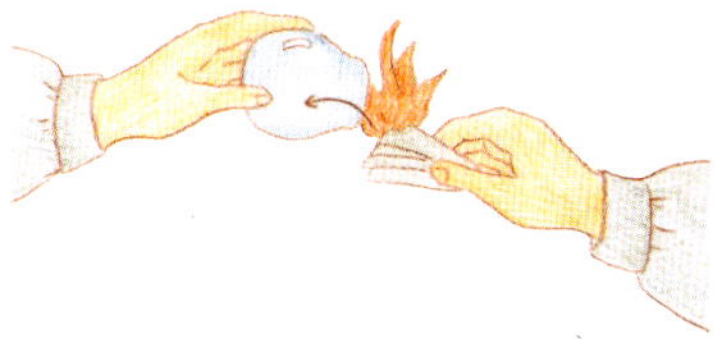

闪火法

用 7 ~ 8 号粗铁丝，一头缠绕石棉绳或线带，做成酒精捧。使用前，将酒精棒稍蘸 95% 酒精，用酒精灯或蜡烛点燃，将带有火焰的酒精棒一头，往罐底一闪，迅速撤出，马上将火罐扣在应拔的部位上，此时罐内已成负压即可吸住。闪火法的优点是：当闪动酒精棒时火焰已离开火罐，罐内无火，可避免烫伤，优于投火法。

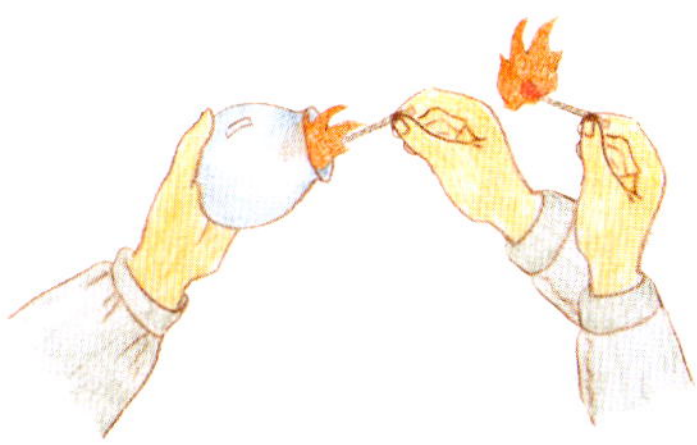

滴酒法

向罐子内壁中部，少滴 1 ~ 2 滴酒精，将罐子转动一周，使酒精均匀地附着于罐子的内壁上（不要沾罐口），然后用火柴将酒精点燃，将罐口朝下，迅速叩在选定的部位上。

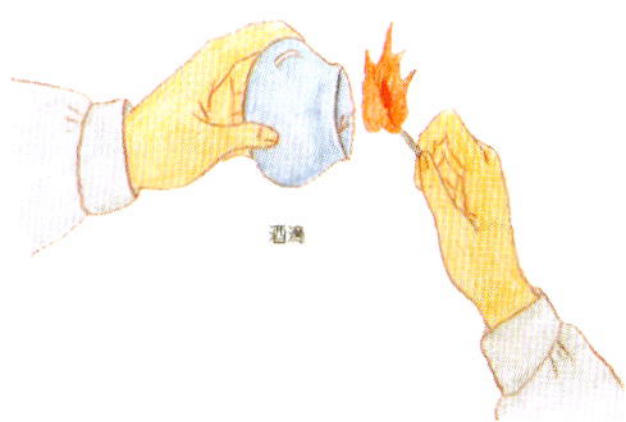

水罐法

一般用于竹罐。先将罐子放在锅内加水煮沸，使用时将罐子倾倒用镊子夹出，甩去水液，或用折叠的毛巾紧扪罐口，乘热按在皮肤上，即能吸住。

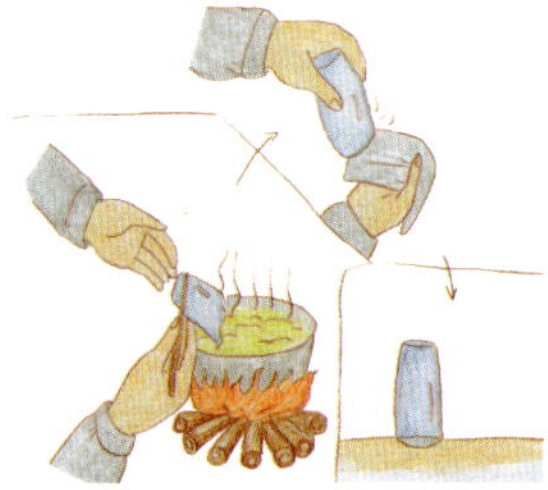

抽气法

先将气罐紧扣在需要拔罐的部位上，用拔罐器从橡皮塞抽出瓶内空气，使产生负压，即能吸住。或用抽气筒套在塑料杯罐活塞上，将空气抽出，即能吸着。

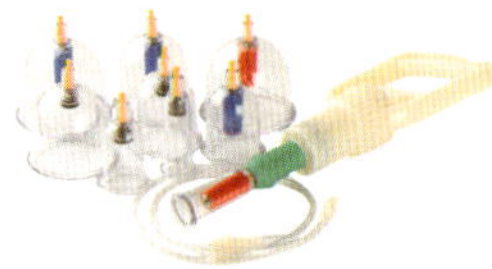

按综合治疗方法分类

煮药罐

将配制成的药物装入布袋内，扎紧袋口，放入清水煮至适当浓度，再把竹罐投入药汁内煮 15 分钟，使用时，按水罐法吸拔在需要的部位上，多用于风湿痛等病。

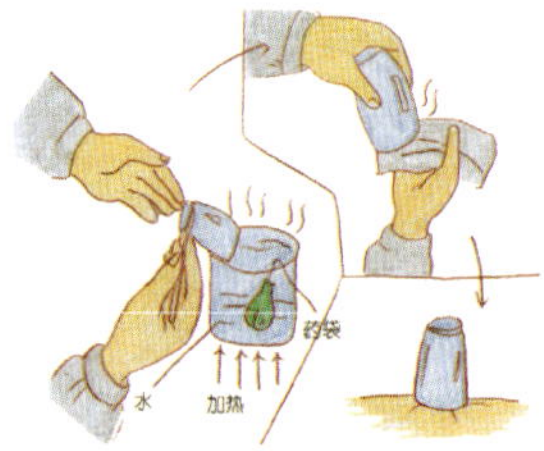

贮药罐

在抽气罐内事先盛贮一定的药液。然后按抽气罐操作法，抽去空气，使吸在皮肤上。也有在玻璃罐内盛贮 1/3 ~ 1/2 的药液，然后用火罐法吸拔在皮肤上。常用于风湿痛、哮喘、咳嗽、感冒、溃疡病、慢性胃炎、消化不良、牛皮癣等。

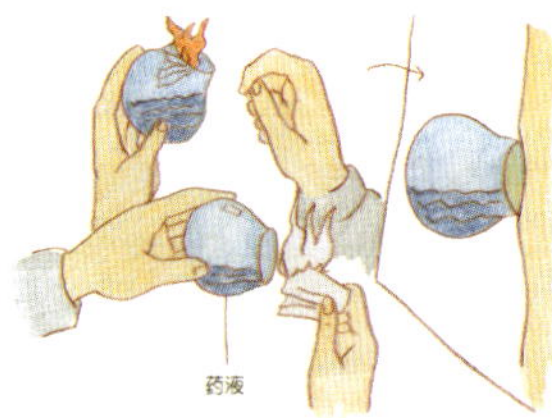

针罐

先在一定的部位施行针刺，待达到一定的刺激量后，将针留在原处，再以针刺处为中心，拔上火罐。如果与药罐结合，称为“针药罐”，多用于风湿病。

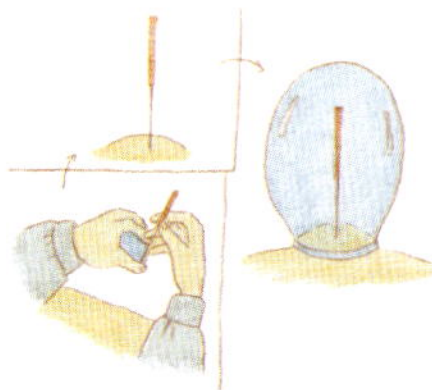

拔罐技巧早知道

拔罐疗法是一种无创伤性的物理学刺激疗法。但如果操作不慎或粗心大意，则容易引起局部烫伤，所以以下一些拔罐小技巧是必须知道的。

体位选择

选择体位的原则是便于拔罐施治，在治疗期间，患者能够比较舒适并长久保持这种姿势。一般主要有俯卧位、仰卧位、侧卧位等三种体位选择。

操作步骤

暴露皮肤

将受术者的待拔罐部位（穴位）处逐步暴露出来，如需在背部进行拔罐，应先暴露背部皮肤；需在腹部拔罐，应先暴露腹部皮肤。由此类推。

清洁表面

拔罐前应先对受术者的皮肤表面进行清洁消毒，如有汗液者应用纸巾擦干。

器具准备

选择罐具的原则根据吸拔部位的大小而定。具体来说，是指对于比较平坦宽阔的部位，如前胸、后背、腰部、臀部及大腿处，宜选用大口径火罐；对于肩部、颈部、胳膊等相对比较小的部位，宜选用中等口径的火罐；对于头部、关节等骨骼凹凸不平且软组织薄弱处，宜选用小口径的火罐。如果是在秋、冬等寒冷季节拔火罐时，应先将火罐的底部放在火上烘烤，使其温度接近人体的温度，以防止患者感冒。

辨证用罐

拔罐具体部位应根据患者不同病症在不同的部位、不同的腧穴上进行拔罐，具体操作请参照本书治病篇。

拔罐顺序

拔罐时一般采取先上后下的原则，拔罐顺序为头部、颈部、背部（胸椎部、腰椎部、骶椎部）、胸部、腹部、上肢部、下肢部。

平衡对称原则

在经络系统中，除了位于人体前正中线的任脉、人体后正中线的督脉上的腧穴，以及经外奇穴中的某些特定穴位只有单个穴位，如两乳头中点膻中、肚脐神阙、两耳尖中点百会等，其余穴位均为左右对称分布，如左右手背的合谷穴、腰背部后正中线两侧的背俞穴等。拔罐治疗时，除任、督二脉及经外奇穴中的单个穴位外，其他穴位均应左右对称拔罐。

交流

拔罐开始后，施术者应随时询问受术者感觉如何，也要随时观察罐内皮肤的变化情况。如果罐力过大，患者感觉疼痛时，应放入少量空气以减轻吸拔力。操作方法是一只手拿住罐体稍倾斜，用另一只手手指按压对侧皮肤，以形成微小空隙，使少量空气进入。如果拔罐后患者感到吸拔无力，那么就应起罐再拔 1 次。对于第一次进行拔罐或少数对拔罐有恐惧心理的人群，施术者应注意在拔罐过程中进行安抚，并密切注意受术者情况，以免因情绪状况出现晕罐现象。另外，在拔罐时与受术者进行交流，在出现异常情况时，可以第一时间对异常情况进行处理。

拔罐时间

首先，要根据患者的年龄、体质、病情以及所拔罐的部位来确定时间。比如年轻者拔罐时间可以长一些，年老者可短些；病轻者拔罐时间可以短些，病重者可以长一些；拔罐在头、面、颈、肩、上肢等部位的，时间可以短些，拔罐在腰背、臂部、腹部及下肢部位的，时间则可以长一些。

其次，还要根据罐具的不同来确定时间。比如大罐的吸力较强，那么一次可拔 5 ~ 10 分钟；小罐的吸力较弱，则一次可拔 10 ~ 15 分钟。

再次，还要根据拔罐的方法来确定时间。比如，在采用闪罐或走罐时，其留罐治疗时间应以罐下局部皮肤出现潮红或呈红豆点状的痧块、痧斑和瘀斑等为准；在采用其他罐法时，则要因具体方法的不同而要求罐下皮肤出现紫斑、潮红、肿胀、灼热、疼痛、抽拉感等为准；在采用针罐时，留罐时间的决定因素则取决于针感和出血情况等。

拔罐次数与疗程

拔罐疗程的确定也是根据病情程度及病人自身状况等因素确定的。比如，患感冒、发热等急性病的，要每天拔罐一次；若是重病的，则每天拔罐 2 ~ 3 次；是慢性病的，要两天拔罐一次；若是在拔罐后患者皮肤出现瘀斑、瘀块等情况的，应待瘀斑、瘀块消退后再做下一次拔罐。一般来说，拔罐 7 ~ 10 天为一个疗程，中间隔 3 ~ 5 天后，再进行第二个疗程。

起罐方式

当治疗完毕，或者某个穴位、部位需要重新拔罐时，就到了起罐的时候。起罐的原则是动作应轻柔、协调，切不可生拉硬拔，以免损伤皮肤、使患者产生疼痛。具体操作方法是，先用一手握罐将其稍稍倾斜，然后再用另一手拇指在罐口边缘处挤压皮肤，以使气体进入罐内，此时罐具即可自然脱落。

起罐后的贴心护理

起罐后，所拔部位局部皮肤如出现水蒸干皱或有裂纹的，则应涂上植物油；若起罐后局部皮肤绷紧不适的，可轻轻按揉皮肤，使其放松；若起罐后有水疱的，可用无菌针挑破，用干净棉球擦干后再涂以龙胆紫即可；若起罐后身上拔出脓、血的，应用无菌棉球将之清洗干净，清洗后用纱布包裹；针罐或刺络拔罐后，针口应用医用酒精消毒。若起罐后皮肤出现紫红斑点的，则属正常反应，无须特别处理。拔罐结束后，应让受术者休息 5 ~ 10 分钟。

拔罐的注意事项

在拔罐过程中我们还必须掌握其注意事项和一些重要的细节。这样既方便操作，避免发生意外，也能最大限度地发挥拔罐的作用，让我们获得更好的疗效。

1. 拔罐时，室内需保持 20 摄氏度以上的温度，最好在避风向阳处。

2. 患者以俯卧位为主，应充分暴露施术的部位。

3. 拔罐时，如吸附力过大，可按挤一侧罐口边缘的皮肤，稍放一点空气进入罐中。初次拔罐者或年老体弱者，宜用中、小 3 号罐具。

4. 拔罐顺序应从上到下，罐的型号则应上小下大。

5. 一般病情较轻或有感觉障碍者（如下肢麻木者）拔罐时间要短。病情较重、病程较长、病灶较深及疼痛较剧者，拔罐时间可稍长，吸附力稍大。

6. 针刺或刺血拔罐时，若用火力排气，须待消毒部位酒精完全挥发后方可拔罐，否则易灼伤皮肤。

7. 留针拔罐时，要防止肌肉牵拉而造成弯针或折针，发现后要及时启罐，拔出针具。

8. 拔罐期间应密切观察患者的反应，若出现头晕、恶心、呕吐、面色苍白、出冷汗、四肢发凉等症状，甚至血压下降、呼吸困难等情况，应及时取下罐具，将患者仰卧位平放，垫高腿部，轻者可给予少量温开水，重者针刺人中、合谷，并送往医院。

9. 拔罐的部位和穴位，一般以肌肉丰富、皮下组织充实及毛发较少的部位为宜。前一次拔罐部位的罐印未消退之前，不宜在原处拔罐。根据所拔部位的面积大小选择适宜的罐，如宽阔而肌肉丰厚的背部、大腿处，可以使用中、大罐，而小腿、手臂和颈肩部则适宜用小罐。

10. 拔罐时间过长或吸力过大而出现水疱时，可涂龙胆紫，覆盖纱布固定。如果水疱较大，可用注射器抽出疱内液体，然后用利凡诺纱布外敷固定。

11. 患者在过饥、过饱、过劳、过渴、高热、严重水肿、精神紧张、皮肤过敏、皮肤破损、皮肤弹性极差、月经期、孕期时，或患有严重皮肤病、肿瘤、血友病、活动性肺结核等疾病，均应禁用或慎用拔罐。

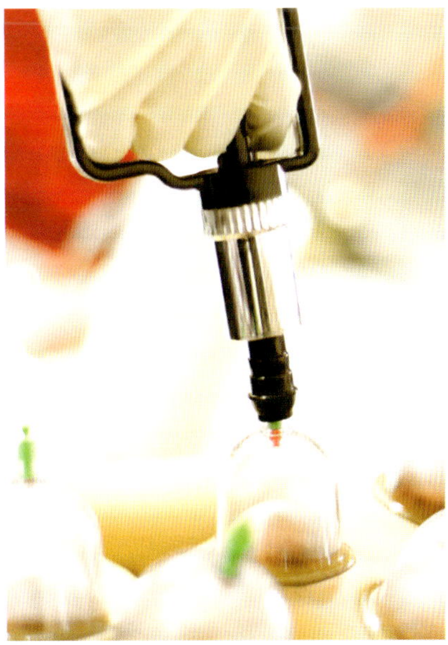

拔罐的适应证与禁忌证

拔罐治疗时应注意观察患者局部和全身反应，而提早知道拔罐的适应证、禁忌证，才能更好运用拔罐疗法治疗疾病。

适应证

1.呼吸系统方面的疾病：支气管炎、肺水肿、肺炎、哮喘、胸膜炎等。

2.消化系统方面的疾病：急性胃炎、慢性胃炎、急性肠炎、慢性肠炎、消化不良、胃酸过多等。

3.心血管系统疾病：高血压、脑血栓、心绞痛、心律失常等。

4.神经系统方面的疾病：神经性头痛、肋间神经痛、坐骨神经痛、四肢神经麻痹、面神经痉挛、颈肌痉挛等病症。

5.运动系统方面的疾病：肩关节痛、颈椎痛、腰椎痛、膝关节痛等。

6.妇科方面的疾病：痛经、月经过多、闭经、盆腔炎等病症。

7.外科疮伤方面的疾病：毛囊炎、急性乳腺炎、疖肿等。

8.儿科方面的疾病：百日咳、流行性腮腺炎、小儿腹泻、小儿肺炎等。

9.五官科方面的疾病：鼻出血、白内障、复发性口腔溃疡、急性扁桃体炎等。

禁忌证

1.精神病、水肿、心力衰竭、活动性肺结核等病症。

2.患急性骨关节软组织损伤者。

3.关节肿胀或严重水肿者。

4.皮肤溃烂者。

5.有严重过敏史者。

6.患有传染性皮肤病者。

7.皮肤肿瘤患者。

8.患有出血倾向性疾病的。

9.颈部以及其他体表有大血管经过的部位。

10.眼、耳、乳头、前后阴、心脏搏动处、毛发过多的部位以及骨骼凹凸不平的部位等。

拔罐时异常反应的预防与应急处理

拔罐作为一种自然疗法，在施术过程中由于个体差异以及施术者的操作失当等，难免会出现一些异常反应或突发情况，导致施术者受到伤害，此时需立即做出最恰当的处理。

怎样避免火罐烫伤

有人说："只要经常拔罐，就难免不烫伤。"这种说法对不对呢？不对。因为临床实践告诉我们，造成火罐烫伤的主要原因有：酒精用的过多而滴在罐内皮肤上，烫起一片血泡；火焰烧热罐口，容易使罐口烙伤圆圈处皮肤；留罐时间过长，容易拔起白水泡。前两种是真正烫伤，后一种不是烫伤。那么能不能避免火罐烫伤呢？能，完全能够，但必须采取如下措施：

（1）涂水：在拔罐地方，事前先涂些水（冬季涂温水）。涂水可使局部降温，保护皮肤，不致烫伤；

（2）火焰朝罐底：酒精棉球火焰，一定要朝向罐底，万不可烧着罐口，罐口也不要沾上酒精；

（3）缩短留罐时间：一般大罐留罐不超过 10 分钟，小罐留罐不超过 15 分钟。实际操作时，应以皮肤红肿、淤血情况为度，结合被拔者自身感受，适当减少时间，防止吸起水泡。

拔罐异常反应及预防处理

拔罐的正常反应：不论采用何种方法将罐吸附于施治部位，由于罐内的负压吸拔作用，都会出现局部组织隆起于罐口平面以上，患者觉得局部有牵拉发胀感，或感到发热、发紧、凉气外出、温暖、舒适等。启罐或走罐后，治疗部位出现潮红、紫红或紫红色皮疹等，均属拔罐疗法的治疗效应，待一至数天后，可自行恢复，无须做任何处理。

拔罐的异常反应：拔罐时如果受术者感到异常，或者皮肤有烧灼感，则应立即拿掉火罐，并检查皮肤有无烫伤、患者是否过度紧张、术者手法是否有误、或罐的吸力是否过大等，如此处不宜再行拔罐，可另选其他部位。如在拔罐过程中，患者感觉头晕、恶心、目眩、心悸，继则面色苍白、出冷汗、四肢厥逆、血压下降、脉搏微弱，甚至突然意识丧失，出现晕厥时（晕罐），应及时取下罐具，使患者平躺，取头低脚高体位。轻者喝些温开水，静卧片刻即可恢复；重者可针刺百会、人中、中冲、少商、合谷等穴，并尽快送往医院。如果在拔罐之前做好解释工作，消除受术者的恐惧，在拔罐过程中注意与受术者交流，及时掌握受术者的情况，晕罐多数是可以避免的。

全方位答疑，拒绝拔罐误区

火罐疗法尽管历史悠久，但是人们对其医疗保健的奥妙之处了解得并不全面。由于人们对其的认识偏差，往往会存在以下几个误区，在此为大家答疑解惑，共同走出拔罐误区。

拔罐后马上洗澡

很多人喜欢在拔完火罐后就立刻洗澡，他们认为在拔完火罐后洗个澡更加舒适，但是这样做是错误的。拔完火罐立刻洗澡是一大养生禁忌，因为拔罐后的皮肤处于一种被轻微损伤的状态，非常脆弱，此时洗澡很容易导致皮肤破裂、发炎。而如果洗冷水澡的话，由于皮肤毛孔处于张开的状态，很容易受凉。所以拔罐后一定不能马上洗澡。

留罐时间越长越好

不少人认为拔火罐的时间越长，效果就更加显著，甚至还有人认为，要拔出水疱才能体现出拔火罐的效果，这些观念都是错误的。拔罐时负压的大小和留罐时间共同对机体造成影响，如果在负压很大的情况下，拔罐时间过长，就可能会出现水疱，这样不但伤害到了皮肤，甚至会导致皮肤感染。

同一位置反复拔取

很多人认为，如果身体某个部位不舒服，拔火罐时多次拔相同的地方就可以产生很好的效果。其实这样会对皮肤造成伤害，因此建议拔火罐的时候可以拔多个位置，既可降低损伤概率又能达到最佳养生效果。

没事也经常拔罐

拔罐虽然具有防治疾病的功效，但无论是哪种治疗方法，一般主张必要时才应用。也就是说，如果身体健康、年轻力壮，不主张有事没事都经常拔罐，有不适症状才需对症拔罐。若是用于保健，一般用于消除肌肉酸痛和身体疲劳，最好一周不要超过 3 次。

PART 2 拔罐保健，未病先防

《黄帝内经》里有说到：“上工治未病，不治已病，此之谓也”。“治未病”即采取相应的措施，防止疾病的发生发展。拔罐是中医疗法常用的措施之一，是人们常用的传统自然疗法。经常拔罐人体穴位，有消除疲劳、增强体质、调理五脏六腑的作用，做到未病先防。

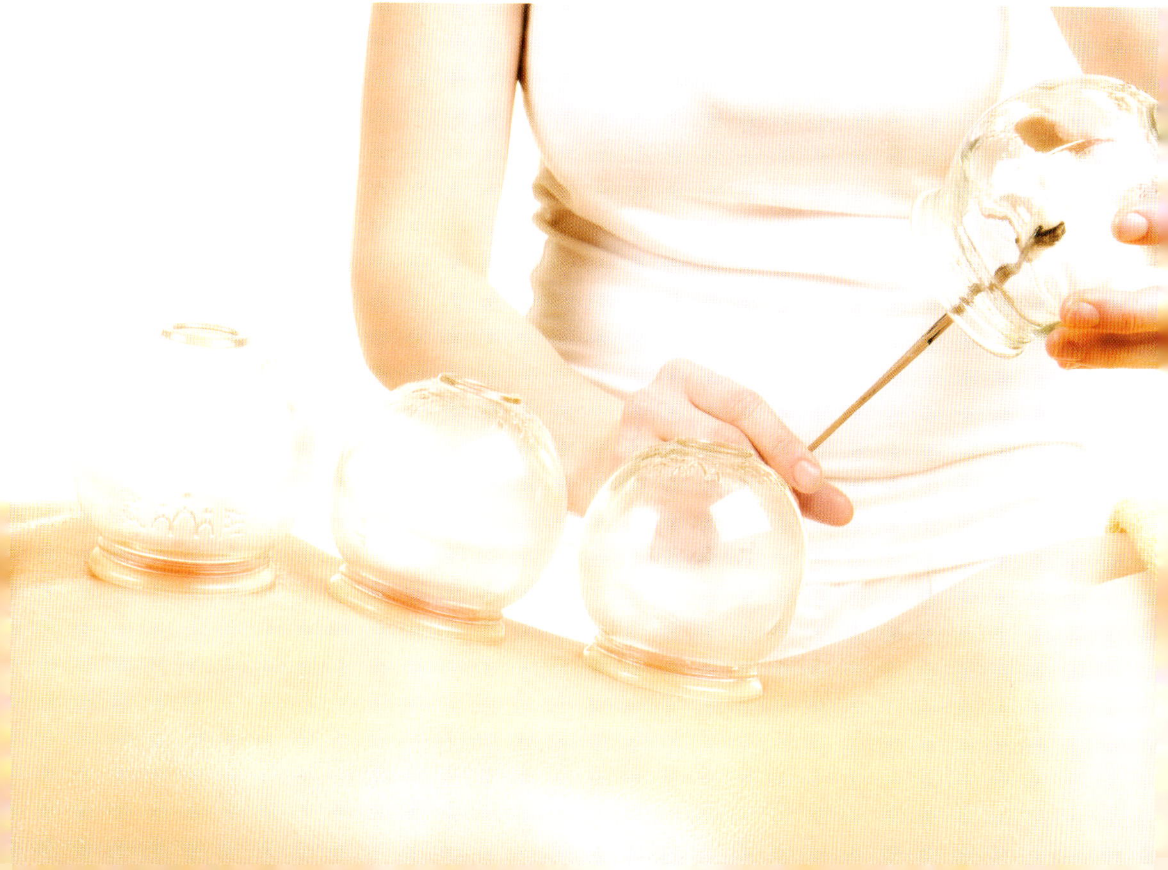

拔罐保健01

健脾养胃

经常拔罐脾俞、中脘、足三里等穴位，可以行气活血、健脾养胃。

【健康提示】

现代社会工作和生活节奏加快，压力大，人们饮食不规律，常常暴饮暴食，导致各种胃部疾病的发作，而这些因素也会造成“脾虚”，出现胃胀痛、食欲差、便溏、疲倦乏力等症状。

拔罐疗法

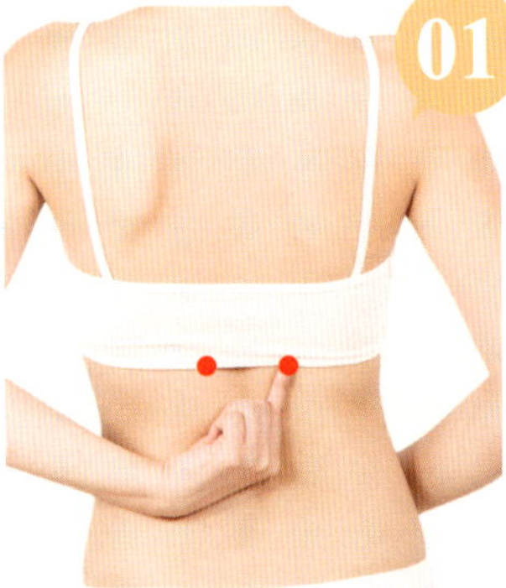

01 脾俞拔罐

点燃棉球后，伸入罐内旋转一圈马上抽出，然后迅速将火罐扣在脾俞穴上，留罐 10 分钟。

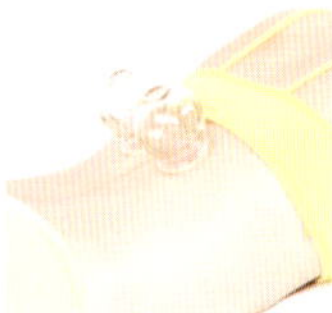

『穴位定位』

位于背部，当第十一胸椎棘突下，旁开 1.5 寸。

02 中脘拔罐

点燃棉球后，伸入罐内旋转一圈马上抽出，然后迅速将火罐扣在中脘穴上，留罐 10 分钟。

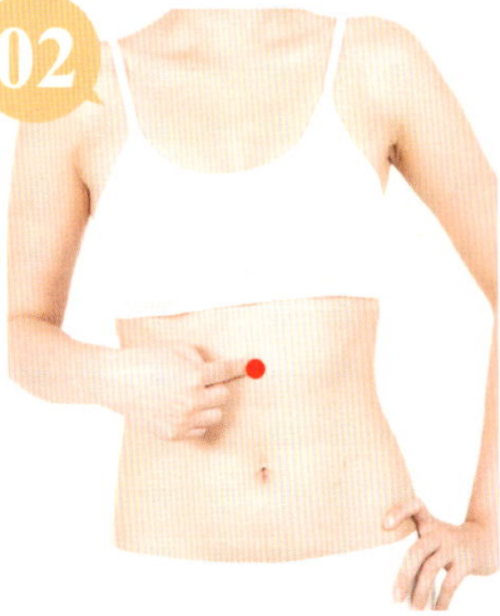

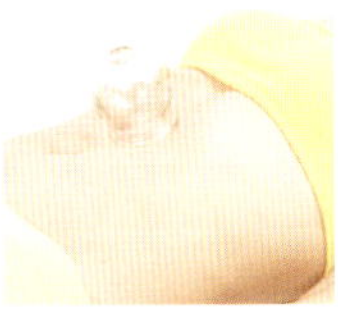

『穴位定位』

位于上腹部，前正中线上，当脐中上 4 寸。

03 足三里拔罐

用拔罐器将气罐吸附在足三里穴上，留罐 15 分钟。对侧以同样的方法操作。

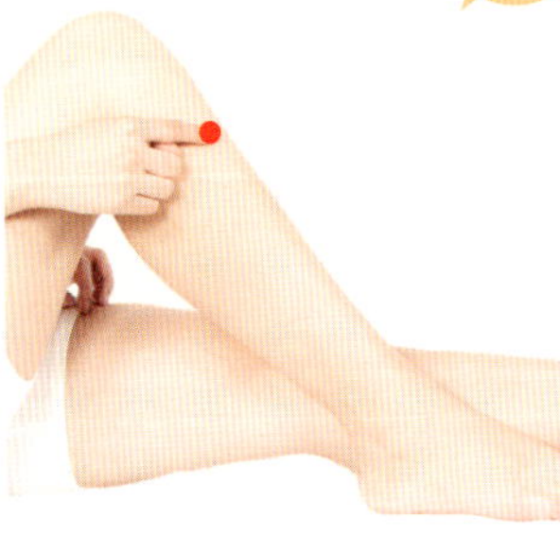

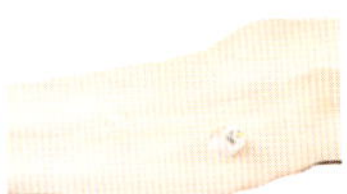

『穴位定位』

位于小腿前外侧，当犊鼻下 3 寸，距胫骨前缘一横指（中指）。

.健脾养胃.
拔罐疗法扫扫看

拔罐保健 02

宣肺理气

经常拔罐大椎、肺俞、尺泽等，可以宣肺理气，预防肺部疾病。

【健康提示】

肺病是临床上比较常见的疾病之一，是在外感或内伤等因素影响下，造成肺脏功能失调或病理变化的病症，经常会出现咳嗽、气喘等症状。平时可以多到空气新鲜的地方锻炼，做深呼吸。

拔罐疗法

01 大椎拔罐

将火罐扣在大椎穴上，留罐 10 分钟，以局部皮肤潮红为度。

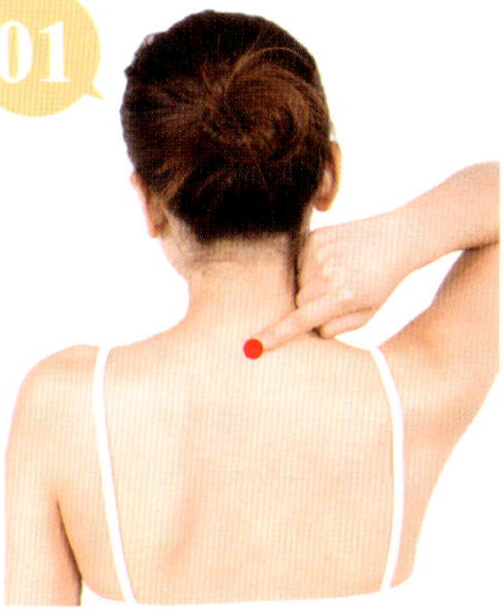

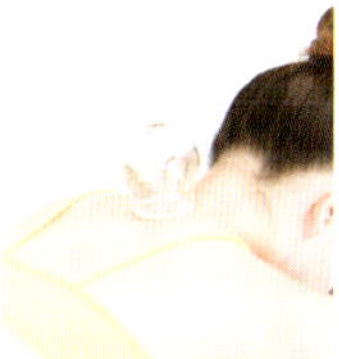

『穴位定位』

位于后正中线上，第七颈椎棘突下凹陷中。

02 肺俞拔罐

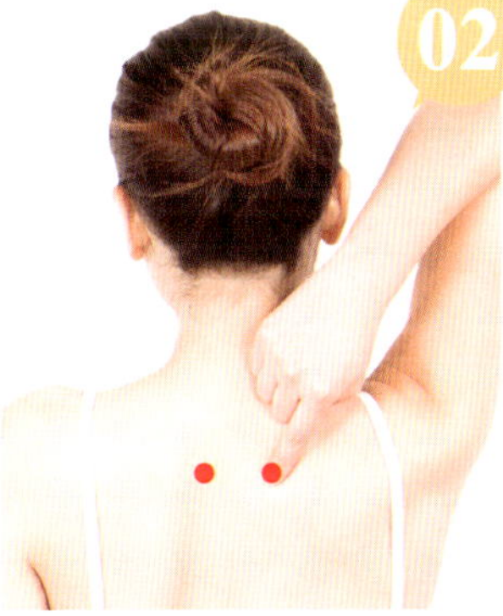

将火罐扣在肺俞穴上，留罐 10 分钟，以局部皮肤有抽紧感为度。

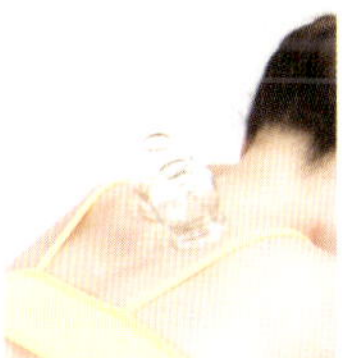

『穴位定位』

位于背部，当第三胸椎棘突下，旁开 1.5 寸。

03 尺泽拔罐

用拔罐器将气罐吸附在尺泽穴上，留罐 15 分钟，以局部皮肤潮红为度。对侧以同样的方法操作。

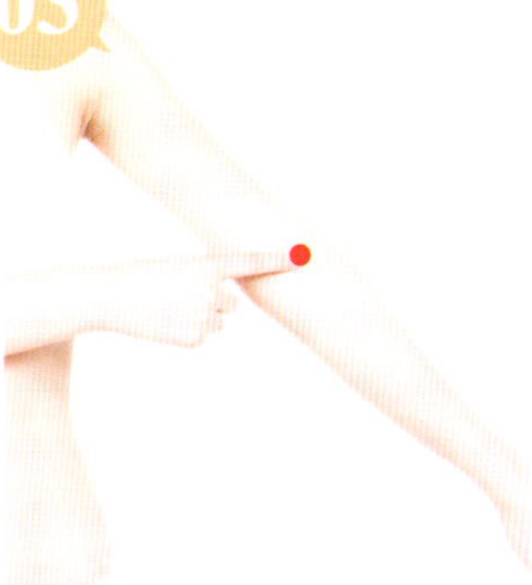

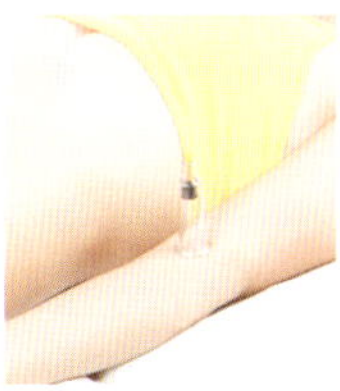

『穴位定位』

位于肘横纹中，肱二头肌腱桡侧凹陷处。

宣肺理气
拔罐疗法扫扫看

拔罐保健 03

补肾强腰

经常拔罐肾俞、关元、太溪等穴位，可以调理内部精气神，补充肾气。

【健康提示】

从古至今，补肾似乎仅仅是男性的专利，殊不知，夜尿频多、失眠多梦、腰腿酸软、卵巢早衰等这些症状在现代女性当中也是较为多见的，女性也是需要补肾的。

拔罐疗法

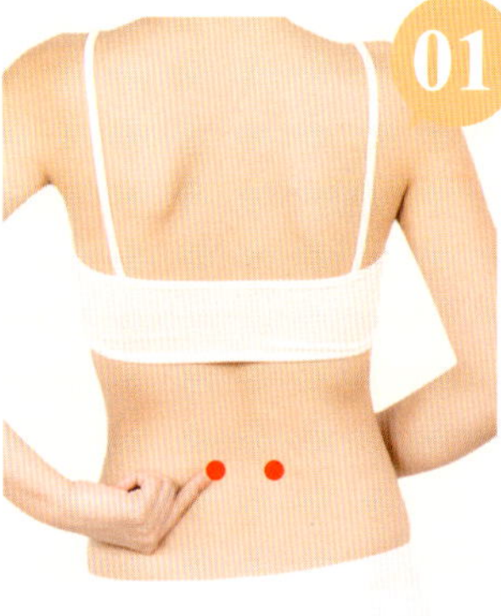

01 肾俞拔罐

将火罐扣在肾俞穴上，留罐 10 分钟，以局部皮肤有抽紧感为度。

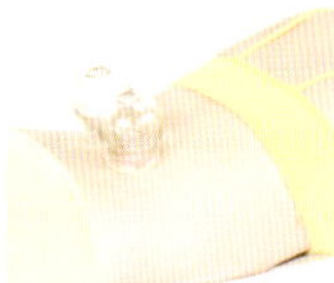

『穴位定位』

位于腰部，当第二腰椎棘突下，旁开 1.5 寸。

02 关元拔罐

将气罐吸附在关元穴上，留罐 15 分钟，以局部皮肤泛红、充血为度。

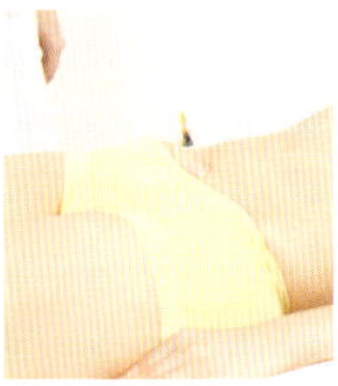

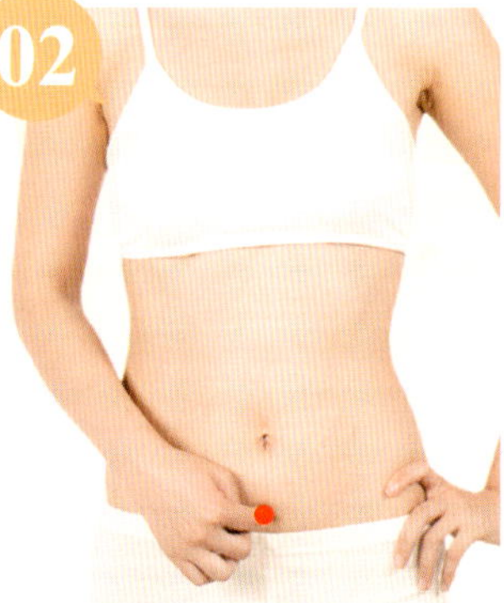

『穴位定位』

位于下腹部，前正中线上，当脐中下 3 寸。

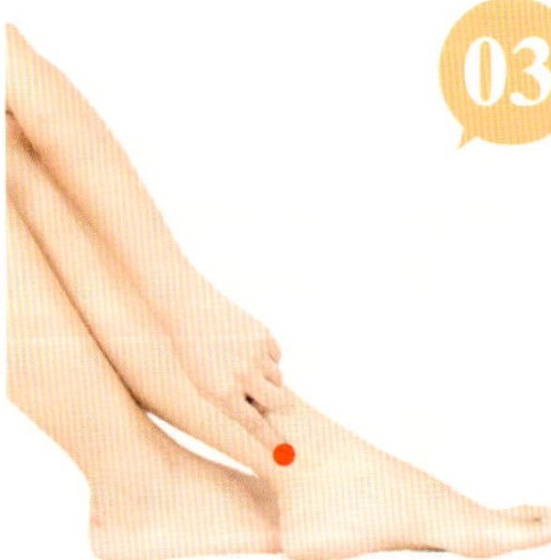

03 太溪拔罐

将气罐吸附在太溪穴上，留罐 15 分钟，以局部皮肤泛红、充血为宜。

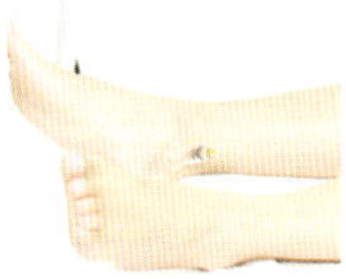

『穴位定位』

位于足内侧，内踝后方，当内踝尖与跟腱之间的凹陷处。

补肾强腰
拔罐疗法扫扫看

拔罐保健 04

养心安神

经常拔罐心俞、脾俞、肾俞等穴位，可以疏解心烦气闷、安神宁心。

【健康提示】

心烦意乱、睡眠浅表、稍有动静就会惊醒是焦虑性失眠症的常见症状，也是亚健康的表现。焦虑、睡眠质量差以及精神恍惚等都与人的心态有着密切的关系，对工作和生活都会产生很严重的影响。

拔罐疗法

01 心俞拔罐

将火罐扣在心俞穴上，留罐 10 分钟，以局部皮肤泛红、充血为度。

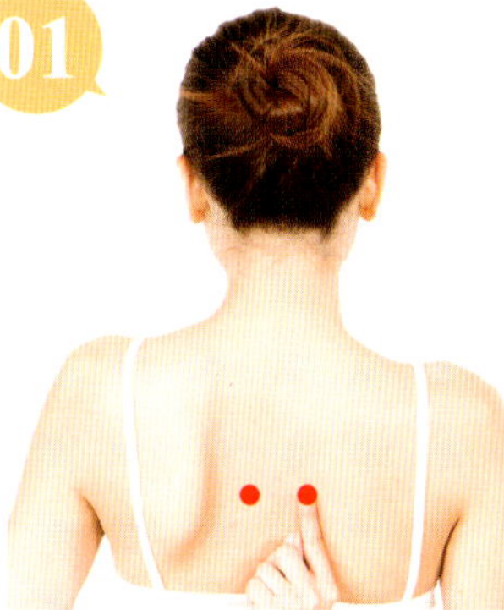

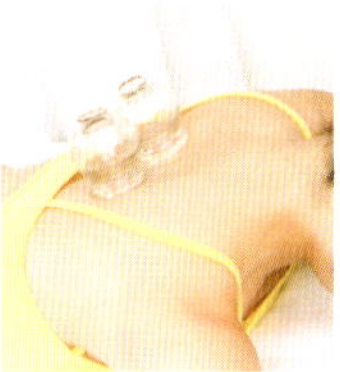

『穴位定位』

位于背部，当第五胸椎棘突下，旁开 1.5 寸。

02 脾俞拔罐

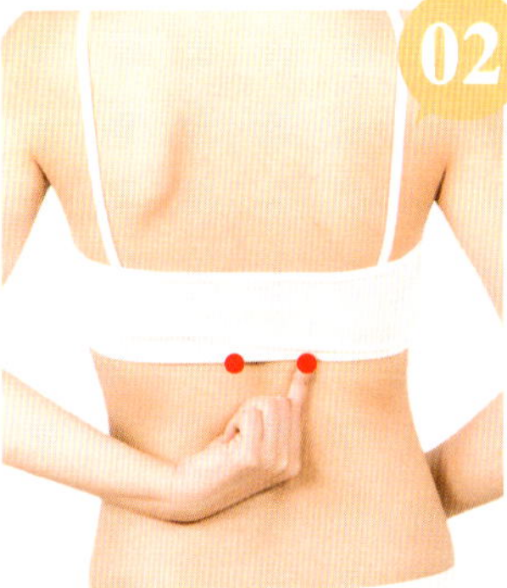

将火罐扣在脾俞穴上，留罐 10 分钟，以局部皮肤泛红、充血为宜。

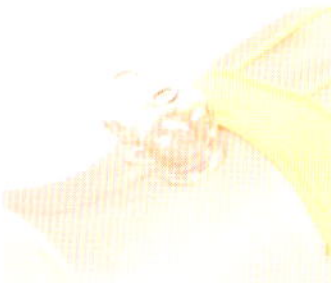

『穴位定位』

位于背部，当第十一胸椎棘突下，旁开 1.5 寸。

03 肾俞拔罐

将火罐扣在肾俞穴上，留罐 10 分钟，以局部皮肤有抽紧感为宜。

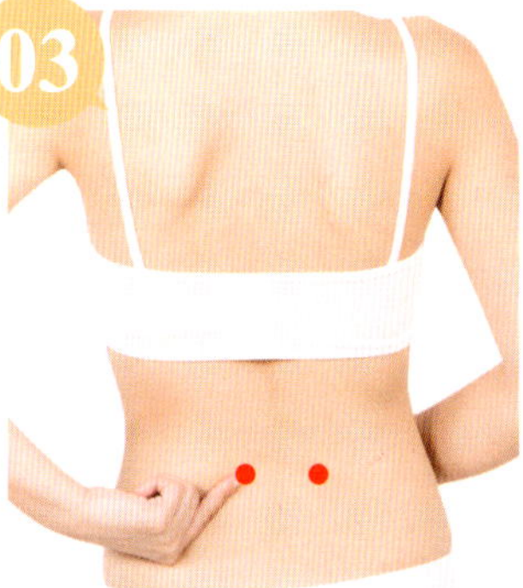

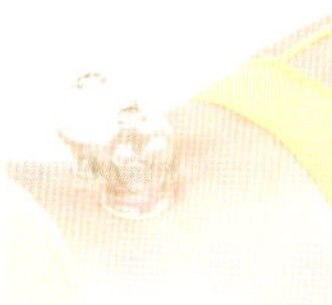

『穴位定位』

位于腰部，当第二腰椎棘突下，旁开 1.5 寸。

养心安神
拔罐疗法扫扫看

拔罐保健05

益气养血

经常拔罐关元、足三里、三阴交等穴位，可以促进体内气血的运行。

【健康提示】

气血对人体最重要的作用就是滋养。气血充足，则人面色红润、肌肤饱满、毛发润滑有光泽；若气血不足，容易导致气短心悸、面色不华、体虚乏力，皮肤容易粗糙、发黄。

拔罐疗法

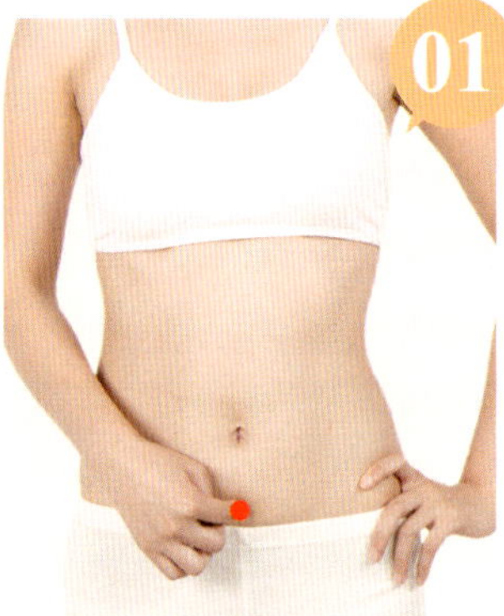

01 关元拔罐

将气罐吸附在关元穴上，留罐15分钟，以局部皮肤泛红、充血为度。

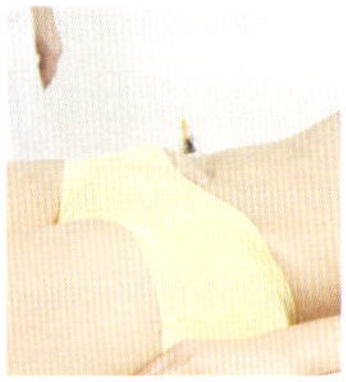

『穴位定位』

位于下腹部，前正中线上，当脐中下3寸。

02 足三里拔罐

将气罐吸附在足三里穴上，留罐15分钟，以局部皮肤泛红、充血为度。

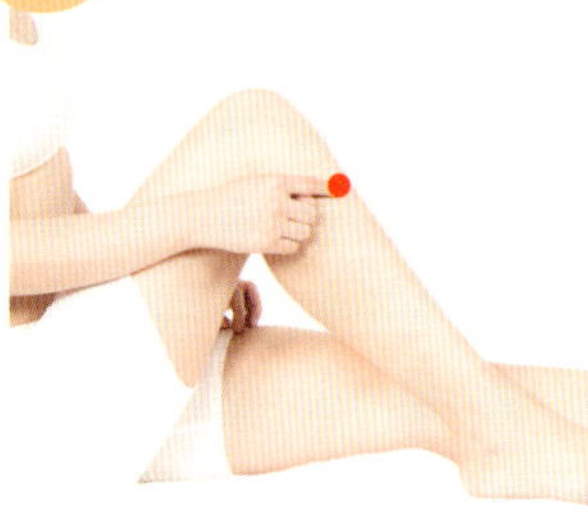

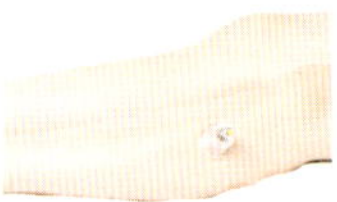

『穴位定位』

位于小腿前外侧，当犊鼻下3寸，距胫骨前缘一横指（中指）。

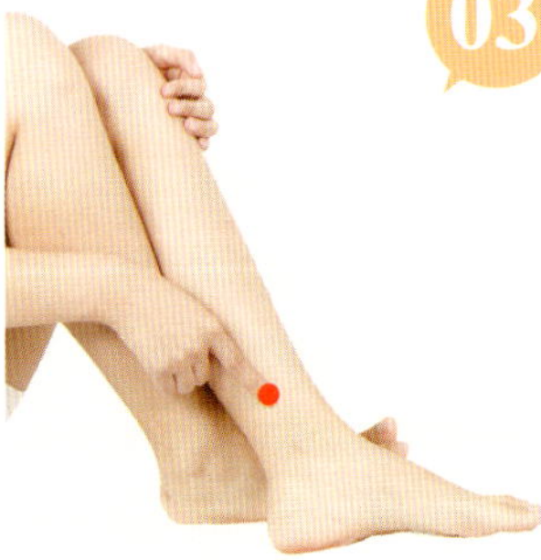

03 三阴交拔罐

将气罐吸附在三阴交穴上，留罐15分钟，以局部皮肤泛红、充血为度。

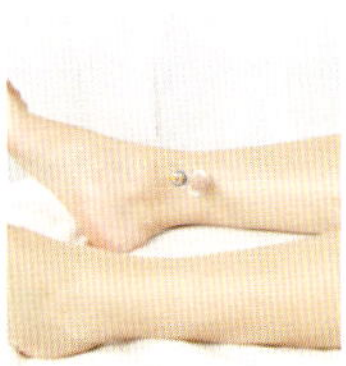

『穴位定位』

位于小腿内侧，当足内踝尖上3寸，胫骨内侧缘后方。

.益气养血.
拔罐疗法扫扫看

排毒通便

经常拔罐肾俞、大肠俞、天枢等穴位，可以调节肠胃、行气活血。

【健康提示】

肠道是毒素堆积的主要场所，如果毒素不及时排出，会严重影响人体其他脏器的健康。拔罐疗法可以调理肠胃，排出宿便，清理体内毒素，使人神清气爽。

拔罐疗法

01 肾俞拔罐

将火罐扣在肾俞穴上，留罐 5 ~ 10 分钟，以局部皮肤泛红、充血为度。

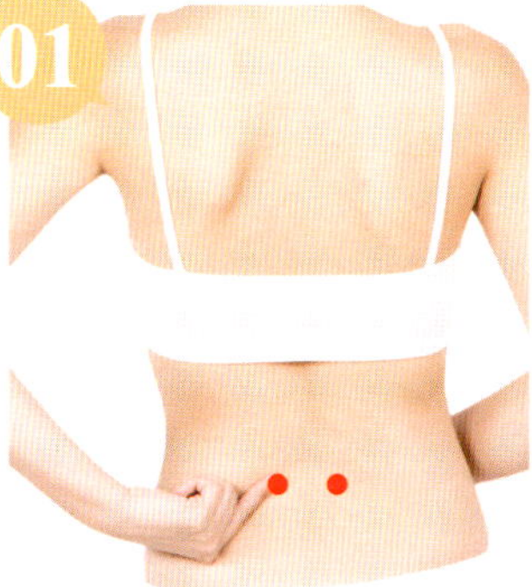

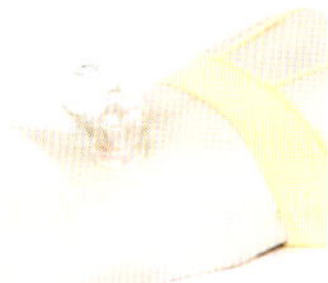

『穴位定位』

位于腰部，当第二腰椎棘突下，旁开 1.5 寸。

02 大肠俞拔罐

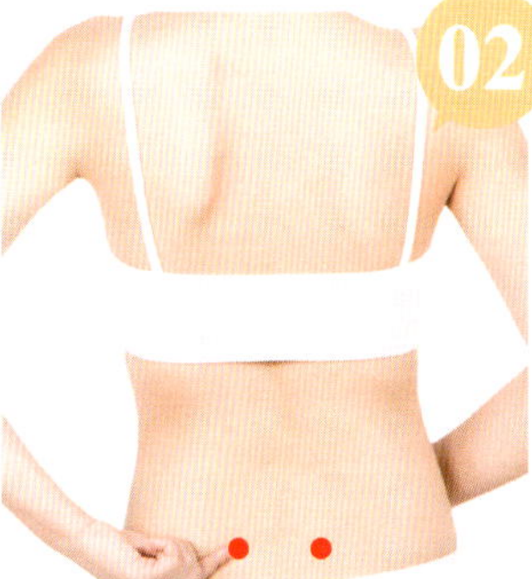

将火罐扣在大肠俞穴上，留罐 10 分钟，以局部皮肤泛红、充血为度。

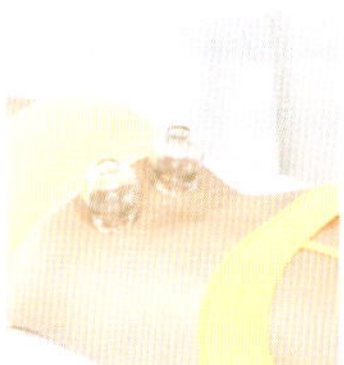

『穴位定位』

位于腰部，当第四腰椎棘突下，旁开 1.5 寸。

03 天枢拔罐

用拔罐器将气罐吸附在天枢穴上，留罐 10 分钟，以局部皮肤潮红为度。

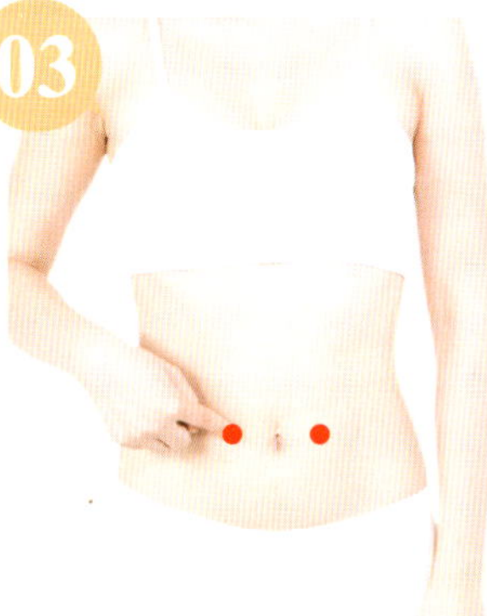

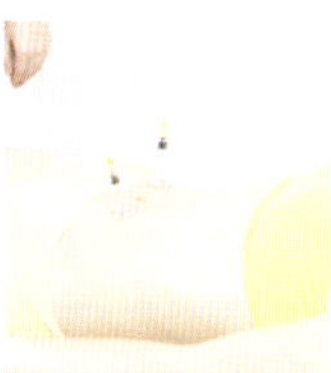

『穴位定位』

位于腹中部，距脐中 2 寸。

.排毒通便.
拔罐疗法扫扫看

拔罐保健 07

调经止带

经常拔罐关元、三阴交、肝俞等穴位，可以有效地改善妇科病症。

【健康提示】

每个月有那么几天，让所有女性为之烦恼。倘若能有规律、无疼痛地度过了还算好，如果碰到不规律的时候，的确令女性朋友们烦恼。尤其是当出现月经不调、白带增多、有异味等症状时，应及时到医院检查身体。

拔罐疗法

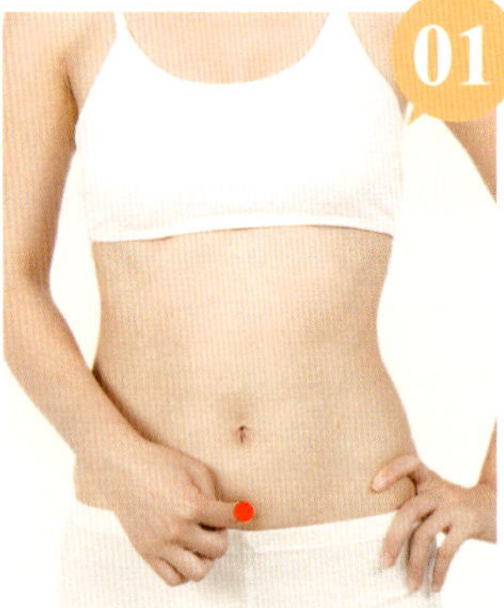

01 关元拔罐

用拔罐器将气罐迅速扣在关元穴上，留罐 10 分钟，以皮肤有抽紧感为度。

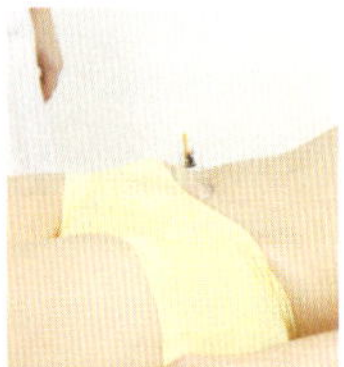

『穴位定位』

位于下腹部，前正中线上，当脐中下 3 寸。

02 三阴交拔罐

将气罐吸附在三阴交穴上，留罐 15 分钟，以局部皮肤泛红、充血为度。

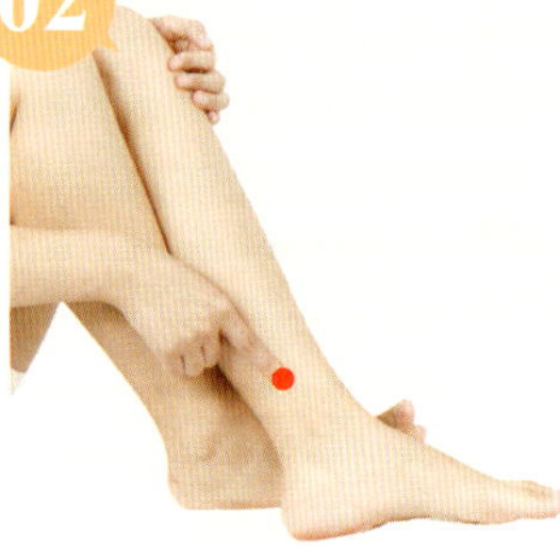

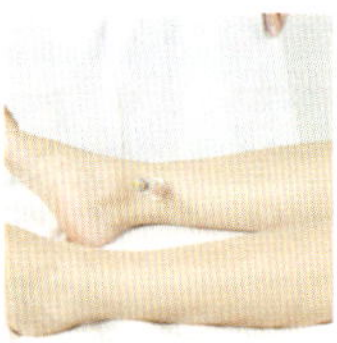

『穴位定位』

位于小腿内侧，当足内踝尖上 3 寸，胫骨内侧缘后方。

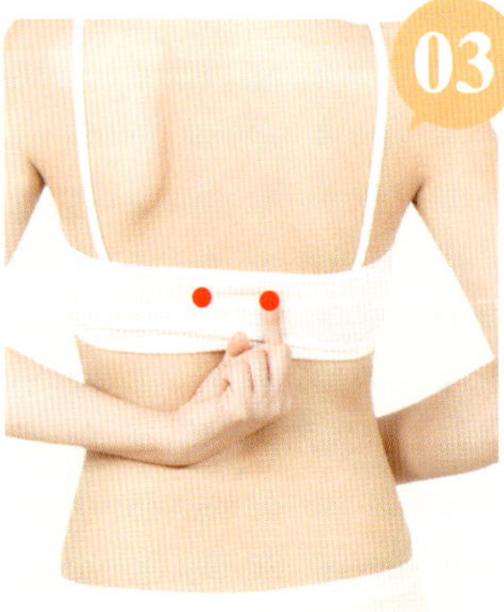

03 肝俞拔罐

用火罐法迅速将火罐扣在肝俞穴上，留罐 10 分钟，以局部皮肤潮红为度。

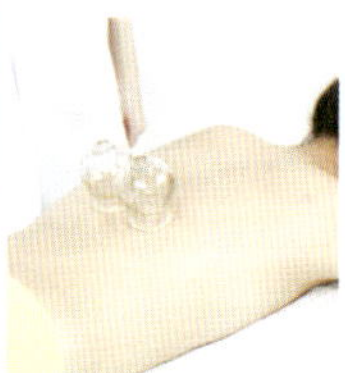

『穴位定位』

位于背部，当第九胸椎棘突下，旁开 1.5 寸。

. 调经止带 .
拔罐疗法扫扫看

拔罐保健 08

瘦身降脂

经常拔罐天枢、足三里、丰隆等穴位，可以加速体内脂肪燃烧。

【健康提示】

丰富的物质生活和优越的生活条件，导致现代人体内能量的摄入与消耗严重不平衡，这也是很多人发胖的根本原因，而科学减肥瘦身正逐步成为一种趋势。

拔罐疗法

01 天枢拔罐

用拔罐器将气罐吸附在天枢穴上，留罐约 15 分钟，以局部皮肤潮红为度。

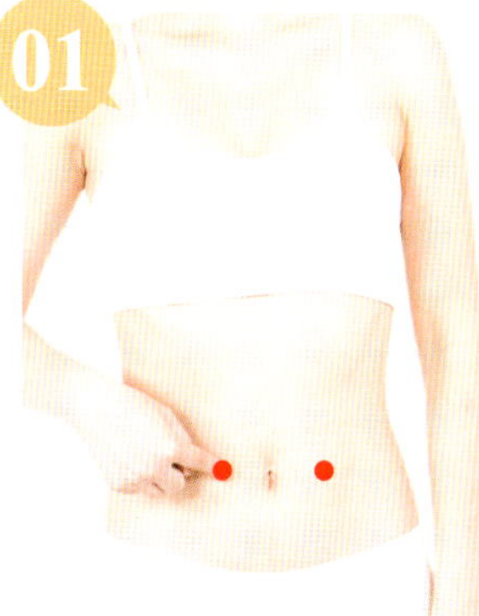

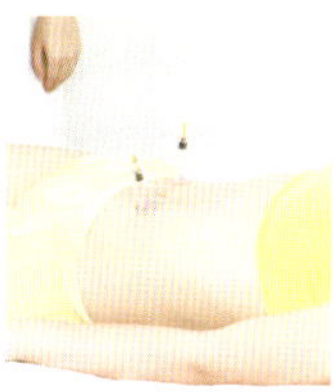

『穴位定位』

位于腹中部，距脐中2寸。

02 足三里拔罐

用拔罐器将气罐吸附在足三里穴上，留罐 15 分钟，以局部皮肤潮红为度。

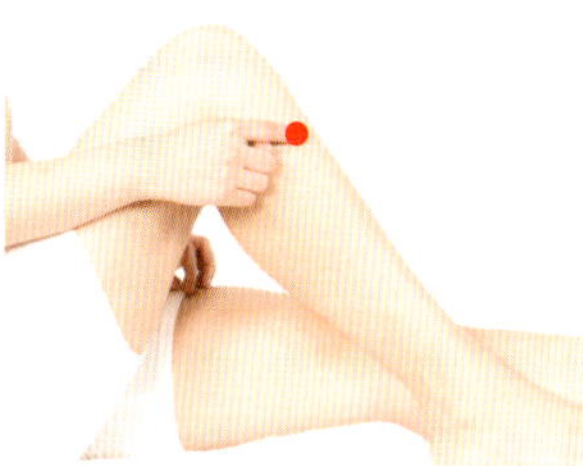

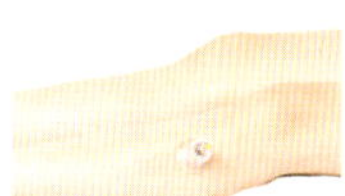

『穴位定位』

位于小腿前外侧，当犊鼻下 3 寸，距胫骨前缘一横指（中指）。

03 丰隆拔罐

用拔罐器将气罐吸附在丰隆穴上，留罐 10 分钟，以被拔罐部位充血为度。

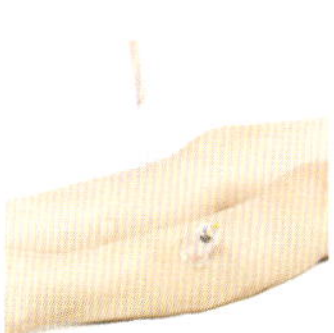

『穴位定位』

位于小腿前外侧，当外踝尖上 8 寸，条口外，距胫骨前缘二横指（中指）。

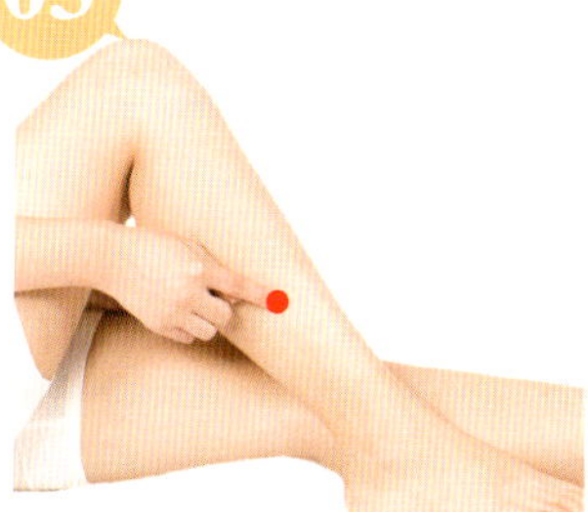

.瘦身降脂.
拔罐疗法扫扫看

拔罐保健09

降压降糖

经常拔罐足三里、大椎、肝俞等穴位，可以改善体内糖、脂代谢。

【健康提示】

被称为“富贵病”的高血压、高血糖俨然已是人类致命的“头号杀手”。在中国的十大死亡原因中，与高血压、高血糖相关的死亡人数已占总死亡人数的27%。

拔罐疗法

01 足三里拔罐

用拔罐器将气罐吸附在足三里穴上，留罐15分钟，以局部皮肤潮红为度。

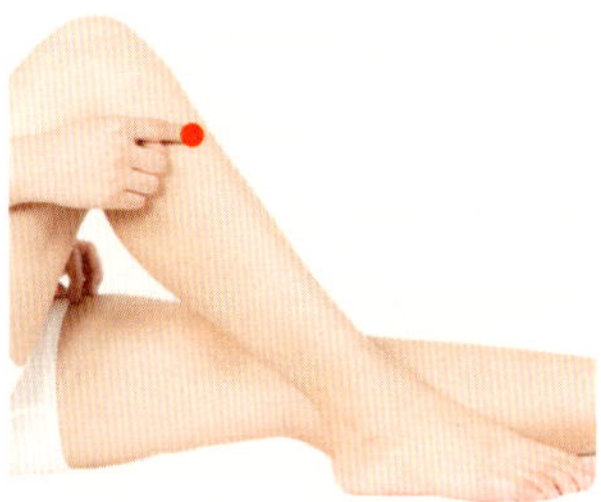

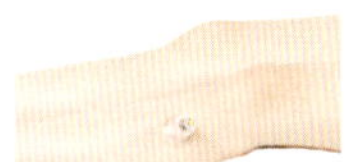

『穴位定位』

位于小腿前外侧，当犊鼻下3寸，距胫骨前缘一横指（中指）。

02 大椎拔罐

点燃棉球，伸入罐内旋转一圈马上抽出，迅速将火罐扣在大椎穴上，留罐5～10分钟，以局部皮肤潮红为度。

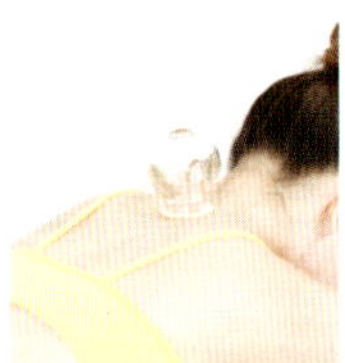

『穴位定位』

位于后正中线上，第七颈椎棘突下凹陷中。

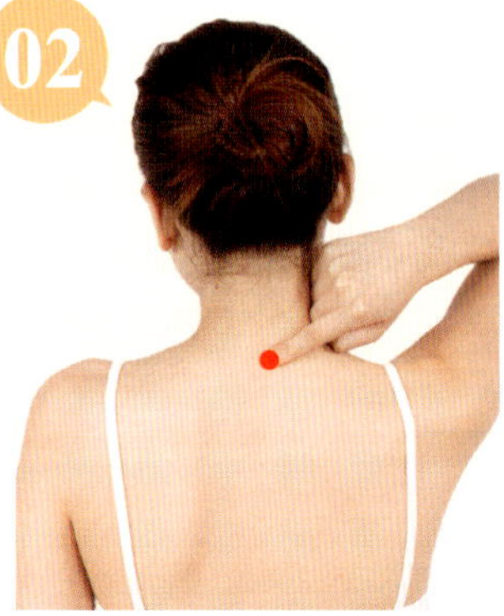

03 肝俞拔罐

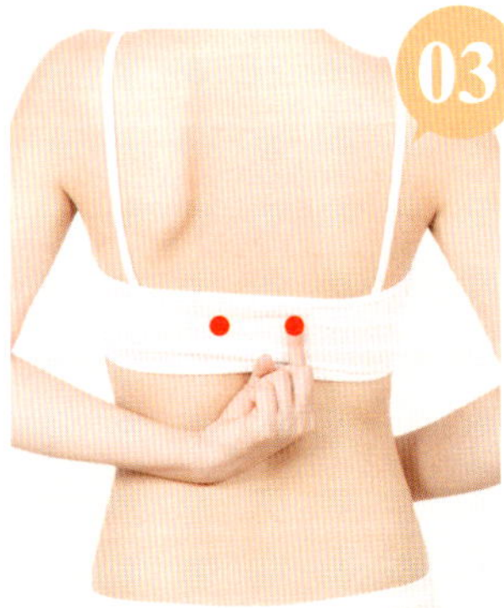

用火罐法迅速将火罐扣在肝俞穴上，留罐10分钟，以局部皮肤潮红为度。

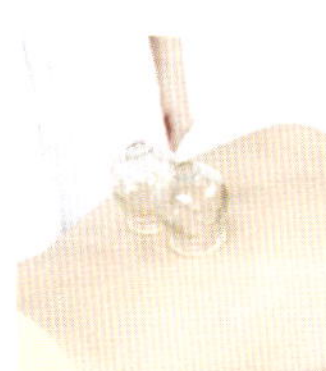

『穴位定位』

位于背部，当第九胸椎棘突下，旁开1.5寸。

降压降糖

拔罐疗法扫扫看

拔罐保健10

强身健体

经常拔罐大椎、肾俞、内关等穴位，可以调和脏腑，使气血宣通畅达。

【健康提示】

人一旦过了 60 岁就感觉身体不中用了，免疫功能开始衰减，这时机体就会出现大大小小的问题。多做运动，坚持良好的生活方式，科学养生是身体强健的关键所在。

拔罐疗法

01 大椎拔罐

将棉球点燃，伸入罐内旋转一圈马上抽出，迅速将火罐扣在大椎穴上，留罐 10 分钟，以局部皮肤充血为度。

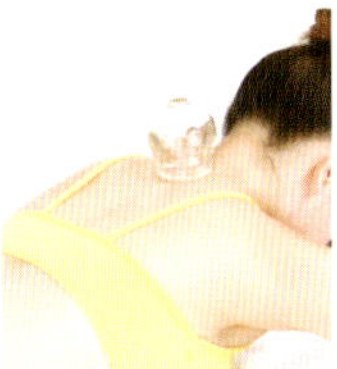

『穴位定位』

位于后正中线上，第七颈椎棘突下凹陷中。

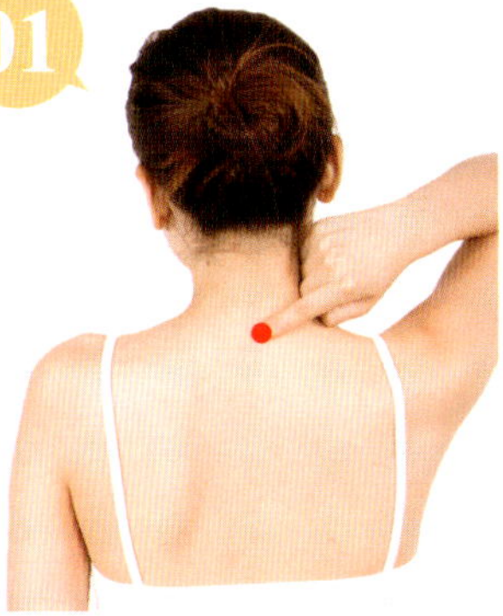

02 肾俞拔罐

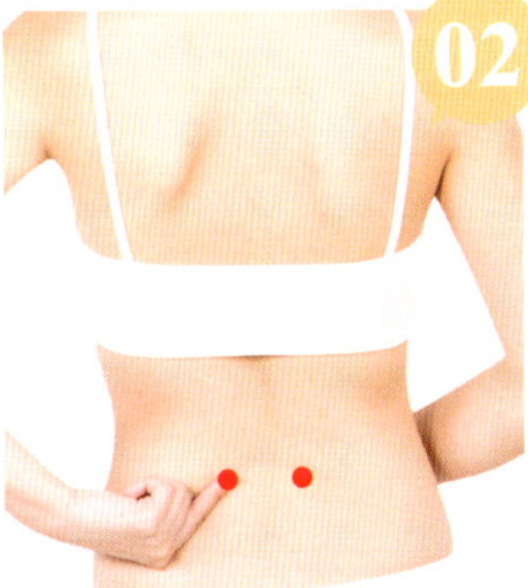

将棉球点燃，伸入罐内马上抽出，将火罐扣在肾俞穴上，留罐 10 分钟，以被拔罐部位充血并有少量瘀血被拔出为度。

『穴位定位』

位于腰部，当第二腰椎棘突下，旁开 1.5 寸。

03 内关拔罐

将气罐吸附在内关穴上，留罐 15 分钟，以局部皮肤泛红、充血为度。

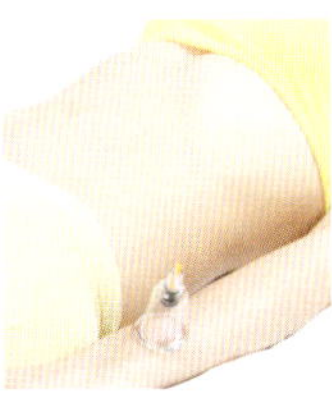

『穴位定位』

位于前臂掌侧，当曲泽与大陵的连线上，腕横纹上 2 寸，掌长肌腱与桡侧腕屈肌腱之间。

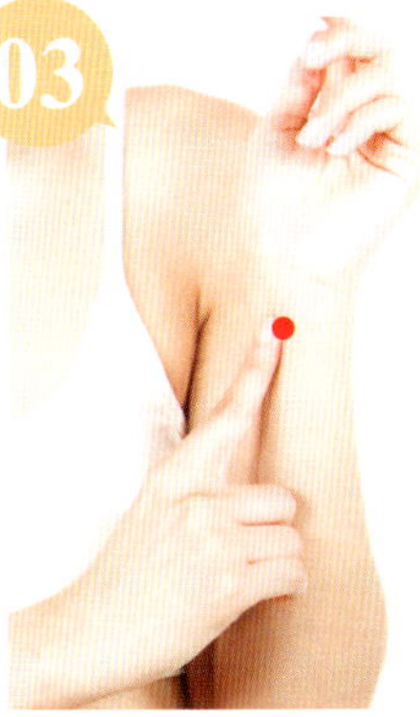

.强身健体.
拔罐疗法扫扫看

拔罐保健 11

延年益寿

经常拔罐内关、足三里、肾俞等穴位，可以延缓脏腑功能衰退。

【健康提示】

寿命长短与多种因素有关，良好的行为和生活方式对人的寿命的影响远比基因、遗传要大得多。心态良好，适当参加运动，坚持合理健康的饮食方式，都可以有效抵抗衰老、延年益寿。

拔罐疗法

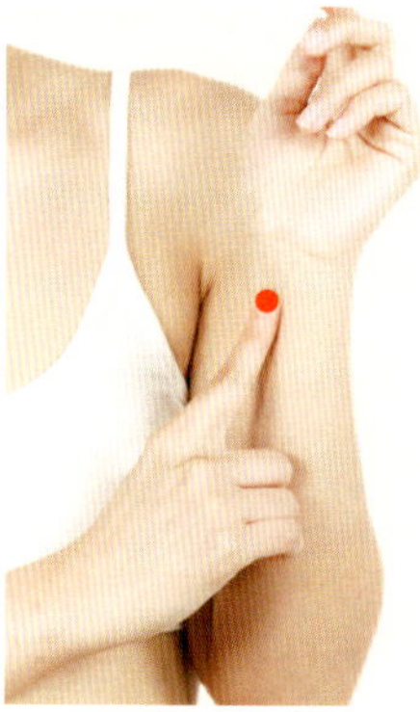

01 内关拔罐

将气罐吸附在内关穴上，留罐 15 分钟，以局部皮肤泛红、充血为度。

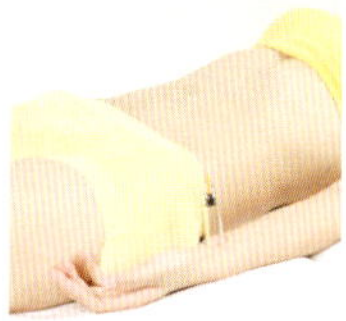

『穴位定位』

位于前臂掌侧，当曲泽与大陵的连线上，腕横纹上 2 寸，掌长肌腱与桡侧腕屈肌腱之间。

02 足三里拔罐

用拔罐器将气罐吸附在足三里穴上，留罐 15 分钟，以局部皮肤潮红为度。

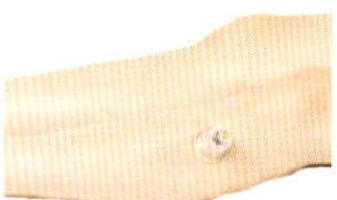

『穴位定位』

位于小腿前外侧，当犊鼻下 3 寸，距胫骨前缘一横指（中指）。

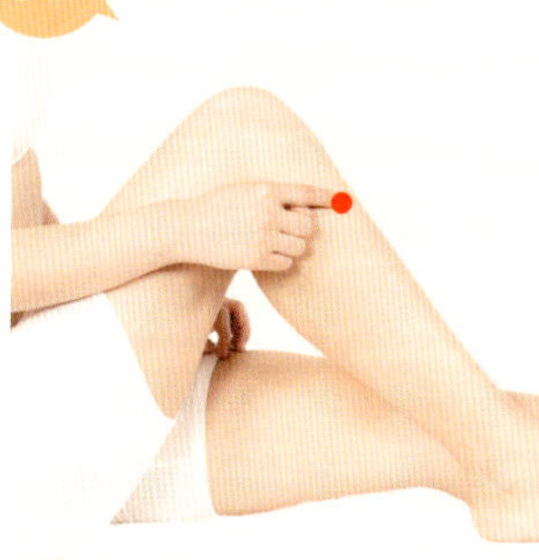

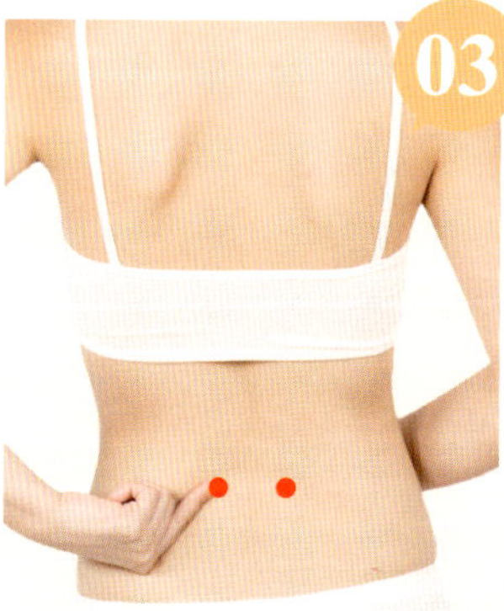

03 肾俞拔罐

将火罐吸拔在肾俞穴上，留罐 1 分钟，以局部皮肤有抽吸感为宜。

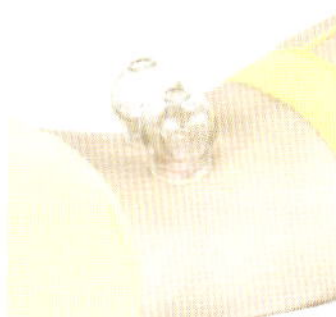

『穴位定位』

位于腰部，当第二腰椎棘突下，旁开 1.5 寸。

. 延年益寿 .
拔罐疗法扫扫看

拔罐保健12

改善阳虚体质

经常拔罐肾俞、内关、足三里等穴位，可以改善阳虚体质。

【健康提示】

阳虚体质的实质是身体的阳气不足。常见消化不良、大便稀溏、胃寒怕冷、四肢常年不温等症，总体看来就是一个体内“缺火”的人。

拔罐疗法

01 肾俞拔罐

将火罐扣在肾俞穴上，留罐 5 ~ 10 分钟，以局部皮肤泛红、充血为度。

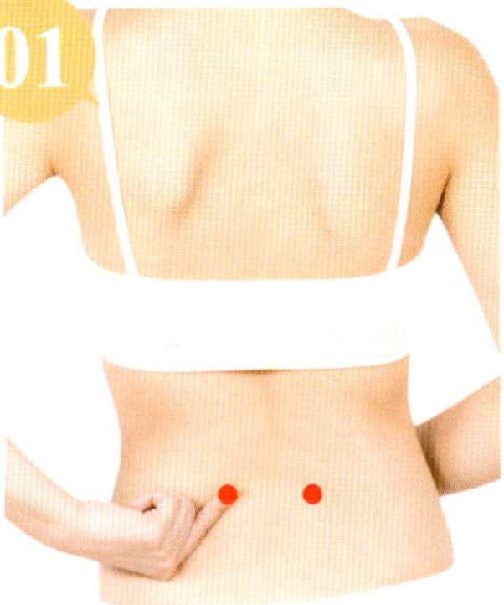

『穴位定位』

位于腰部，当第二腰椎棘突下，旁开 1.5 寸。

02 内关拔罐

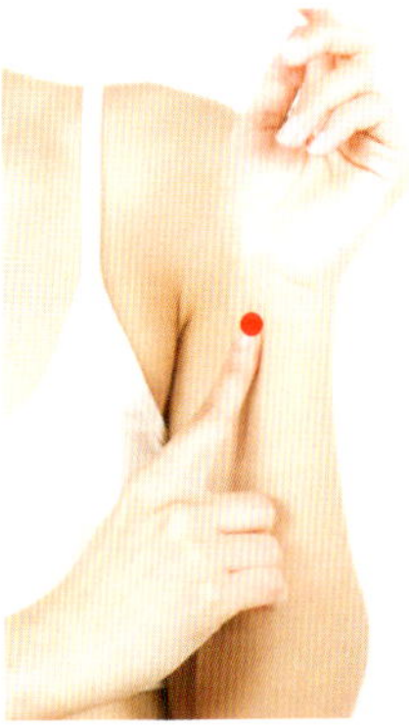

将气罐扣于内关穴上，留罐 15 分钟，以局部皮肤泛红、充血为度。对侧以同样方法操作

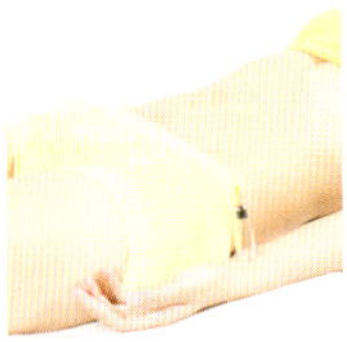

『穴位定位』

位于前臂掌侧，当曲泽与大陵的连线上，腕横纹上 2 寸，掌长肌腱与桡侧腕屈肌腱之间。

03 足三里拔罐

用拔罐器将气罐吸附在足三里穴上，留罐 15 分钟，以局部皮肤潮红为度。

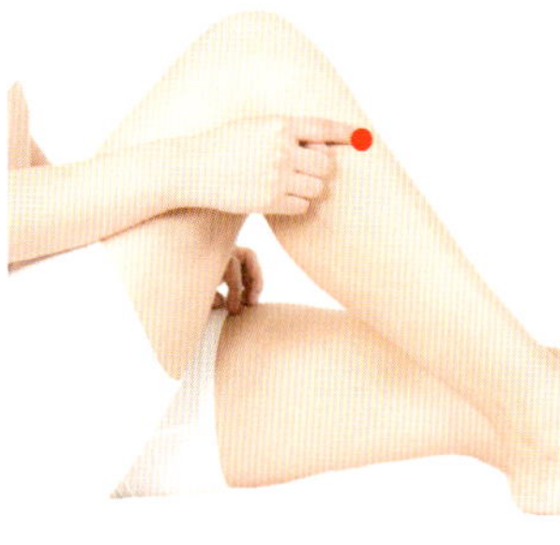

『穴位定位』

位于小腿前外侧，当犊鼻下 3 寸，距胫骨前缘一横指（中指）。

改善阳虚体质
拔罐疗法扫扫看

拔罐保健 13

改善阴虚体质

经常拔罐足三里、三阴交、命门等穴位可以有效改善阴虚体质。

【健康提示】

阴虚体质的实质是身体的阴液不足。阴虚内热反映为胃火旺，能吃能喝，却怎么也不会胖，看起来瘦瘦的，且皮肤干燥、易生皱纹，常感到手心、脚心、胸中发热，但是体温正常。

拔罐疗法

01 足三里拔罐

用拔罐器将气罐吸附在足三里穴上，留罐 15 分钟，以局部皮肤潮红为度。

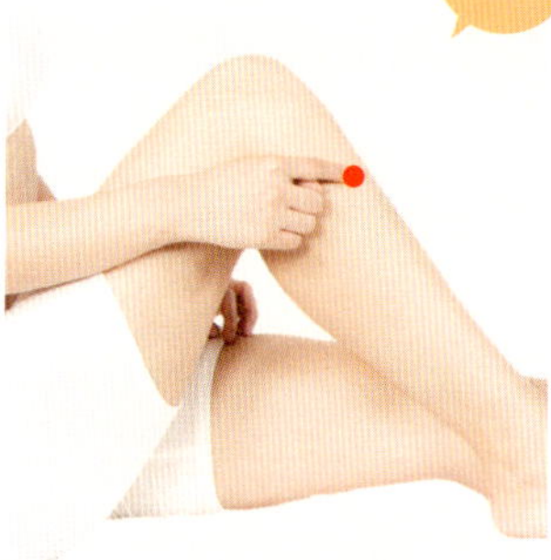

『穴位定位』

位于小腿前外侧，当犊鼻下 3 寸，距胫骨前缘一横指（中指）。

02 三阴交拔罐

用拔罐器将气罐吸附在三阴交穴上，留罐 15 分钟，以局部皮肤泛红、充血为度。

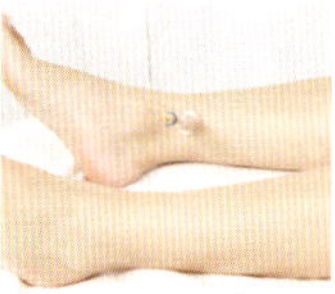

『穴位定位』

位于小腿内侧，当小腿内侧，当足内踝尖上 3 寸，胫骨内侧缘后方。

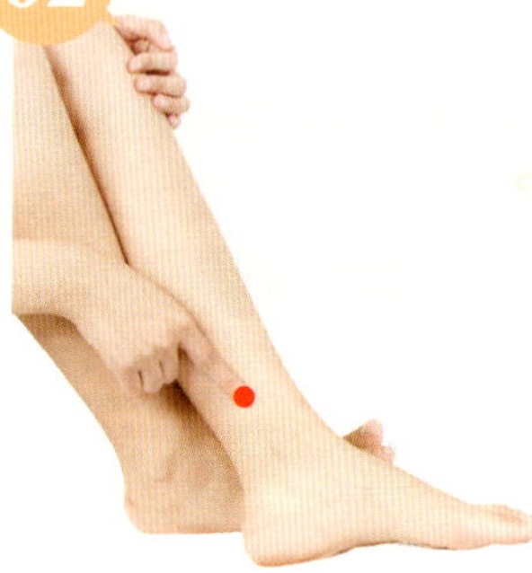

03 命门拔罐

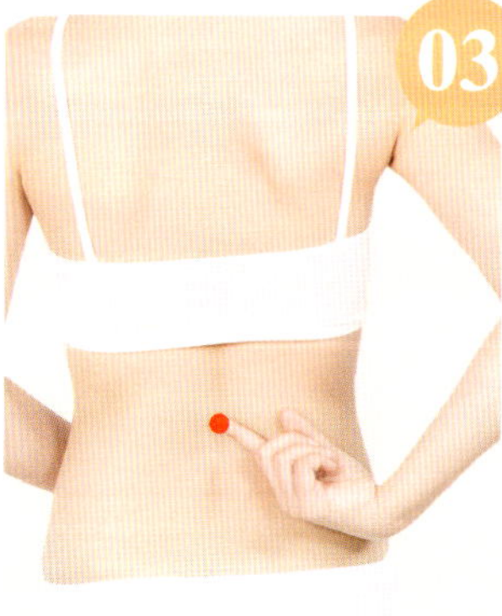

将火罐扣在命门穴上，留罐 5 ~ 10 分钟，以局部皮肤泛红、充血为度。

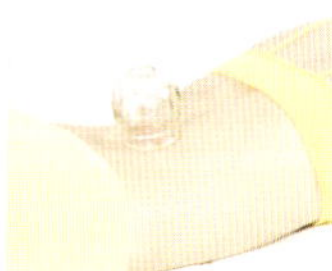

『穴位定位』

位于腰部，当后正中线上，第二腰椎棘突下凹陷中。

改善阴虚体质 拔罐疗法扫扫看

拔罐保健14

改善气虚体质

经常拔罐脾俞、中脘、足三里等穴位，可以有效改善气虚体质。

【健康提示】

气虚体质的人对环境的适应能力差，遇到气候变化、季节转换很容易感冒，冬天怕冷，夏天怕热。脾气虚主要表现为胃口不好、饭量小，经常腹胀、大便困难，每次一点点。

拔罐疗法

01 脾俞拔罐

点燃棉球后，伸入罐内旋转一圈马上抽出，将火罐扣在脾俞穴上，留罐10分钟，以局部皮肤充血为度。

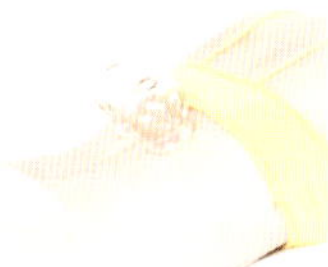

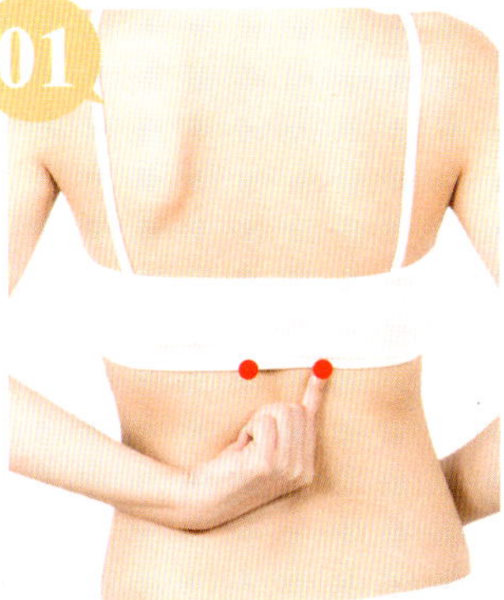

『穴位定位』

位于背部，当第十一胸椎棘突下，旁开1.5寸。

02 中脘拔罐

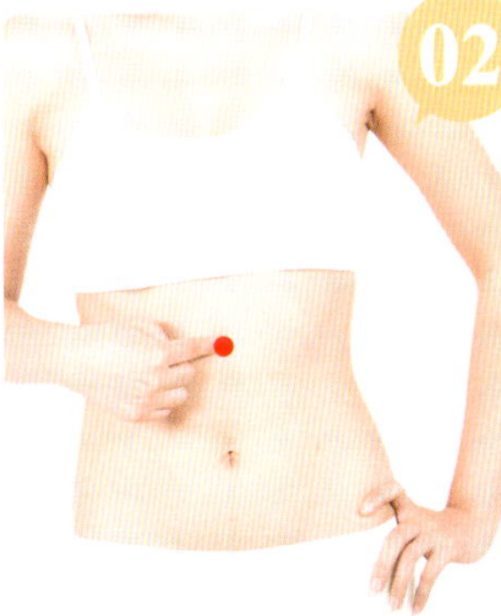

将火罐扣在中脘穴上，留罐10分钟，以局部皮肤泛红、充血为度。

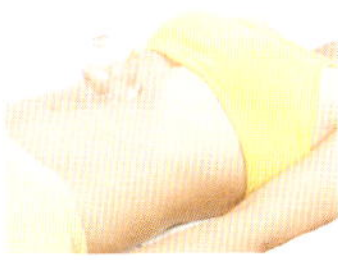

『穴位定位』

上腹部，前正中线上，当脐中上4寸。

03 足三里拔罐

用拔罐器将气罐吸附在足三里穴上，留罐15分钟，以局部皮肤潮红为度。

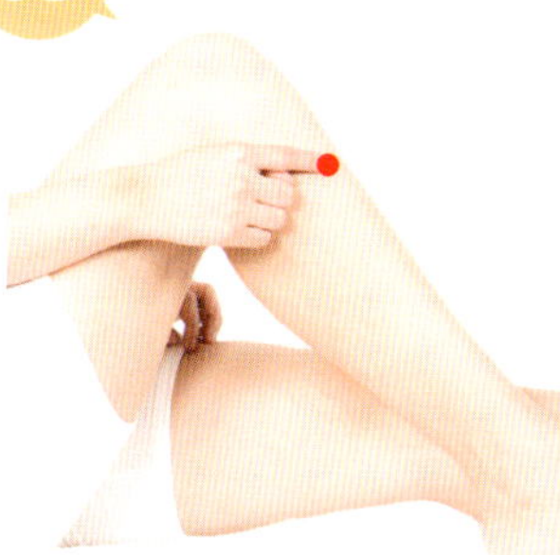

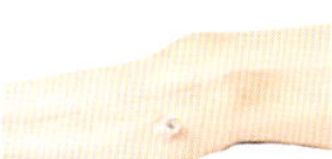

『穴位定位』

位于小腿前外侧，当犊鼻下3寸，距胫骨前缘一横指（中指）。

改善气虚体质
拔罐疗法扫扫看

拔罐保健
15

改善痰湿体质

经常拔罐肺俞、脾俞、尺泽等穴位，可以有效改善痰湿体质。

【健康提示】

痰湿体质的人多数容易发胖，常常表现为胸闷、头昏脑涨、头重、嗜睡，身体沉重，惰性较大；这类人的形体动作、情绪反应、说话速度显得缓慢迟钝。女性常见的还有经迟、经少、闭经等症状。

拔罐疗法

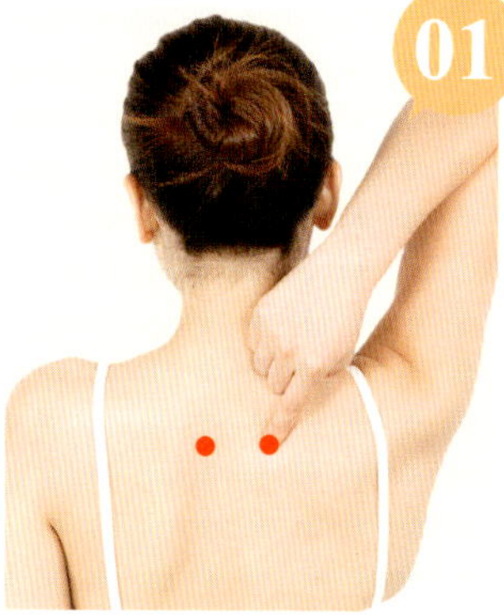

01 肺俞拔罐

将火罐扣在肺俞穴上，留罐 10 分钟，以局部皮肤有抽紧感为度。

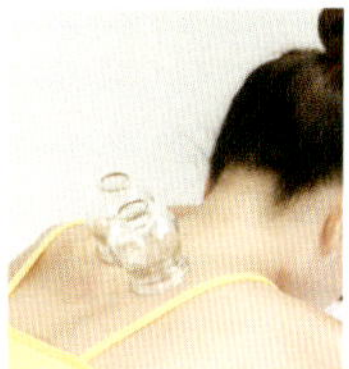

『穴位定位』

位于背部，当第三胸椎棘突下，旁开 1.5 寸。

02 脾俞拔罐

将火罐扣在脾俞穴上，留罐 10 分钟，以局部皮肤潮红为度。

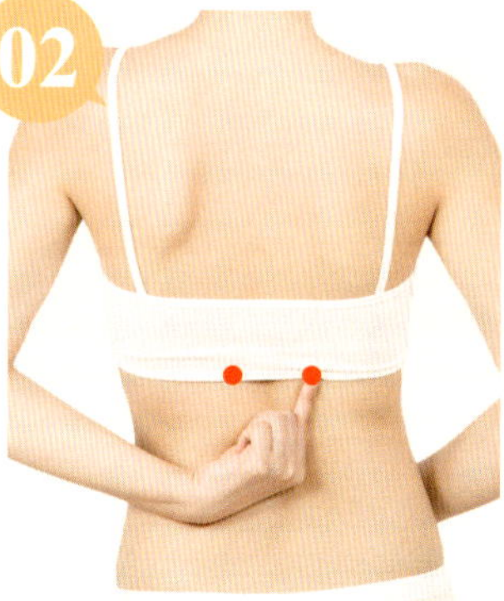

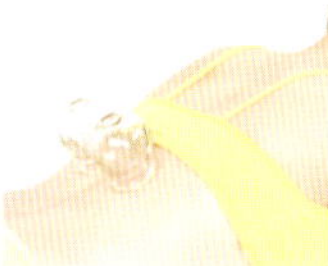

『穴位定位』

位于背部，当第十一胸椎棘突下，旁开 1.5 寸。

03 尺泽拔罐

用拔罐器将气罐吸附在尺泽穴上，留罐 15 分钟，以局部皮肤潮红为度。

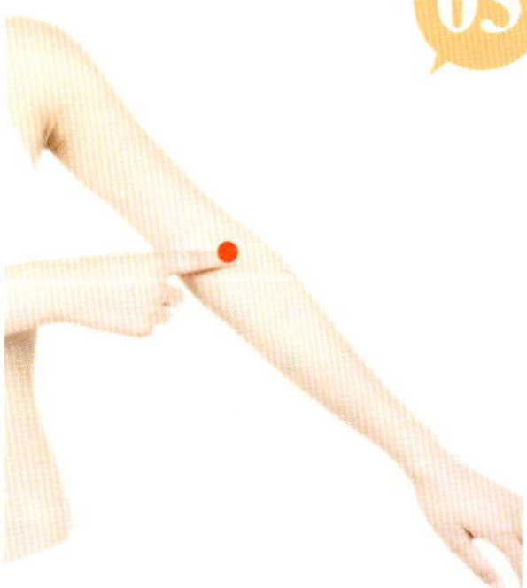

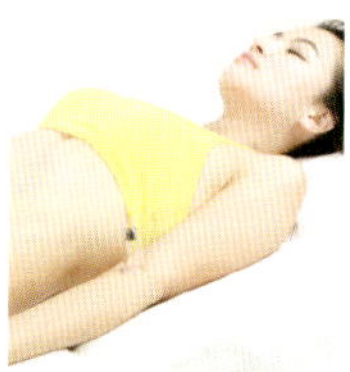

『穴位定位』

位于肘横纹中，肱二头肌腱桡侧凹陷处。

改善痰湿体质
拔罐疗法扫扫看

拔罐保健16

改善血瘀体质

经常拔罐心俞、肝俞、肾俞等穴位，可以有效改善血瘀体质。

【健康提示】

血瘀体质表现为全身性的血液流畅不通，多见形体消瘦、皮肤干燥、表情抑郁或呆板、面部肌肉不灵活、容易健忘、记忆力下降等。而且因为肝气不舒展，还经常心烦易怒。

拔罐疗法

01 心俞拔罐

将火罐扣在心俞穴上，留罐 10 分钟，以局部皮肤泛红、充血为度。

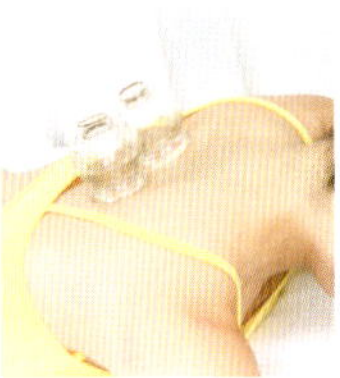

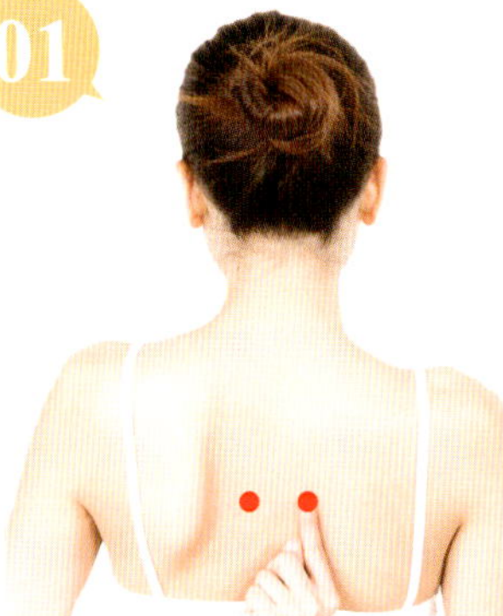

『穴位定位』

位于背部，当第五胸椎棘突下，旁开 1.5 寸。

03 肝俞拔罐

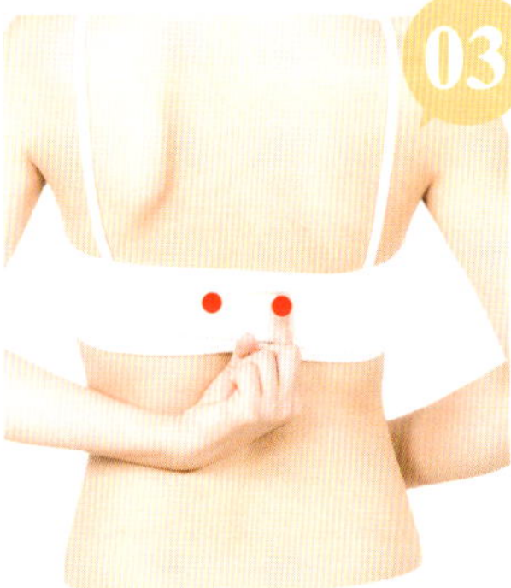

用火罐法迅速将火罐扣在肝俞穴上，留罐 10 分钟，以局部皮肤潮红为度。

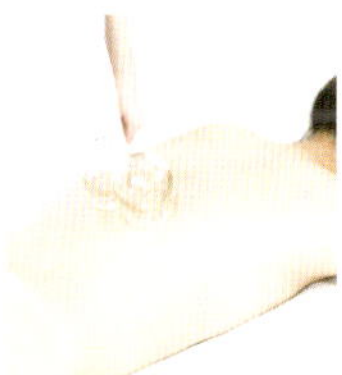

『穴位定位』

位于背部，当第九胸椎棘突下，旁开 1.5 寸。

03 肾俞拔罐

将火罐吸拔在肾俞穴上，留罐 10 分钟，以局部皮肤有抽吸感为宜。

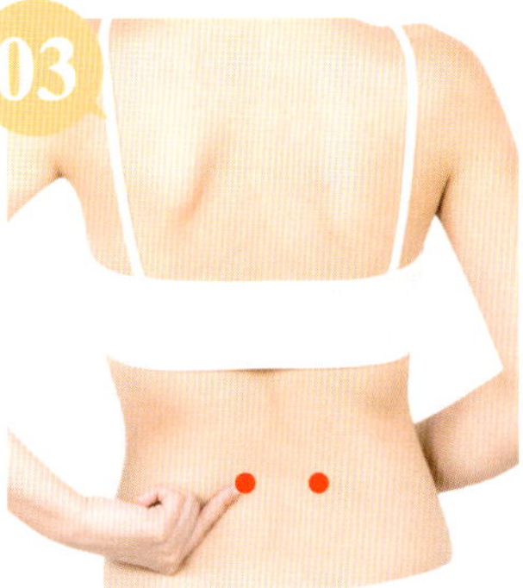

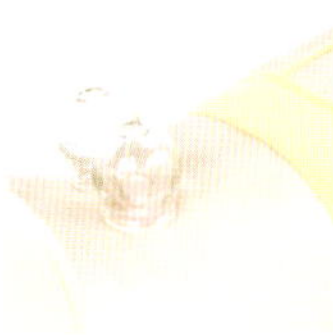

『穴位定位』

位于腰部，当第二腰椎棘突下，旁开 1.5 寸。

改善血瘀体质 拔罐疗法扫扫看

拔罐保健 17

改善湿热体质

经常拔罐大肠俞、三阴交、照海等穴位，可以有效改善湿热体质。

【健康提示】

湿热体质者一般肢体沉重、发热，多在午后明显，并不因出汗而减轻。可见脘闷腹满、恶心厌食、大便恶臭、尿短赤。湿热体质者性情急躁，容易发怒，不能忍受湿热环境，易患黄疸、火热症、痈疮和疖肿等病症。

拔罐疗法

01 大肠俞拔罐

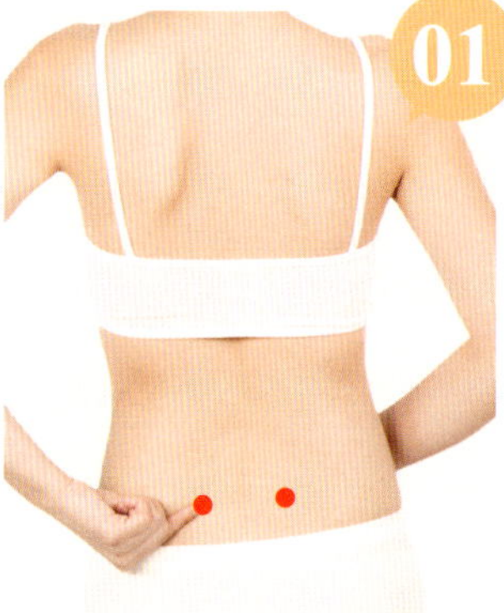

点燃棉球，伸入罐内马上取出，迅速将火罐扣在大肠俞穴上，留罐 10 分钟，以局部皮肤泛红、充血为度。

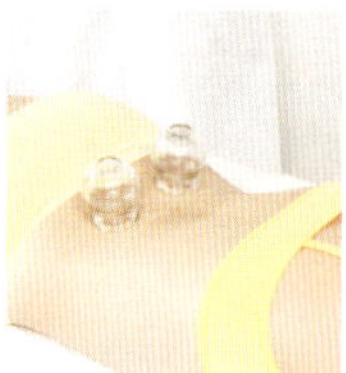

『穴位定位』

位于腰部，当第四腰椎棘突下，旁开 1.5 寸。

02 三阴交拔罐

将气罐吸附在三阴交穴上，留罐 15 分钟，以局部皮肤泛红、充血为度。

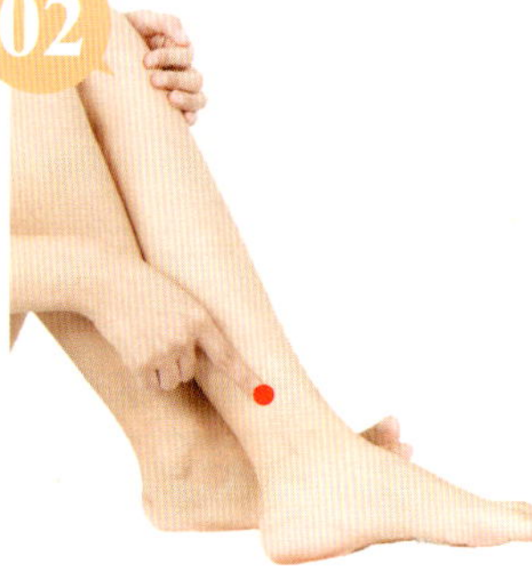

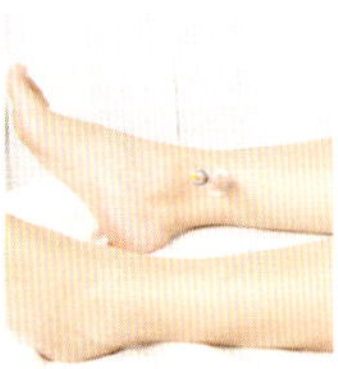

『穴位定位』

位于小腿内侧，当足内踝尖上 3 寸，胫骨内侧缘后方。

03 照海拔罐

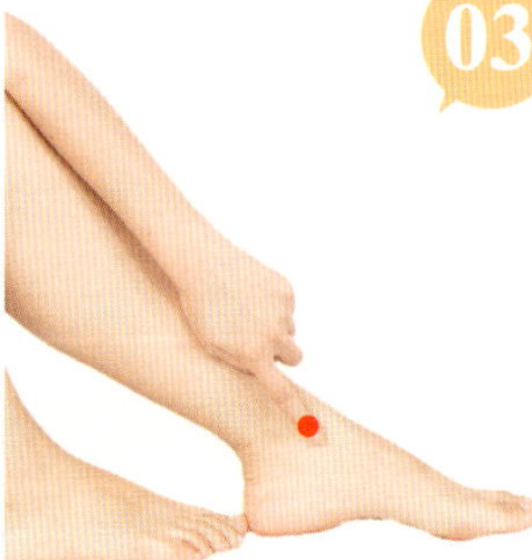

用拔罐器将气罐吸附在照海穴上，留罐 15 分钟。对侧以同样方法操作。

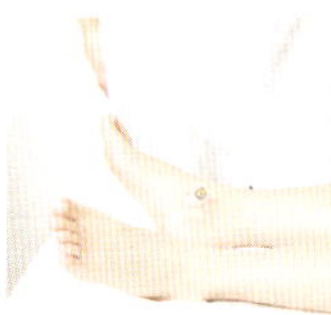

『穴位定位』

位于足内侧，内踝尖下方凹陷处。

改善湿热体质 拔罐疗法扫扫看

PART 3

罐疗能扶正，常见病痛一拔除

自古以来，民以食为天。社会的进步，人们的目光不再聚焦在温饱上，更多的是关心如何养生、如何防治疾病。日常生活中，感冒、头痛、发热、支气管炎、失眠、高血压、胃痛、肠炎等常见病时常令人苦恼，药物治疗虽然见效快，但也有副作用，而作为传统中医的拔罐疗法可以有效防治疾病，长期坚持疗效显著，本章将为大家详细解说针对不同病症的对症拔罐方法。

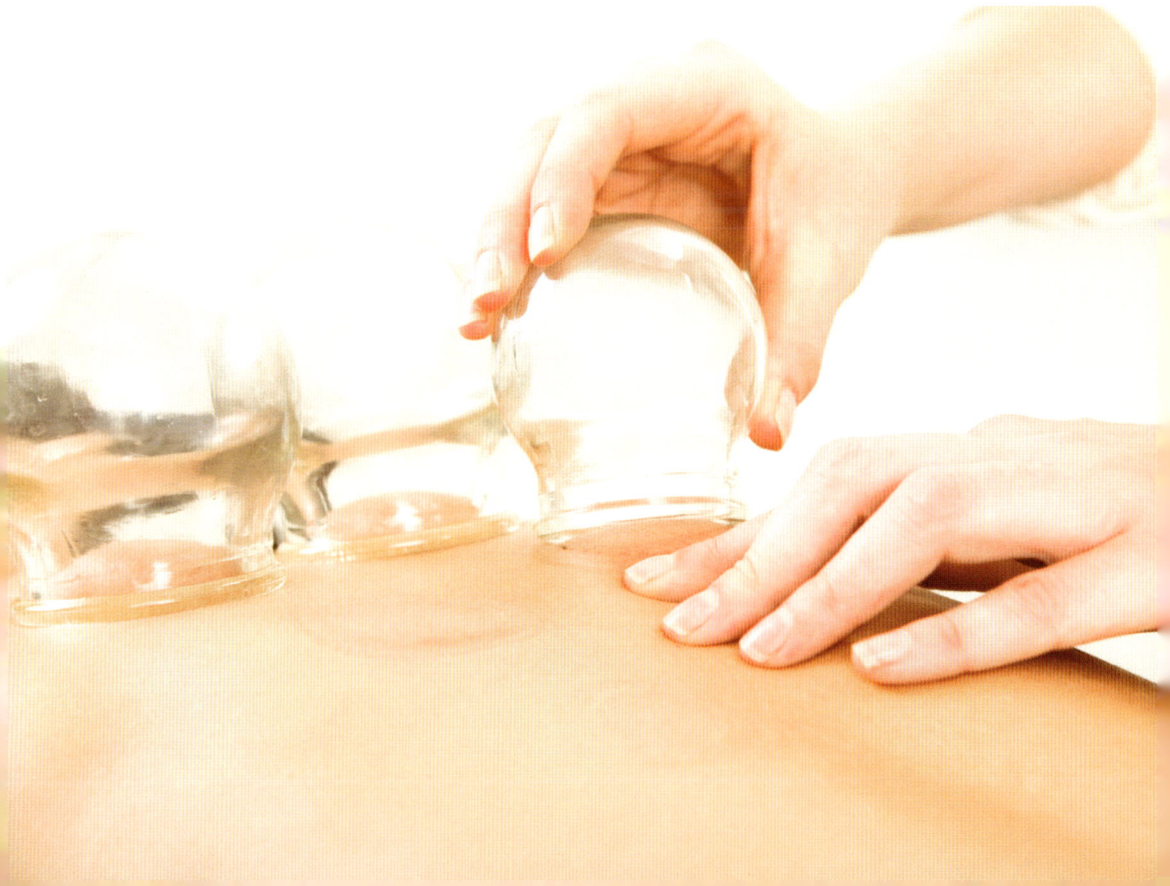

拔罐祛病 01

感冒

症状

头痛、鼻塞、流涕、喷嚏、恶寒、发热、全身不适。

【病症简介】

感冒，是一种由病毒或细菌引起的急性上呼吸道感染疾病，中医称为“伤风”，多发于冬春季节，体质较弱者易感。一般病情较轻，病程较短，多可自行痊愈；而严重者会引起如肺炎、心肌炎、急性肾炎等并发症。

拔罐疗法

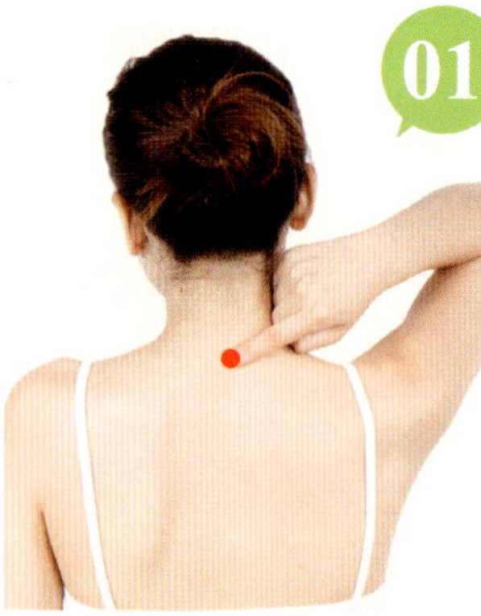

01 大椎拔罐

右手持罐，左手点燃棉球伸入罐内迅速转一圈后抽出，将火罐扣在大椎穴上，留罐 10 分钟。

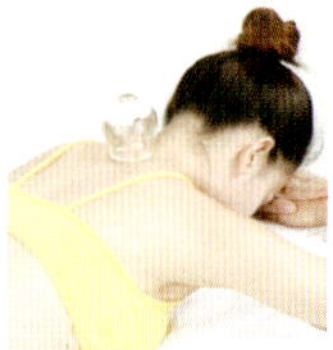

『穴位定位』

位于后正中线上，第七颈椎棘突下。

02 风门拔罐

右手持罐，左手点燃棉球伸入罐内迅速转一圈后抽出，将火罐扣在风门穴上，留罐 10 分钟。

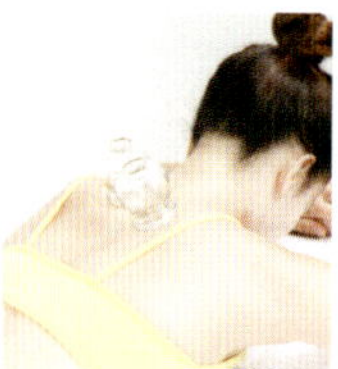

『穴位定位』

位于背部，当第二胸椎棘突下，旁开 1.5 寸。

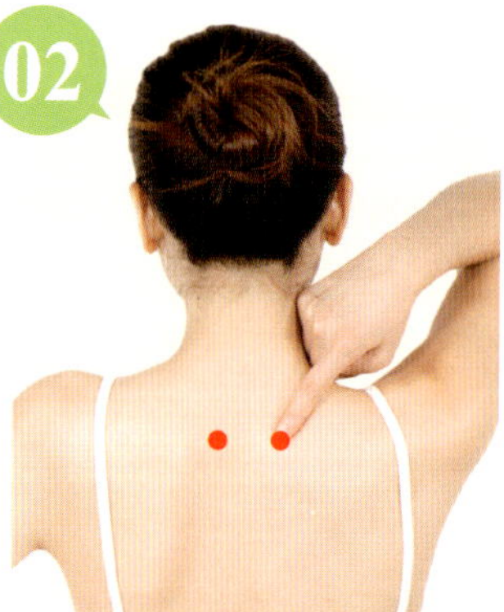

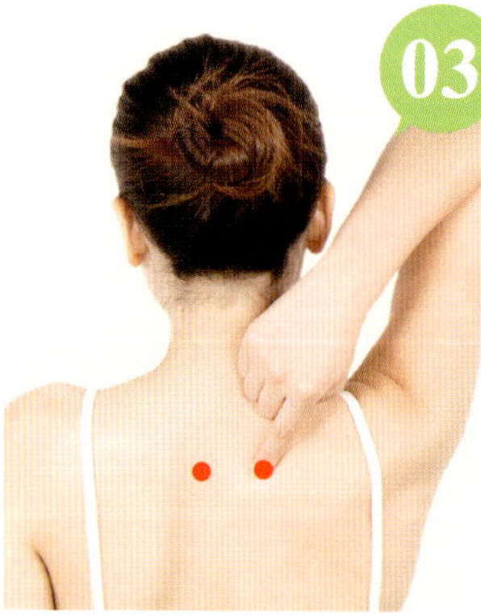

03 肺俞拔罐

右手持罐，左手点燃棉球伸入罐内迅速转一圈后抽出，将火罐扣在肺俞穴上，留罐 10 分钟。

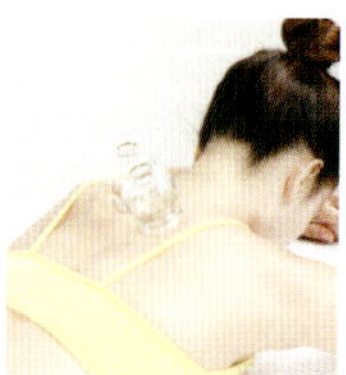

『穴位定位』

位于背部，当第三胸椎棘突下，旁开 1.5 寸。

感冒 拔罐疗法扫扫看

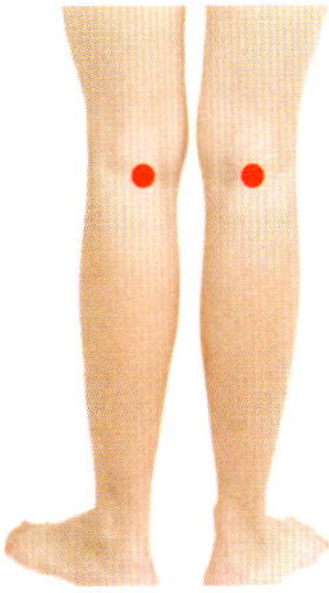

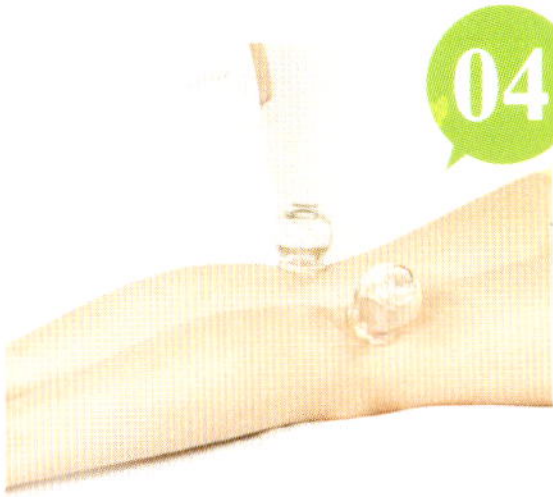

04 委中拔罐

右手持罐，左手点燃棉球伸入罐内迅速转一圈后抽出，将火罐拔在委中穴上，留罐15分钟。

『穴位定位』

位于腘横纹中点，当股二头肌腱与半腱肌肌腱的中间。

【专家解析】

大椎具有清热解表、疏通经络的作用；风门具有祛风解表、宣肃肺气的作用；肺俞具有调肺和营、补劳清热的作用；委中具有舒经活络、凉血解毒的作用。四穴配伍，可以有效缓解感冒引起的不适症状。

随证加穴拔罐

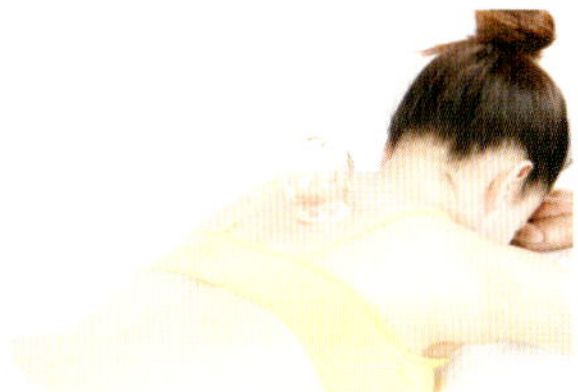

①风寒感冒＋身柱

典型症状：发热轻而恶寒重，无汗，全身酸痛，流清涕。

拔罐：将火罐扣在身柱穴上，留罐约10分钟，可祛风散寒。

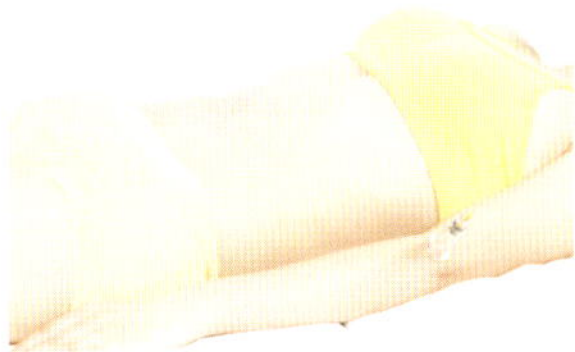

②风热感冒＋曲池

典型症状：不恶寒，微微出汗或出汗不畅，咽喉肿痛，流黄涕。

拔罐：将气罐吸附在曲池穴上，留罐约15分钟，可解表泻热。

③气虚感冒＋足三里

典型症状：平时体虚气弱，神疲乏力，易反复感冒。

拔罐：用拔罐器将气罐吸附在足三里穴上，可增强体质。

✚ 老中医经验方

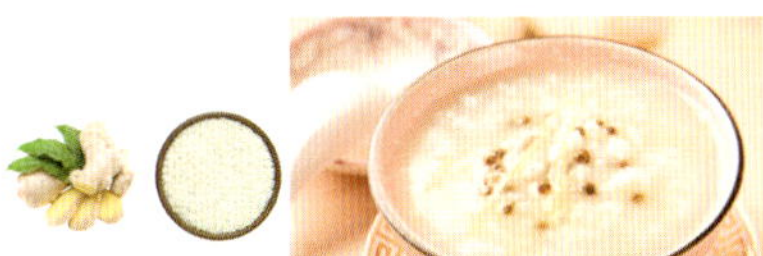

神仙粥

- 取糯米30克，生姜片10克，花椒6克，煮粥即可。
- 本品可益气补虚、散寒解表。

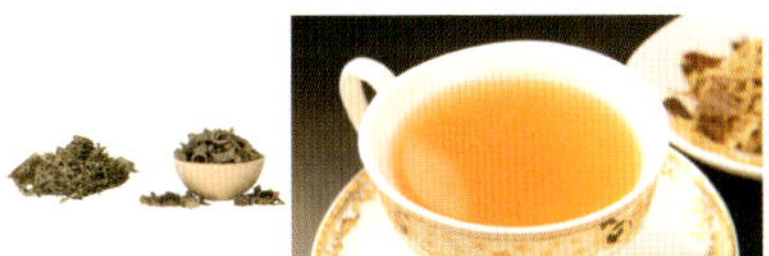

香薷饮

- 取香薷10克，厚朴5克，白扁豆5克，砂糖少许，泡茶饮用。
- 本品解表祛湿，可治暑湿感冒。

拔罐祛病 02

发热

症状

体温高出正常标准，伴有疲乏无力、肌肉酸痛、身痛、畏寒或寒颤。

【病症简介】

发热是指体温高出正常标准。中医认为，发热分外感发热和内伤发热。外感发热见于感冒、伤寒、瘟疫等；内伤发热有阴虚发热、阳虚发热、血虚发热、气虚发热等。

拔罐疗法

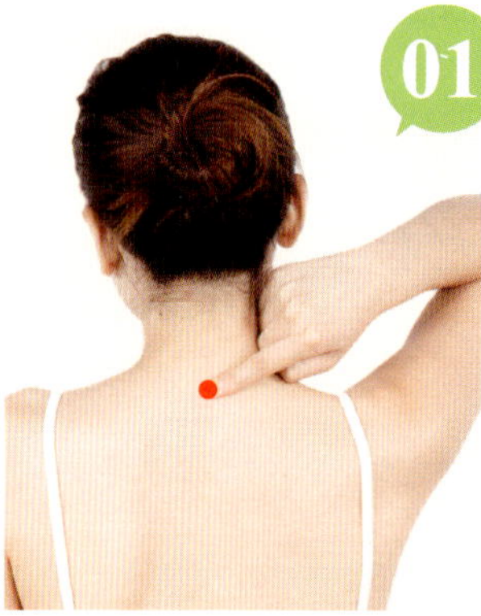

01 大椎拔罐

将火罐迅速扣在大椎穴上，留罐 10 分钟，以被拔罐部位充血，并有少量瘀血被拔出为度。

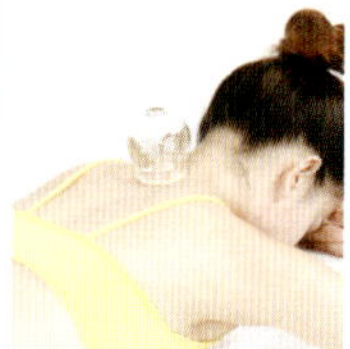

『穴位定位』

位于后正中线上，第七颈椎棘突下凹陷中。

02 太阳拔罐

用拔罐器将气罐拔取在太阳穴和曲池穴上，留罐 10 ~ 15 分钟。对侧以同样方法操作。

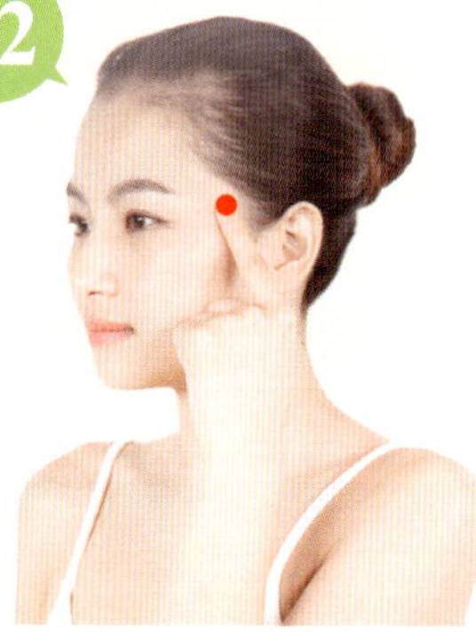

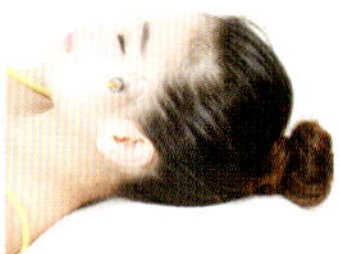

『穴位定位』

位于颞部，当眉梢与目外眦之间，向后约一横指的凹陷处。

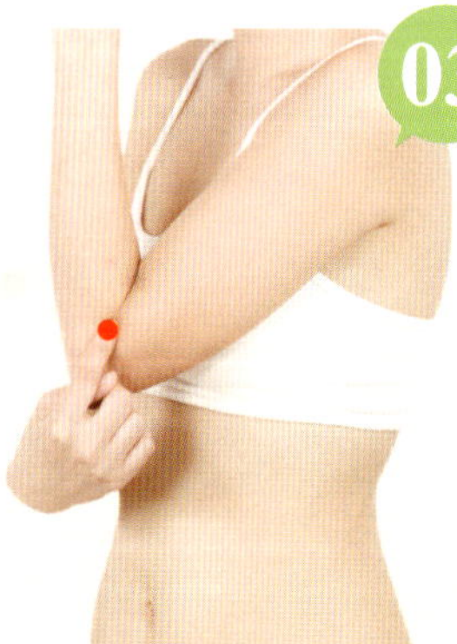

03 曲池拔罐

用拔罐器将气罐吸附在曲池穴上，留罐 10 分钟，以局部皮肤潮红为度。

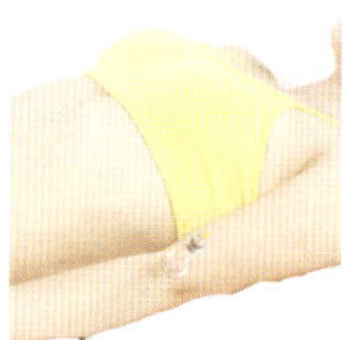

『穴位定位』

位于肘横纹外侧端，屈肘，当尺泽与肱骨外上髁连线中点。

发热 拔罐疗法扫扫看

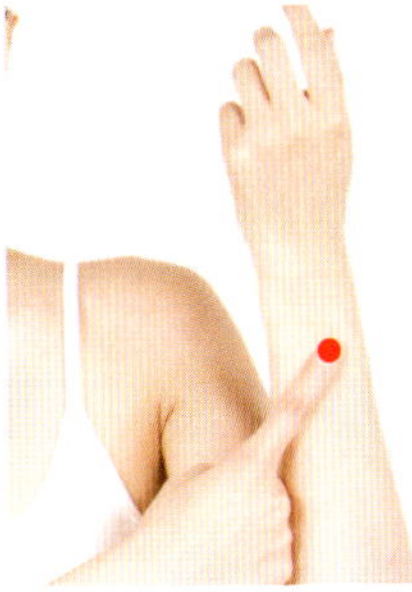

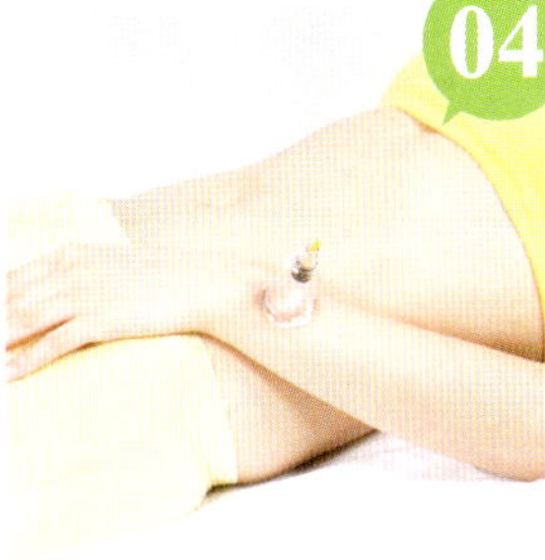

04 外关拔罐

将气罐吸附在外关穴上，留罐15分钟，以局部皮肤潮红为度。

『穴位定位』

位于前臂背侧，当阳池与肘尖的连线上，腕背横纹上2寸，尺骨与桡骨之间。

【专家解析】

大椎具有宣散一身阳热之气的作用；太阳、曲池具有清热利头目、泻火通经络的作用；外关具有疏散风热、宣达三焦气机的作用。四穴配伍，共奏清营凉血、泻火解毒之功，可以有效缓解发热不适。

随证加穴拔罐

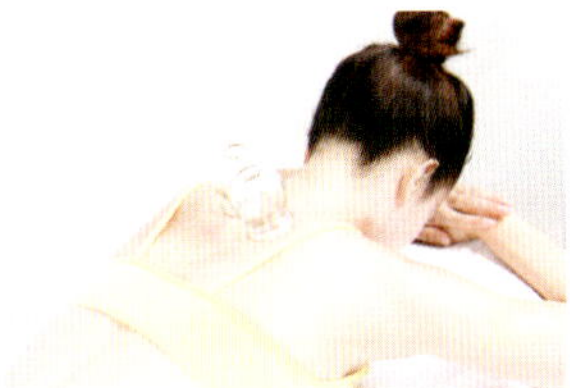

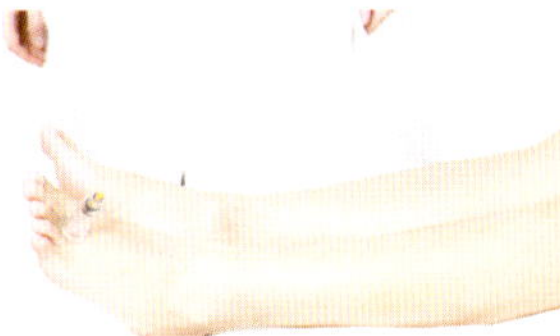

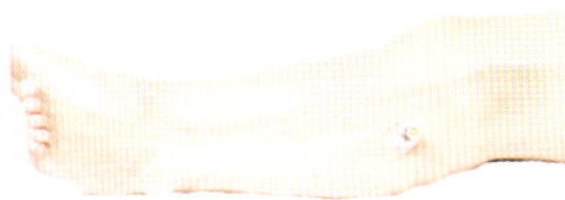

①外感风寒型 + 风门

典型症状：恶寒发热，无汗，头身疼痛，鼻塞流清涕。

拔罐：点燃棉球后，伸入罐内旋转一圈马上抽出，将火罐扣在风门穴上，留罐10分钟，可散寒解表。

②阳明热盛型 + 内庭

典型症状：发热汗出，口渴欲饮，小便黄赤，大便秘结。

拔罐：将气罐吸附在内庭穴上，留罐15分钟，可通腑泄热。

③气虚发热型 + 足三里

典型症状：长期发热，温度不高，劳累后症状加重，容易疲乏，少气懒言。

拔罐：将气罐吸附在足三里上，留罐15分钟，可益气助阳以除低热。

老中医经验方

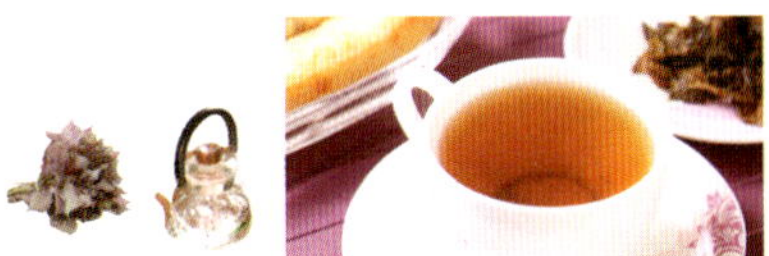

紫苏茶

- 取紫苏10克，用热水冲泡饮用。
- 本品可疏风散热，治发热胃口差。

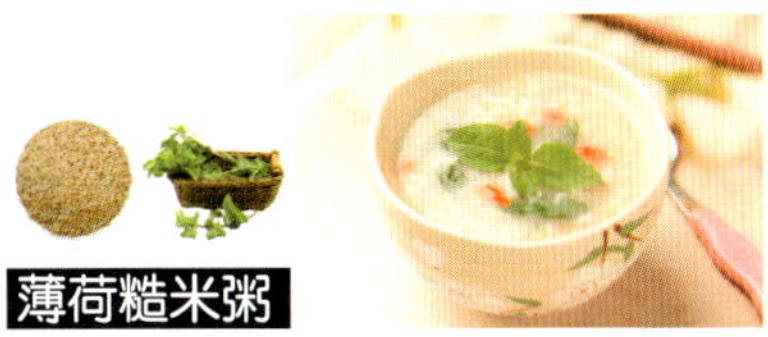

薄荷糙米粥

- 取糙米200克，薄荷10克，盐、油适量，煮成粥。
- 本品可疏散风热，治发热、咽喉痛。

拔罐祛病 03

咳嗽

症状

咳逆有声，或吐出痰液，偶咳或咳声不断，或伴咽痒声嘶。

【病症简介】

咳嗽是呼吸系统疾病的主要症状，中医认为突发咳嗽多因外感六淫，导致气逆而咳，或伴痰嗽出之症，也有内伤咳嗽之症。咳嗽的原因有上呼吸道感染、支气管炎、喉炎等。

拔罐疗法

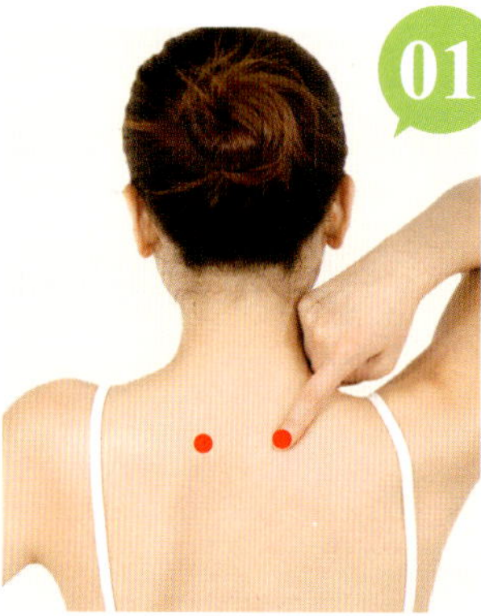

01 风门拔罐

将火罐扣在风门穴上，留罐 15 分钟，以局部皮肤潮红为度。

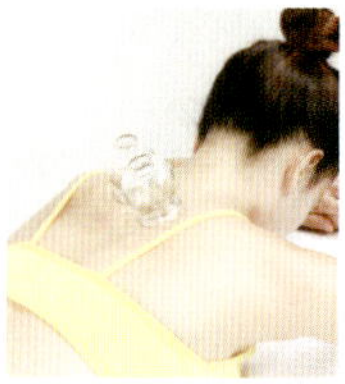

『穴位定位』

位于背部，当第二胸椎棘突下，旁开 1.5 寸。

02 肺俞拔罐

将棉球点燃后，伸入罐内马上抽出，将火罐扣在肺俞穴上，留罐 15 分钟，以局部皮肤有抽紧感为度。

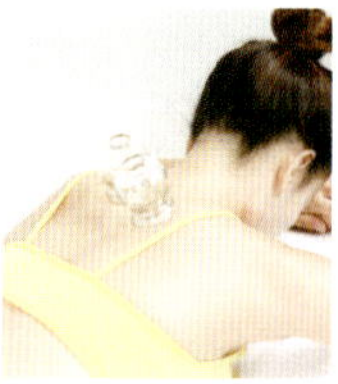

『穴位定位』

位于背部，当第三胸椎棘突下，旁开 1.5 寸。

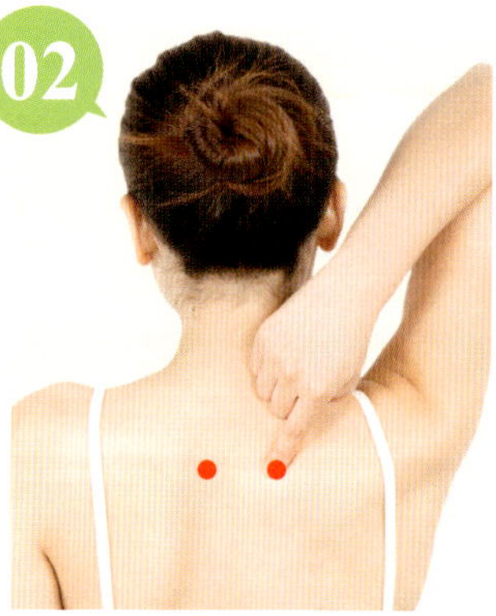

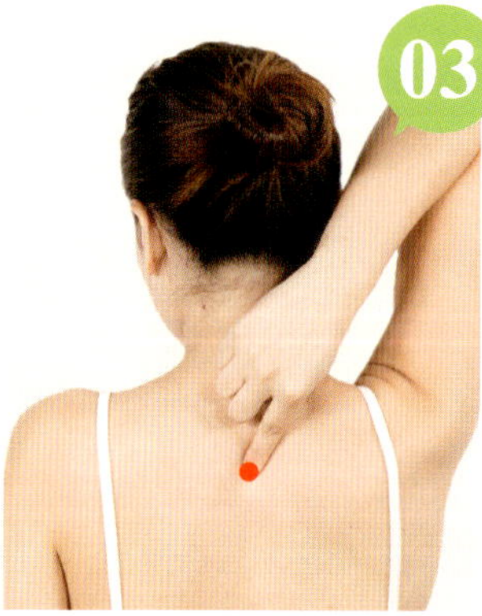

03 身柱拔罐

点燃棉球后，伸入罐内旋转一圈马上抽出，将火罐扣在身柱穴上，留罐 15 分钟，以局部皮肤潮红为度。

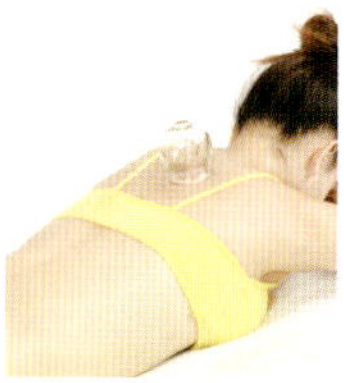

『穴位定位』

位于背部，当后正中线上，第三胸椎棘突下凹陷中。

咳嗽拔罐疗法扫扫看

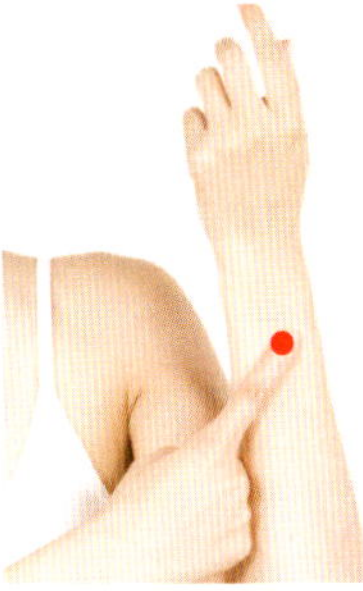

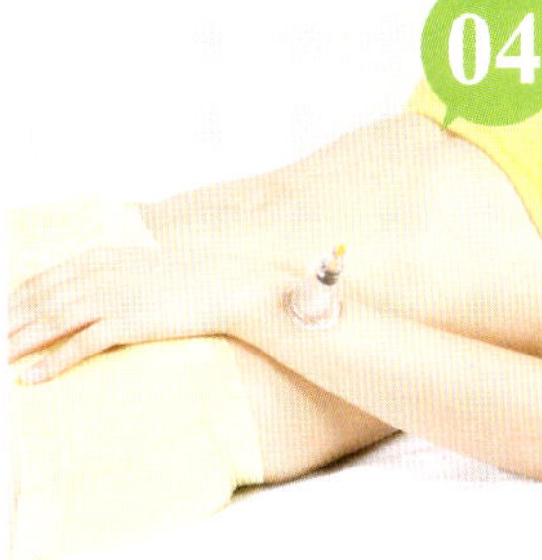

04 外关拔罐

将气罐吸附在外关穴上，留罐15分钟，以局部皮肤潮红为度。

『穴位定位』

位于前臂背侧，当阳池与肘尖的连线上，腕背横纹上2寸，尺骨与桡骨之间。

【专家解析】

风门具有祛风解表、宣肃肺气的作用；肺俞具有解表宣肺、清热理气的作用；身柱具有宣肺泄热、清心凝神的作用；外关具有清热解表、通经活络的作用。四穴配伍，具有宣通肺气、化止咳的作用，可以有效缓解咳嗽不适。

随证加穴拔罐

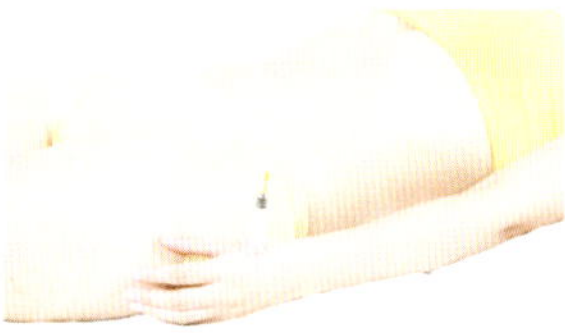

1 风寒袭肺型 + 合谷

典型症状： 咳嗽声重，恶风怕冷，气急，痰清稀呈泡沫状。

拔罐： 用拔罐器将气罐吸附在合谷穴上，留罐10分钟，可祛风宣肺。

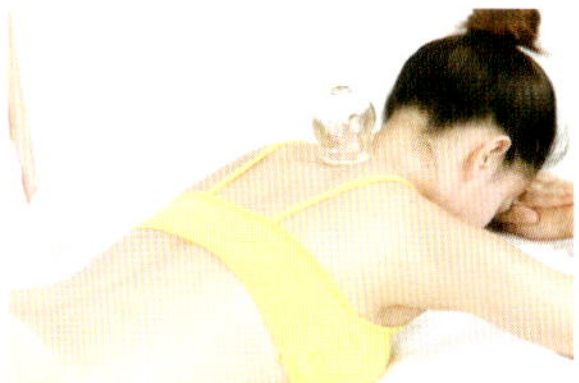

2 风热袭肺型 + 大椎

典型症状： 咳嗽痰黄而稠，气粗，咽痛，口渴，流黄涕。

拔罐： 将火罐扣在大椎穴上，留罐10分钟，可祛风清热。

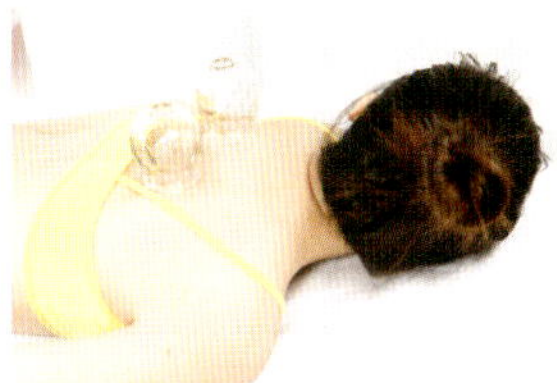

3 肺阴亏虚型 + 膏肓

典型症状： 干咳无痰，或见咯血，舌红少苔，脉细数

拔罐： 将火罐迅速扣在膏肓穴上，留罐10分钟，可滋阴降火、调理肺气。

✚ 老中医经验方

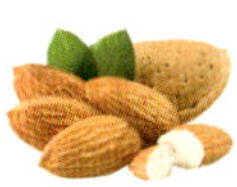

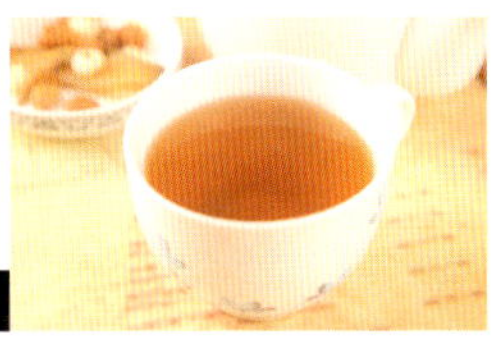

杏仁饮

- 取杏仁8克，磨成粉状，用热水冲泡。
- 本品可润肺止咳，治咳嗽气喘。

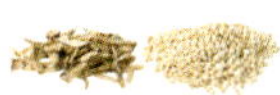

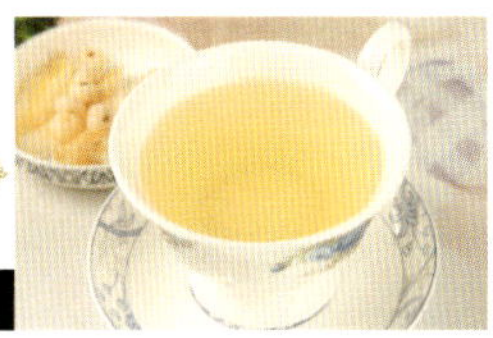

桔梗川贝饮

- 取桔梗5克，川贝8克，煎汤代茶。
- 本品可宣肺化痰，治痰热咳嗽。

拔罐祛病04

胸闷

症状

心悸、呼吸不畅、心前区疼痛和全身乏力，伴有、失眠、多汗、眩晕、多梦。

【病症简介】

胸闷是一种自觉胸部闷胀及呼吸不畅的主观感觉。轻者可能是神经官能性的，即心脏、肺的功能失调引起的。严重者为心肺二脏疾患引起，可由冠心病、心肌供血不足或慢性支气管炎、肺气肿、肺心病等导致。

拔罐疗法

01 中府拔罐

用拔罐器将气罐吸在中府穴上， 留罐10 ~ 15分钟，以皮肤泛红、充血为度。

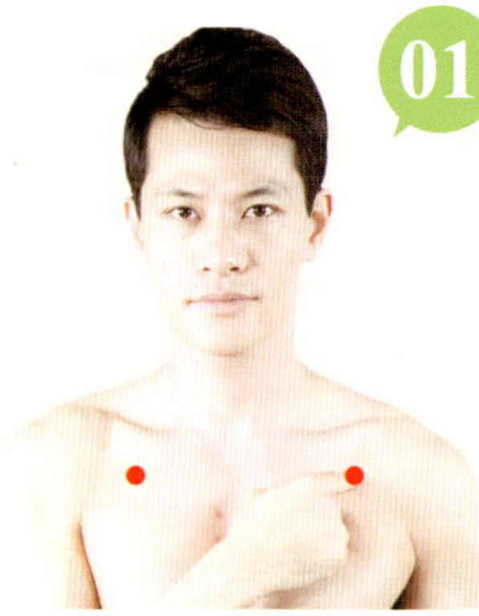

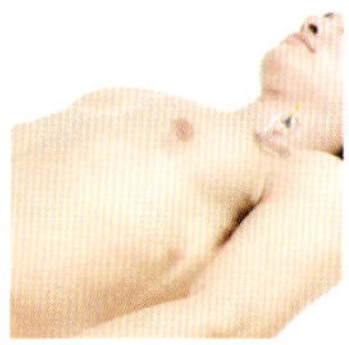

『穴位定位』

位于胸前壁的外上方，云门下1寸，平第一肋间隙，距前正中线6寸。

02 膻中拔罐

用拔罐器将气罐吸附在膻中穴上，留罐10 ~ 15分钟，以局部皮肤有抽紧感、泛红、充血为度。

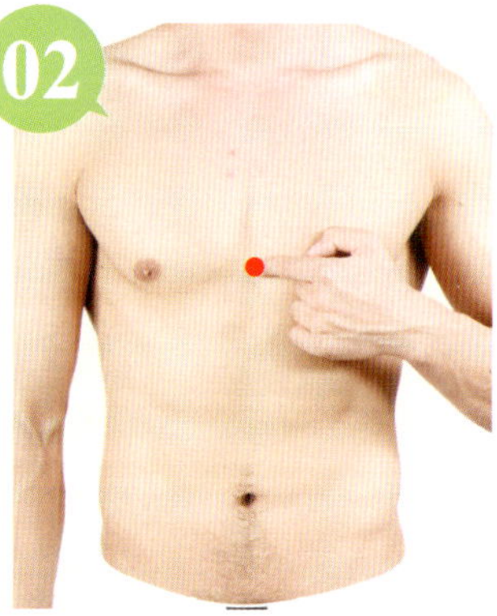

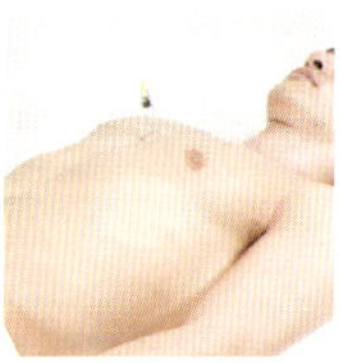

『穴位定位』

位于胸部，当前正中线上，平第四肋间，两乳头连线的中点。

03 期门拔罐

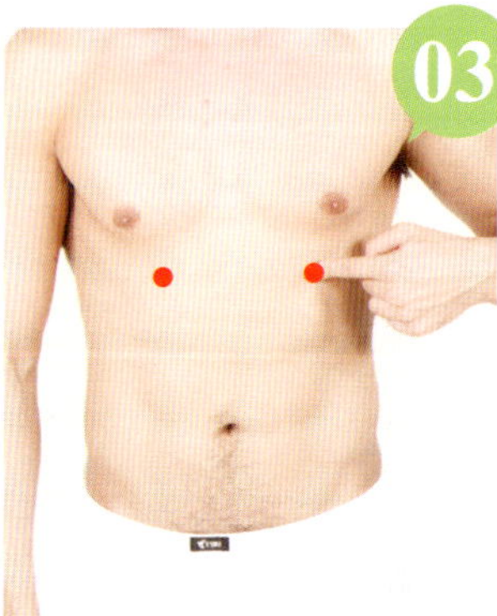

用拔罐器将气罐吸附在期门穴上，留罐10 ~ 15分钟，以局部皮肤充血为度。

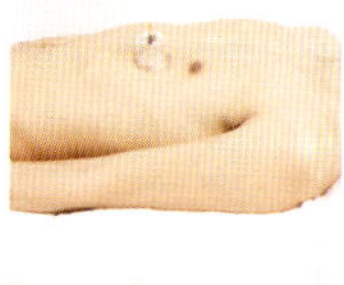

『穴位定位』

位于胸部，当乳头直下，第六肋间隙，前正中线旁开4寸。

. 胸闷 .
拔罐疗法扫扫看

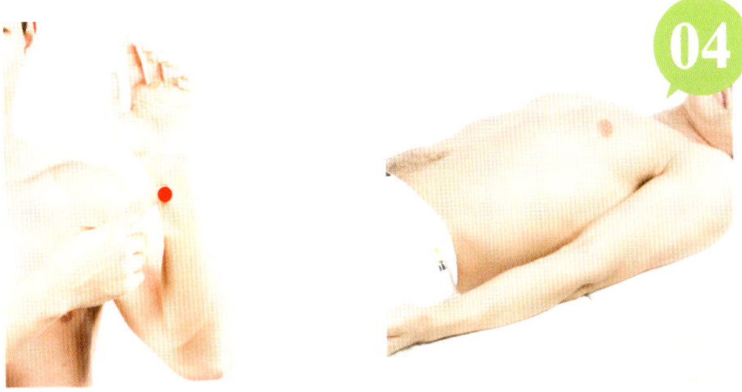

04 内关拔罐

将气罐吸附在内关穴上，留罐15分钟。对侧以同样的方法操作。

『穴位定位』

位于前臂掌侧，当曲泽与大陵的连线上，腕横纹上2寸，掌长肌腱与桡侧腕屈肌腱之间。

【专家解析】

中府具有清宣上焦、调肺理气的作用；膻中具有理气宽胸、清肺化痰的作用；期门具有疏肝和胃、宽胸行气的作用；内关具有宽胸通络的作用。四穴配伍，共奏行气宽胸、疏通气血之功，缓解胸闷不适。

随证加穴拔罐

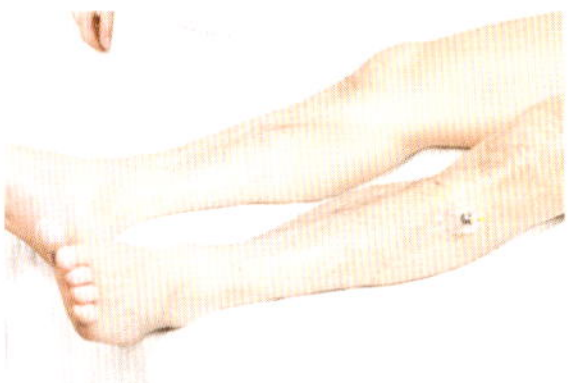

①痰浊内蕴型＋足三里

典型症状：胸闷如窒而痛，或痛引肩背，气短喘促，肢体沉重，形体肥胖，痰多。

拔罐：将气罐吸附在足三里上，留罐15分钟，可健脾化痰。

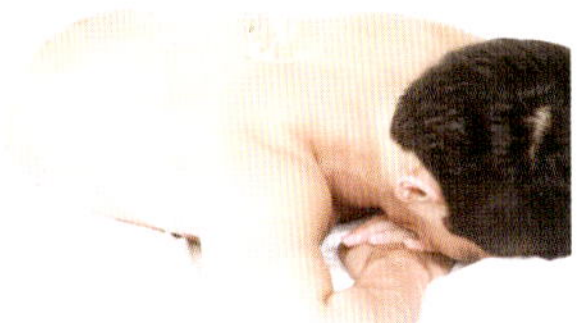

②心脉痹阻型＋厥阴俞

典型症状：胸部刺痛，固定不移，入夜更甚。

拔罐：将火罐吸附在厥阴俞上，留罐10分钟，可通络止痛。

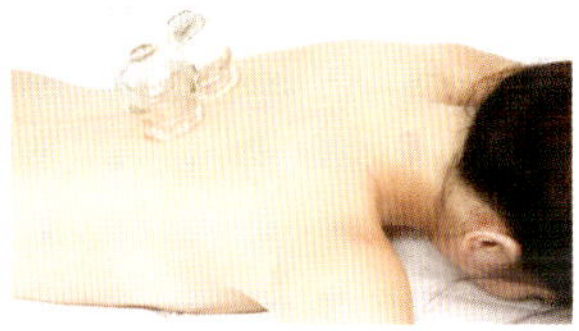

③气滞血瘀型＋膈俞

典型症状：心胸闷痛，如刺如绞，痛有定处，甚则心痛彻背，背痛彻心。

拔罐：将火罐扣在膈俞穴上，留罐10分钟，可活血化瘀、导滞通络。

✚ 老中医经验方

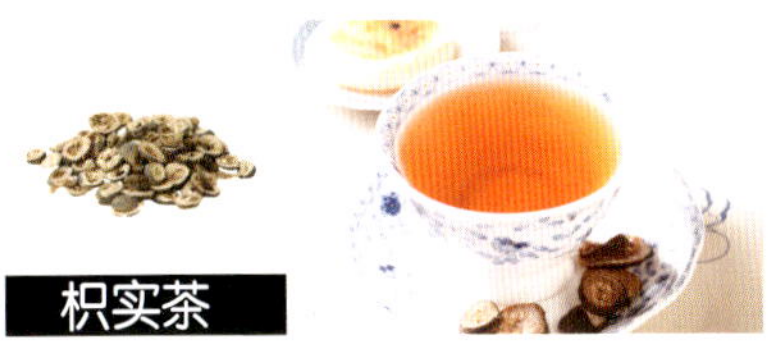

枳实茶

- 取枳实10克，煎汤代茶。
- 本品可宽胸行气，治胃肠积滞胸闷。

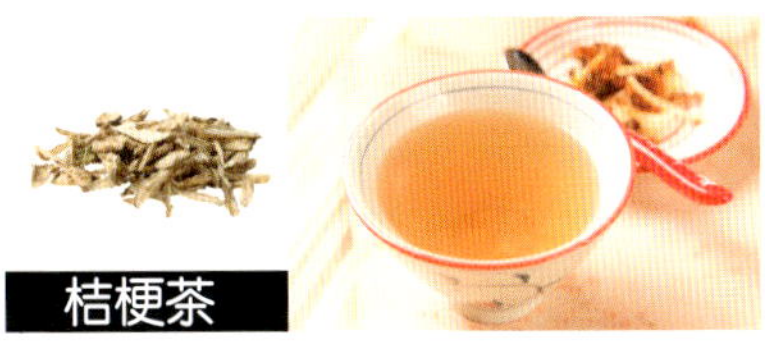

桔梗茶

- 取桔梗10克，煎汤代茶。
- 本品可宣肺祛痰，治肺疾胸闷。

拔罐祛病 05

支气管炎

症状

长期咳嗽、咳痰、喘息、反复呼吸道感染。

【病症简介】

支气管炎是指气管、支气管黏膜及其周围组织的慢性非特异性炎症，部分患者起病之前先有急性上呼吸道感染症状。当合并呼吸道感染时，细支气管黏膜充血水肿，痰液阻塞及支气管管腔狭窄，可产生气喘的症状。

拔罐疗法

01 大杼拔罐

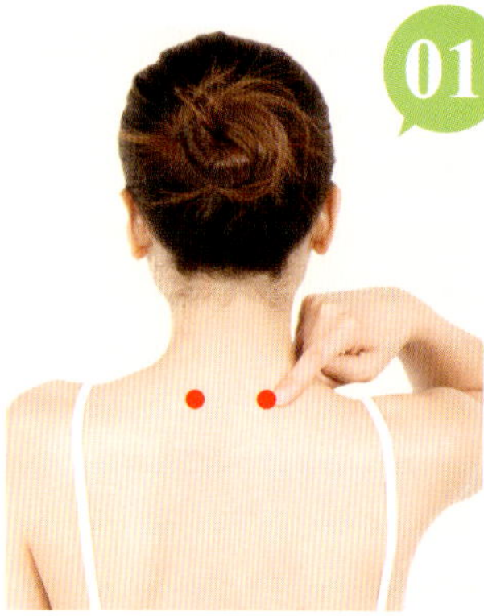

将火罐扣在大杼穴上，留罐 10 分钟，以局部皮肤泛红、充血为度。

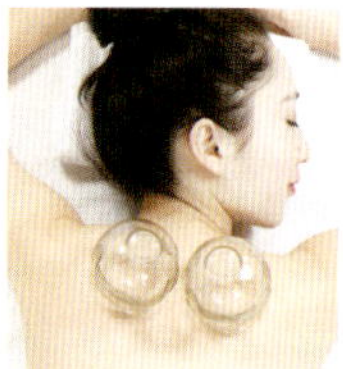

『穴位定位』

位于背部，当第一胸椎棘突下，旁开 1.5 寸。

02 风门拔罐

将火罐扣在风门穴上，留罐约 15 分钟，以皮肤潮红为度。

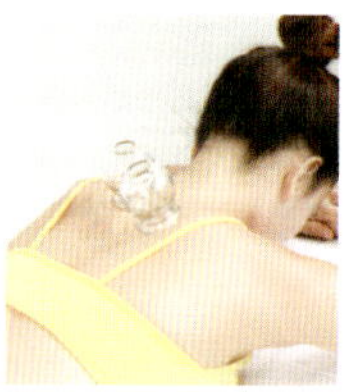

『穴位定位』

位于背部，当第二胸椎棘突下，旁开 1.5 寸。

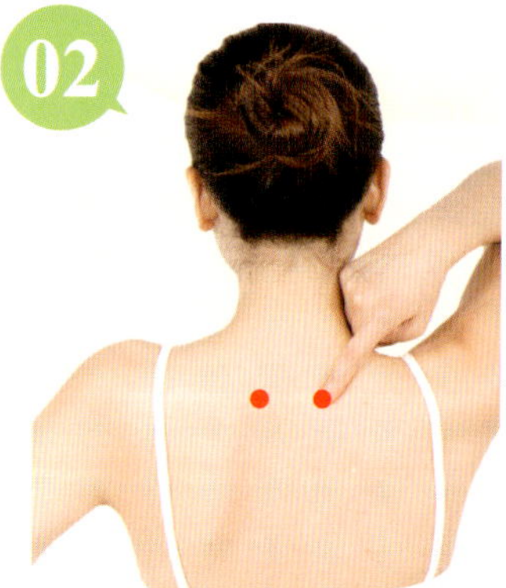

03 身柱拔罐

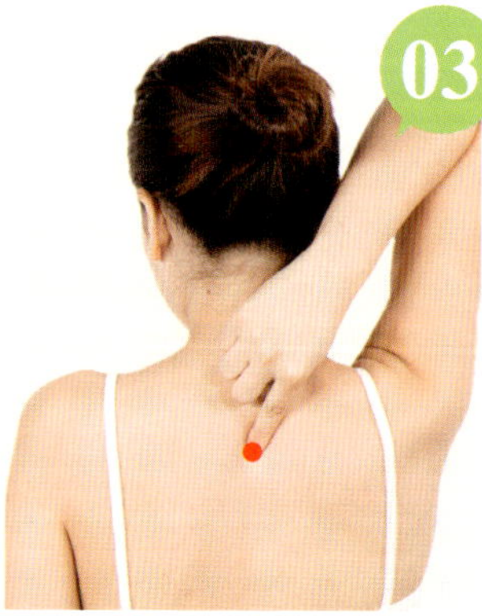

点燃棉球后，伸入罐内旋转一圈马上抽出，将火罐扣在身柱穴上，留罐 10 分钟，以局部皮肤潮红为度。

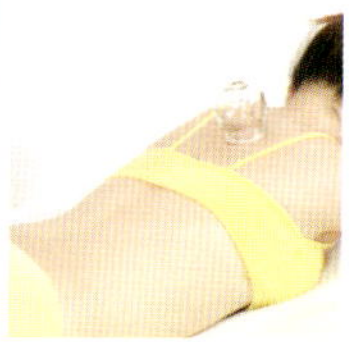

『穴位定位』

位于背部，当后正中线上，第三胸椎棘突下凹陷中。

.支气管炎.
拔罐疗法扫扫看

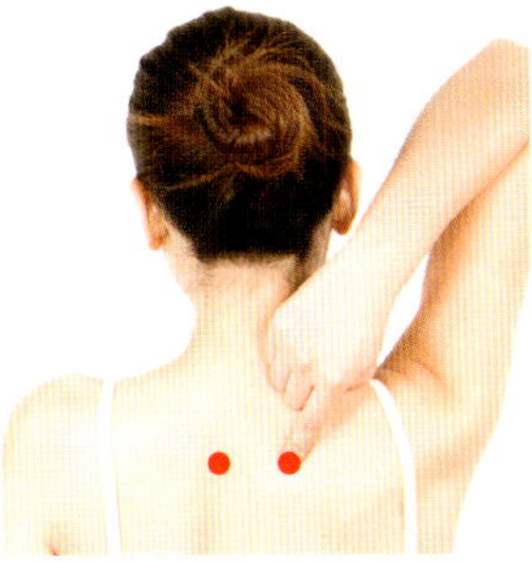

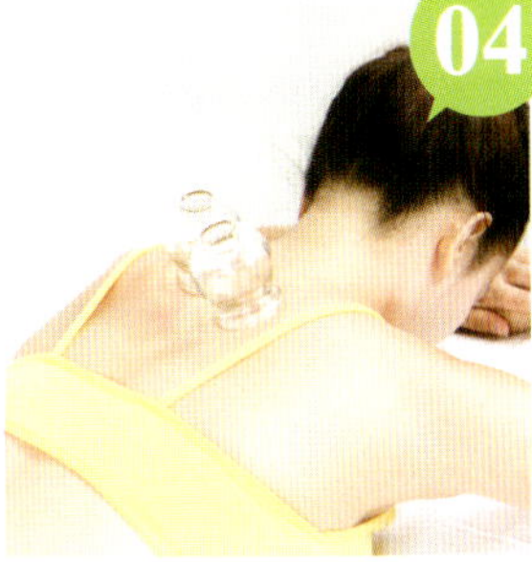

04 肺俞拔罐

将棉球点燃后，伸入罐内马上抽出，将火罐扣在肺俞穴上，留罐10分钟。

『穴位定位』

位于背部，当第三胸椎棘突下，旁开1.5寸。

【专家解析】

大杼和风门具有祛风解表、宣肃肺气的作用；身柱具有宣肺清热、宁神镇咳的作用；肺俞具有解表宣肺、清热理气的作用。四穴配伍，具有宣通肺气、化痰止咳的作用。

随证加穴拔罐

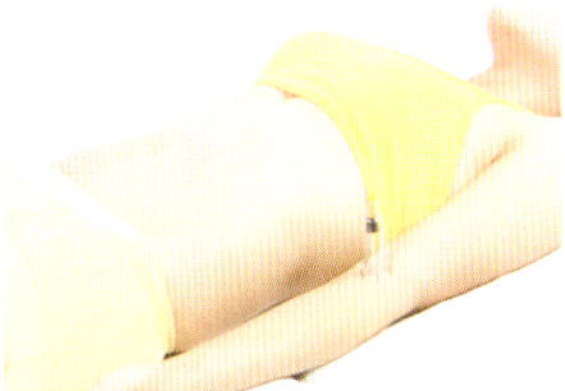

1 燥热伤肺型 + 尺泽

典型症状： 干咳作呛，无痰或痰少不易咯出，喉痒，咽喉肿痛。

拔罐： 将气罐吸附在尺泽穴上，留罐15分钟，可清热润燥。

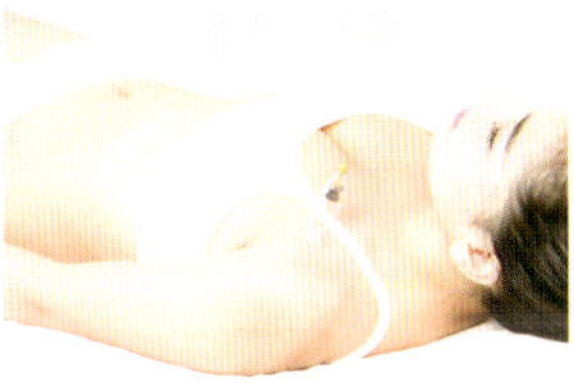

2 湿热蕴肺型 + 中府

典型症状： 咳嗽反复发作，痰多色黄，咯痰粘稠，胸闷脘痞，纳差腹胀。

拔罐： 将气罐附在中府穴上，留罐10～15分钟，可清热化湿。

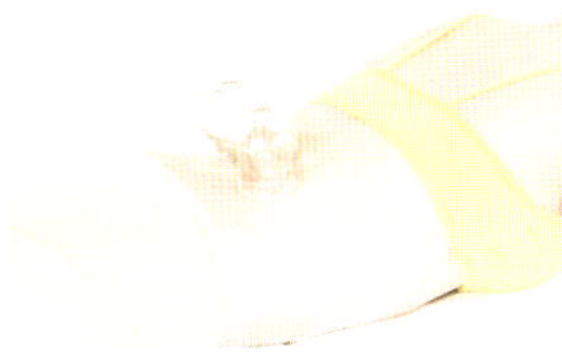

3 脾肾阳虚型 + 肾俞

典型症状： 咳嗽而喘，咯痰稀薄，胸闷气短，甚至喉中急鸣，动则心悸。

拔罐： 将火罐扣在肾俞穴上，留罐10分钟，可补气助阳。

老中医经验方

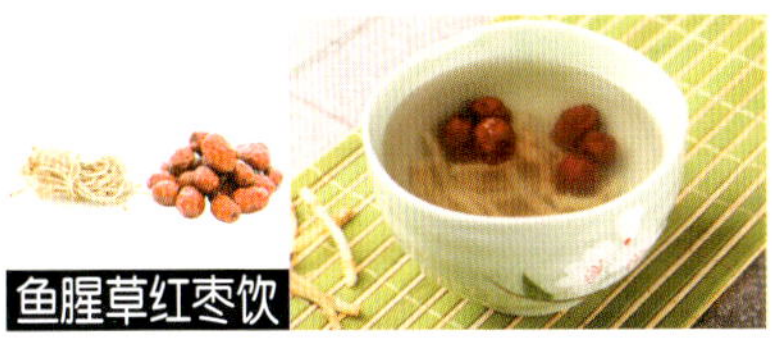

鱼腥草红枣饮

- 取鱼腥草10克鱼，大枣3枚，煎汤代茶。
- 本品可清肺化痰，治支气管炎、

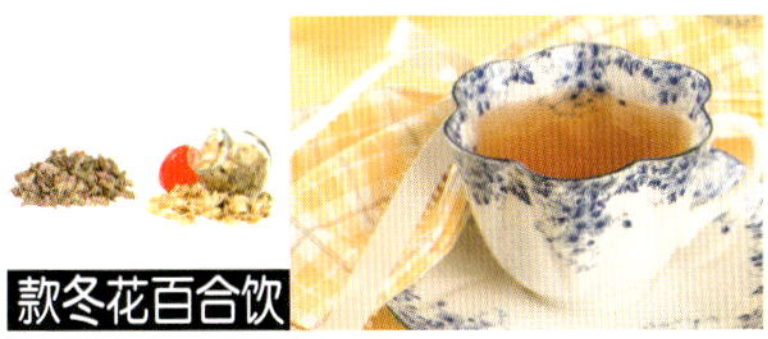

款冬花百合饮

- 取款冬花8克，百合5克，用热水冲泡。
- 本品可滋阴润肺，治燥热咳嗽。

拔罐祛病06

肺炎

症状

寒战、高热、咳嗽、咳痰，可伴有胸痛、呼吸困难。

【病症简介】

肺炎是指终末气道、肺泡和肺间质等组织病变所发生的炎症。病情严重者可并发肺水肿、败血症、感染性休克、支气管扩张等疾病。本病起病急，自然病程是 7 ~ 10 天。

拔罐疗法

01 大椎拔罐

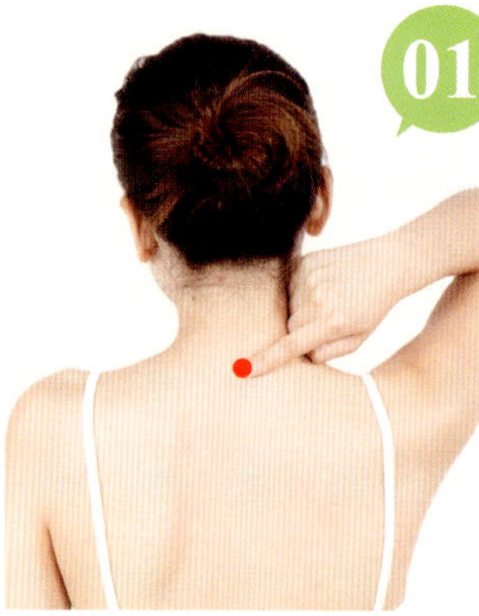

将棉球点燃后，伸入罐内马上抽出，将火罐扣在大椎穴上，留罐 10 分钟，以局部皮肤潮红为度。

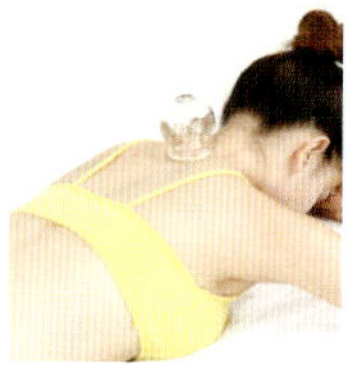

『穴位定位』

位于后正中线上，第七颈椎棘突下凹陷中。

02 风门拔罐

将火罐扣在风门穴上，留罐约 10 分钟，以皮肤潮红为度。

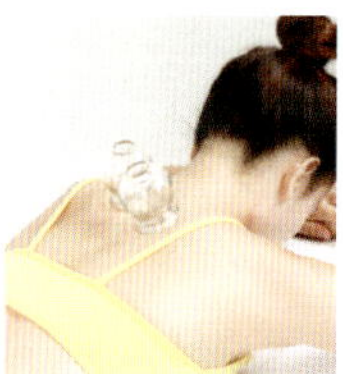

『穴位定位』

位于背部，当第二胸椎棘突下，旁开 1.5 寸。

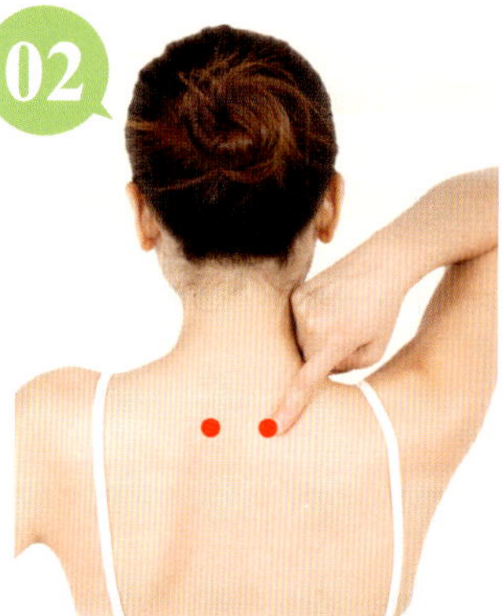

03 身柱拔罐

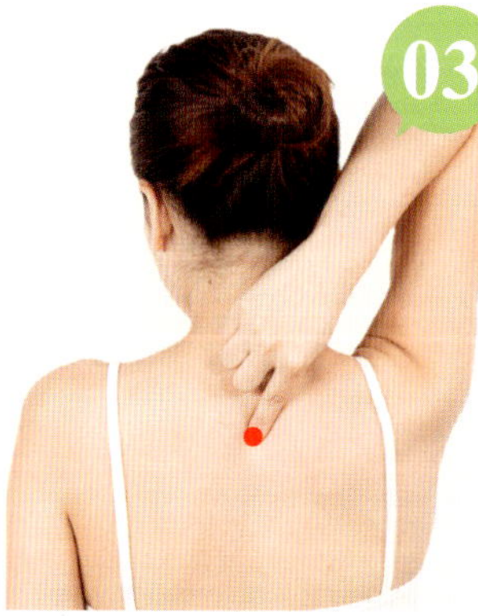

将火罐扣在身柱穴上，留罐 10 分钟，以被拔罐部位充血、发紫，并有少量瘀血被拔出为度。

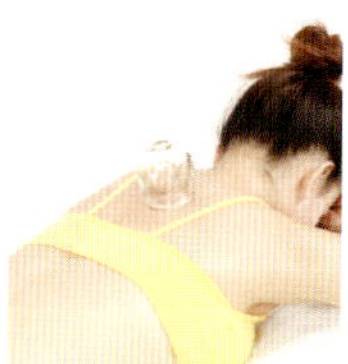

『穴位定位』

位于背部，当后正中线上，第三胸椎棘突下凹陷中。

. 肺炎 .
拔罐疗法扫扫看

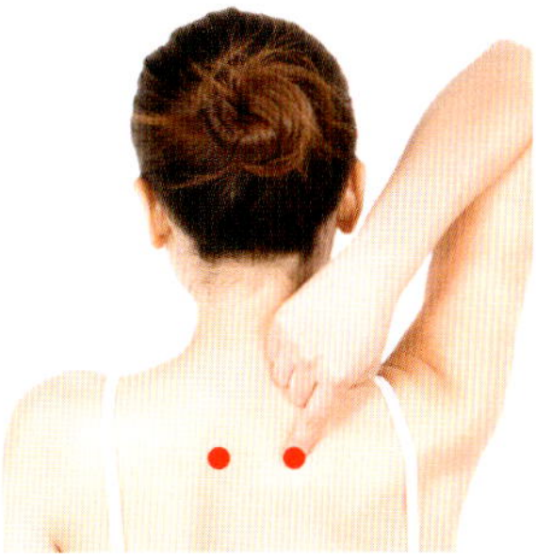

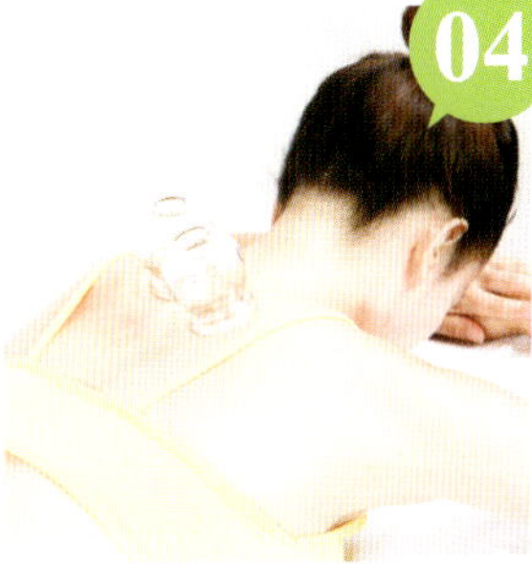

04 肺俞拔罐

将棉球点燃后，伸入罐内马上抽出，将火罐扣在肺俞穴上，留罐 10 分钟。

『穴位定位』

位于背部，当第三胸椎棘突下，旁开 1.5 寸。

【专家解析】

大椎具有退热解表的作用；风门具有宣肺清热的作用；身柱具有宣肺清热、宁神镇咳的作用；肺俞具有清肺止咳的作用。四穴配伍，共奏宣肺泄热之功，可以有效缓解肺炎引起的不适症状。

随证加穴拔罐

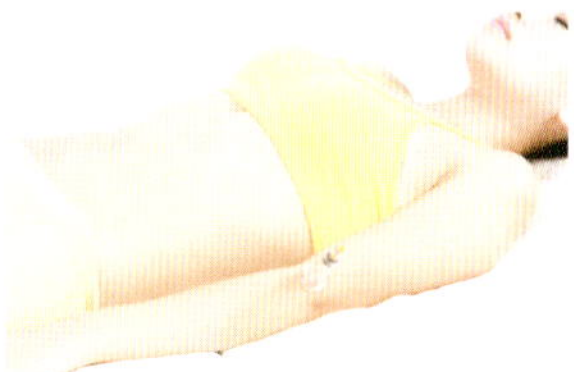

1 痰热壅肺型 + 曲池

典型症状：痰黄质稠，咯吐不爽，发热口渴。

拔罐：将气罐吸附在曲池穴上，留罐 15 分钟，可清热化痰。

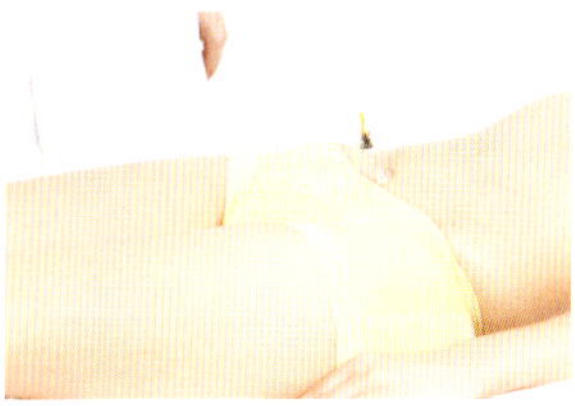

2 正虚邪恋型 + 关元

典型症状：咳嗽无力，低热自汗或盗汗，手足心热，神疲乏力。

拔罐：用拔罐器将气罐扣在关元穴上，留罐 15 分钟，可补益肺气、振奋元阳。

3 肺肾阴虚型 + 肾俞

典型症状：干咳无痰或少痰，痰黏带血。

拔罐：点燃棉球后，伸入罐内旋转一圈马上抽出，将火罐扣在肾俞穴上，留罐 10 分钟，可调补肾阳。

老中医经验方

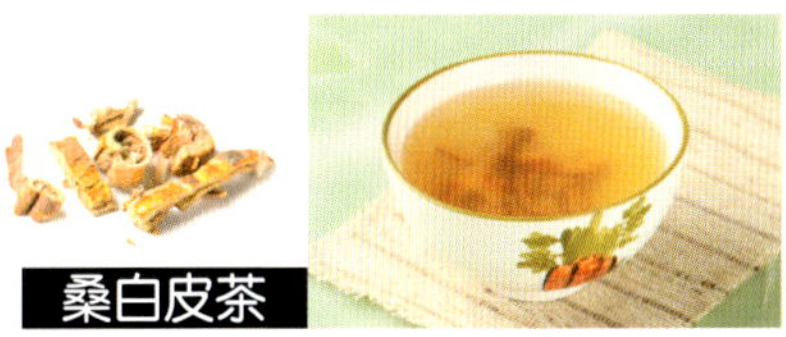

桑白皮茶

- 取桑白皮 8 克，煎汤代茶。
- 本品可清泻肺热，治肺炎咳嗽不止。

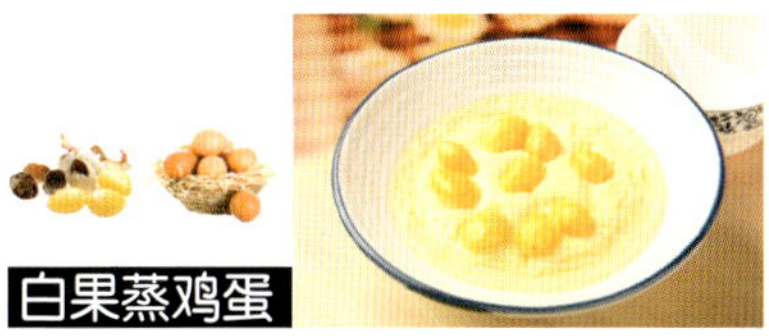

白果蒸鸡蛋

- 取白果 8 克，鸡蛋两个，用蒸锅蒸熟。
- 本品可滋阴润肺，治肺炎干咳咽燥。

拔罐祛病 07

哮喘

症状

喘息、气促、咳嗽、胸闷、呼吸困难、呼吸量降低。

【病症简介】

哮喘是一种常见的气道慢性炎症性疾病，主要特征是多变和复发的症状、可逆性气流阻塞和支气管痉挛。哮喘经常在患者接触灰尘、宠物、花粉等刺激性物质或变应原之后发作。

拔罐疗法

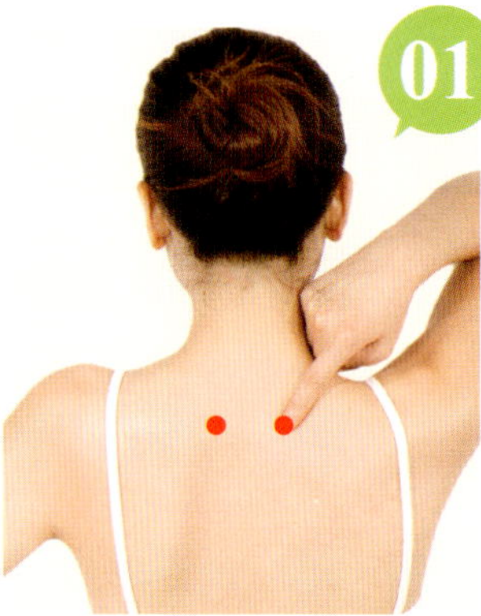

01 风门拔罐

将棉球点燃后，伸入罐内马上抽出，将火罐扣在风门穴上，留罐 15 分钟，以局部皮肤有抽紧感为度。

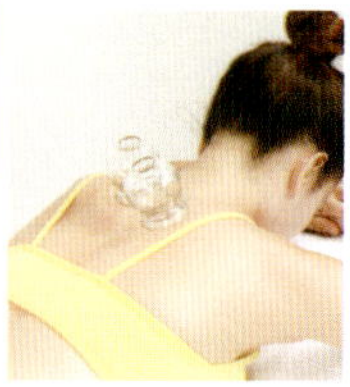

『穴位定位』

位于背部，当第二胸椎棘突下，旁开 1.5 寸。

02 肺俞拔罐

将棉球点燃后，伸入罐内马上抽出，将火罐扣在肺俞穴上，留罐 10 ~ 15 分钟，以局部皮肤有抽紧感、泛红、充血为度。

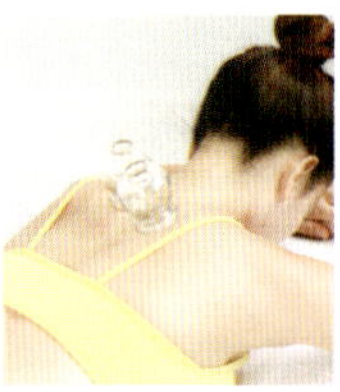

『穴位定位』

位于背部，当第三胸椎棘突下，旁开 1.5 寸

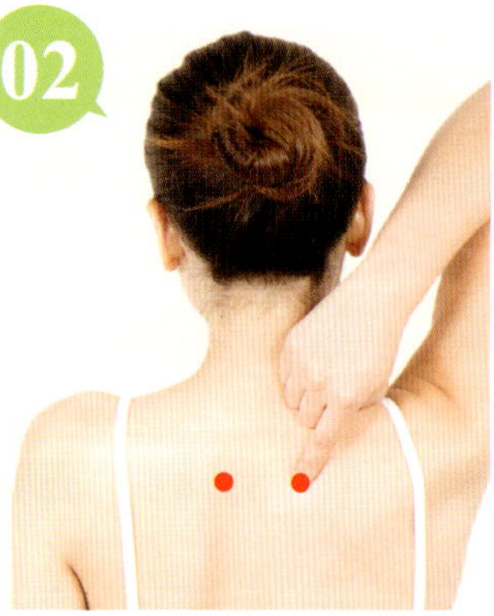

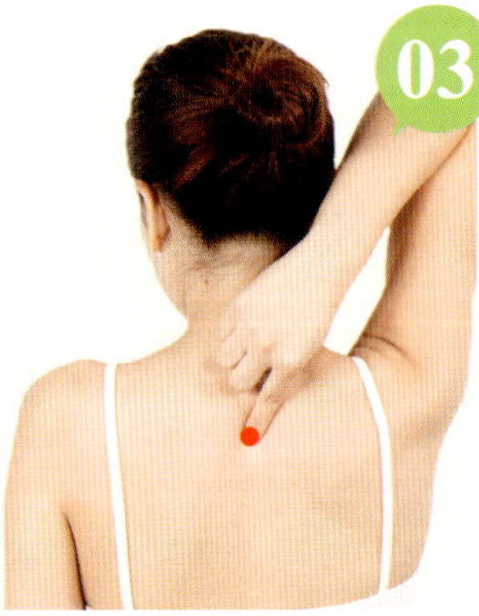

03 身柱拔罐

将火罐扣在身柱穴上，留罐 10 分钟，以被拔罐部位充血、发紫，并有少量瘀血被拔出为度。

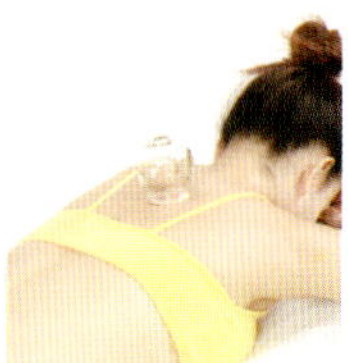

『穴位定位』

位于背部，当后正中线上，第三胸椎棘突下凹陷中。

.哮喘.
拔罐疗法扫扫看

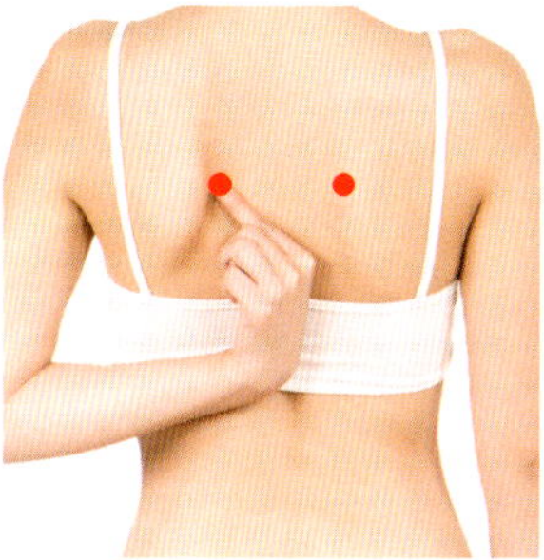

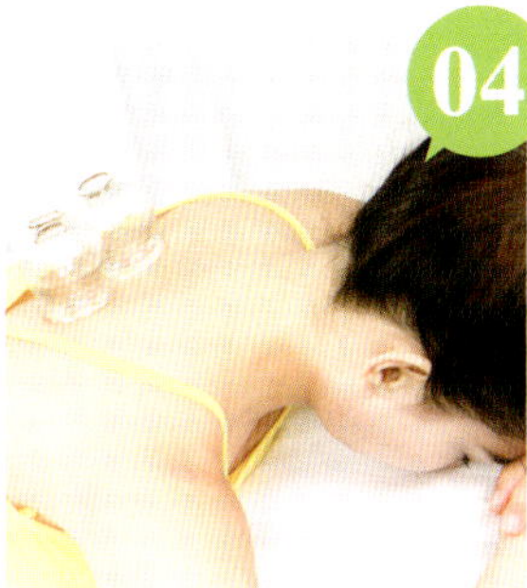

04 膏肓拔罐

将棉球点燃后，伸入罐内马上抽出，将火罐扣在膏肓穴上，留罐 15 分钟。

『穴位定位』

位于背部，当第四胸椎棘突下，旁开 3 寸。

【专家解析】

风门、肺俞具有调理肺脏功能、止哮平喘的作用；身柱为止哮平喘的经验穴；膏肓为豁痰的要穴。四穴配伍，具有和肺化痰、降逆平喘的作用，可以有效缓解哮喘。

随证加穴拔罐

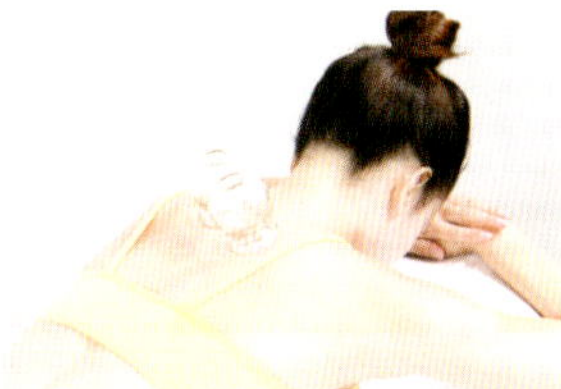

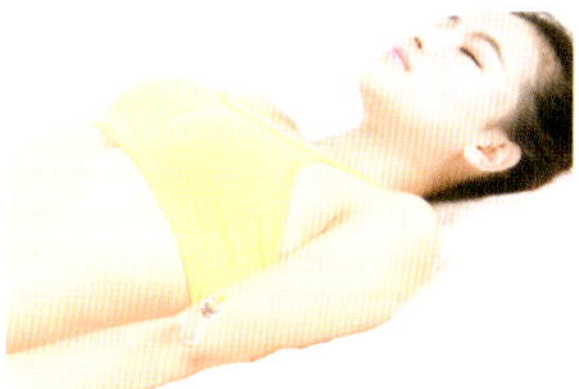

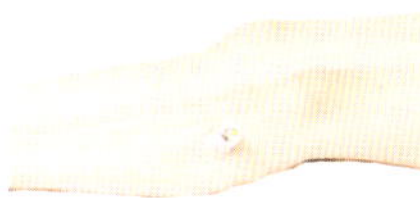

①寒饮伏肺型 + 定喘

典型症状：遇寒触发，胸膈满闷，呼吸急促。

拔罐：将火罐扣在定喘穴上，留罐 15 分钟，可疏风宣肺。

②痰热壅肺型 + 曲池

典型症状：喘急胸闷，喉中哮鸣，声高息涌，痰黄黏稠，咯吐不爽。

拔罐：用拔罐器将气罐吸附在曲池穴上，留罐 15 分钟，可清化痰热。

③肺脾气虚型 + 足三里

典型症状：喘咳气短，动则加剧，咳声低，痰液清稀，畏风怕冷。

拔罐：用拔罐器将气罐吸附在足三里穴上，留罐 15 分钟，可培土生金。

老中医经验方

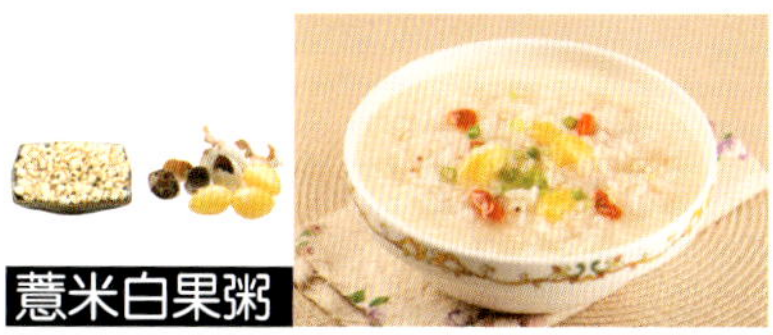

薏米白果粥

- 取薏米 15 克，白果 10 克，小米 200 克，加水煮成粥，
- 本品可润肺定喘、清肺降逆。

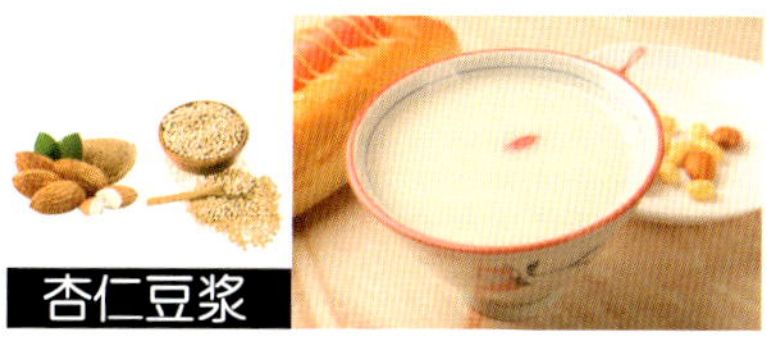

杏仁豆浆

- 取杏仁 10 克，黄豆 200 克，用豆浆机榨汁。
- 本品可润肺平喘。

拔罐祛病 08

空调病

症状

鼻塞、头昏、打喷嚏、乏力、记忆力减退等。

【病症简介】

空调病又称“空调综合征”，指长时间在空调环境下工作学习的人，因空气不流通，一般表现为疲乏无力、四肢肌肉关节酸痛、头痛、腰痛，严重者可引起口眼歪斜。老人、儿童的身体抵抗力低下，更容易得空调病。

拔罐疗法

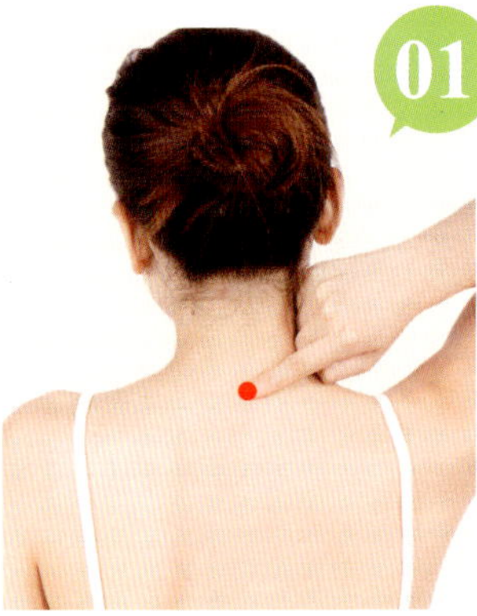

01 大椎拔罐

将火罐迅速扣在大椎穴上，留罐 10 分钟，以被拔罐部位充血，并有少量瘀血被拔出为度。

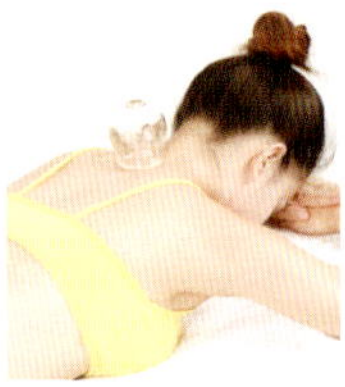

『穴位定位』

位于后正中线上，第七颈椎棘突下凹陷中。

02 肩井拔罐

用拔罐器将气罐拔取在肩井穴上，留罐 10 ~ 15 分钟。

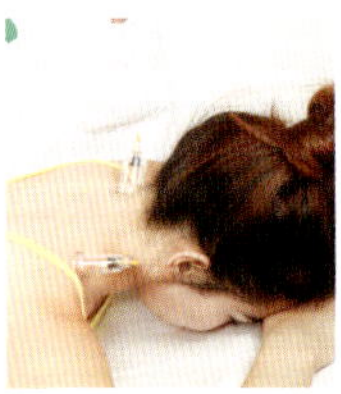

『穴位定位』

在肩上，前直乳中，当大椎与肩峰端连线的中点上。

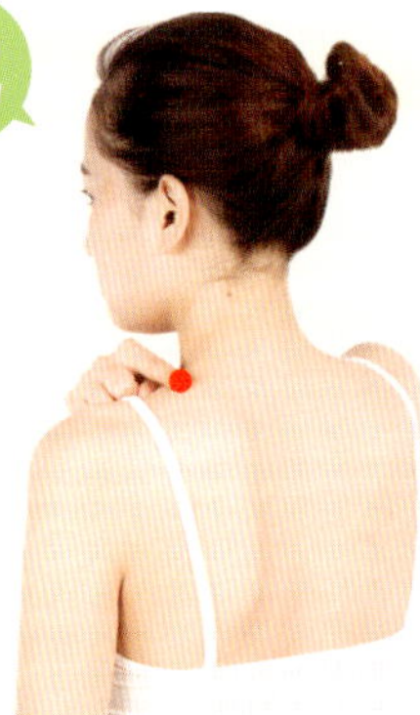

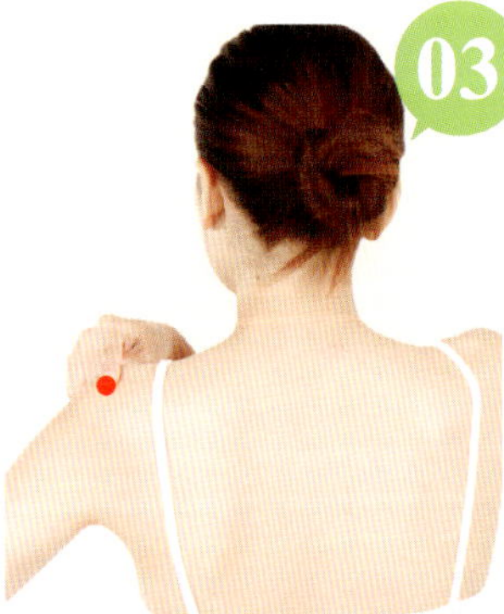

03 肩髎拔罐

将气罐扣在肩髎穴上，留罐 15 分钟，可健脾和胃。

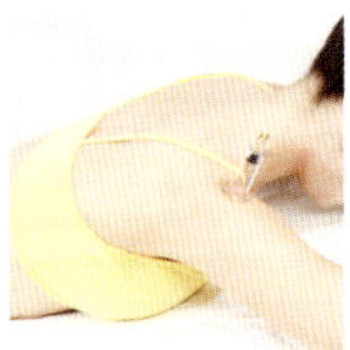

『穴位定位』

在肩部，肩髃后方，当臂外展时，于肩峰后下方呈现凹陷处。

空调病

拔罐疗法扫扫看

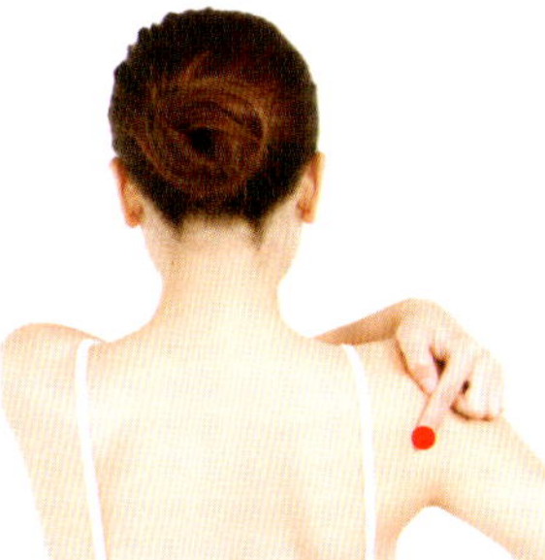

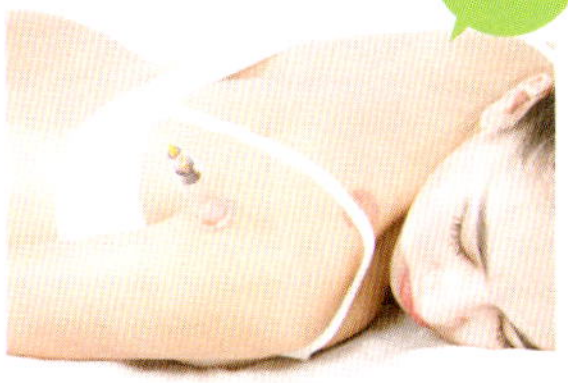

04 肩贞拔罐

用拔罐器将气罐拔取在肩贞穴上，留罐 15 ~ 20 分钟。

『穴位定位』

在肩关节后下方，臂内收时，腋后纹头上 1 寸（指寸）。

【专家解析】

大椎具有祛风散寒、截虐止痫的作用；肩井具有消肿止痛、祛风解毒的作用；肩髎和肩贞具有祛湿通络的作用。四穴配伍，可有效改善空调病所致的鼻塞、头痛等症状。

随证加穴拔罐

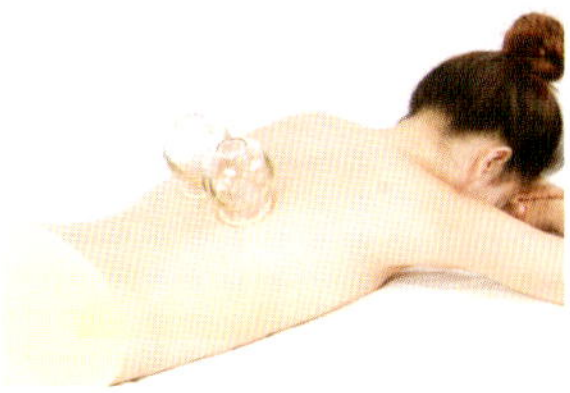

①风热表证型 + 脾俞

典型症状： 表现为发热、微恶寒，鼻塞流涕，咽喉痒痛、舌红，脉浮数等。

拔罐： 将火罐迅速扣在脾俞穴上，留罐 15 分钟，可清热利湿。

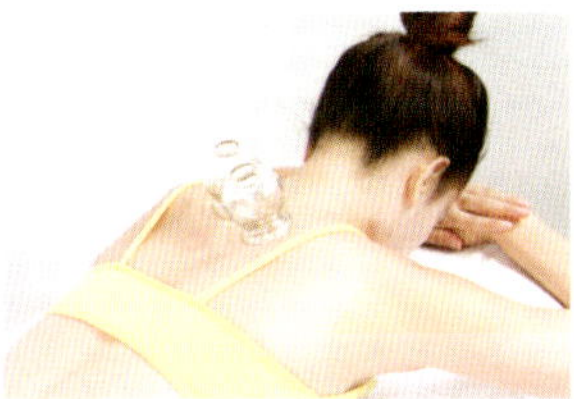

②风寒表证型 + 风门

典型症状： 表现为恶寒发热，无汗，头痛、周身酸痛，流少量清涕，脉浮紧等。

拔罐： 将火罐迅速扣在风门穴上，留罐 15 分钟，可宣肺解表、祛除邪气。

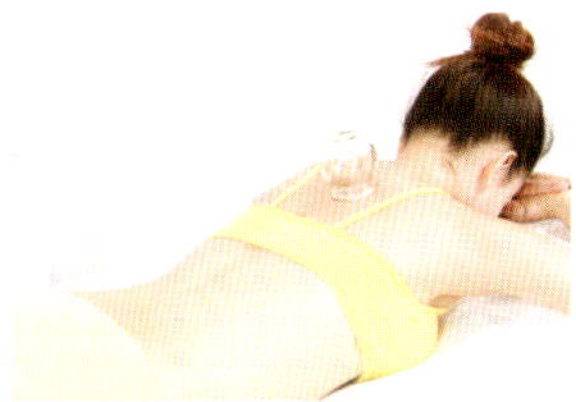

③暑湿外感型 + 身柱

典型症状： 表现为身热不畅，汗出而热不解，头身困重，胸闷呕吐，纳差等。

拔罐： 将火罐迅速扣在身柱穴上，留罐 15 分钟，可清热解表、祛暑利湿。

老中医经验方

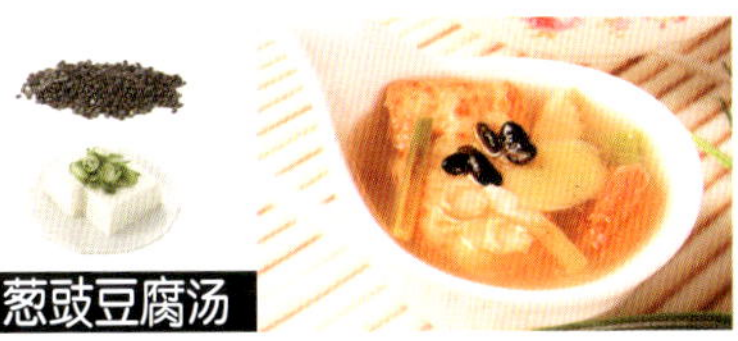

葱豉豆腐汤

- 取豆腐 250 克，淡豆豉 12 克，先煮 10 分钟，再加入葱白 15 克即可。
- 本品可清热润燥、疏风解表。

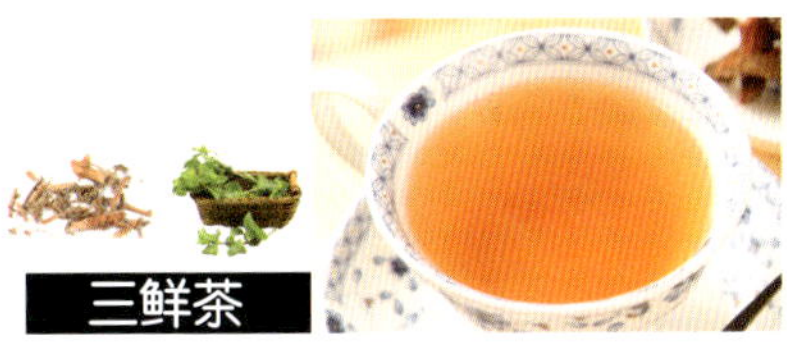

三鲜茶

- 取鲜藿香、鲜佩兰各 15 克，鲜薄荷 20 克，将三味用沸水冲泡代茶饮。
- 本品治暑湿外感型空调病。

拔罐祛病 09

慢性咽炎

症状

咽部不适，发干、异物感或轻度疼痛、干咳、恶心、咽部充血。

【病症简介】

慢性咽炎是一种病程发展缓慢的慢性炎症。本病常与邻近器官或全身性疾病并存，如鼻窦炎、腺样体残留等，可使鼻咽部长期受到刺激以致发炎。按疾病发展进程，可分为单纯性、肥厚性及萎缩性。

拔罐疗法

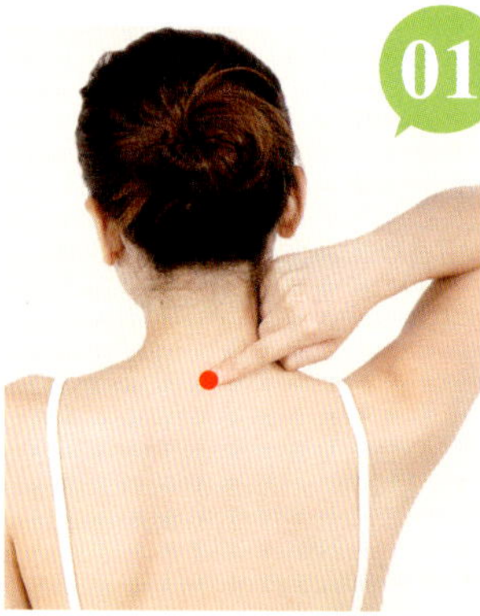

01 大椎拔罐

点燃棉球，伸入罐内后马上抽出，将火罐扣在大椎穴上，留罐 10 ~ 15 分钟，以局部皮肤潮红为度。

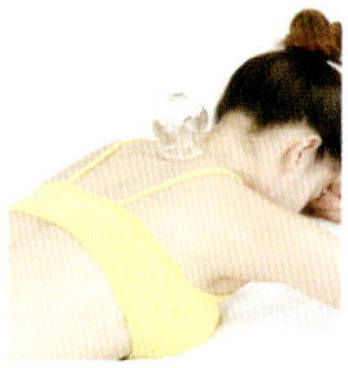

『穴位定位』

位于后正中线上，第七颈椎棘突下凹陷中。

02 尺泽拔罐

将气罐吸附在尺泽穴上，留罐 15 分钟，以局部皮肤潮红为度。

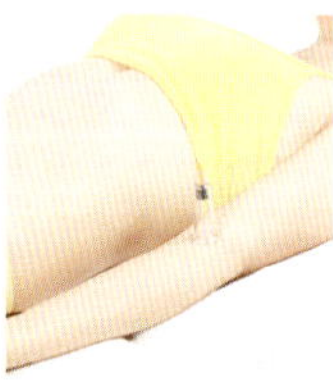

『穴位定位』

位于肘横纹中，肱二头肌腱桡侧凹陷处。

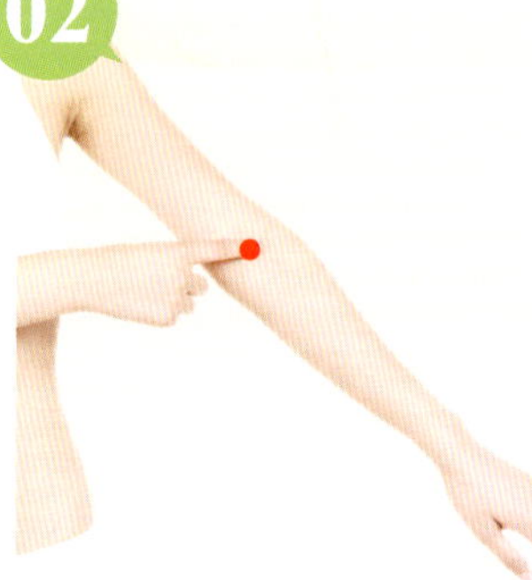

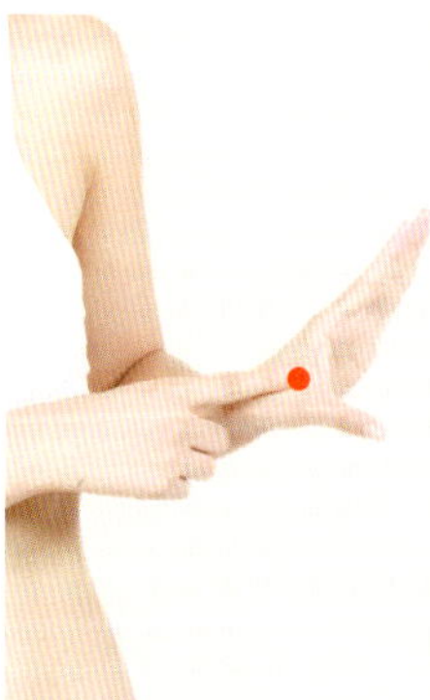

03 合谷拔罐

用拔罐器将气罐吸附在合谷穴上，留罐 10 分钟，以局部皮肤潮红为度。对侧以同样方法操作。

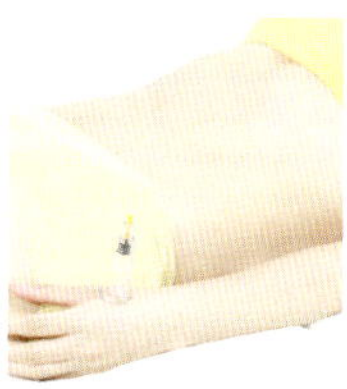

『穴位定位』

位于手背，第一、二掌骨间，当第二掌骨桡侧的中点处。

慢性咽炎
拔罐疗法扫扫看

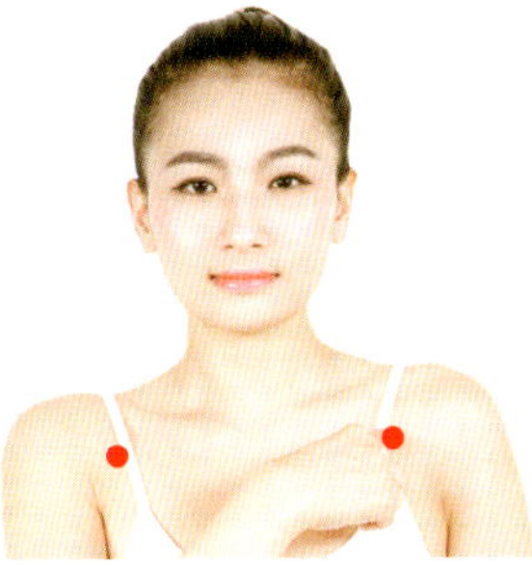

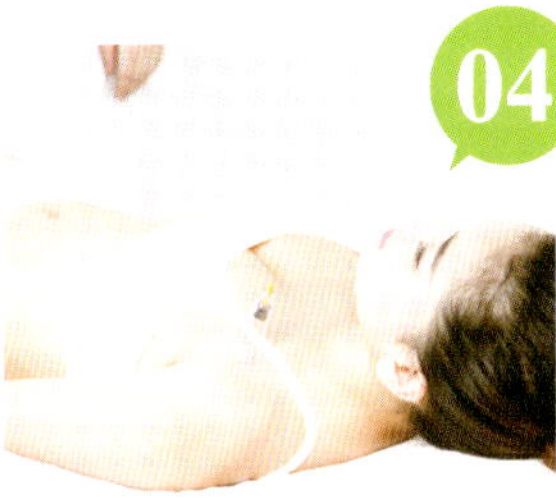

04 中府拔罐

用拔罐器将气罐吸附在中府穴上，留罐 10 ~ 15 分钟。

『穴位定位』

位于胸前壁的外上方，云门下 1 寸，平第一肋间隙，距前正中线 6 寸。

【专家解析】

大椎具有解热消炎、利咽止痛的作用；尺泽具有清肺利咽的作用；合谷具有镇静止痛、通经活经、清热解表的作用；中府具有清宣上焦、疏调肺气的作用。四穴配伍，具有清肺泄热、利咽止痛的作用。

随证加穴拔罐

①肺肾阴虚 + 肾俞

典型症状： 咽干甚痒，灼热燥痛，饮水后痛可暂缓，异物感明显。

拔罐： 将火罐扣在肾俞穴上，留罐 5 ~ 10 分钟，可滋阴降火、润喉止痛。

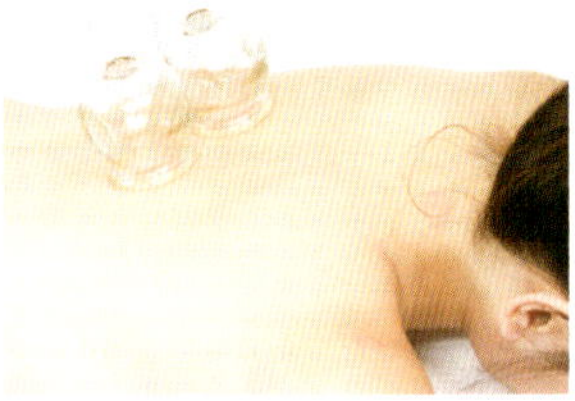

②痰阻血瘀型 + 膈俞

典型症状： 咽部干涩，痛呈刺痛，咽肌膜深红，常因频频清嗓而恶心不适。

拔罐： 将火罐扣在膈俞穴上，留罐 15 分钟，可通络止痛、清利咽喉。

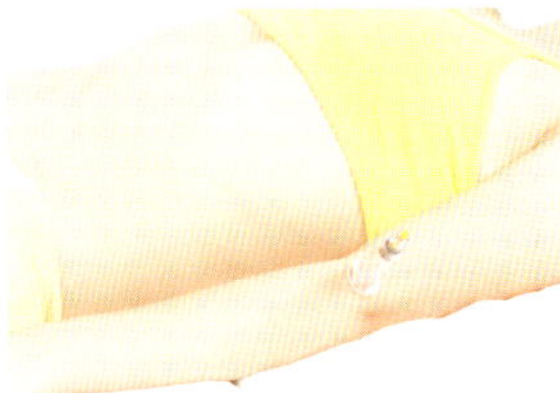

③外感风热 + 曲池

典型症状： 咽喉肿痛，发热，口渴、心烦。

拔罐： 将气罐吸附在曲池穴上，留罐 15 分钟，可疏风泄热。

✚ 老中医经验方

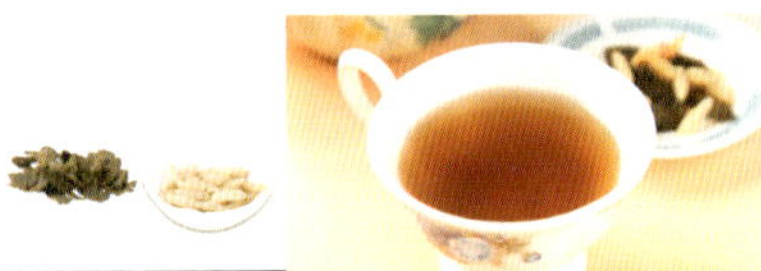

玄参增液茶

- 取玄参 8 克，麦冬 5 克，煎汤代茶。
- 本品可润肺利咽，对咽部粘膜充血伴淋巴增生有良效。

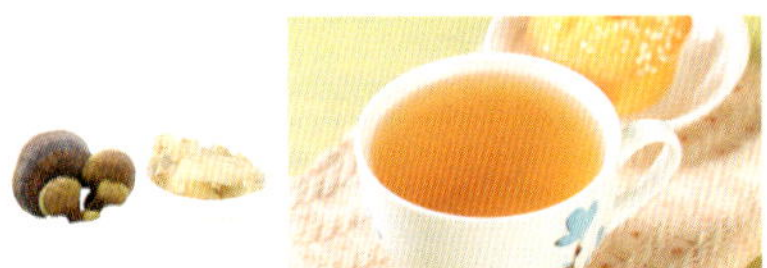

灵芝玉竹麦冬茶

- 取灵芝 8 克，玉竹 5 克，麦冬 8 克
- 可滋阴润肺，利咽开窍，可治慢性萎缩性咽炎。

拔罐祛病 10

急性扁桃体炎

症状

扁桃体红肿、疼痛、化脓，伴有头痛，咽痛，吞咽困难等。

急性扁桃体炎
拔罐疗法扫扫看

【病症简介】

扁桃体吸入的病原微生物数量较多或毒力较强的病原菌时，就会引起相应的症状，如出现红肿、疼痛，伴有头痛、咽痛、发热等症状。若治疗不及时会转为慢性扁桃体炎，严重者甚至可引起肾炎等并发症。

拔罐疗法

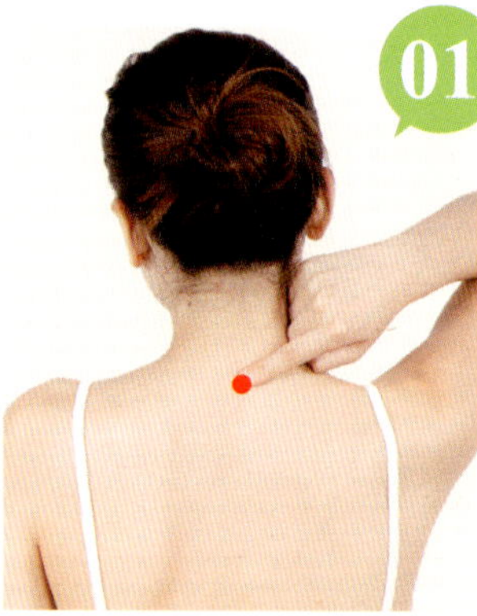

01 大椎拔罐

点燃棉球，伸入罐内马上取出，将火罐扣在大椎穴上，留罐 10 分钟，以局部皮肤泛红、充血为度。

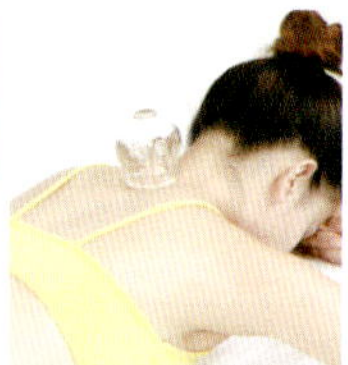

『穴位定位』

位于后正中线上，第七颈椎棘突下凹陷中。

02 天突拔罐

将气罐吸附在天突穴上，留罐 10 分钟，以局部皮肤有酸胀痛感为佳。

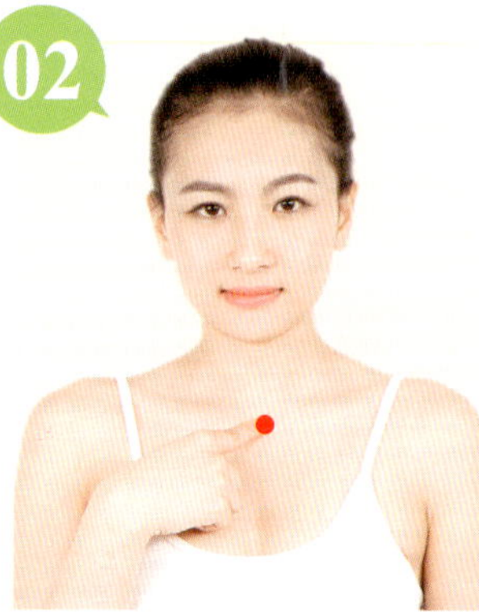

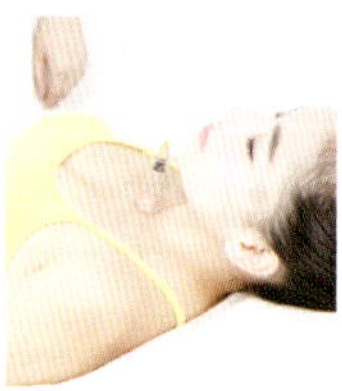

『穴位定位』

位于前正中线上，胸骨上窝中央。

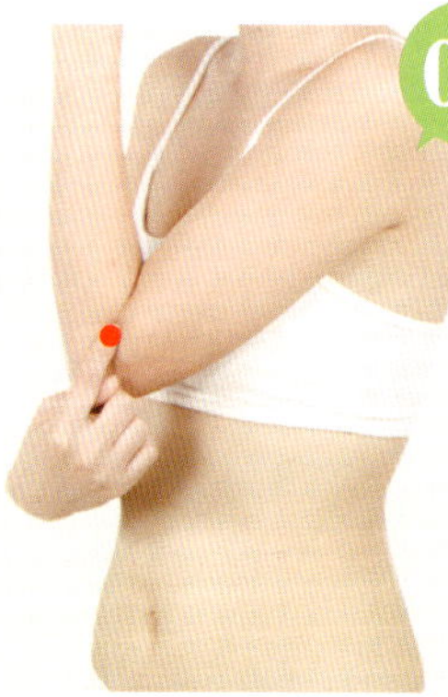

03 曲池拔罐

将气罐扣在曲池穴上，留罐 15 分钟，以局部皮肤泛红、充血为宜。

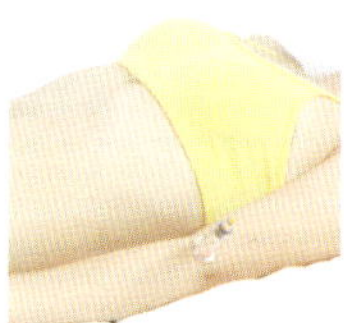

『穴位定位』

位于肘横纹外侧端，屈肘，当尺泽与肱骨外上髁连线中点。

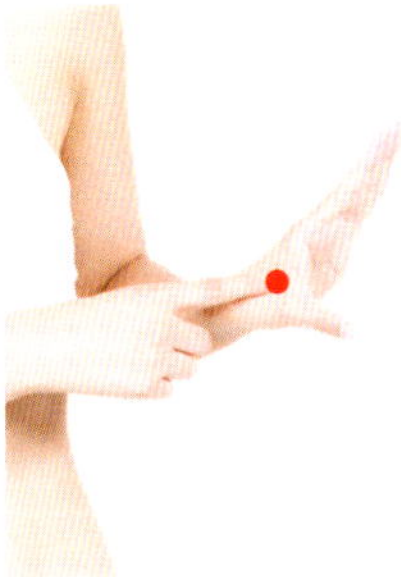

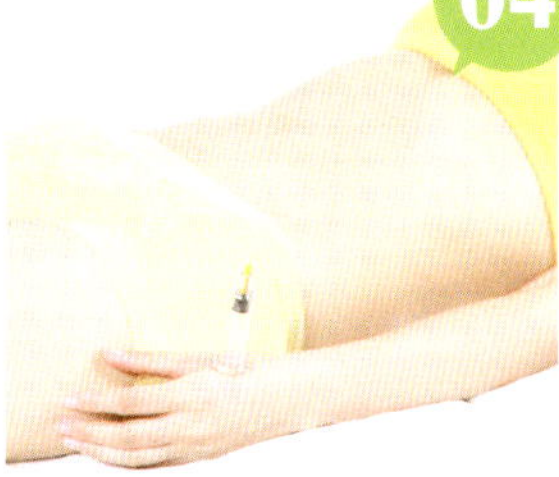

04 合谷拔罐

用拔罐器将气罐吸附在合谷穴上，留罐10分钟，以局部皮肤潮红、有抽紧感为度。

『穴位定位』

位于手背，第一、二掌骨间，当第二掌骨桡侧的中点处。

【专家解析】

大椎具有解表退热的作用；天突具有宣通肺气、消痰止咳的作用；曲池具有清热和营、降逆活络的作用；合谷具有镇静止痛、通经活经、清热解表的作用。四穴配伍，具有清热泻火、消肿止痛的作用。

随证加穴拔罐

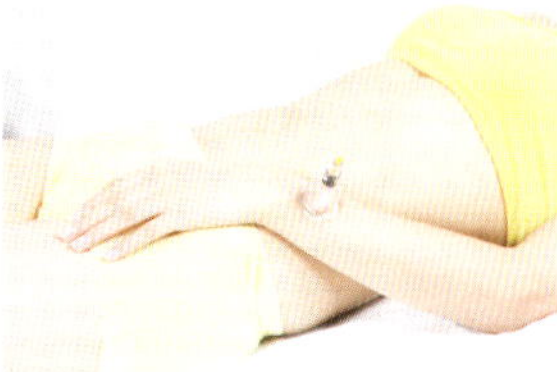

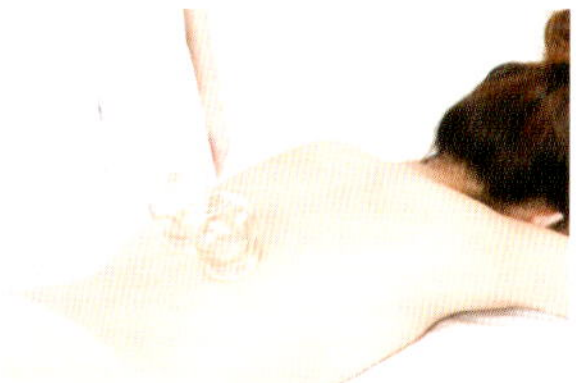

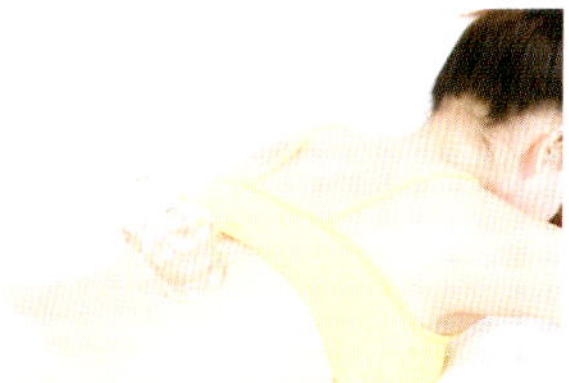

1 风热壅盛型 + 外关

典型症状：咽部红肿疼痛、干燥灼热，扁桃体肿大。

拔罐：将气罐吸附在外关穴上，留罐15分钟，可疏风清热。

2 外感邪毒型 + 胆俞

典型症状：咽痛甚，痛连耳窍，扁桃体红肿化脓，颌下淋巴结肿大压痛，发热。

拔罐：将火罐扣在胆俞穴上，留罐10分钟，可清热解毒利咽。

3 胃火炽盛型 + 胃俞

典型症状：咽部、扁桃体红肿疼痛，口渴喜饮、尿黄便结、面赤目痛。

拔罐：将火罐扣在胃俞穴上，留罐10分钟，可清泻热邪。

老中医经验方

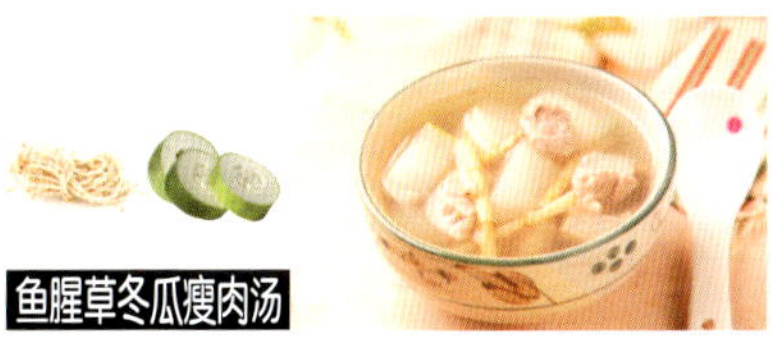

鱼腥草冬瓜瘦肉汤

- 取鱼腥草15克，冬瓜100克，瘦肉50克，熬煮成汤。
- 本品可清肺热、消肿痛。

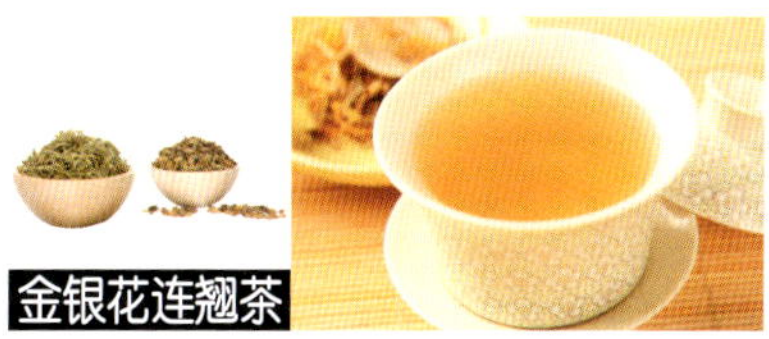

金银花连翘茶

- 取金银花5克，连翘5克，煎汤代茶。
- 本品可疏风热、消肿止痛，治外感风热所致的扁桃体发炎。

拔罐祛病 11

糖尿病

症状

多尿且尿有甜味、烦渴、多饮、多食易饥、消瘦易便秘等。

【病症简介】

糖尿病是由于血中胰岛素相对不足，导致血糖过高出现糖尿，进而引起脂肪和蛋白质代谢紊乱的常见内分泌代谢性疾病。持续高血糖与长期代谢紊乱可导致眼、肾、心血管系统及神经系统的损害及其功能障碍或衰竭。

拔罐疗法

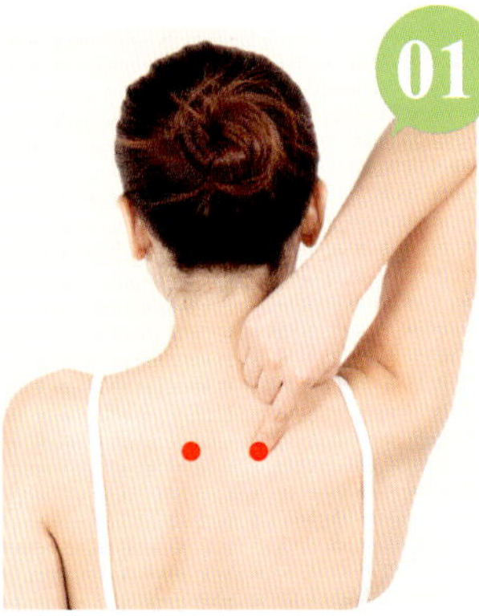

01 肺俞拔罐

将火罐扣在肺俞穴上，留罐 15 分钟，以局部皮肤有抽紧感为度。

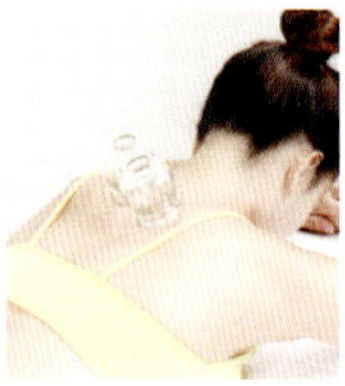

『穴位定位』

位于背部，当第三胸椎棘突下，旁开 1.5 寸。

02 脾俞拔罐

将火罐扣在脾俞穴上，留罐 15 分钟，以局部皮肤有抽紧感为度。

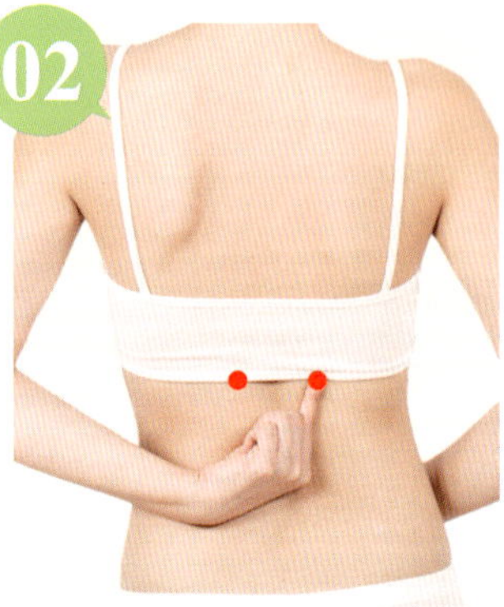

『穴位定位』

位于背部，当第十一胸椎棘突下，旁开 1.5 寸。

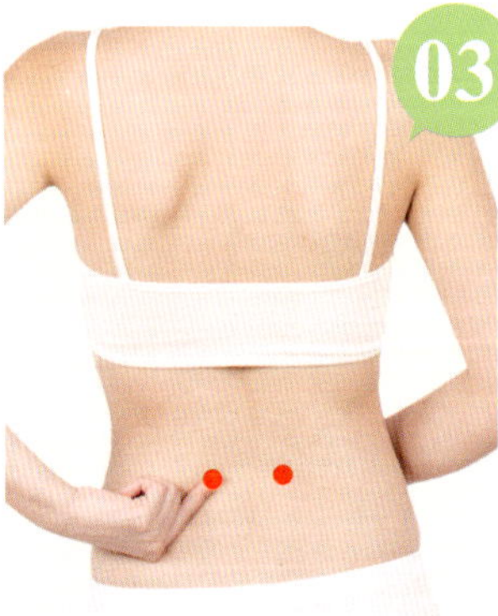

03 肾俞拔罐

将火罐扣在肾俞穴上，留罐 15 分钟，以被拔罐部位充血发紫，并有少量瘀血被拔出为度。

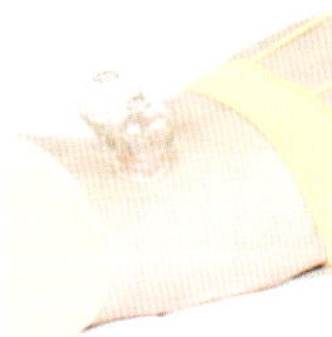

『穴位定位』

位于腰部，当第二腰椎棘突下，旁开 1.5 寸。

. 糖尿病 .
拔罐疗法扫扫看

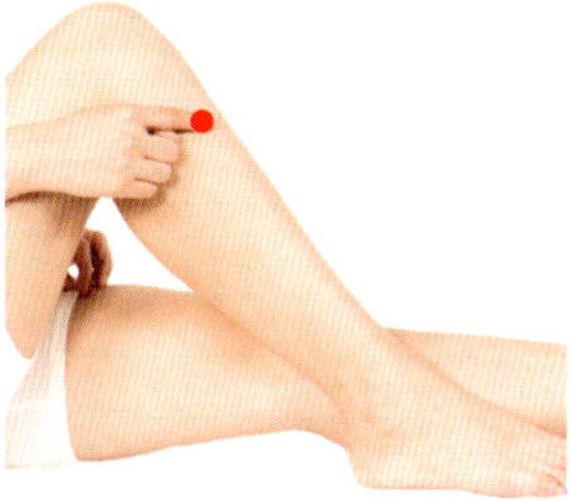

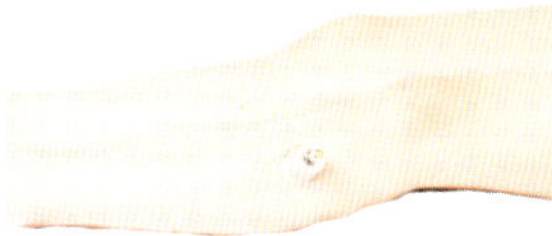

04 足三里拔罐

用拔罐器将气罐吸附在足三里穴上，留罐 15 分钟，以局部皮肤潮红为度。

『穴位定位』

位于小腿前外侧，当犊鼻下 3 寸，距胫骨前缘一横指（中指）。

【专家解析】

肺俞具有清热润肺、生津止渴的作用；脾俞具有健脾和胃、利湿升清的作用；肾俞具有调和阴阳、滋补阴精的作用；足三里具有理脾胃、调气血、补虚乏、泻胃热、防病保健的作用。四穴搭配，对于糖尿病的上消、中消、下消有防治作用。

随证加穴拔罐

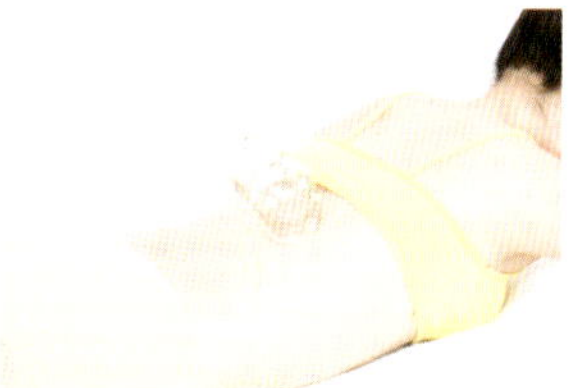

①胃热炽盛型 + 胃俞

典型症状：多食易饥，形体消瘦，大便干燥。

拔罐：将火罐扣在胃俞穴上，留罐 15 分钟，以局部皮肤有酸胀痛感为佳。

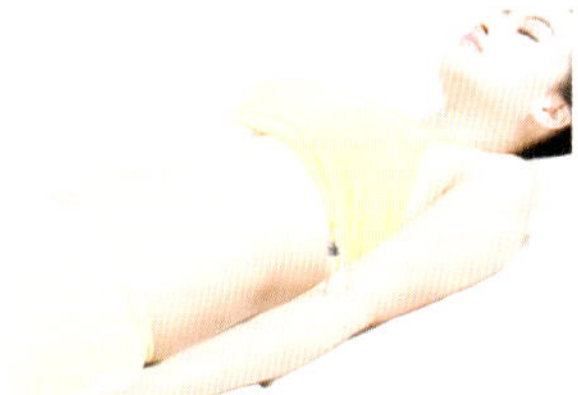

②肺热津伤型 + 尺泽

典型症状：烦渴多饮，口干舌燥，尿量频多。

拔罐：将气罐吸拔在尺泽穴上，留罐 15 分钟，可清热泻火。

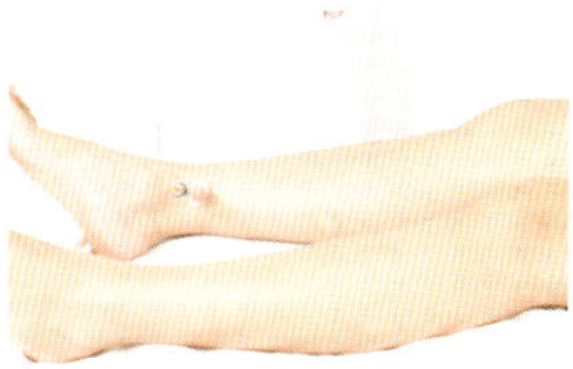

③肾虚精亏型 + 三阴交

典型症状：尿频量多，混浊如脂膏，尿甜，口干，头晕，腰腿酸痛。

拔罐：将气罐吸附在三阴交穴上，留罐 15 分钟，可滋补阴津。

老中医经验方

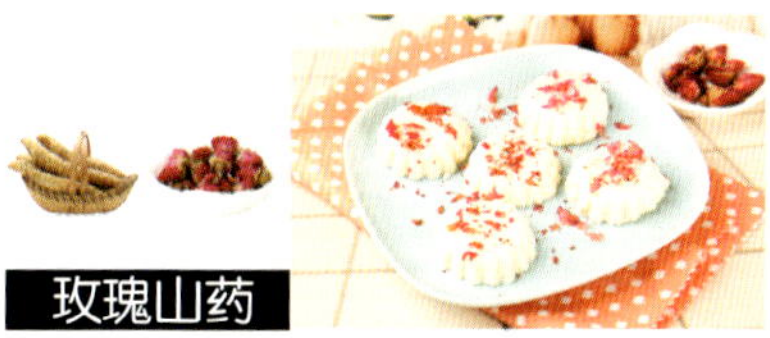

玫瑰山药

- 取山药 250 克，玫瑰花 5 克，蒸熟。
- 本品可补益肺、脾、肾三脏，对糖尿病消瘦、烦热者有良效。

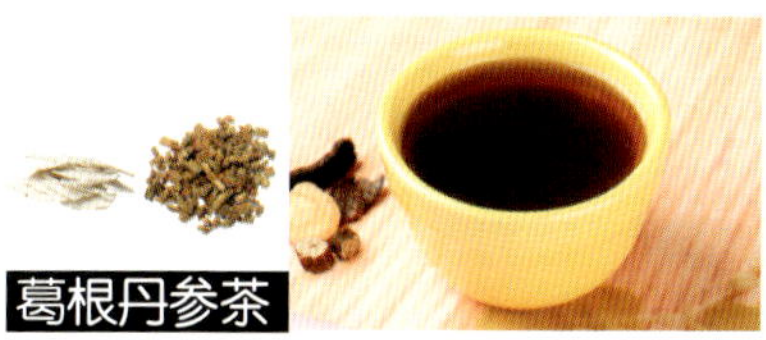

葛根丹参茶

- 取葛根 12 克，丹参 10 克，煎汤代茶。
- 本品可生津止渴、行气活血，对糖尿病血液粘稠有很好的效果。

拔罐祛病 12

高血压

症状

头晕、头痛、心悸、失眠、耳鸣、乏力、颜面潮红或肢体麻木。

【病症简介】

高血压病是以动脉血压升高为主要临床表现的慢性全身性血管性疾病，连续三次不同日血压值高于 140/90 毫米汞柱即可诊断为高血压。中医认为本病多因精神过度紧张、饮酒过度、嗜食肥甘厚味等所致。

拔罐疗法

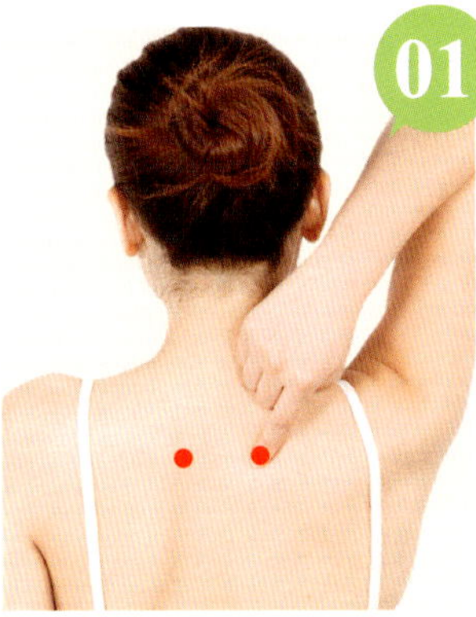

01 肺俞拔罐

点燃棉球后，伸入罐内马上抽出，将火罐扣在肺俞穴上，留罐 10 分钟，以局部皮肤泛红、充血为度。

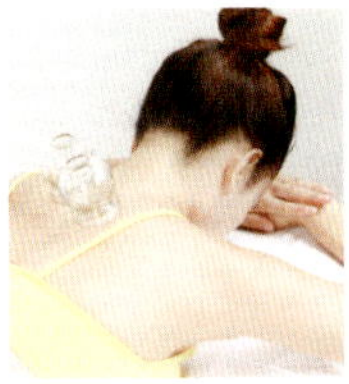

『穴位定位』

位于背部，当第三胸椎棘突下，旁开 1.5 寸。

02 脾俞拔罐

点燃棉球后，伸入罐内马上抽出，将火罐扣在脾俞穴上，留罐 10 分钟，以局部皮肤泛红、充血为度。

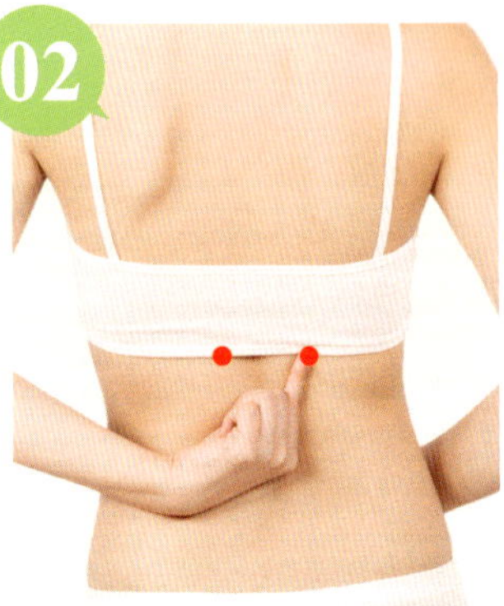

『穴位定位』

位于背部，当第十一胸椎棘突下，旁开 1.5 寸。

03 丰隆拔罐

将气罐吸附在丰隆穴上，留罐 15 分钟，以局部皮肤泛红、充血为度。

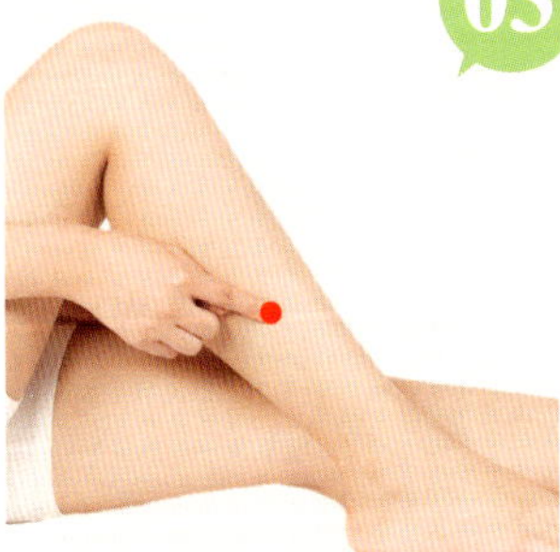

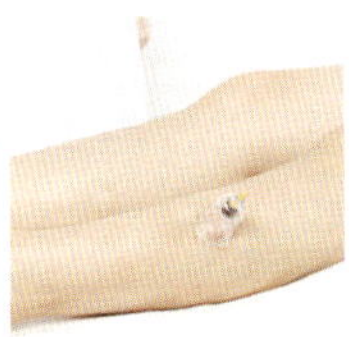

『穴位定位』

小腿前外侧，当外踝尖上 8 寸，条口外，距胫骨前缘二横指（中指）。

.高血压.
拔罐疗法扫扫看

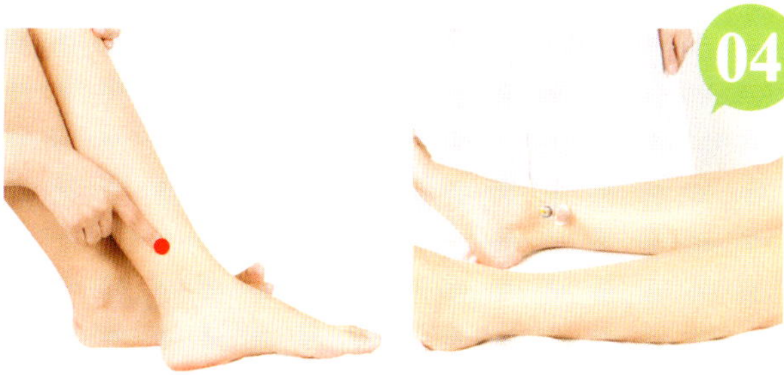

04 三阴交拔罐

将气罐吸附在三阴交穴上，留罐 15 分钟，以局部皮肤泛红、充血为度。

『穴位定位』

位于小腿内侧，当足内踝尖上 3 寸，胫骨内侧缘后方。

【专家解析】

肺俞具有疏通血脉、理气降压作用；脾俞具有清热阳明、理气降压的作用；丰隆具有疏肝理气、平降肝阳的作用；三阴交具有调补肝脾肾的作用。四穴配伍，共奏滋阴降火、理气降压之功。

随证加穴拔罐

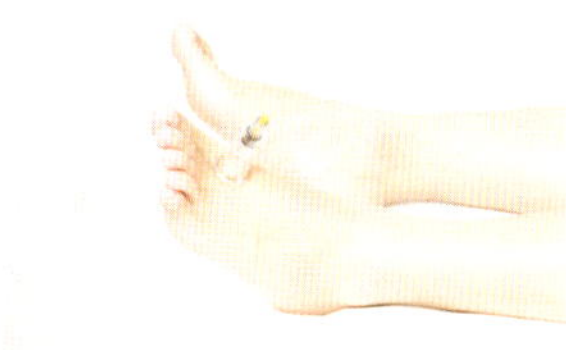

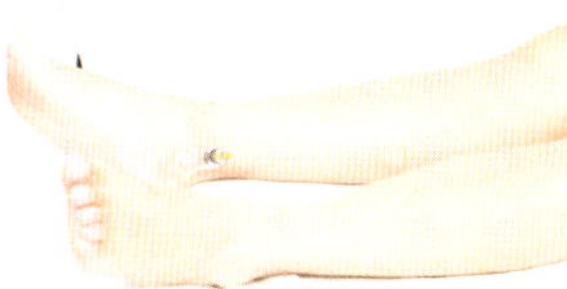

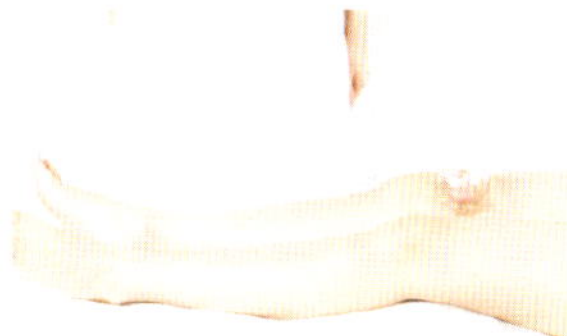

①痰湿内阻型 + 太冲

典型症状：形体多肥胖，头痛而重，眩晕，胸闷，恶心。

拔罐：用拔罐器将气罐吸附在太冲交穴上，留罐 10 分钟，可祛湿化痰。

②肝阳上亢型 + 太溪

典型症状：头痛且胀，头晕目眩，烦躁易怒，睡眠不宁。

拔罐：将气罐吸附在太溪穴上，留罐 15 分钟，可平肝潜阳。

③气虚血瘀型 + 血海

典型症状：头晕头痛，痛如针刺，或胸闷刺痛，唇舌青紫或舌有瘀点瘀斑。

拔罐：将火罐倒扣在血海穴上，留罐 15 分钟，可活血化瘀。

老中医经验方

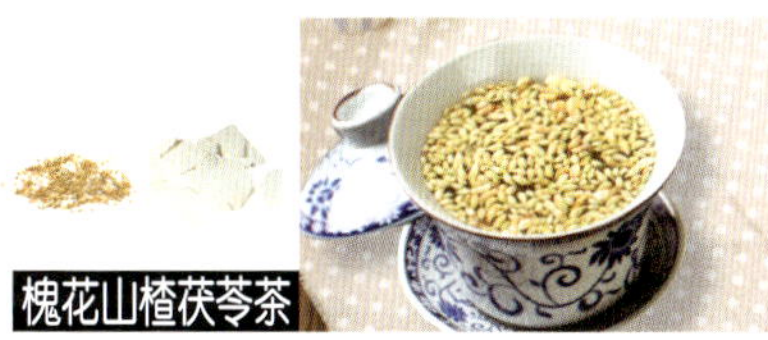

槐花山楂茯苓茶

- 取槐花 8 克，山楂 8 克，茯苓 8 克，煎汤代茶。
- 本品可调和肝脾、化脂降浊。

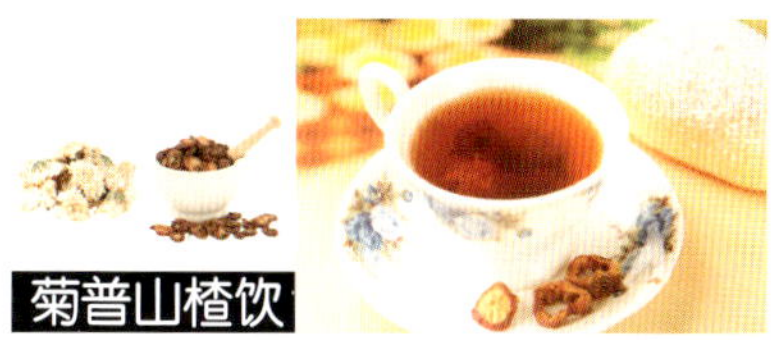

菊普山楂饮

- 取菊花 10 克，普洱 10 克，山楂 8 克，用热水冲泡。
- 本品可清肝平肝，缓解高血压。

拔罐祛病 13

低血压

症状

头晕、疲劳、脸色苍白、直立性眩晕、四肢冰凉、心律失常等。

【病症简介】

低血压指血压降低引起的一系列症状。部分人群无明显症状，病情轻微者可有头晕、食欲不振、脸色苍白等，严重者会出现直立性眩晕、四肢冰凉、心律失常等。诊断低血压的标准为血压值小于 90/60 毫米汞柱。

拔罐疗法

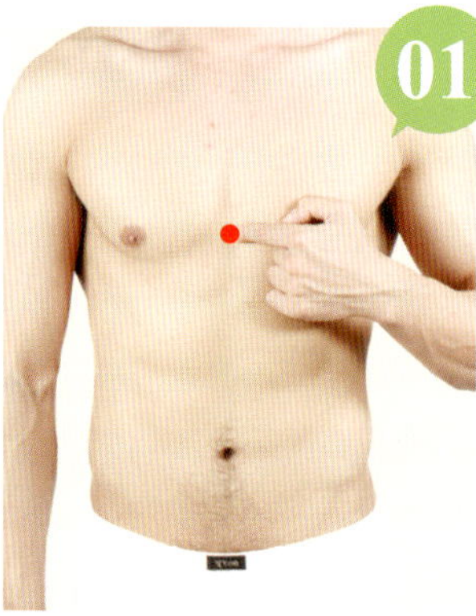

01 膻中拔罐

用拔罐器将气罐吸附在膻中穴上，留罐 10 ～ 15 分钟，以局部皮肤有抽紧感、泛红、充血为度。

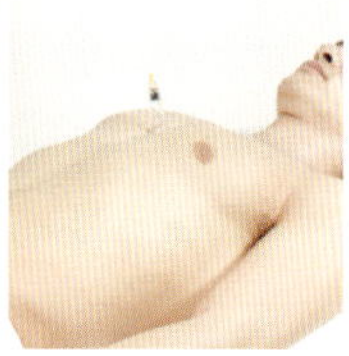

『穴位定位』

位于胸部，当前正中线上，平第四肋间，两乳头连线的中点。

02 中脘拔罐

将气罐吸附在中脘穴上，留罐 10 分钟，以局部皮肤泛红、充血为度。

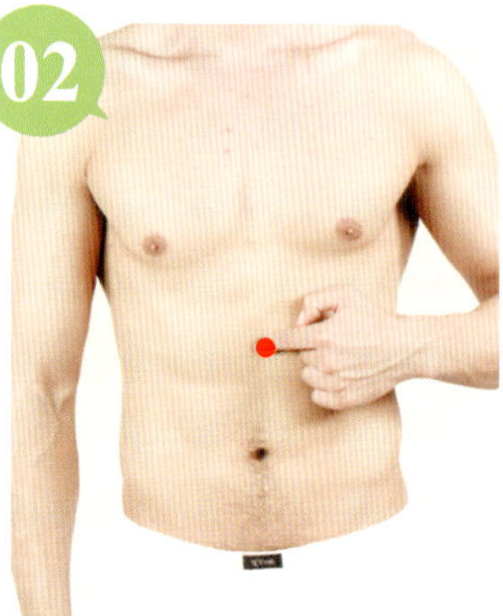

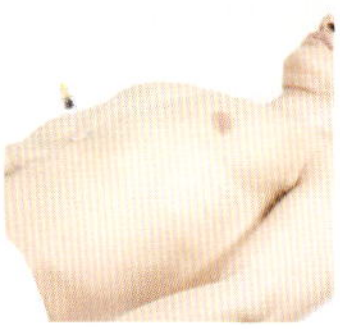

『穴位定位』

位于上腹部，前正中线上，当脐中上 4 寸。

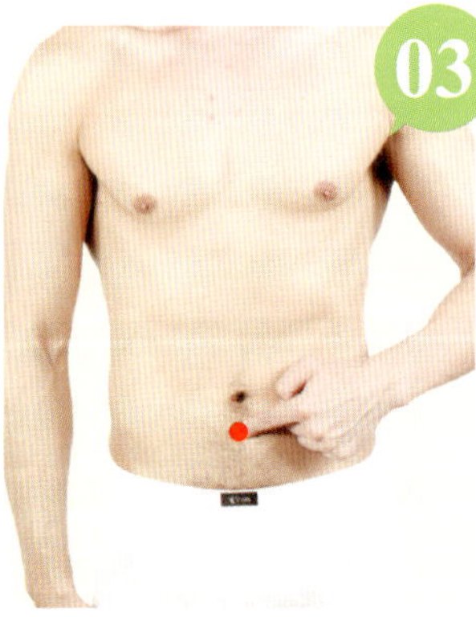

03 气海拔罐

点燃棉球，伸入罐内后马上抽出，将火罐扣在气海穴上，留罐 10 分钟，以局部皮肤潮红为度。

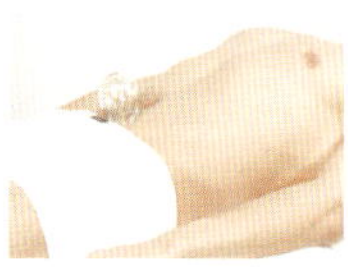

『穴位定位』

位于下腹部，前正中线上，当脐中下 1.5 寸。

. 低血压 .
拔罐疗法扫扫看

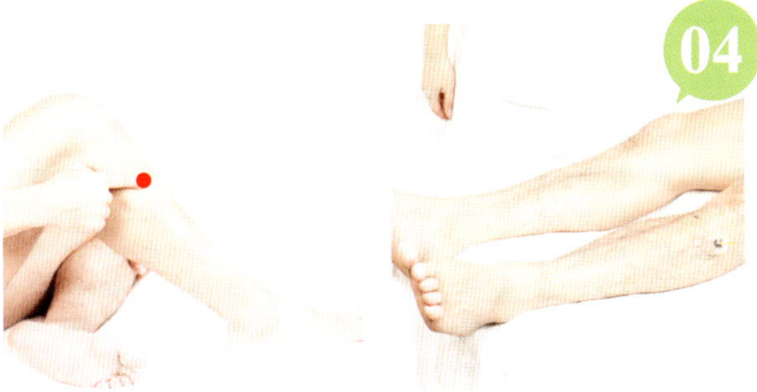

04 足三里拔罐

用拔罐器将气罐吸附在足三里穴上，留罐 15 分钟，以局部皮肤潮红为度。

『穴位定位』

位于小腿前外侧，当犊鼻下 3 寸，距胫骨前缘一横指（中指）。

【专家解析】

膻中、气海具有补气升压的作用；中脘具有补中益气的作用；足三里具有补中健脾、化生气血的作用。四穴搭配，具有益气养血作用，可以有效缓解低血压引起的不适症状。

随证加穴拔罐

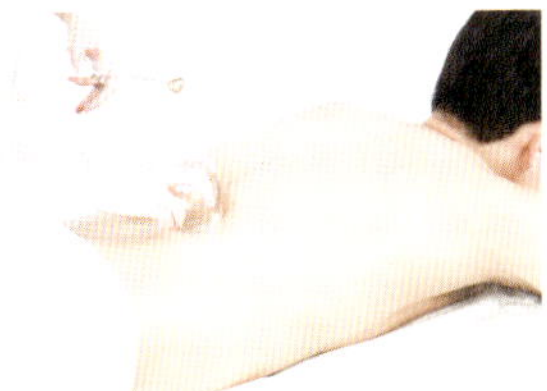

①气血亏虚型 + 胃俞

典型症状： 血压较低，心慌气短，神疲乏力，头晕眼花，记忆力减退。

拔罐： 将火罐扣在胃俞穴上，留罐 15 分钟，可益气养血。

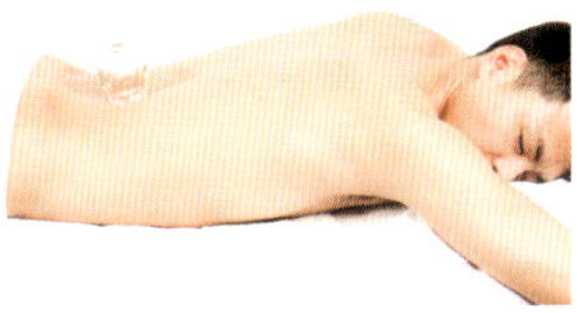

②心肾阳虚型 + 命门

典型症状： 面色㿠白，头晕目眩，畏寒肢冷，自汗，少气懒言，甚则晕厥。

拔罐： 将火罐扣在命门穴上，留罐 10 分钟，可温阳升压。

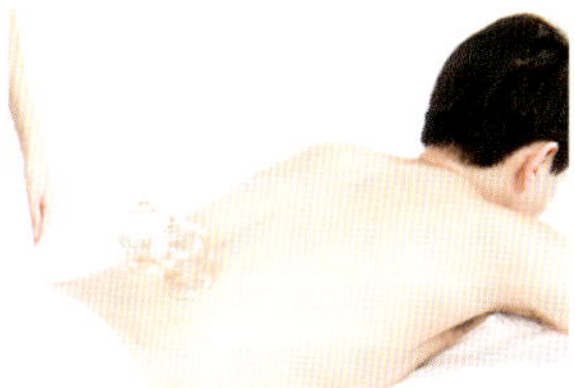

③阴阳两虚型 + 肾俞

典型症状： 头晕眼花、耳鸣耳聋、腰酸、腿软、神疲、健忘等。

拔罐： 将火罐扣在肾俞穴上，留罐 10 分钟，可调补阴阳。

老中医经验方

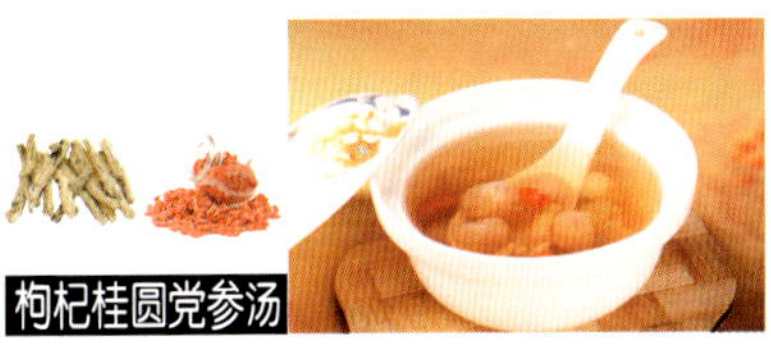

枸杞桂圆党参汤

- 取党参 10 克，枸杞 10 克，桂圆 8 克，煎汤。
- 本品可补中益气、健脾生血。

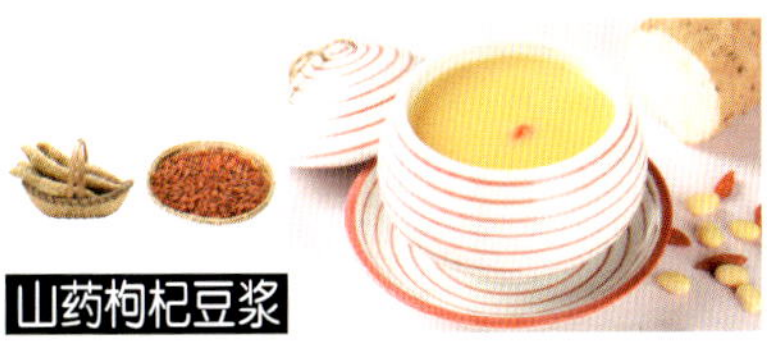

山药枸杞豆浆

- 取山药 200 克，枸杞 5 克，黄豆 100 克，用豆浆机煮成豆浆。
- 本品可固护中州。

拔罐祛病 14

高脂血症

症状

头晕、神疲乏力、失眠健忘、肢体麻木、胸闷、心悸。

【病症简介】

无论是胆固醇含量增高，还是甘油三酯的含量增高，或是两者皆增高，统称为高脂血症。高血脂可直接引起一些严重危害人体健康的疾病，如脑卒中、冠心病、心肌梗死、心脏猝死等危险病症。

拔罐疗法

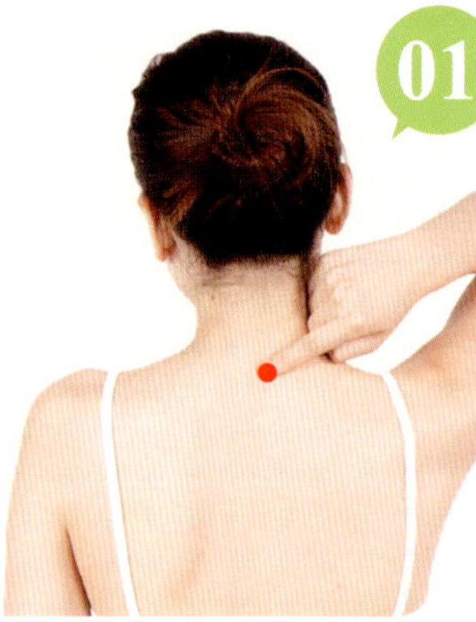

01 大椎拔罐

将棉球点燃后，伸入罐内马上抽出，将火罐扣在大椎穴上，留罐 10 分钟，以局部皮肤泛红、充血为度。

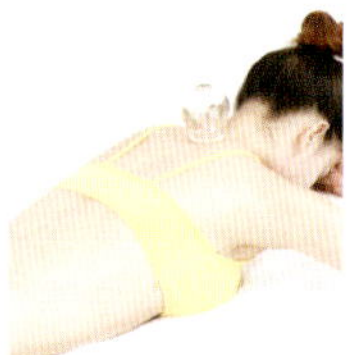

『穴位定位』

位于后正中线上，第七颈椎棘突下凹陷中。

02 曲池拔罐

将气罐吸附在曲池穴上，留罐 10 分钟，以被拔罐部位泛红、充血，并有少量瘀血被拔出为度。

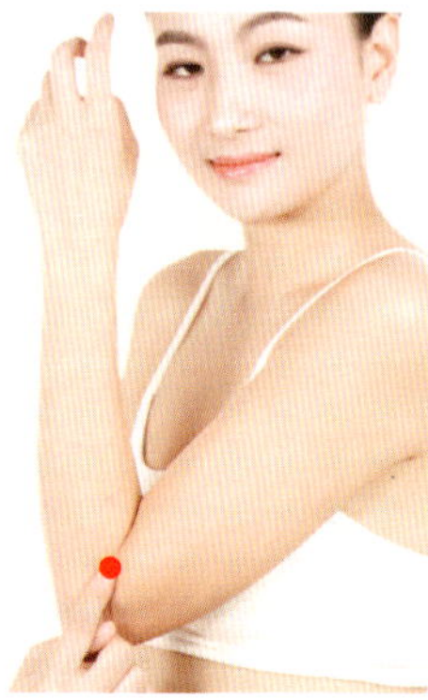

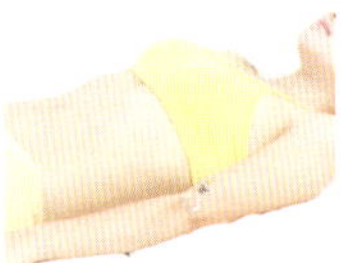

『穴位定位』

位于肘横纹外侧端，屈肘，当尺泽与肱骨外上髁连线中点。

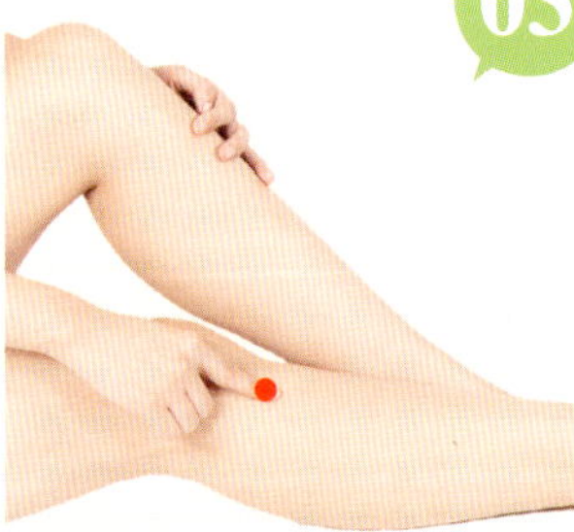

03 阳陵泉拔罐

用拔罐器将气罐吸附在阳陵泉穴上，留罐 10 分钟，以局部皮肤潮红为度。

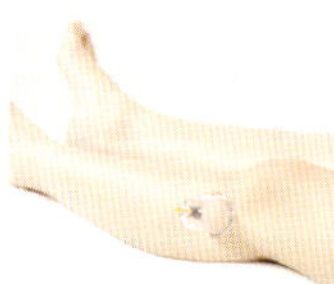

『穴位定位』

位于小腿外侧，当腓骨头前下方凹陷处。

.高脂血症.
拔罐疗法扫扫看

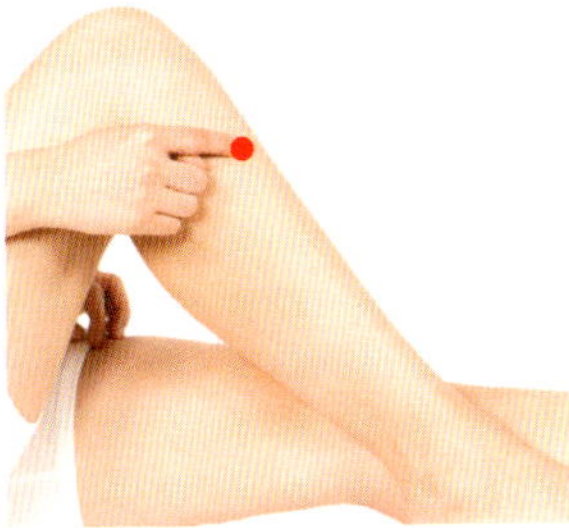

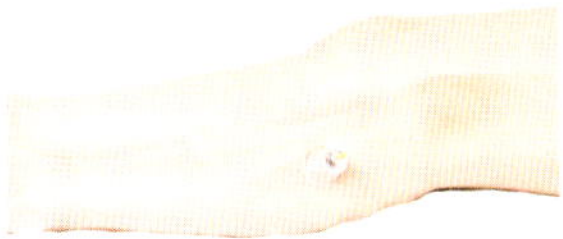

04 足三里拔罐

用拔罐器将气罐吸附在足三里穴上，留罐 15 分钟，以局部皮肤潮红为度。

『穴位定位』

位于小腿前外侧，当犊鼻下 3 寸，距胫骨前缘一横指（中指）。

【专家解析】

大椎具有疏通气血、退热解表的作用；曲池具有清邪热、调气血、祛风湿、利关节的作用；阳陵泉具有疏肝利胆、舒筋活络的作用；足三里具有健脾和胃、扶正培元、通经活络、升降气机的作用。四穴配伍，可用于防治高脂血症。

随证加穴拔罐

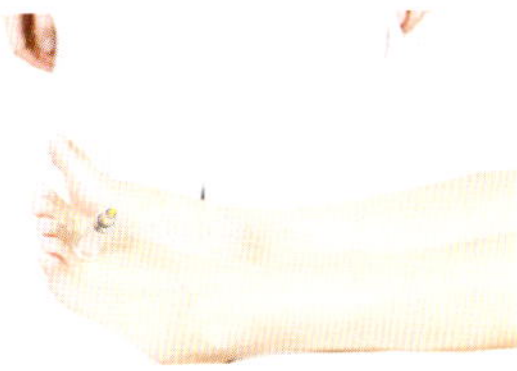

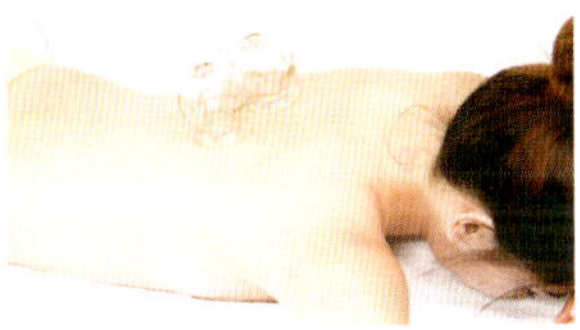

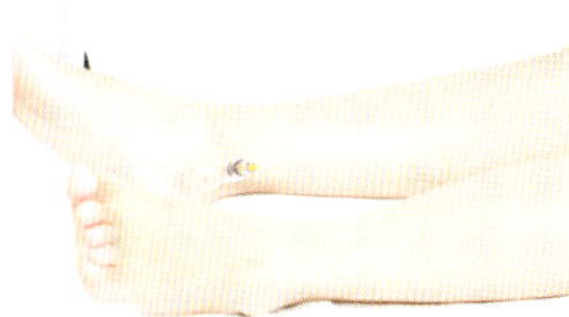

1 胃热腑实型 + 内庭

典型症状： 形体肥硕，烦热，食欲旺盛，口渴便秘。

拔罐： 将气罐吸附在内庭穴上，留罐 15 分钟，可清泻胃热。

2 痰瘀内阻型 + 膈俞

典型症状： 眼睑处或有黄色瘤，胸闷时痛，头晕胀痛，肢麻或偏瘫。

拔罐： 将火罐扣在膈俞穴上，留罐 15 分钟，可祛瘀通络。

3 肝肾阴虚型 + 太溪

典型症状： 体瘦而血脂高，头晕目花，健忘，腰酸膝软，头眠，或五心烦热。

拔罐： 用拔罐器将气罐吸附在太溪穴上，留罐 15 分钟，可补益肝肾。

老中医经验方

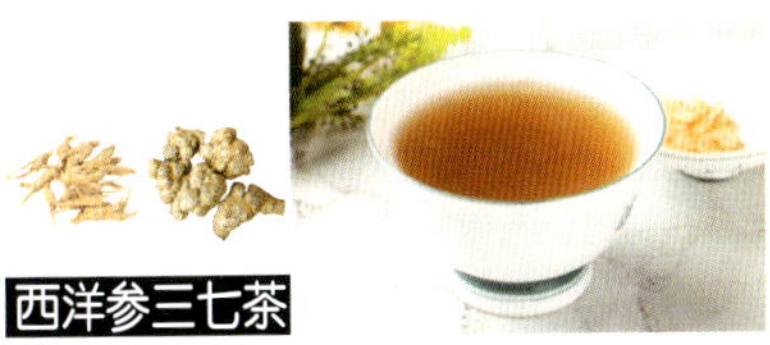

西洋参三七茶

- 取西洋参 10 克，三七 10 克，煎汤代茶。
- 本品可益气养阴、活血通络。

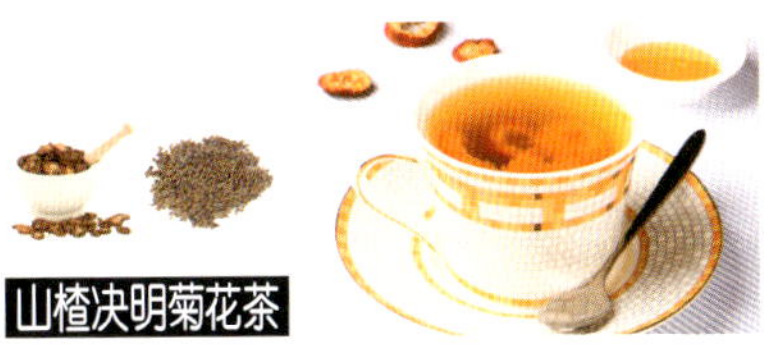

山楂决明菊花茶

- 取山楂 8 克，决明子 8 克，菊花 8 克，煎汤代茶。
- 本品可疏肝降脂，减少血脂的堆积。

拔罐祛病 15

头痛

症状

胀痛、闷痛、撕裂样痛或针刺样痛，伴发热、恶心、呕吐、头晕、纳呆、肢体困重。

【病症简介】

头痛是临床常见的病症。痛感有轻有重，疼痛时间有长有短，形式也多种多样。头痛的发病原因繁多，如神经痛、颅内病变、脑血管疾病、五官疾病等均可导致头痛。

拔罐疗法

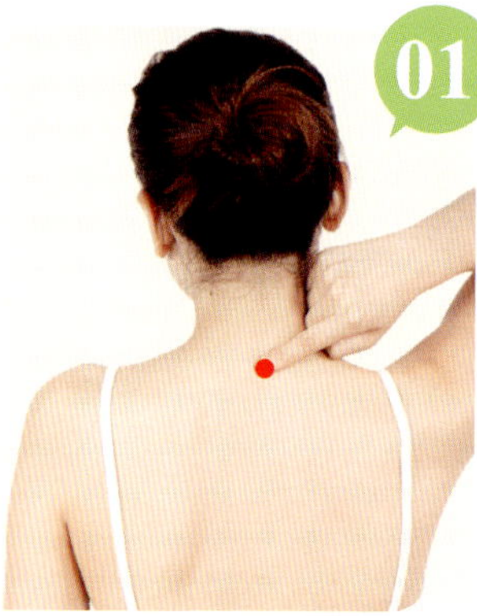

01 大椎拔罐

将棉球点燃后，伸入罐内马上抽出，将火罐扣在大椎穴上，留罐 10 分钟，以局部皮肤泛红、充血为度。

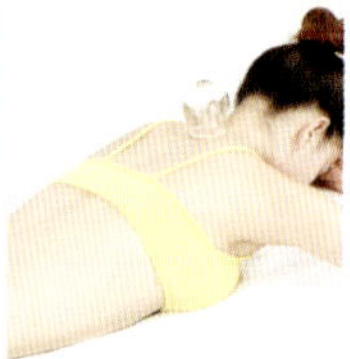

『穴位定位』

位于后正中线上，第七颈椎棘突下凹陷中。

02 风门拔罐

右手持罐，左手点燃棉球伸入罐内迅速转 1 圈后抽出，将火罐拔在风门穴上，留罐 15 分钟。

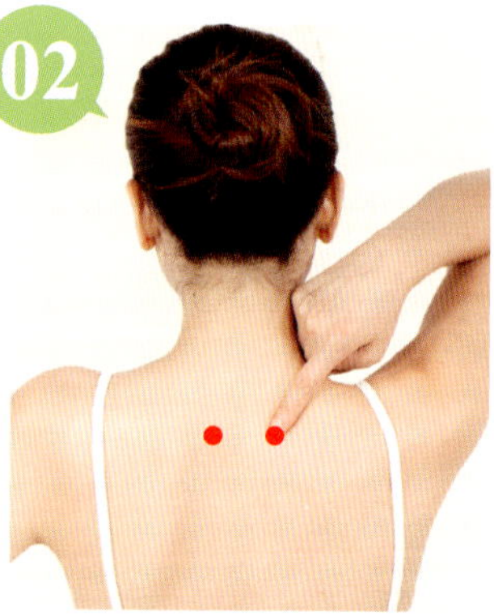

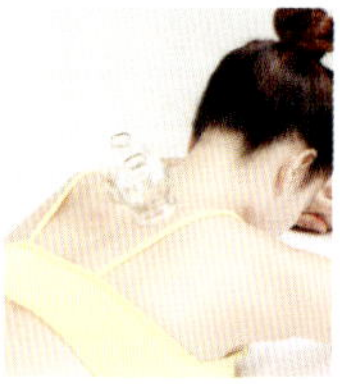

『穴位定位』

位于背部，当第二胸椎棘突下，旁开 1.5 寸。

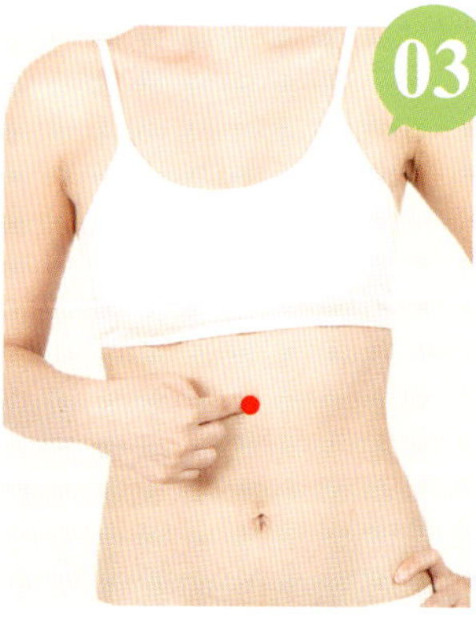

03 中脘拔罐

右手持罐，左手点燃棉球伸入罐内迅速转一圈后抽出，将火罐拔在中脘穴上，留罐 15 分钟。

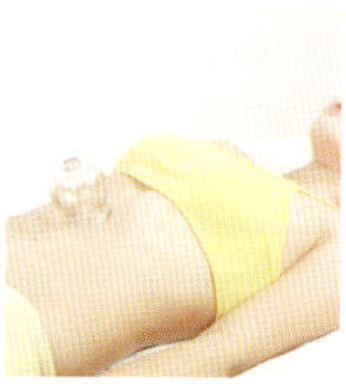

『穴位定位』

位于上腹部，前正中线上，当脐中上 4 寸。

.头痛.
拔罐疗法扫扫看

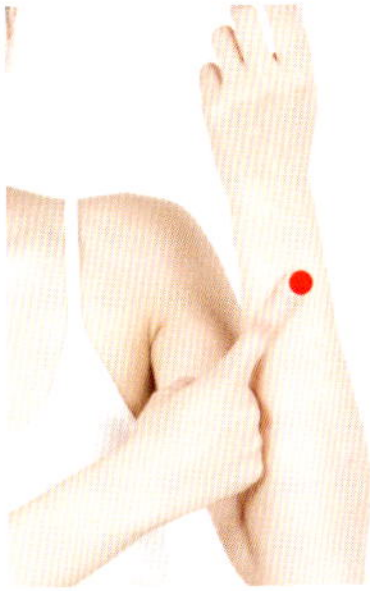

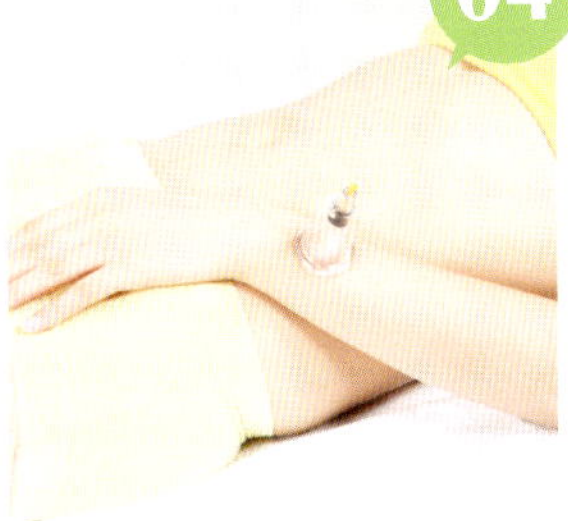

04 外关拔罐

用拔罐器将气罐吸附在外关穴上，留罐 10 分钟。

『穴位定位』

位于前臂背侧，当阳池与肘尖的连线上，腕背横纹上 2 寸，尺骨与桡骨之间。

【专家解析】

大椎具有解表通阳、清利头目的作用；风门具有平肝熄风、祛风解毒、通利官窍的作用；中脘具有畅中焦、利气机、清头目的作用；外关具有清热解表、通经活络的作用。四穴配伍，共奏清头明目的作用。

随证加穴拔罐

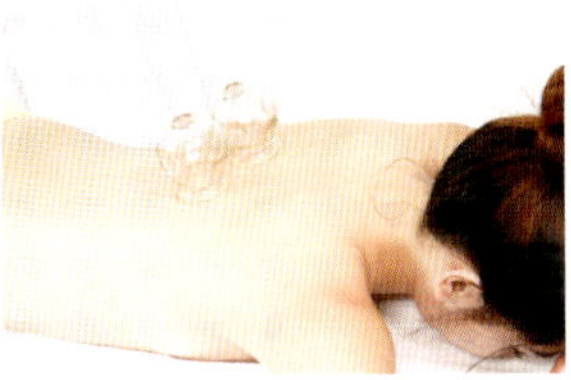

①瘀血头痛 + 膈俞

典型症状： 头痛偏于头部一侧，痛如锥刺，痛处固定，日轻夜重。

拔罐： 将火罐拔取在膈俞穴上，留罐 10 分钟，可活血化瘀止痛。

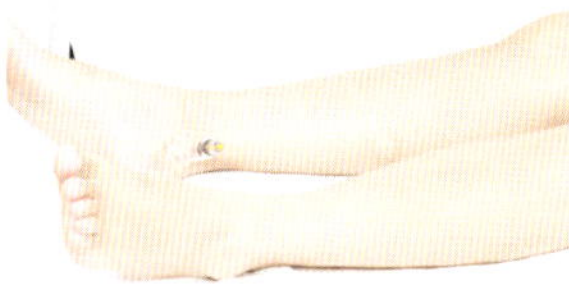

②肝阳头痛 + 太溪

典型症状： 头痛偏于头部一侧，头胀痛伴眩晕，与情绪相关。

拔罐： 用拔罐器将气罐吸附在太溪穴上，留罐 15 分钟，可降压止痛。

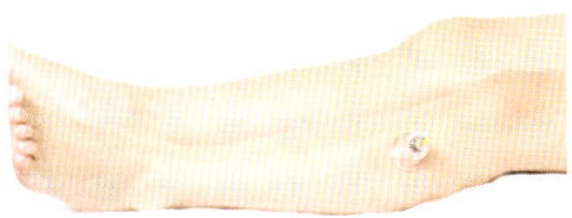

③痰浊头痛 + 足三里

典型症状： 头痛偏于头部一侧，头脑沉重而昏蒙，胸脘满闷，恶心呕吐。

拔罐： 用拔罐器将气罐拔取在足三里穴上，留罐 10 ~ 15分钟，可升清化浊。

老中医经验方

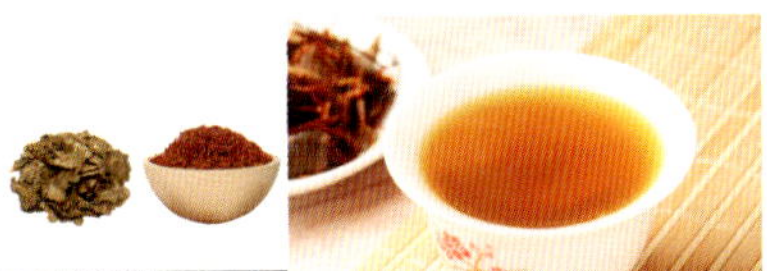

川芎红花茶

- 取川芎、红花各 8 克，煎汤代茶。
- 本品可活血化瘀、祛风止痛，适合头部久痛、刺痛。

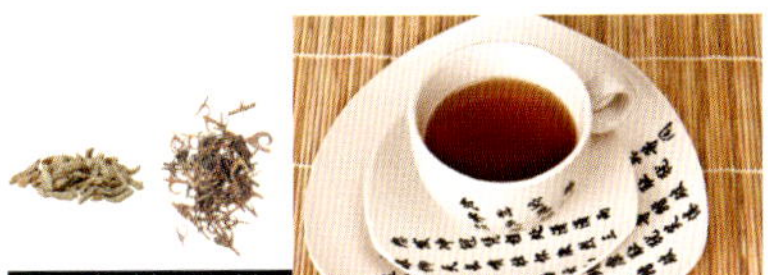

天麻钩藤饮

- 取天麻、钩藤各 8 克，煎汤代茶。
- 本品可息风止痛，适合肝火旺盛、血压升高引起的头痛。

拔罐祛病16

偏头痛

症状

头痛多为偏侧，可伴有恶心、呕吐、神经衰弱。

【病症简介】

偏头痛是临床最常见的原发性头痛类型，是一种常见的慢性神经血管性疾患，临床以发作性中重度搏动样头痛为主要表现。多起病于儿童和青春期，中青年期达发病高峰，常有遗传背景。

拔罐疗法

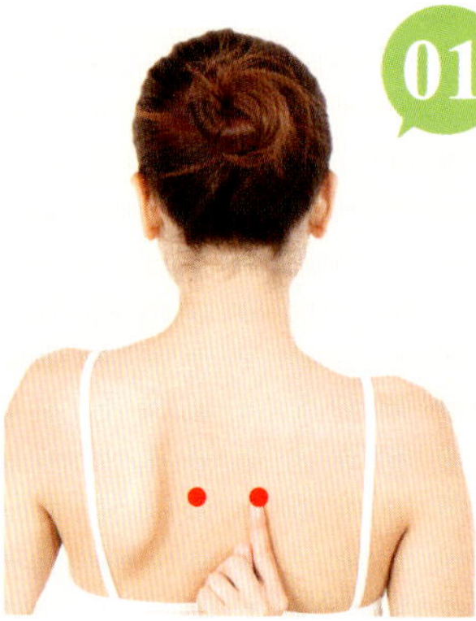

01 心俞拔罐

将火罐扣在心俞穴上，留罐10分钟，以被拔罐部位充血、发紫，并有少量瘀血被拔出为度。

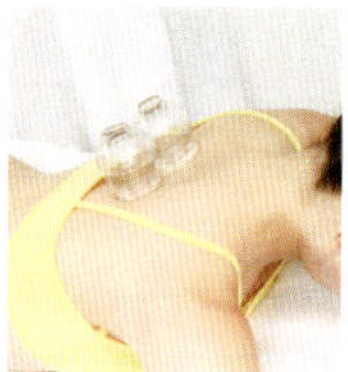

『穴位定位』

位于背部，当第五胸椎棘突下，旁开1.5寸。

02 肝俞拔罐

将火罐扣在肝俞穴上，留罐10分钟，以被拔罐部位充血、发紫，并有少量瘀血被拔出为度。

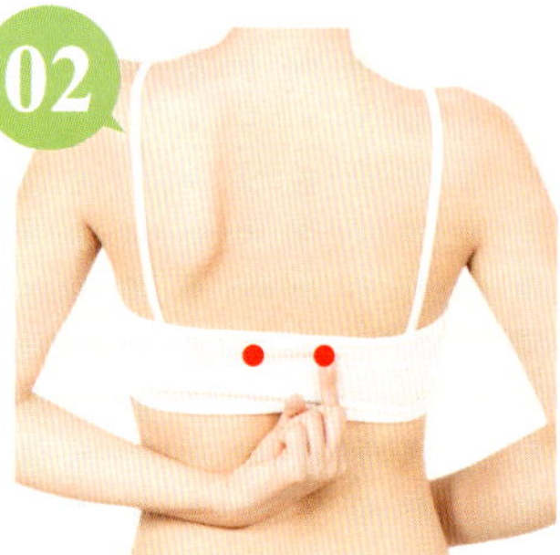

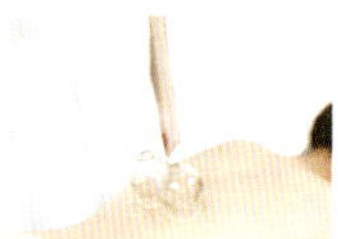

『穴位定位』

位于背部，当第九胸椎棘突下，旁开1.5寸。

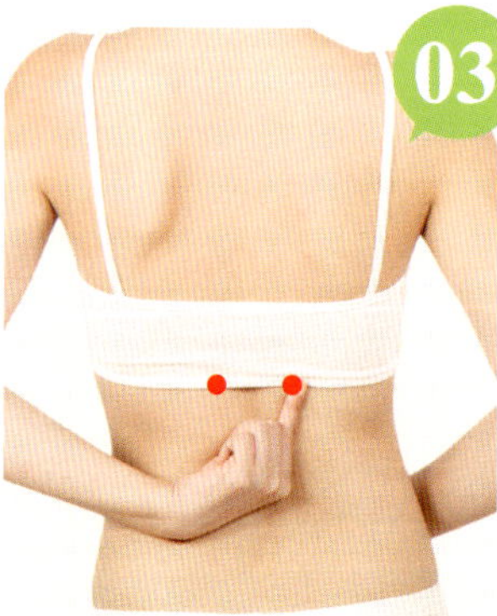

03 脾俞拔罐

将火罐扣在脾俞穴上，留罐10分钟，以被拔罐部位充血、发紫，并有少量瘀血被拔出为度。

『穴位定位』

位于背部，当第十一胸椎棘突下，旁开1.5寸。

.偏头痛.
拔罐疗法扫扫看

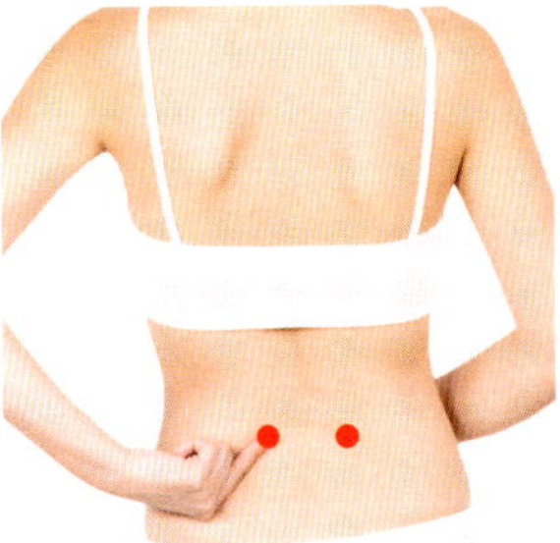

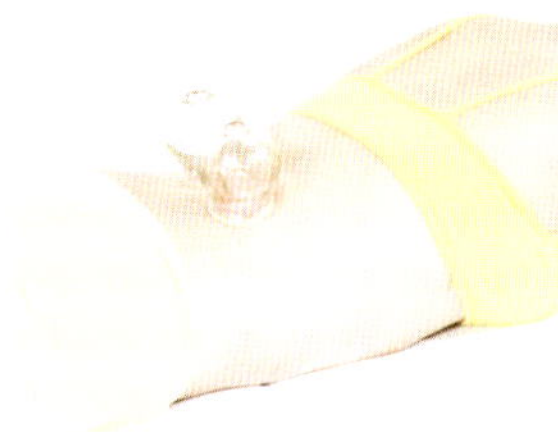

04 肾俞拔罐

将火罐扣在肝俞穴上，留罐 10 分钟，以被拔罐部位充血、发紫，并有少量瘀血被拔出为度。

『穴位定位』

位于腰部，当第二腰椎棘突下，旁开 1.5 寸。

【专家解析】

心俞有宁心安神、理血通络的作用；肝俞有清利肝胆、宁神明目、活血消瘀的作用；脾俞具有健脾益气、行气通络的作用；肾俞具有补益肝肾、调和气血阴阳的作用。四穴搭配，具有清头明目、通络止痛、调和气血的作用。

随证加穴拔罐

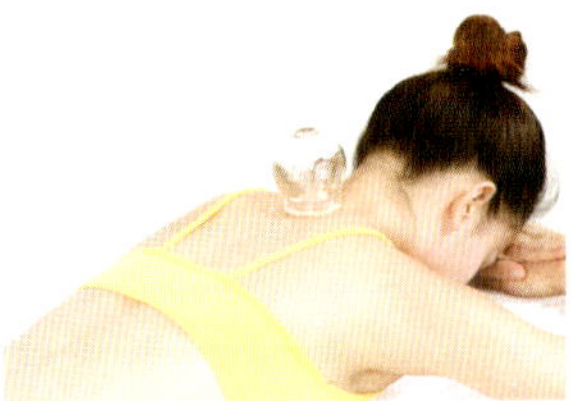

①外感风寒型 + 大椎

典型症状：偏于头部一侧或全头痛，呈现痛因风寒而诱发，呈跳痛或掣痛。

拔罐：将火罐扣在大椎穴上，留罐 10 分钟，可通阳解表、疏风止痛。

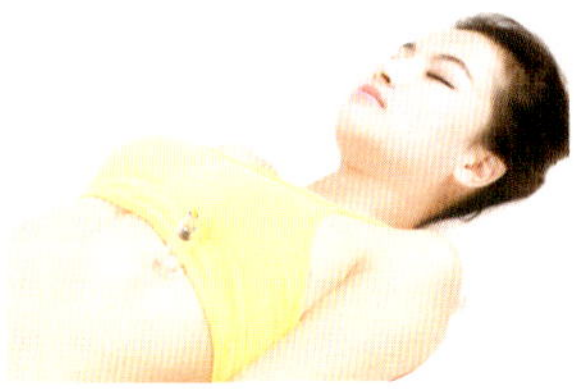

②肝气郁结型 + 期门

典型症状：偏头痛偏于头部一侧，呈胀痛伴眩晕，与情绪相关。

拔罐：将气罐吸附在期门穴上，留罐 15 分钟，可行郁止痛。

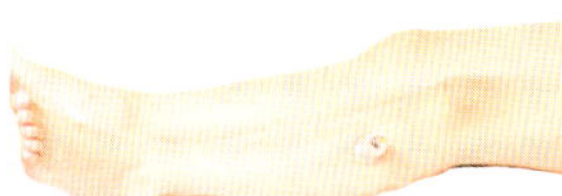

③气血两虚型 + 足三里

典型症状：偏头痛偏于头部一侧，痛而乏力，遇劳加剧。

拔罐：将气罐吸附在足三里上，留罐 15 分钟，可益气补血、益智补脑。

✚ 老中医经验方

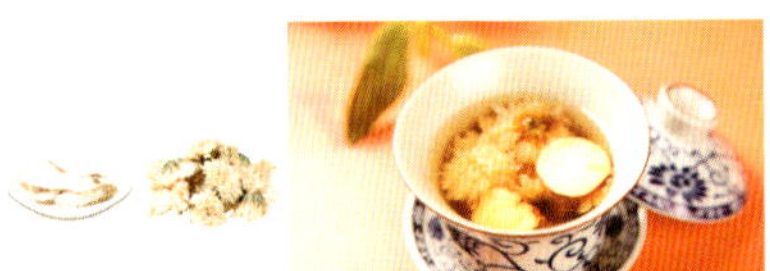

菊花白芷茶

- 取白芷 8 克，菊花 8 克，用热水冲泡。
- 本品可清热解表，治风热侵袭所致偏头痛。

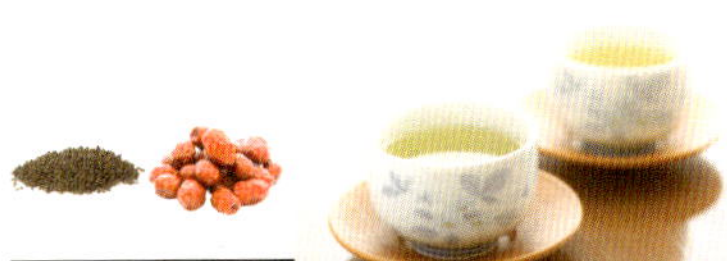

吴茱萸大枣茶

- 取吴茱萸 8 克，大枣五枚，煎汤代茶。
- 本品可散寒止痛、降逆止呕，治肝胃虚寒、阴浊止逆所致头痛。

拔罐祛病17

眩晕

症状

头晕眼花，伴耳聋、耳鸣、恶心、呕吐、出冷汗。

【病症简介】

眩晕分为周围性眩晕和中枢性眩晕。中枢性眩晕是由脑组织、脑神经疾病引起。周围性眩晕发作时多伴有耳聋、耳鸣、恶心、呕吐、出冷汗等自主神经系统症状。如不及时治疗容易引起痴呆、脑出血、偏瘫等情况。

拔罐疗法

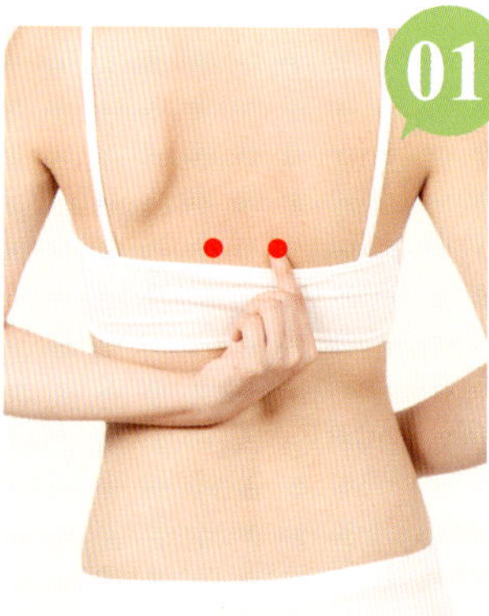

01 膈俞拔罐

将棉球点燃后，伸入罐内马上抽出，将火罐扣在膈俞穴上，留罐 10 分钟，以局部皮肤潮红为度。

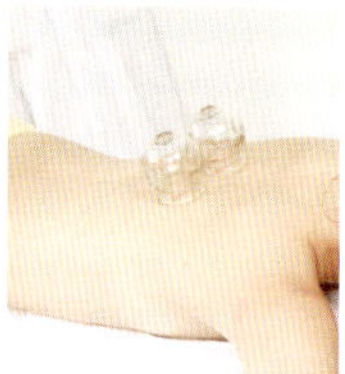

『穴位定位』

位于背部，当第七胸椎棘突下，旁开 1.5 寸。

02 气海拔罐

将棉球点燃后，伸入罐内马上抽出，将火罐扣在气海穴上，留罐 10 分钟，以局部皮肤潮红为度。

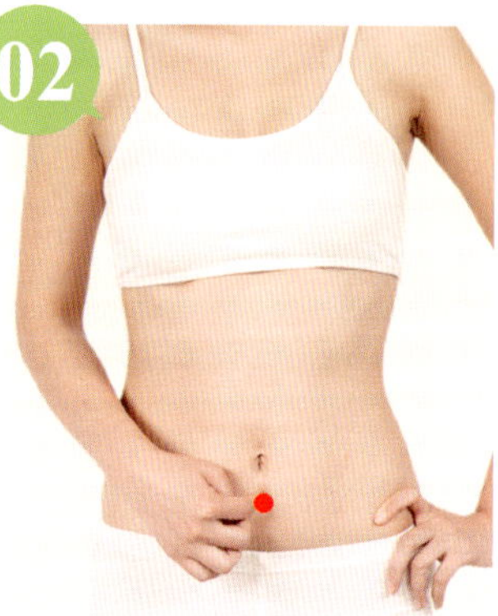

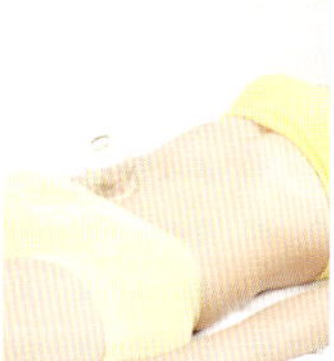

『穴位定位』

位于下腹部，前正中线上，当脐中下 1.5 寸。

03 三阴交拔罐

用拔罐器将气罐吸附在三阴交穴上，留罐 15 分钟，以局部皮肤泛红、充血为度。

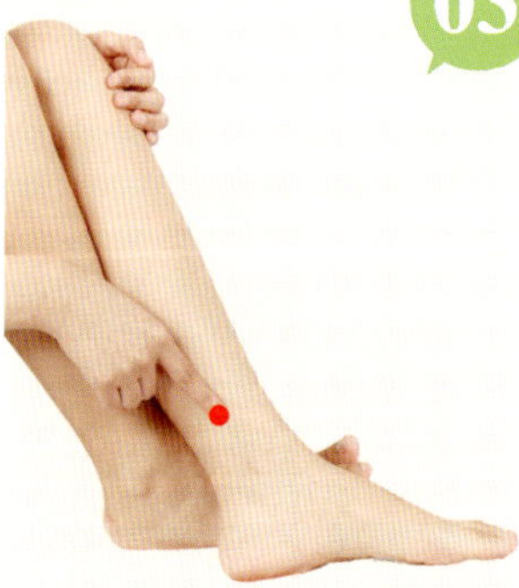

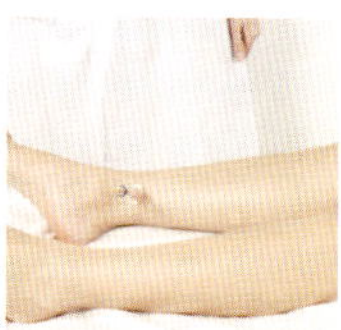

『穴位定位』

位于小腿内侧，当足内踝尖上 3 寸，胫骨内侧缘后方。

.眩晕.
拔罐疗法扫扫看

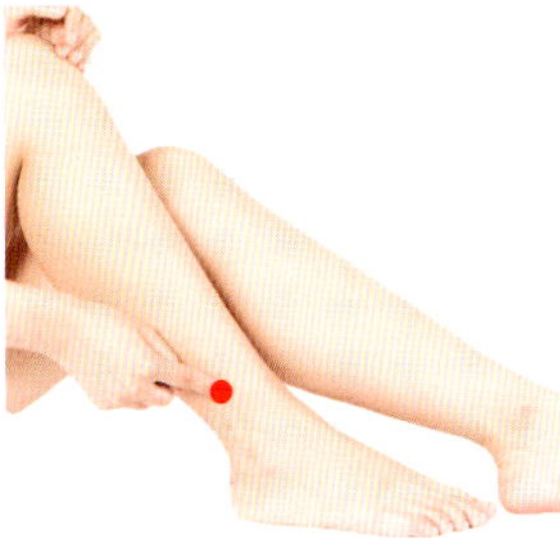

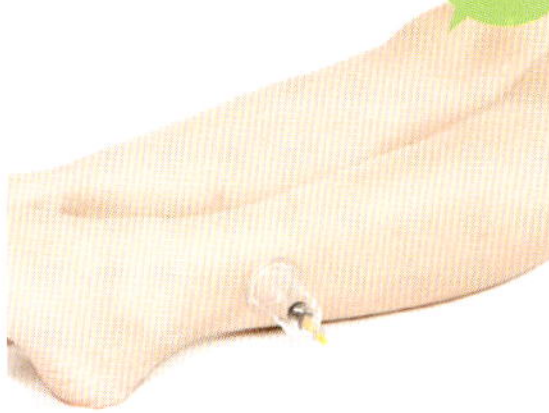

04 悬钟拔罐

用拔罐器将气罐吸附在悬钟穴上，留罐 10 分钟，以局部皮肤有酸胀痛感为佳。

『穴位定位』

位于外踝尖上 3 寸，腓骨前缘凹陷处。

【专家解析】

膈俞具有理气行血、疏通经络的作用；气海具有益气助阳的作用；三阴交具有健脾利湿、补益肝肾的作用；悬钟为八会穴之髓会，具有充养髓会的作用，为止晕要穴。四穴配伍，具有清利头目、止眩止晕的作用。

随证加穴拔罐

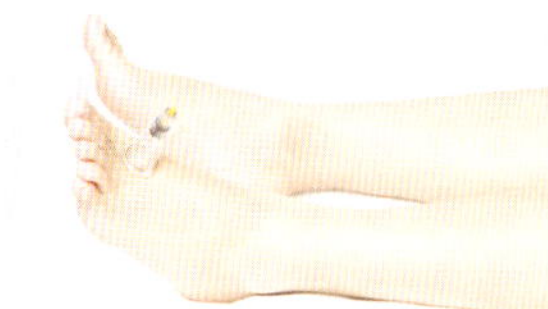

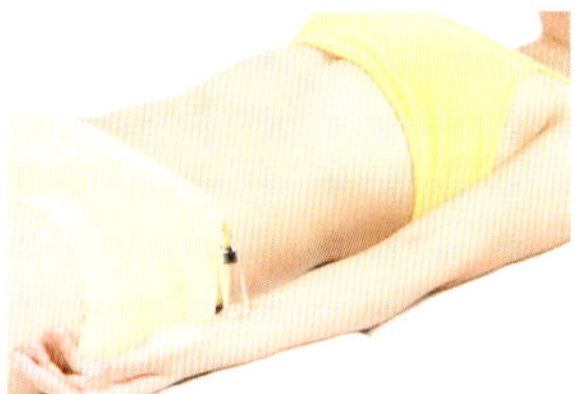

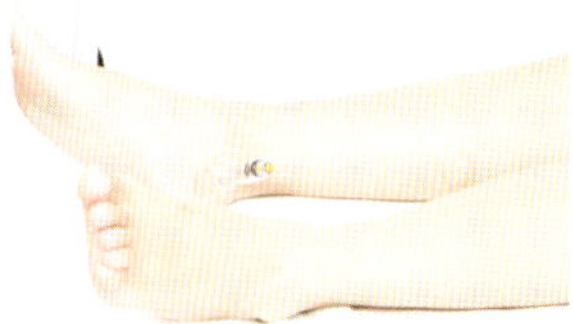

①风阳上扰型 + 太冲

典型症状： 眩晕耳鸣，头目胀痛，心烦易怒。

拔罐： 将气罐吸附在太冲穴，留罐 15 分钟，可平肝潜阳。

②痰浊上蒙型 + 内关

典型症状： 头重如裹，视物旋转，胸闷恶心。

拔罐： 将气罐吸附在内关穴上，留罐 15 分钟，可健脾行气、除湿化痰。

③肝肾阴虚型 + 太溪

典型症状： 眩晕病史较长，视力减退，睡眠减少，健忘，腰膝酸软。

拔罐： 将气罐吸附在太溪穴上，留罐 15 分钟，可滋阴补肾、培元固本。

老中医经验方

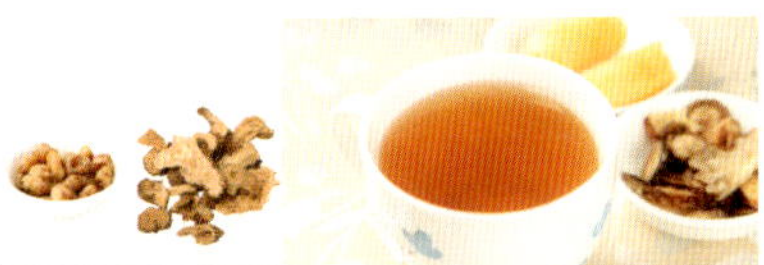

半夏白术天麻饮

- 取半夏 5 克，白术 8 克，天麻 5 克，煎汤代茶。
- 本品可化痰止眩、平肝熄风。

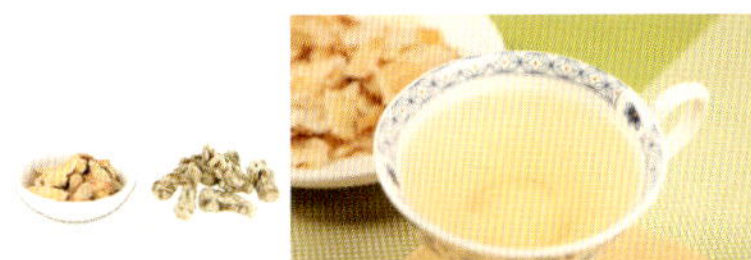

黄芪当归饮

- 取黄芪、当归各 8 克，煎汤代茶。
- 本品可益气生血、祛瘀生新，治气血不足引起的眩晕。

拔罐祛病18

心律失常

症状

心跳或快或慢或节律不齐，伴胸痛、胸闷、喘息、头晕或失眠等症状。

【病症简介】

心律失常属于中医“心悸”的范畴。心跳或快或慢或节律不齐，自觉心中不安，不能自主的症状。引起心律失常的生理性因素有运动过量、情绪激动、吸烟、饮酒、冷热刺激等，去除诱因后可自行缓解。

拔罐疗法

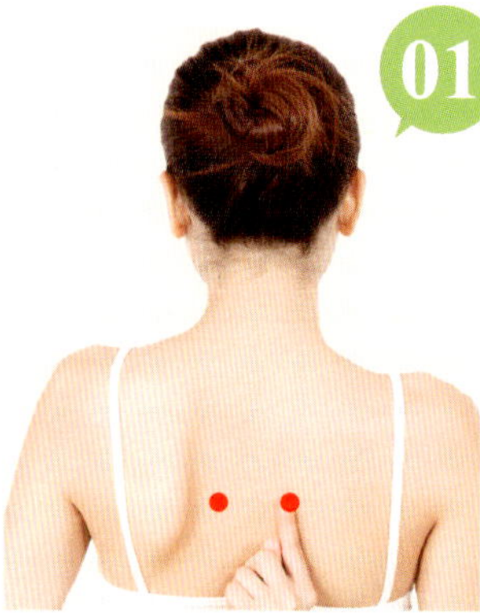

01 心俞拔罐

点燃棉球后，伸入罐内旋转一圈马上抽出，将火罐迅速扣在心俞穴上，留罐10 ~ 15分钟，以被拔罐部位充血为度。

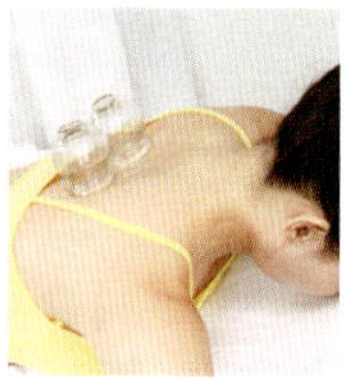

『穴位定位』

位于背部，当第五胸椎棘突下，旁开1.5寸。

02 脾俞拔罐

将火罐扣在脾俞穴上，留罐15分钟，以局部皮肤有抽紧感为度。

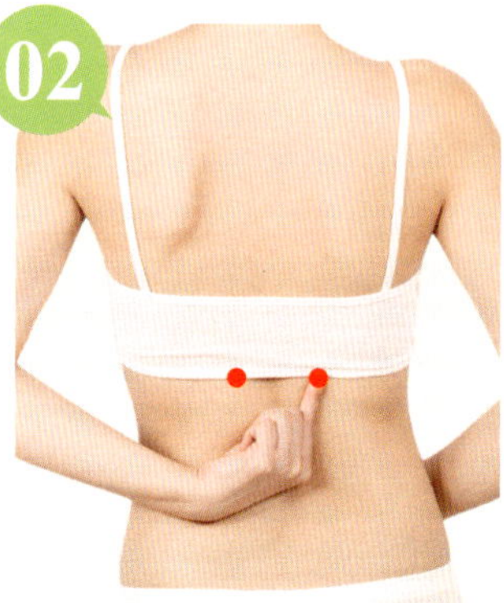

『穴位定位』

位于背部，当第十一胸椎棘突下，旁开1.5寸。

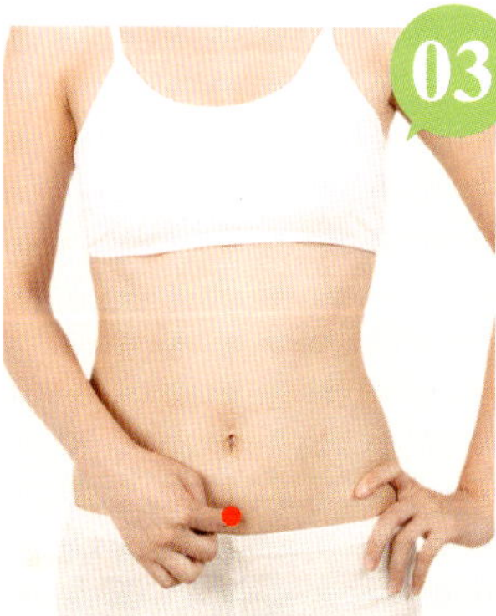

03 关元拔罐

将气罐吸拔在关元穴上，留罐15分钟，以局部皮肤泛红、充血为度。

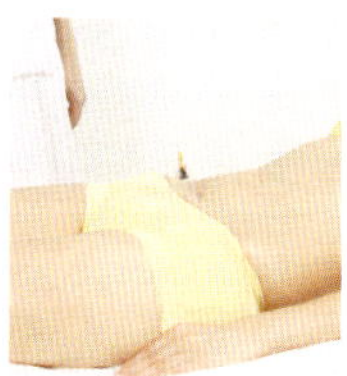

『穴位定位』

位于下腹部，前正中线上，当脐中下3寸。

心律失常
拔罐疗法扫扫看

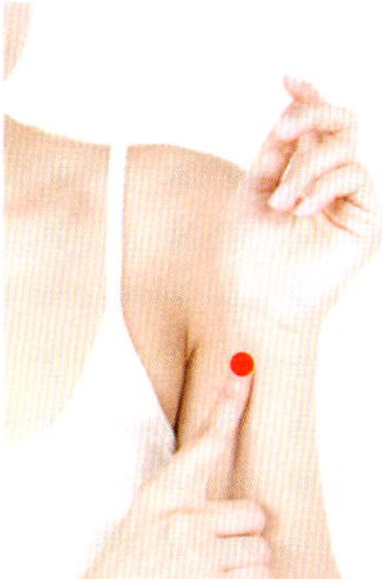

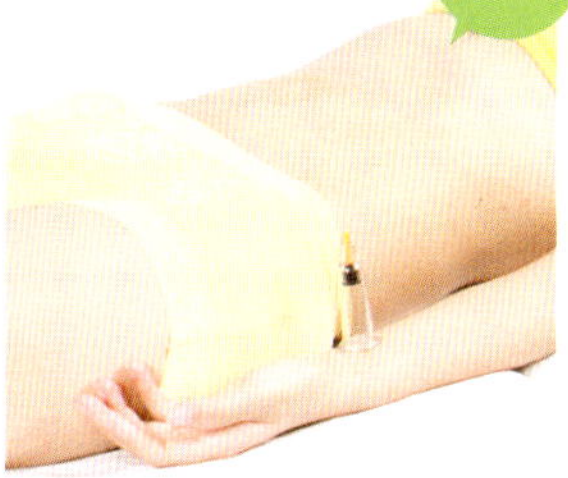

04 内关拔罐

将气罐吸附在内关穴上，留罐15分钟。

『穴位定位』

位于前臂掌侧，当曲泽与大陵的连线上，腕横纹上2寸，掌长肌腱与桡侧腕屈肌腱之间。

【专家解析】

心俞与脾俞具有调补心气以定悸的作用；关元具有振奋心阳的作用；内关具有宁心通络、安神定悸的作用。四穴配伍、具有养心安神、宁心定悸的作用，可防治心律失常。

随证加穴拔罐

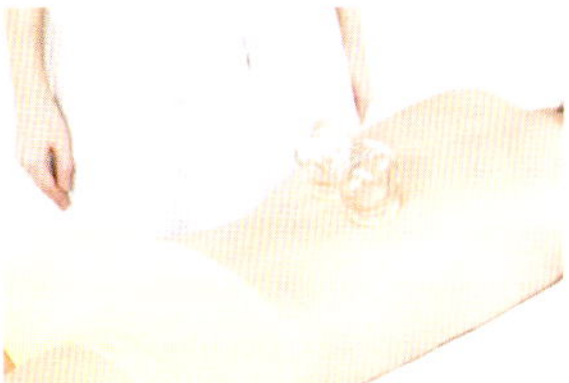

①心胆气怯型 + 胆俞

典型症状： 心律失常，心悸，常因惊恐而发，神疲乏力，少寐多梦。

拔罐： 将火罐扣在胆俞穴上，留罐15分钟，以被拔罐部位充血为度。

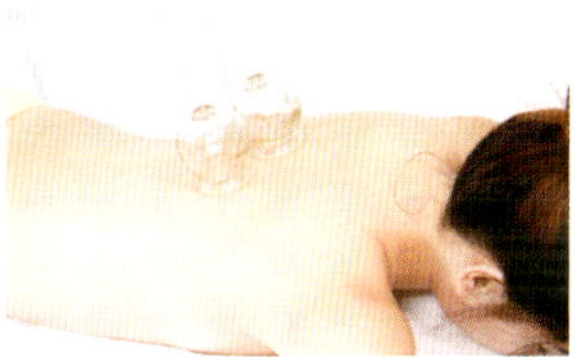

②心血瘀阻型 + 膈俞

典型症状： 心律失常，胸闷、心痛阵发，或面唇紫暗。

拔罐： 将火罐扣在膈俞穴上，留罐15分钟，以局部皮肤泛红、充血为宜。

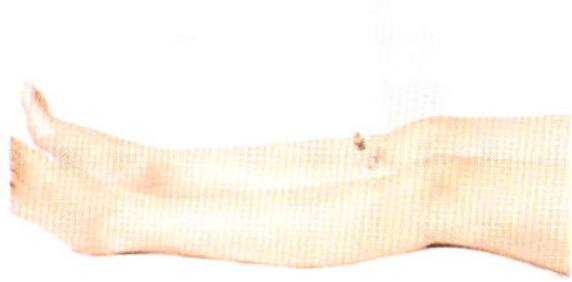

③水气凌心型 + 阴陵泉

典型症状： 心律失常，心悸怔忡，胸闷气喘不能平卧，面浮足肿。

拔罐： 将气罐吸附在阴陵泉穴上，留罐15分钟。

✚ 老中医经验方

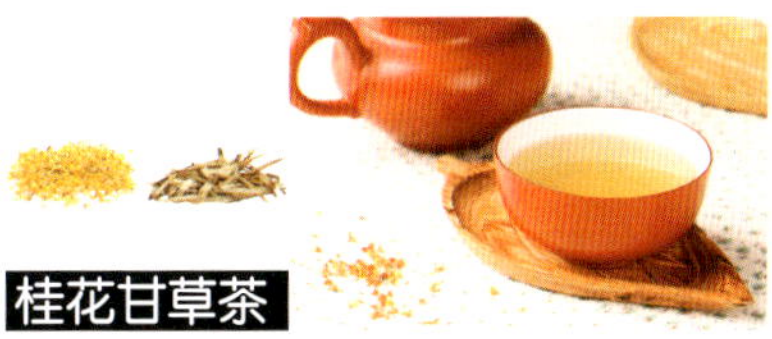

桂花甘草茶

- 取桂花3克，甘草8克，用热水冲泡。
- 本品可通阳复脉，治肥胖痰多所引起的心率失常。

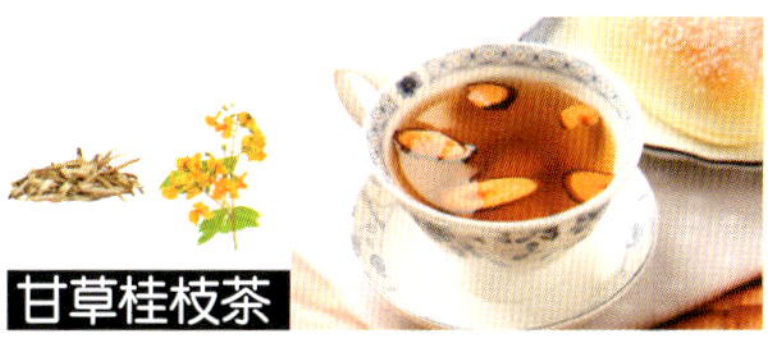

甘草桂枝茶

- 取甘草5克，桂枝5克，用热水冲泡。
- 本品可散寒通痹、温通经脉。

拔罐祛病 19

失眠

症状

睡不着或经常醒、全身不适、无精打采、反应迟缓、头痛、疲乏健忘等。

【病症简介】

失眠是指无法入睡或无法保持睡眠状态，即睡眠失常。失眠虽不属于危重疾病，但影响人们的日常生活。睡眠不足会导致亚健康，生理节奏被打乱，失眠所造成的直接影响是精神方面的，严重者会导致精神分裂。

拔罐疗法

01 足三里拔罐

用拔罐器将气罐吸附在足三里穴上，留罐 15 分钟，以皮肤有酸胀痛感为佳。

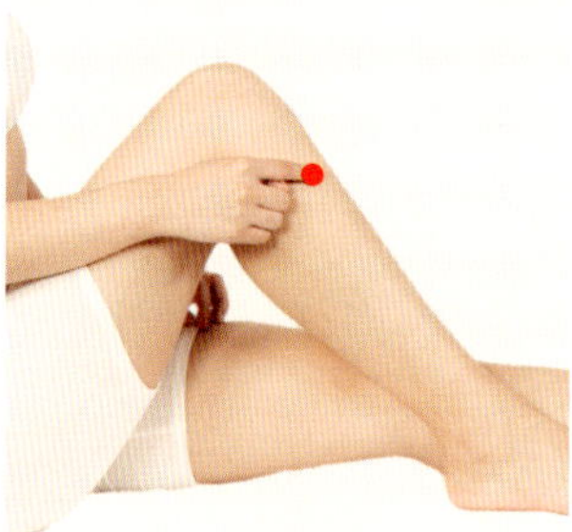

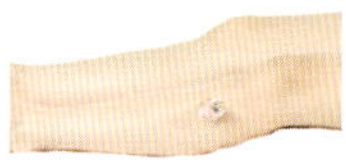

『穴位定位』

位于小腿前外侧，当犊鼻下 3 寸，距胫骨前缘一横指（中指）。

02 三阴交拔罐

用拔罐器将气罐吸附在三阴交穴上，留罐 15 分钟，以皮肤有酸胀痛感为佳。

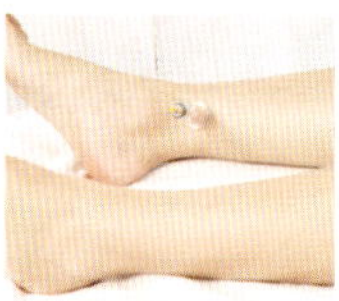

『穴位定位』

位于小腿内侧，当足内踝尖上 3 寸，胫骨内侧缘后方。

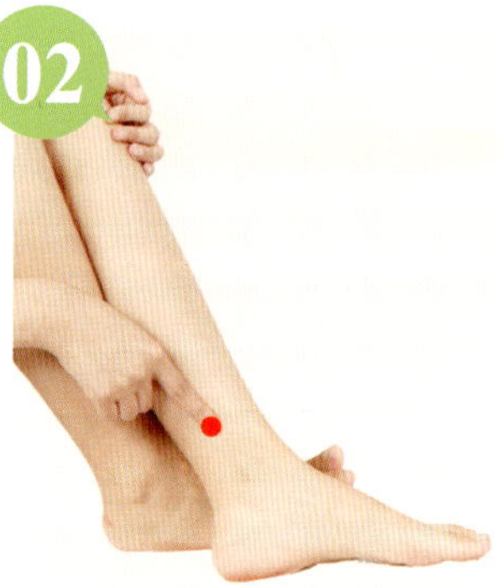

03 心俞拔罐

将火罐扣在心俞穴上，留罐 15 分钟，以局部皮肤泛红、充血为度。

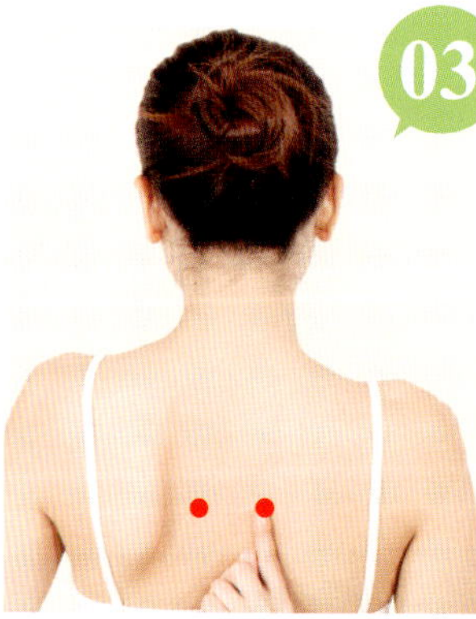

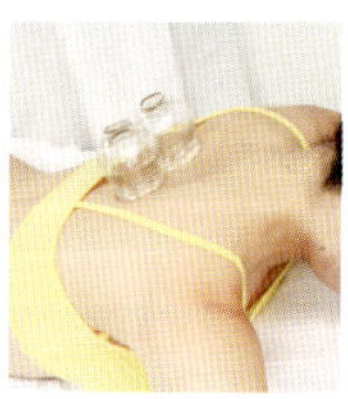

『穴位定位』

位于背部，当第五胸椎棘突下，旁开 1.5 寸。

. 失眠 .
拔罐疗法扫扫看

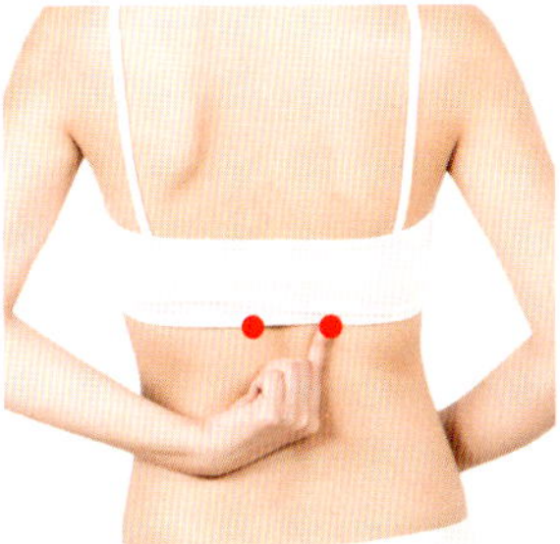

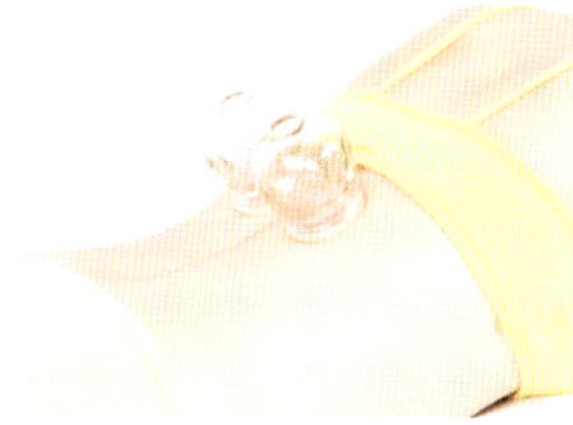

04 脾俞拔罐

将棉球点燃后，伸入罐内马上抽出，将火罐扣在脾俞穴上，留罐 10 分钟。

『穴位定位』

位于背部，当第十一胸椎棘突下，旁开 1.5 寸。

【专家解析】

足三里具有生发胃气、燥化脾湿的作用；三阴交具有健脾利湿、补益肝肾的作用；心俞具有宁心安神的作用；脾俞具有调补心脾、益气养血的作用。四穴配伍，具有调和阴阳、宁心安神的作用。

随证加穴拔罐

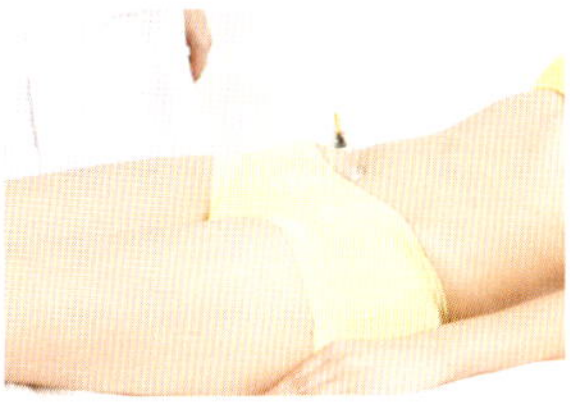

②心脾两虚型 + 关元

典型症状： 多梦易醒，伴见心悸，健忘，头晕目眩，神疲乏力。

拔罐： 将气罐吸附在关元穴上，留罐 10 分钟，以局部皮肤潮红为度。

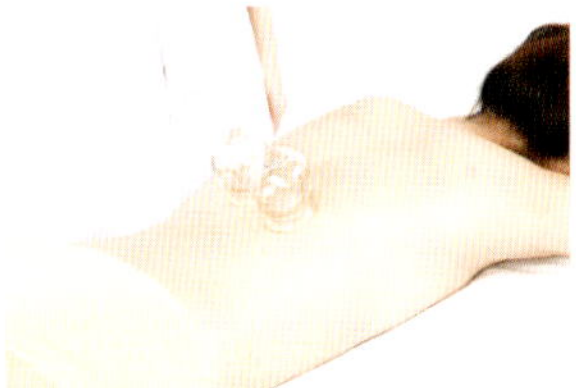

②心胆气虚型 + 胆俞

典型症状： 心悸胆怯，善恐易惊，夜寐多梦易惊。

拔罐： 将火罐扣在胆俞穴上，留罐 15 分钟，以被拔罐部位充血，有少量瘀血被拔出为度。

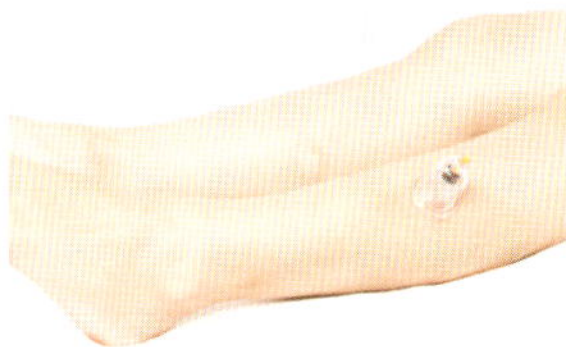

③痰热内扰型 + 丰隆

典型症状： 睡眠不安，心烦懊恼，胸闷脘痞，口苦痰多。

拔罐： 将气罐吸附在丰隆穴上，留罐 15 分钟，以局部皮肤泛红、充血为度。

老中医经验方

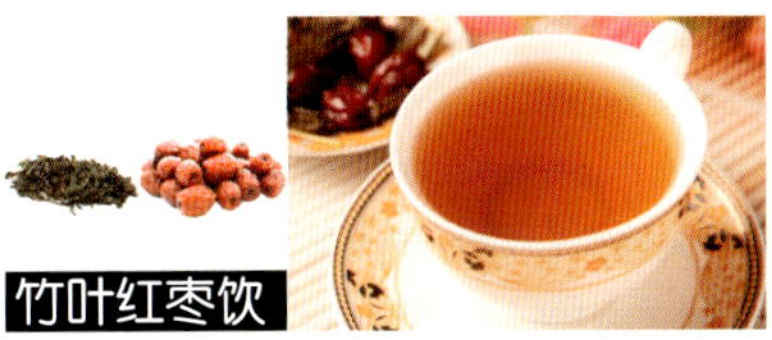

竹叶红枣饮

- 取竹叶 5 克，红枣 3 枚，煎汤代茶。
- 本品可清心除烦、养血安神，适合更年期失眠者。

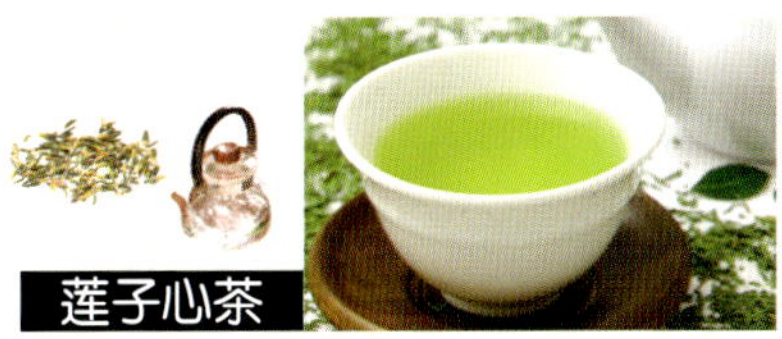

莲子心茶

- 取莲子心 5 克，用热水冲泡。
- 本品可清心养心、凉血安神，治烦热不得眠。

拔罐祛病20

慢性肾炎

症状

腰痛、血尿、水肿、高血压、全身乏力、纳差、腹胀、贫血等。

【病症简介】

慢性肾炎是一种常见的慢性肾脏疾病。此病潜伏时间长，病情发展缓慢，以青、中年男性为主。大部分患者有明显血尿、水肿、高血压症状，并有全身乏力、纳差、腹胀、贫血等症状。

拔罐疗法

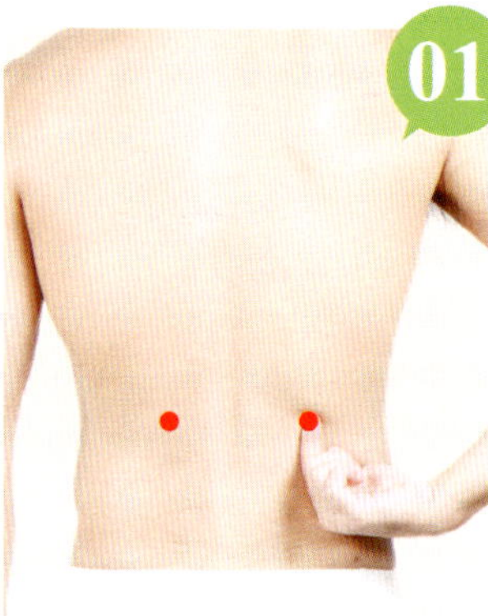

01 胃仓拔罐

点燃棉球后，伸入罐内旋转一圈马上抽出，然后迅速将火罐扣在胃仓穴上，每穴留罐10分钟。

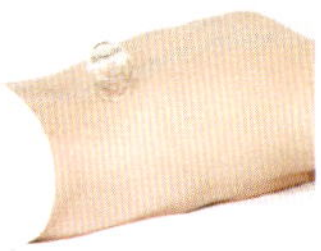

『穴位定位』

位于背部，当第十二胸椎棘突下，旁开3寸。

02 志室拔罐

点燃棉球后，伸入罐内旋转一圈马上抽出，然后迅速将火罐扣在志室穴上，每穴留罐10分钟。

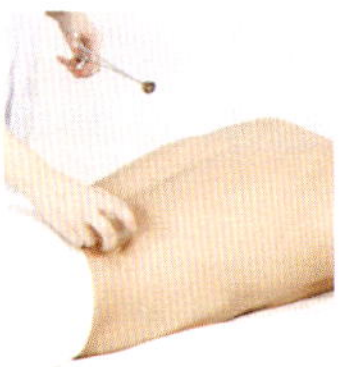

『穴位定位』

位于腰部，当第二腰椎棘突下，旁开3寸。

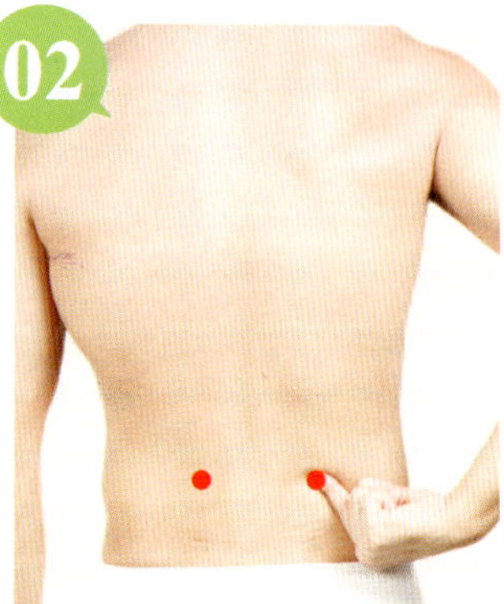

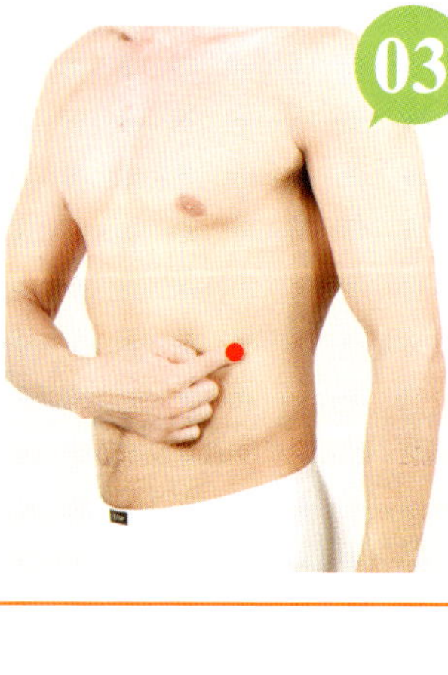

03 京门拔罐

用拔罐器将气罐吸附在京门穴上，留罐15分钟，以皮肤有酸胀痛感为佳。

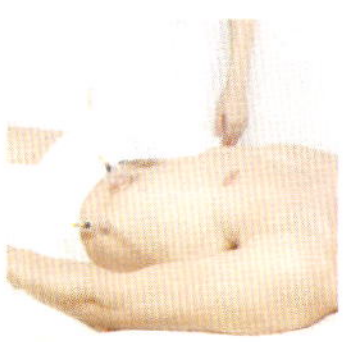

『穴位定位』

位于侧腰部，章门后1.8寸，当第十二肋骨游离端的下方。

慢性肾炎
拔罐疗法扫扫看

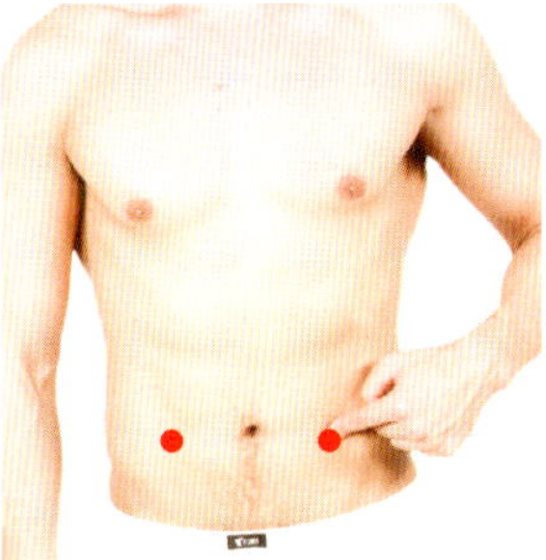

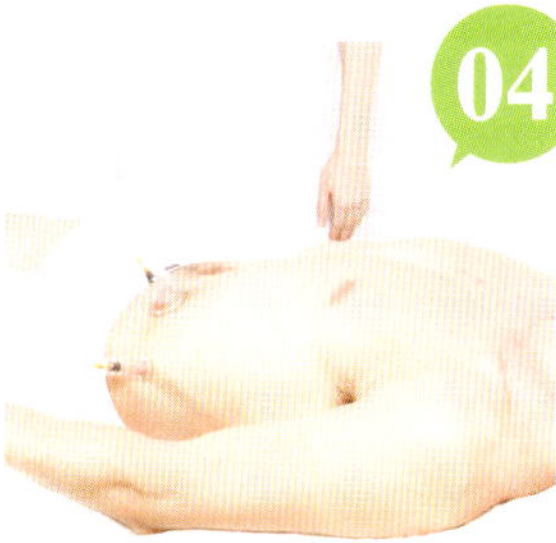

04 大横拔罐

用拔罐器将气罐吸附在大横穴上，留罐15分钟，以皮肤有酸胀痛感为佳。

『穴位定位』

位于腹中部，距脐中4寸。

【专家解析】

胃仓具有健脾和胃、通利水道、利尿行水的作用；志室具有补肾、利湿、强腰肾的作用；京门具有消胀利水、温阳益肾的作用；大横具有调理肠胃、温中散寒的作用。四穴配伍，具有益肾固本、消炎止痛、利水祛湿的作用。

随证加穴拔罐

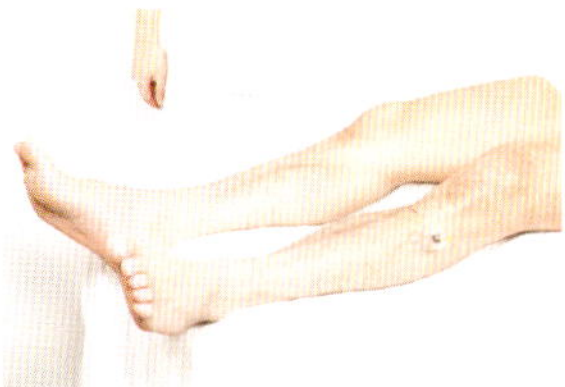

①脾虚湿蕴型＋足三里

典型症状：周身浮肿明显，可伴胸水、腹水，腹胀尿少。

拔罐：将气罐吸附在足三里上，留罐15分钟，可健脾渗湿利水。

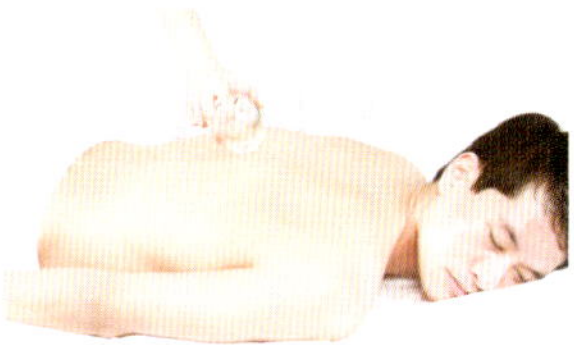

②瘀血内阻型＋膈俞

典型症状：面色无华，少气乏力，午后低热或手足心热，口干咽燥。

拔罐：将火罐扣在膈俞穴上，留罐15分钟，可化瘀通络、调和气血。

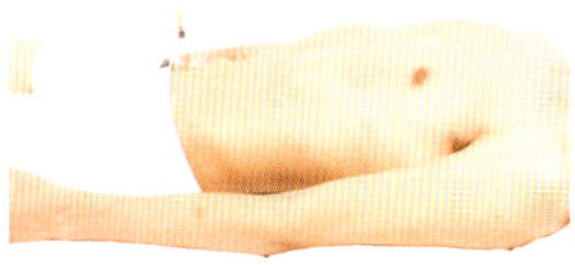

③肾气亏虚型＋关元

典型症状：肢冷神疲，腰膝酸软。

拔罐：将气罐扣在关元穴上，留罐15分钟，可温阳化气利水。

老中医经验方

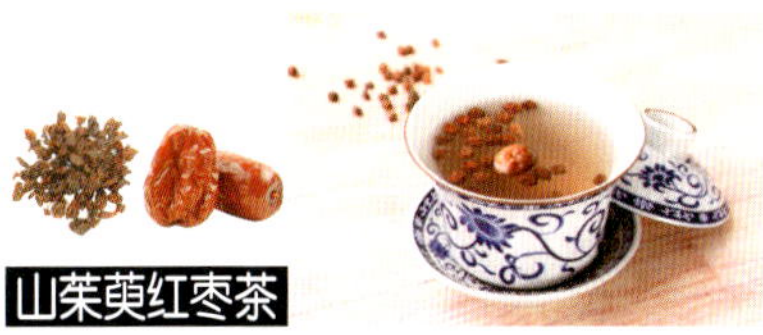

山茱萸红枣茶

- 取山茱萸8克，红枣3枚，用热水冲服。
- 本品可温中补血、散寒止痛。

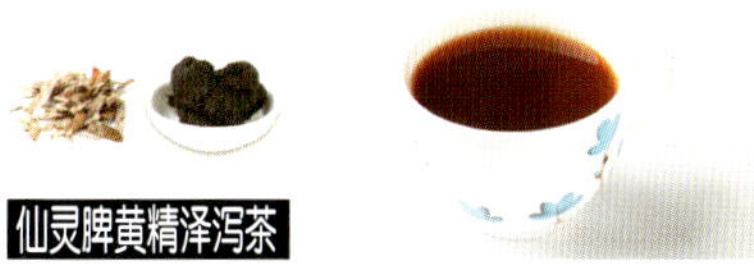

仙灵脾黄精泽泻茶

- 取仙灵脾5克，黄精5克，泽泻5克，煎汤代茶。
- 本品可固肾利尿、消炎止痛。

拔罐祛病 21

胃痛

症状

上腹胃脘部近心窝处疼痛，伴食欲不振、恶心呕吐、嗳气反酸等。

【病症简介】

胃痛是临床上常见的病症。胃是人体内重要的消化器官之一。引起胃痛的疾病有很多，有一些还是非常严重的疾病，常见的有急、慢性胃炎，胃、十二指肠溃疡，胃黏膜脱垂，胃下垂，胰腺炎，胆囊炎及胆石症等。

拔罐疗法

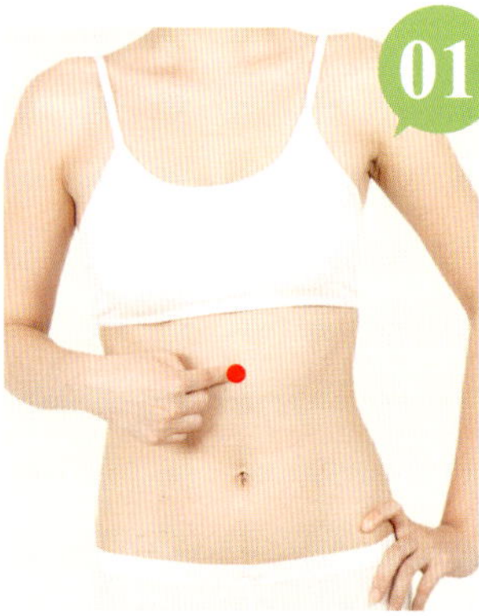

01 中脘拔罐

将火罐吸附在中脘穴上，留罐 10 分钟，以局部皮肤泛红、充血为度。

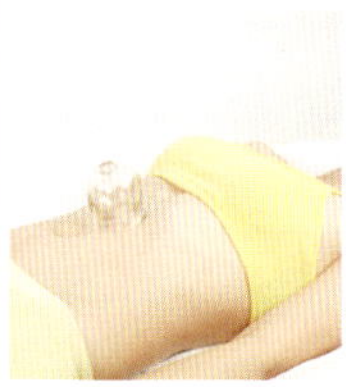

『穴位定位』

上腹部，前正中线上，当脐中上 4 寸。

02 足三里拔罐

将气罐吸附在足三里上，留罐 15 分钟，以被拔罐部位充血，有少量瘀血拔出为度。

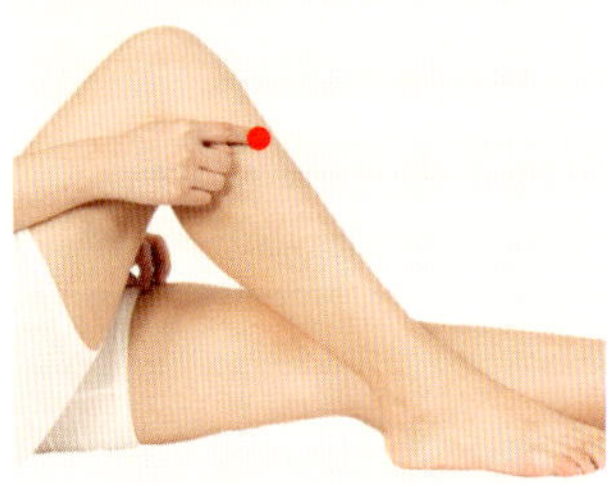

『穴位定位』

位于小腿前外侧，小腿前外侧，当犊鼻下 3 寸，距胫骨前缘一横指（中指）。

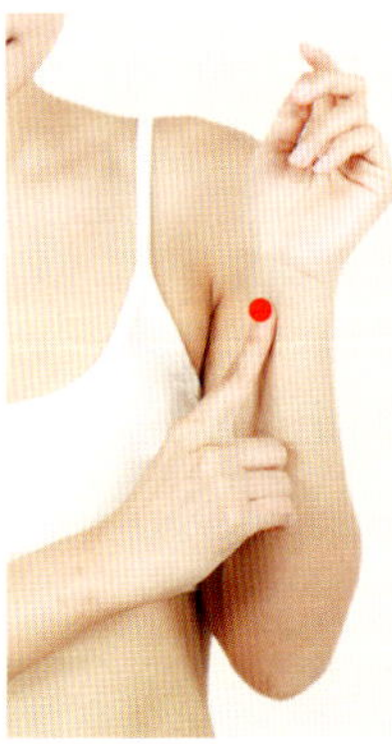

03 内关拔罐

用拔罐器将气罐吸附在内关穴上，留罐 15 分钟，以局部皮肤泛红、充血为度。

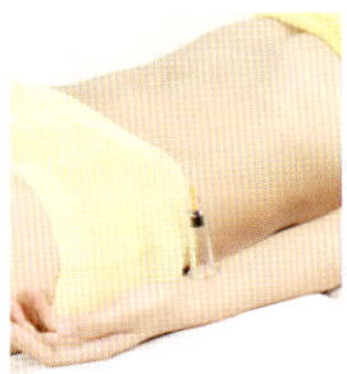

『穴位定位』

位于前臂掌侧，当曲泽与大陵的连线上，腕横纹上 2 寸，掌长肌腱与桡侧腕屈肌腱之间。

.胃痛.
拔罐疗法扫扫看

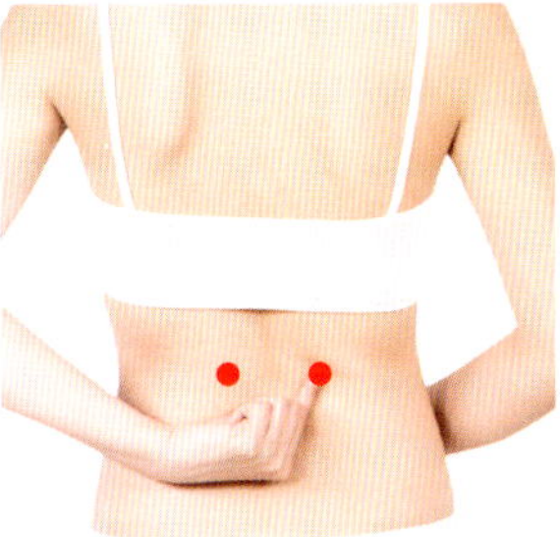

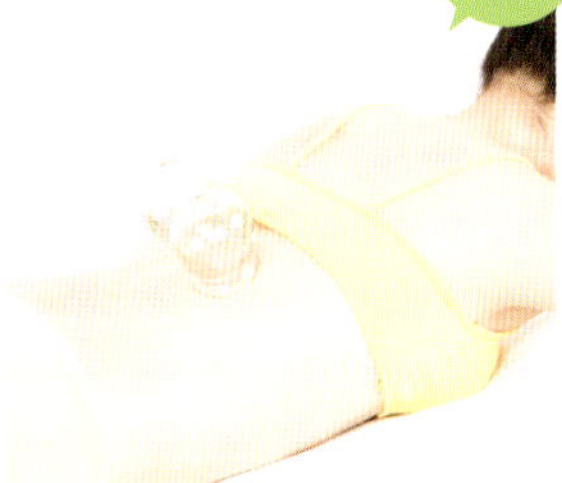

04 胃俞拔罐

将火罐扣在胃俞穴上，留罐 15 分钟，以局部皮肤有酸胀痛感为佳。

『穴位定位』

位于背部，当第十二胸椎棘突下，旁开 1.5 寸。

【专家解析】

中脘是胃之募穴、腑之会穴，足三里为胃之下合穴，对无论寒热虚实的各种胃脘疼痛，均具有通调腑气、和胃止痛的作用；内关具有畅达三焦气机、和胃降逆止痛的作用；胃俞具有温中散寒、和胃止痛的作用。四穴配伍，对治疗胃痛有很好的效果。

随证加穴拔罐

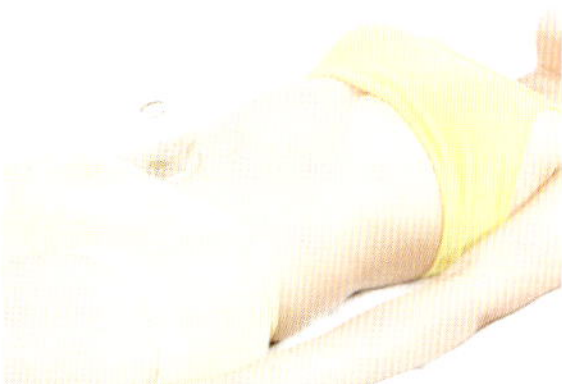

①脾胃虚寒型＋气海

典型症状：胃痛发作缓慢，隐隐作痛，喜暖喜按，空腹加重，食后痛减。

拔罐：将火罐扣在气海穴上，留罐 10 分钟，可温中散寒。

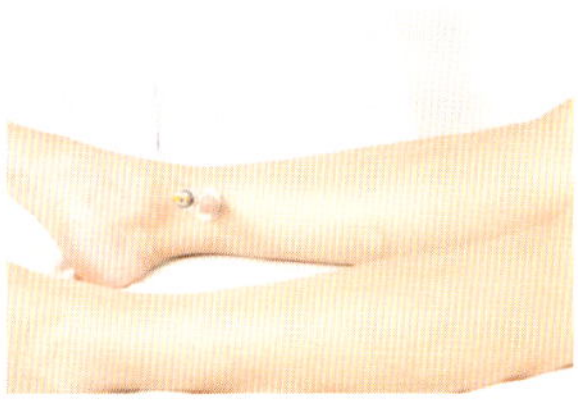

②胃阴不足型＋三阴交

典型症状：胃脘灼痛，饥不欲食，咽干口燥，大便干结。

拔罐：将气罐吸附在三阴交穴上，留罐 15 分钟，可滋阴养胃。

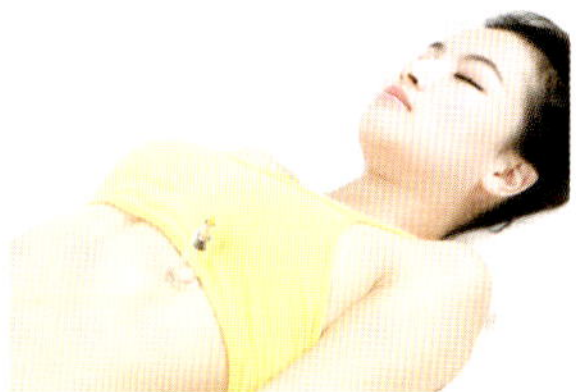

③肝气犯胃型＋期门

典型症状：胃脘胀满而痛，连及两胁，嗳气吞酸，或呕吐不消化食物。

拔罐：将气罐吸附在期门穴上，留罐 10 ~ 15 分钟，可疏肝理气、和胃止痛。

✚ 老中医经验方

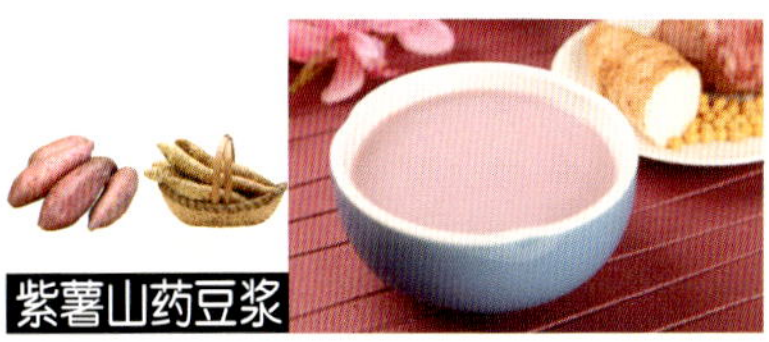

紫薯山药豆浆

- 取紫薯 100 克，山药 100 克，黄豆 100 克，榨成豆浆。
- 本品可健脾养胃，适合胃痛轻症。

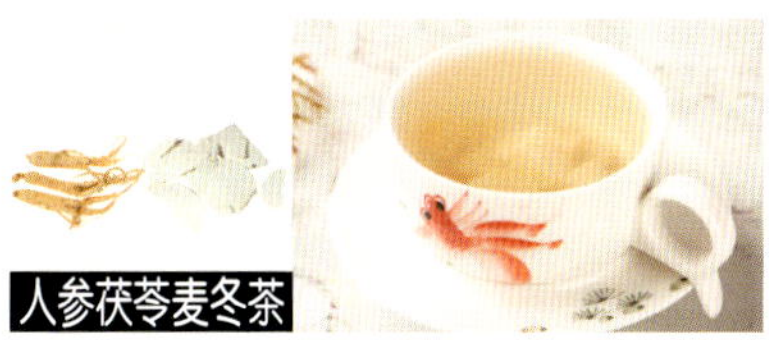

人参茯苓麦冬茶

- 取人参 5 克，茯苓 8 克，麦冬 8 克，用热水冲泡。
- 本品可滋阴益胃，适合胃火疼痛。

拔罐祛病22

呕吐

症状

干呕或吐出内容物，上腹部特殊不适感，伴有头晕、流涎。

【病症简介】

呕吐是临床常见病症，亦可见于多种疾病，是机体的一种防御反射动作。呕吐常有诱因，如饮食不节、情志不遂、寒暖失宜，以及闻及不良气味等，皆可诱发呕吐，或使呕吐加重。

拔罐疗法

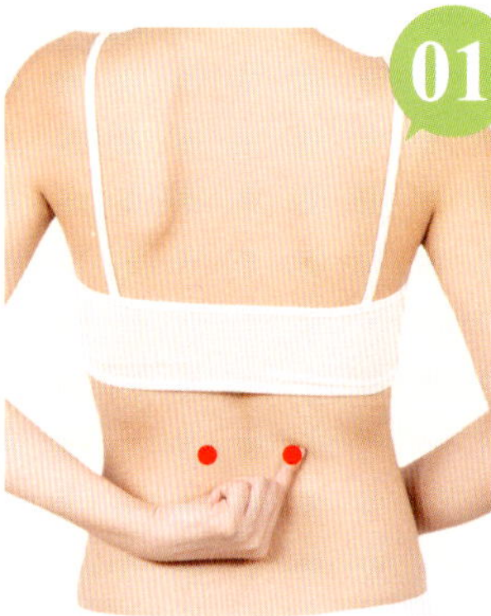

01 胃俞拔罐

将火罐扣在胃俞穴上，留罐 15 分钟，以局部皮肤有酸胀痛感为佳。

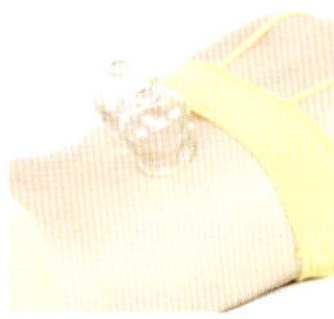

『穴位定位』

位于背部，当第十二胸椎棘突下，旁开 1.5 寸。

02 中脘拔罐

将火罐扣在中脘穴上，留罐 15 分钟，以局部皮肤有酸胀痛感为佳。

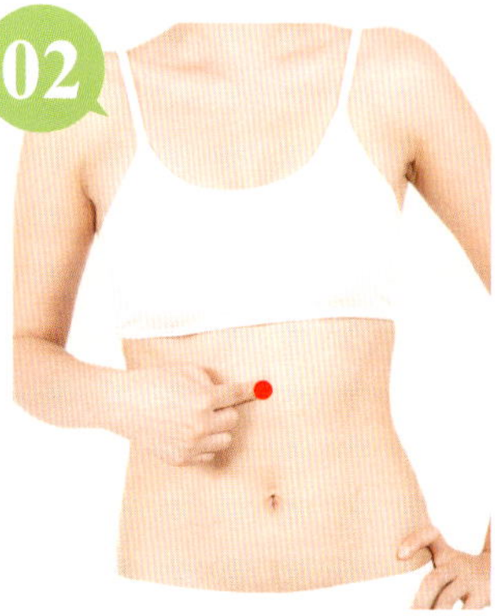

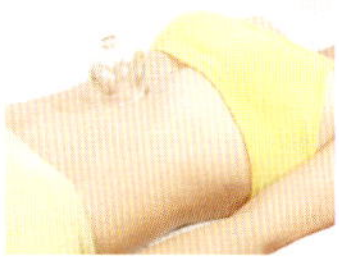

『穴位定位』

位于上腹部，前正中线上，当脐中上 4 寸。

03 足三里拔罐

用拔罐器将气罐吸附在足三里上，留罐 15 分钟，以被拔罐部位充血，有少量瘀血拔出为度。

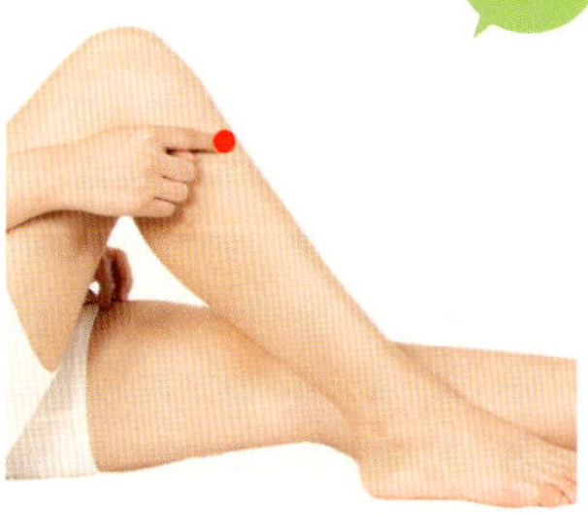

『穴位定位』

位于小腿前外侧，当犊鼻下 3 寸，距胫骨前缘一横指（中指）。

.呕吐.
拔罐疗法扫扫看

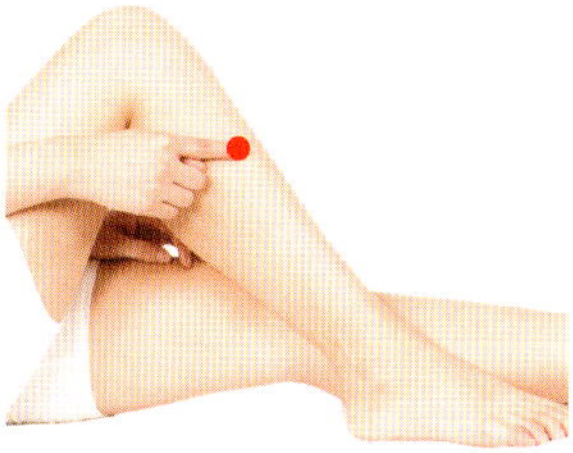

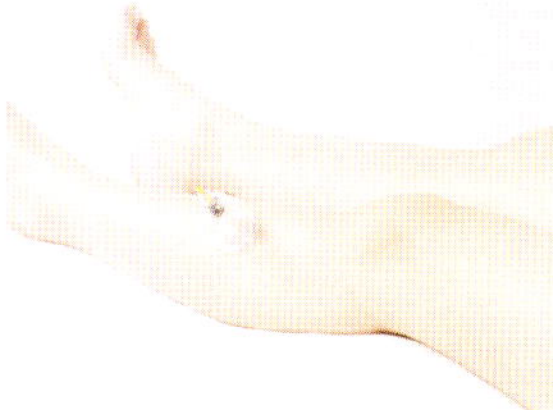

04 上巨虚拔罐

用拔罐器将气罐吸附在上巨虚穴上，留罐 15 分钟，以局部皮肤潮红为度。

『穴位定位』

位于小腿前外侧，当犊鼻下 6 寸，距胫骨前缘一横指（中指）。

【专家解析】

胃俞具有健脾益胃的作用；中脘具有和胃止呕的作用；足三里、上巨虚具有通调腑气、降逆止呕的作用。四穴配伍，共奏理气和胃、降逆止呕之功。

随证加穴拔罐

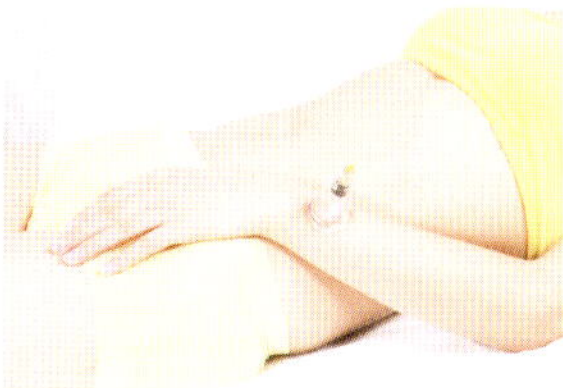

①外邪犯胃型 + 外关

典型症状：突发呕吐，呕吐量多，伴有恶寒发热，头身疼痛。

拔罐：将气罐吸附在外关穴上，留罐 15 分钟，可解表散邪。

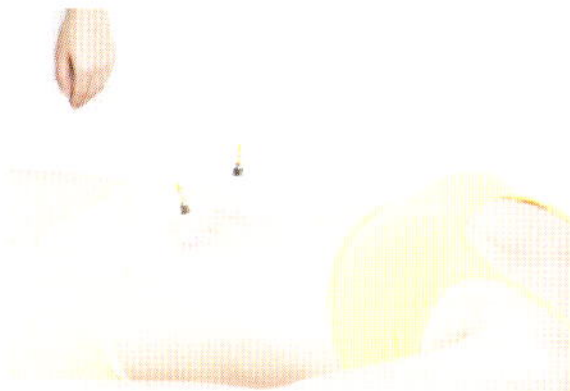

②饮食积滞型 + 天枢

典型症状：因暴饮暴食或饮食不洁而呕吐酸腐，脘腹胀满，吐后反快。

拔罐：用拔罐器将气罐吸附在天枢穴上，留罐约 15 分钟，可消食止呕。

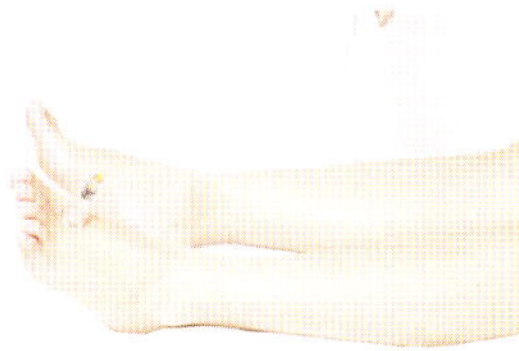

③肝气犯胃型 + 太冲

典型症状：每因情志不畅而呕吐或吐甚，嗳气吞酸，脘腹胀满。

拔罐：用拔罐器将气罐吸拔在太冲穴上，留罐 10 分钟，可疏肝理气。

老中医经验方

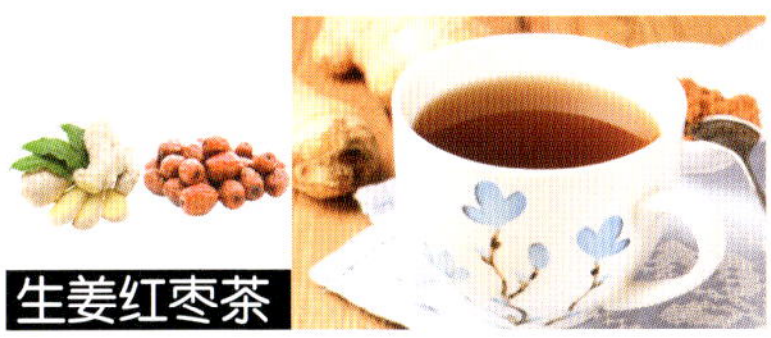

生姜红枣茶

- 取生姜 5 片，红枣 3 枚，冲泡饮用。
- 本品可温中和胃、降逆止呕，治胃寒呕吐。

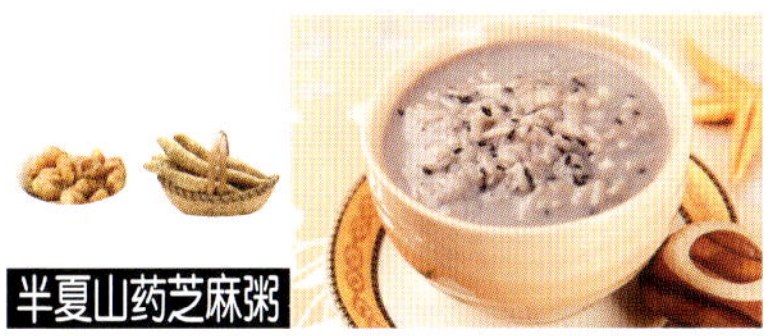

半夏山药芝麻粥

- 取半夏 3 克，山药 100 克，芝麻适量，小米 200 克，熬煮成粥。
- 本品可理气和胃、降逆止呕。

拔罐祛病23

胃痉挛

症状

突发上腹痛、缓解时无明显不适，伴呕吐、食欲不振。

【病症简介】

胃痉挛就是胃部肌肉抽搐，主要表现为上腹痛、呕吐等，胃病、饮食因素、受寒等都可引起。胃痉挛本身是一种症状，不是疾病，出现症状时，要及时对症解痉止痛止呕，如果常常出现胃痉挛，应从根源治疗。

拔罐疗法

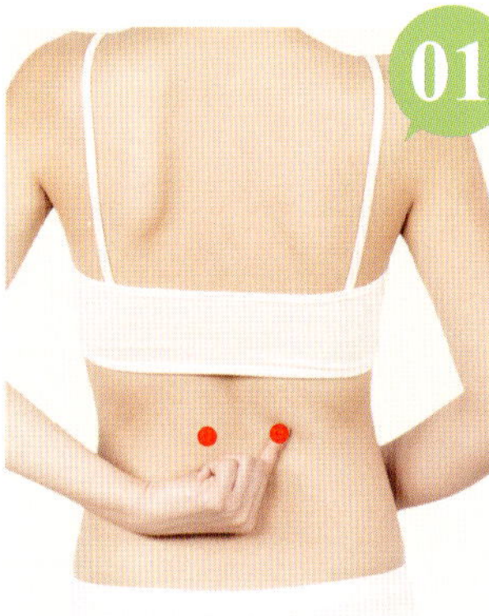

01 胃俞拔罐

将棉球点燃后，伸入罐内马上抽出，将火罐扣在胃俞穴上，留罐 15 分钟，以局部皮肤有酸胀痛感为佳。

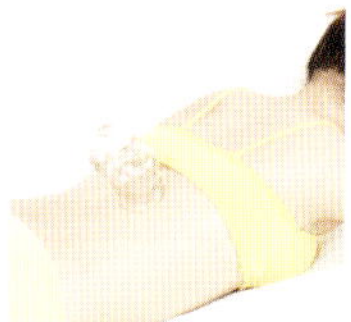

『穴位定位』

位于背部，当第十二胸椎棘突下，旁开 1.5 寸。

02 中脘拔罐

将火罐扣在中脘穴上，留罐 15 分钟，以被拔罐部位充血，有少量瘀血被拔出为度。

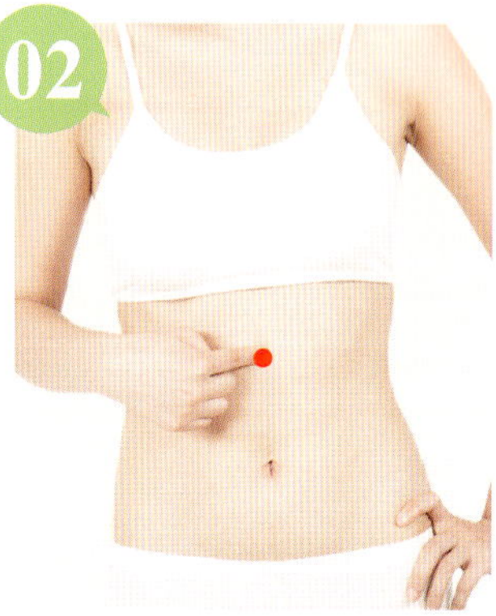

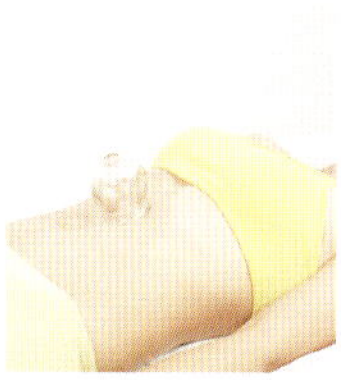

『穴位定位』

位于上腹部，前正中线上，当脐中上 4 寸。

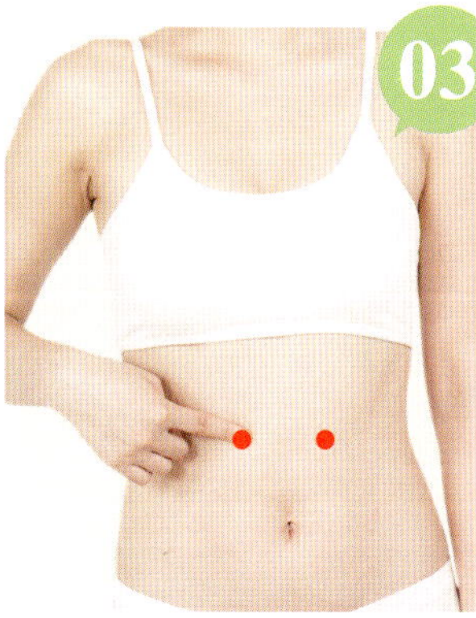

03 梁门拔罐

将火罐扣在梁门穴上，留罐 15 分钟，以被拔罐部位充血，有少量瘀血被拔出为度。

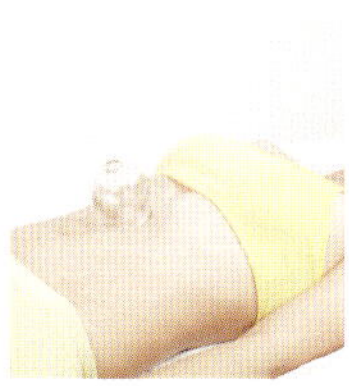

『穴位定位』

位于脐上 4 寸，任脉旁开 2 寸。

.胃痉挛.
拔罐疗法扫扫看

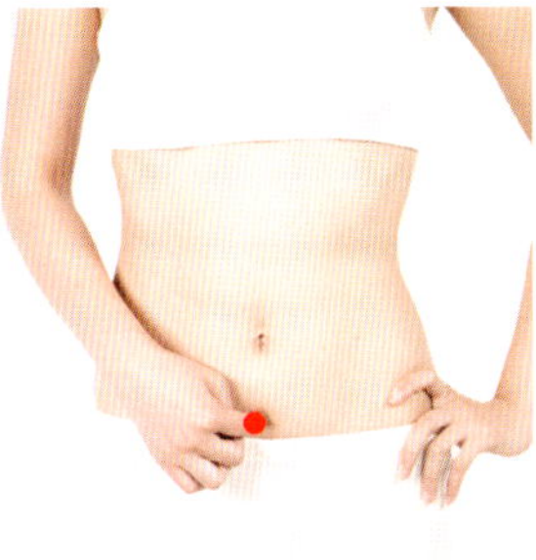

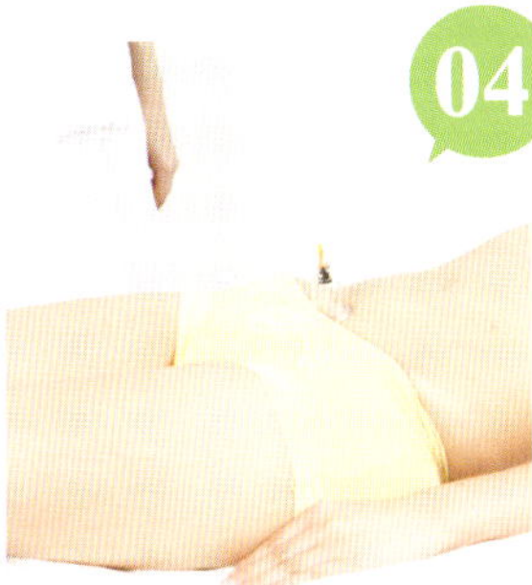

04 关元拔罐

用拔罐器将气罐吸附在关元穴上，留罐 15 分钟。

『穴位定位』

位于下腹部，前正中线上，当脐中下 3 寸。

【专家解析】

胃俞具有温中散寒的作用；中脘、梁门具有畅达三焦气机、和胃降逆止痛的作用；关元具有理气降逆、培补元气的作用。四穴配伍，共奏温胃散寒、止痉止痛之功。

随证加穴拔罐

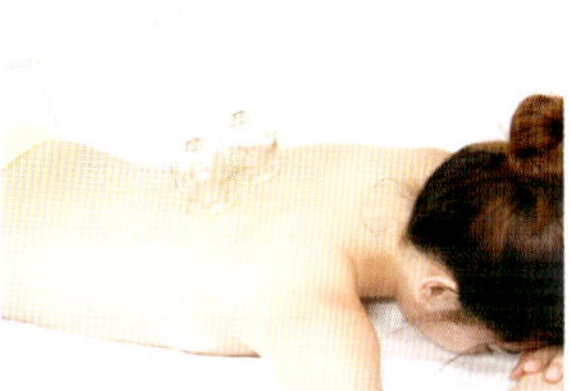

①气滞血瘀型 + 膈俞

典型症状： 上腹痛如针刺刀割，痛有定处，按之痛甚，食后加剧，入夜尤甚。

拔罐： 将火罐扣在膈俞穴上，留罐约 15 分钟，可和胃降逆、化瘀止痛。

②寒邪侵袭型 + 梁丘

典型症状： 胃痉挛突然发作，甚则拘急作痛，得热痛减，遇寒痛增。

拔罐： 用拔罐器把气罐吸附在梁丘穴上，留罐 10 分钟，可散寒止痉。

③脾胃阳虚型 + 足三里

典型症状： 胃痉挛发作缓慢，隐隐作痛，绵绵不休，冷痛不适，喜温喜按，空腹痛甚，得食则缓。

拔罐： 将气罐扣在足三里穴上，留罐 15 分钟。

✚ 老中医经验方

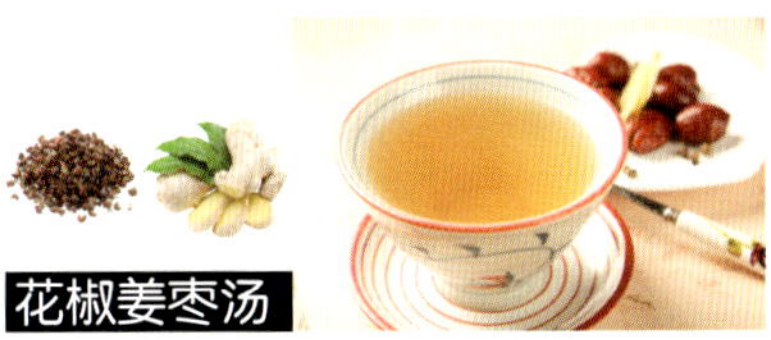

花椒姜枣汤

- 取花椒 5 克，生姜 3 片，大枣三枚，煎汤代茶。
- 本品可温中散寒止痉，缓解疼痛。

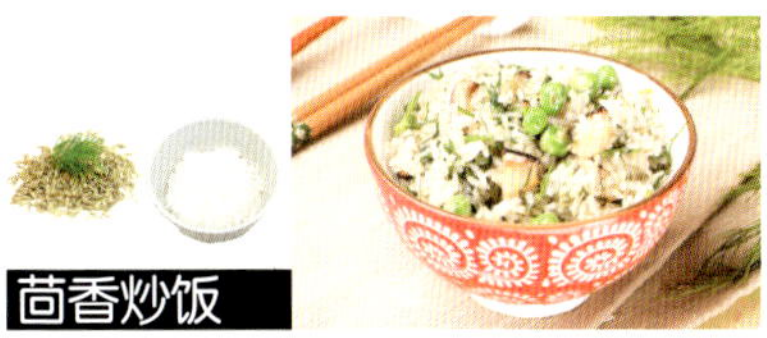

茴香炒饭

- 取茴香 50 克，米饭 100 克，盐、油适量炒熟。
- 本品可温中止痛，治遇寒胃抽痛。

拔罐祛病24

胃下垂

症状 上腹不适、腹胀、腹痛、恶心、呕吐、便秘、失眠。

【病症简介】

胃下垂是指站立位时，胃位置下降，胃小弯最低点在髂嵴水平连线以下。轻度胃下垂多无症状，中度以上者常出现胃肠动力差、消化不良的症状。中医认为，胃下垂是中气不足、气虚下陷所致。

拔罐疗法

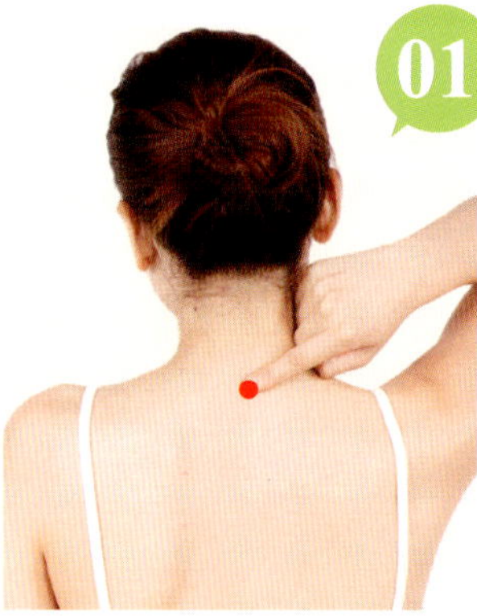

01 大椎拔罐

将气罐吸拔在大椎穴上，留罐10分钟，以局部皮肤泛红、充血为度。

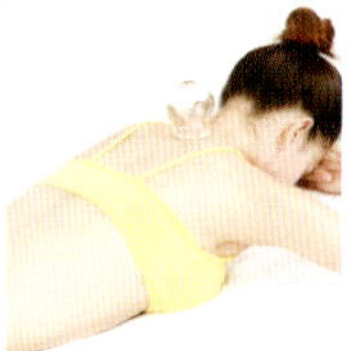

『穴位定位』

位于后正中线上，第七颈椎棘突下凹陷中。

02 肝俞拔罐

将火罐扣在肝俞穴上，留罐10分钟，以被拔罐部位充血、发紫，并有少量瘀血被拔出为度。

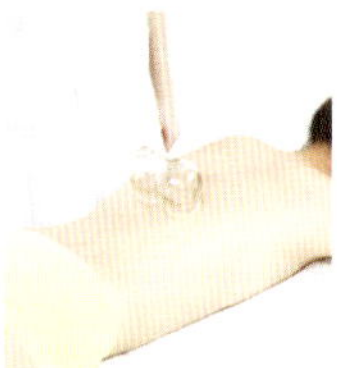

『穴位定位』

位于背部，当第九胸椎棘突下，旁开1.5寸。

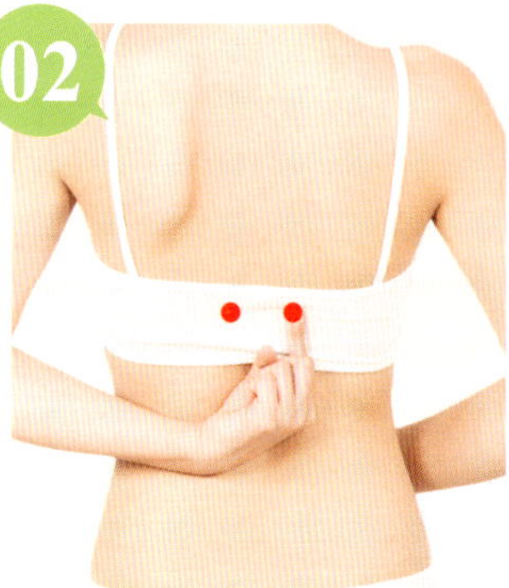

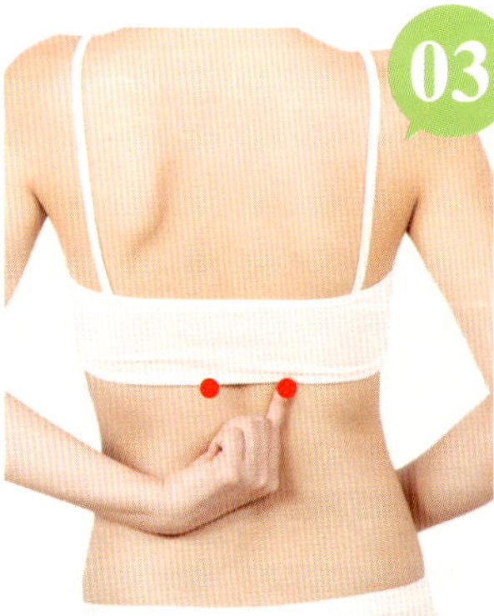

03 脾俞拔罐

将火罐扣在脾俞穴上，留罐10分钟，以被拔罐部位充血、发紫，并有少量瘀血被拔出为度。

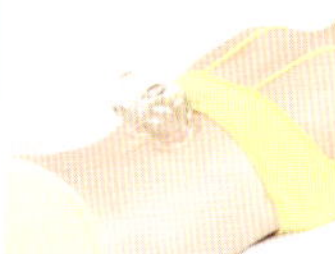

『穴位定位』

位于背部，当第十一胸椎棘突下，旁开1.5寸。

胃下垂

拔罐疗法扫扫看

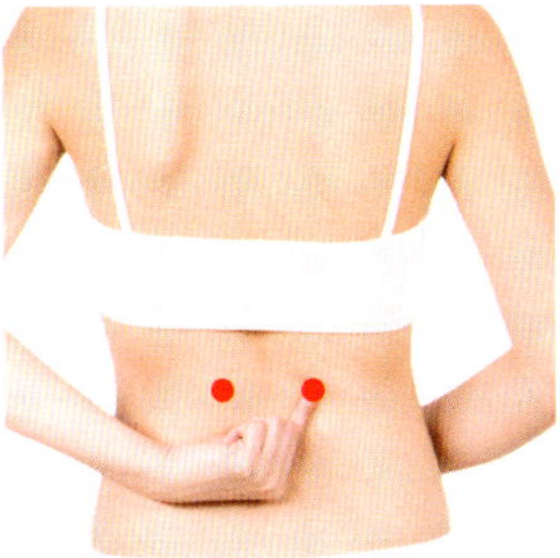

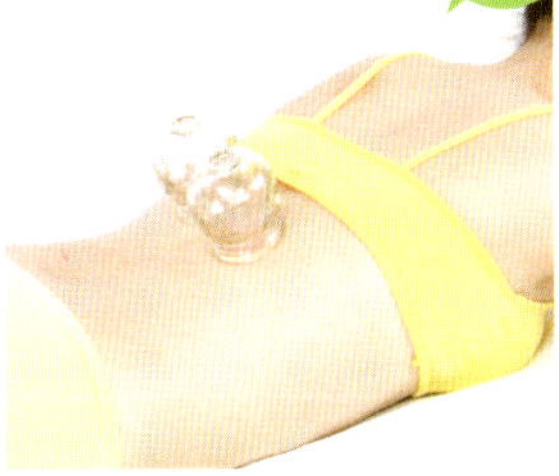

04 胃俞拔罐

将棉球点燃后，伸入罐内马上抽出，将火罐扣在胃俞穴上，留罐 15 分钟，以局部皮肤有酸胀痛感为佳。

『穴位定位』

位于背部，当第十二胸椎棘突下，旁开 1.5 寸。

【专家解析】

大椎具有祛风散寒、截虐止痫的作用；肝俞具有疏肝利胆、调和胃气的作用；脾俞、胃俞具有健脾益气、补中和胃的作用。四穴配伍，共奏健脾益气、升阳举陷之功。

随证加穴拔罐

①中气下陷型 + 足三里

典型症状： 脘腹痞满，或坠胀不舒，劳累后尤甚，倦怠乏力，食欲不振。

拔罐： 用拔罐器将气罐吸附在足三里穴上，留罐 15 分钟，可益气升提。

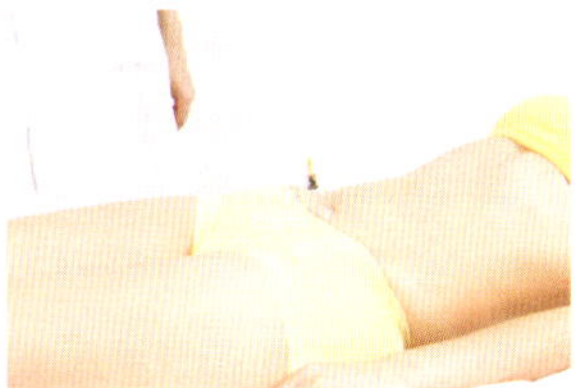

②脾阳不振型 + 关元

典型症状： 脘腹闷胀，时有隐痛，畏寒喜暖，得温则胀隐痛减轻，纳差，呕恶，便溏。

拔罐： 将气罐迅速吸附在关元穴上，留罐 10 分钟。

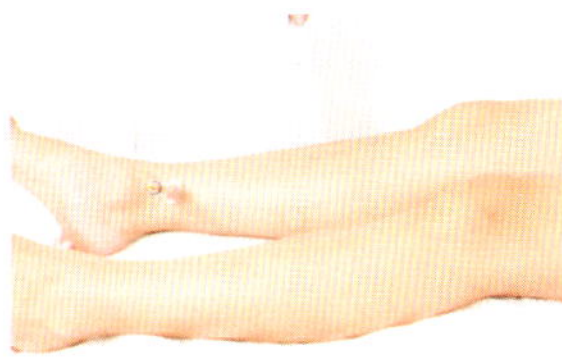

③胃阴不足型 + 三阴交

典型症状： 脘腹胀满，烦闷不舒，食后和劳累后尤甚，口渴喜饮，口苦口臭。

拔罐： 用拔罐器将气罐吸附在三阴交穴上，留罐 15 分钟，可养阴和胃。

老中医经验方

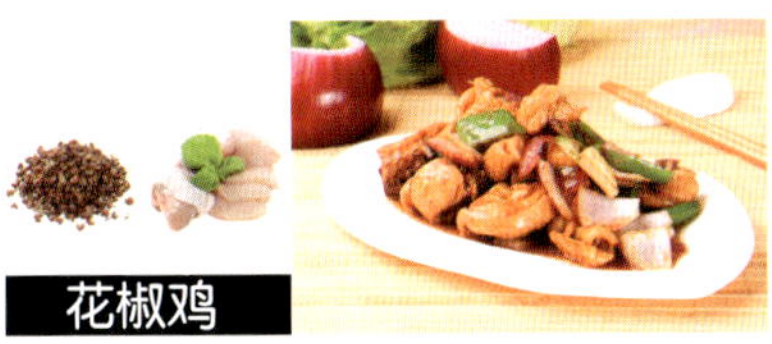

花椒鸡

- 取花椒 15 克，鸡肉 500 克，炒熟。
- 本品可补益中气、温中和胃，减缓胃下垂。

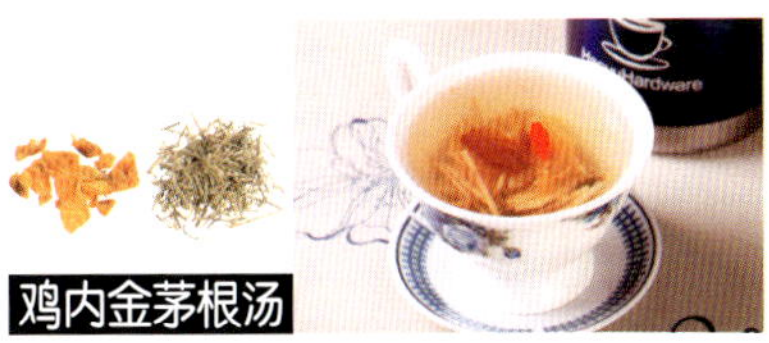

鸡内金茅根汤

- 取鸡内金 8 克，茅根 10 克，煎汤代茶。
- 本品和健脾和胃、消食生津。

拔罐祛病25

慢性胃炎

症状

上腹部疼痛、空腹尤甚，腹胀、烧心、恶心、呕吐、食欲不振等。

【病症简介】

慢性胃炎系指不同病因引起的胃黏膜的慢性炎症或萎缩性病变，其实质是胃黏膜上皮遭受反复损害后，由于局部粘膜特异的再生能力，以致黏膜发生改建，且最终导致不可逆的固有胃腺体的萎缩，甚至消失。

拔罐疗法

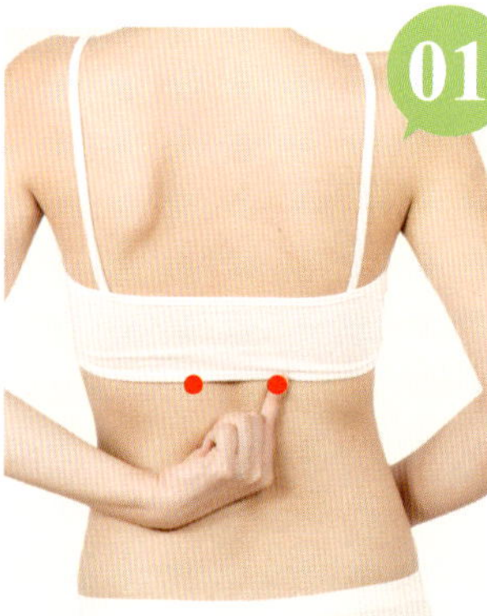

01 脾俞拔罐

将火罐扣在脾俞穴上，留罐 15 分钟，以局部皮肤潮红为度。

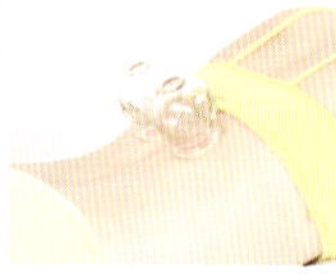

『穴位定位』

位于背部，当第十一胸椎棘突下，旁开 1.5 寸。

02 胃俞拔罐

将火罐扣在胃俞穴上，留罐 15 分钟，以局部皮肤有酸胀痛感为佳。

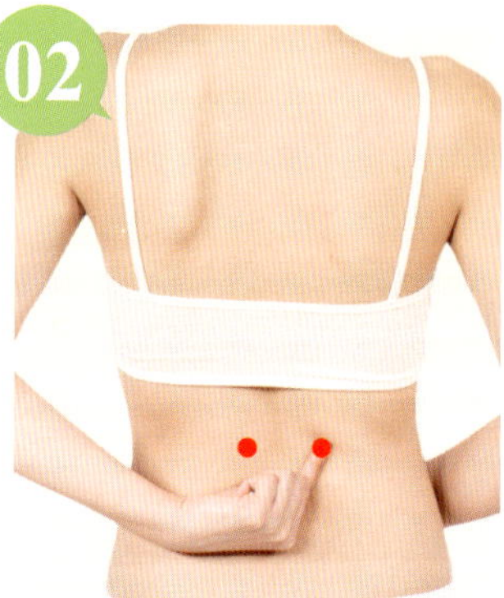

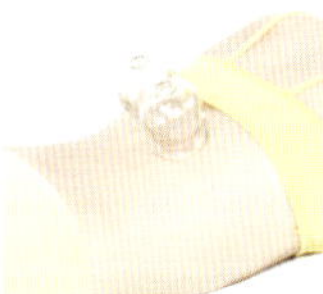

『穴位定位』

位于背部，当第十二胸椎棘突下，旁开 1.5 寸。

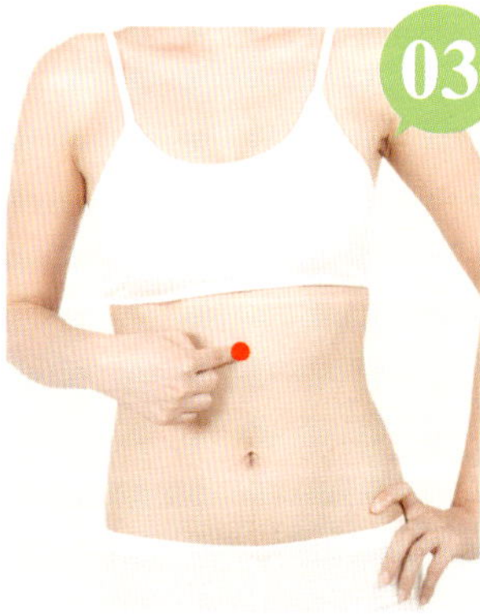

03 中脘拔罐

将火罐扣在中脘穴上，留罐 15 分钟，以被拔罐部位充血，有少量瘀血被拔出为度。

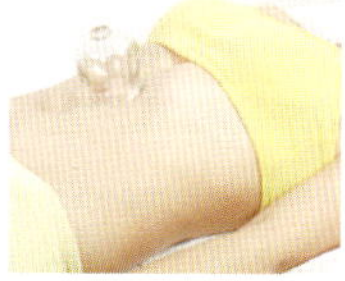

『穴位定位』

位于上腹部，前正中线上，当脐中上 4 寸。

. 慢性胃炎 .
拔罐疗法扫扫看

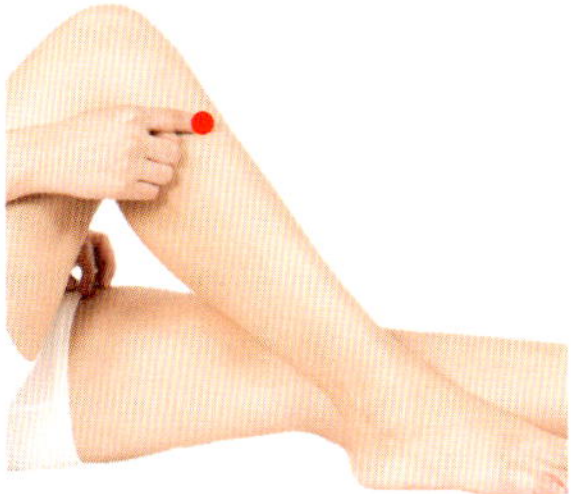

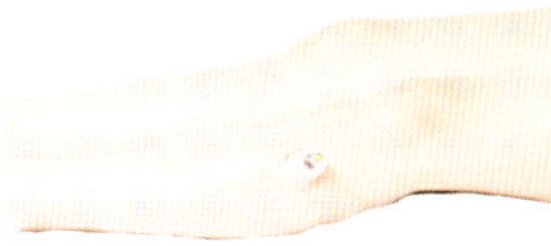

04 足三里拔罐

用拔罐器将气罐吸附在足三里穴上，留罐15分钟，以局部皮肤潮红为度。

『穴位定位』

位于小腿前外侧，当犊鼻下3寸，距胫骨前缘一横指（中指）。

【专家解析】

脾俞具有健脾和胃、利湿升清的作用；胃俞具有温中散寒的作用；中脘具有通调腑气、和胃止痛的作用；足三里具有生发胃气、燥化脾湿的作用。四穴配伍，共奏健脾和胃、行气止痛之功。

随证加穴拔罐

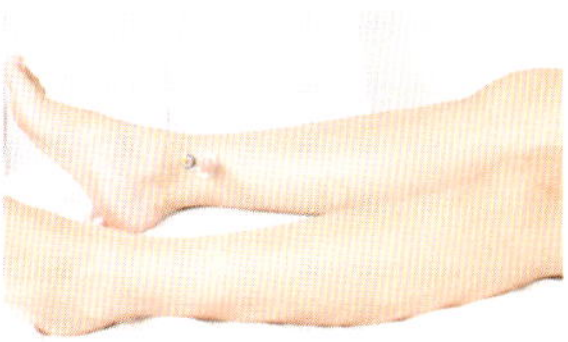

①胃阴不足型＋三阴交

典型症状：胃脘灼痛，饥不欲食，咽干口燥，大便干结。

拔罐：用拔罐器将气罐吸附在三阴交穴上，留罐15分钟，可滋阴和胃。

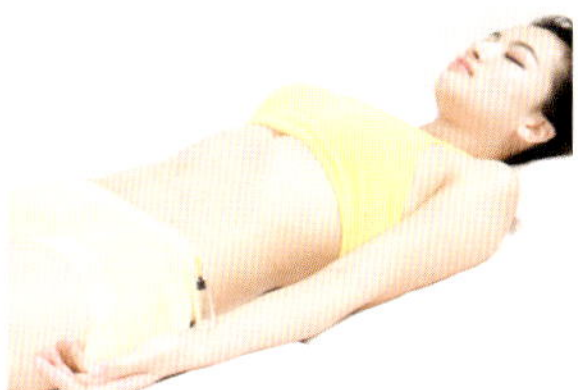

②脾胃虚寒型＋内关

典型症状：胃痛隐隐，喜暖喜按，食后胀满，呕吐清涎，纳食减少，腹泻便溏。

拔罐：将气罐扣在内关穴上，留罐15分钟，可健脾和胃。

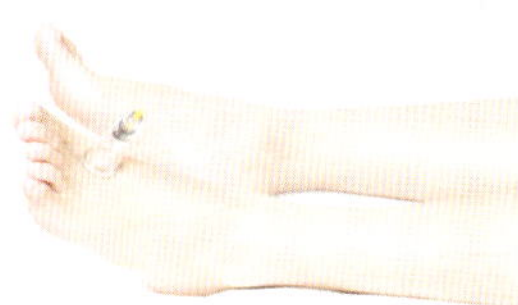

③肝胃气滞型＋太冲

典型症状：胃脘疼痛，连及胁肋，胀闷不适，食后尤甚，嗳气嘈杂，呕恶泛酸。

拔罐：用拔罐器将气罐吸附在太冲穴上，留罐15分钟，可疏肝和胃。

老中医经验方

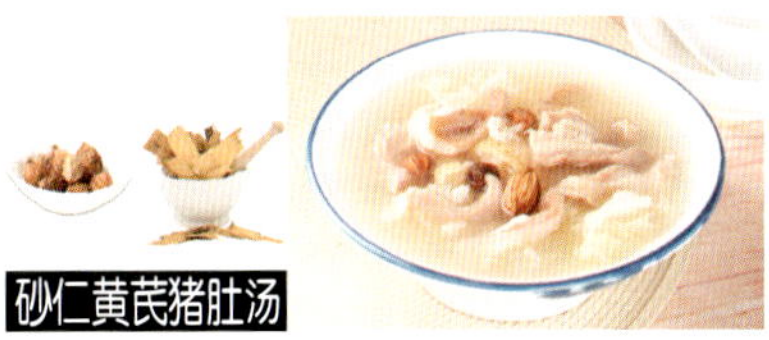

砂仁黄芪猪肚汤

- 取砂仁10克，黄芪10克，猪肚500克，炖汤。
- 本品可益气温中、化湿止痛。

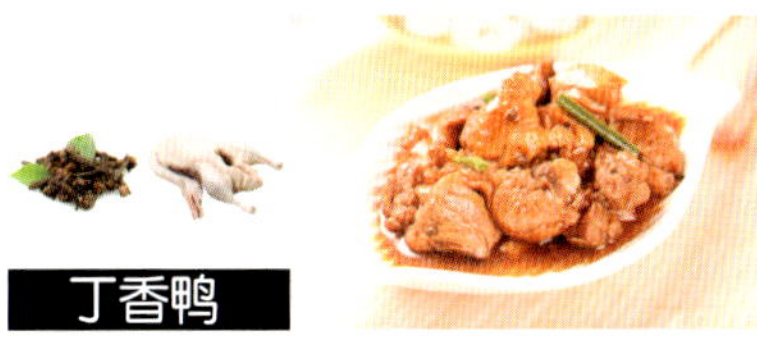

丁香鸭

- 取丁香15克，鸭肉500克，炒熟。
- 本品可温中散寒、和胃止痛、滋阴润胃，缓解胃部炎症。

拔罐祛病 26

消化性溃疡

症状

中上腹疼痛、唾液分泌增多、烧心、反胃、嗳气、恶心、呕吐。

.消化性溃疡.
拔罐疗法扫扫看

【病症简介】

消化性溃疡主要指发生在胃和十二指肠的慢性溃疡，以周期性发作、节律性上腹部疼痛为主要特征。本病绝大多数（95% 以上）发病部位位于胃和十二指肠，故又称胃十二指肠溃疡。

拔罐疗法

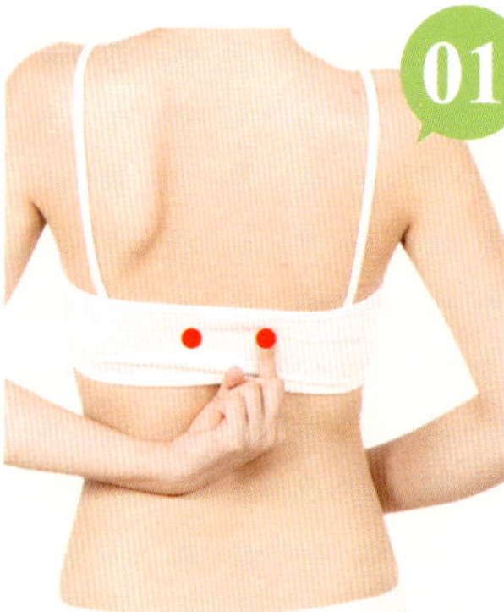

01 肝俞拔罐

用火罐法迅速将火罐扣在肝俞穴上，留罐 10 分钟，以局部皮肤泛红、充血为度。

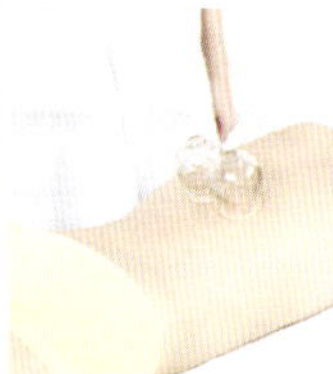

『穴位定位』

位于背部，当第九胸椎棘突下，旁开 1.5 寸。

02 脾俞拔罐

将火罐扣在脾俞穴上，留罐 15 分钟，以局部皮肤潮红为度。

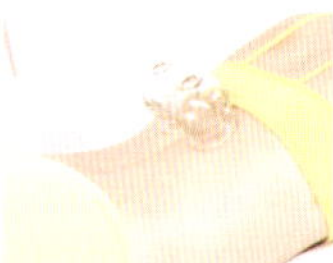

『穴位定位』

位于背部，当第十一胸椎棘突下，旁开 1.5 寸。

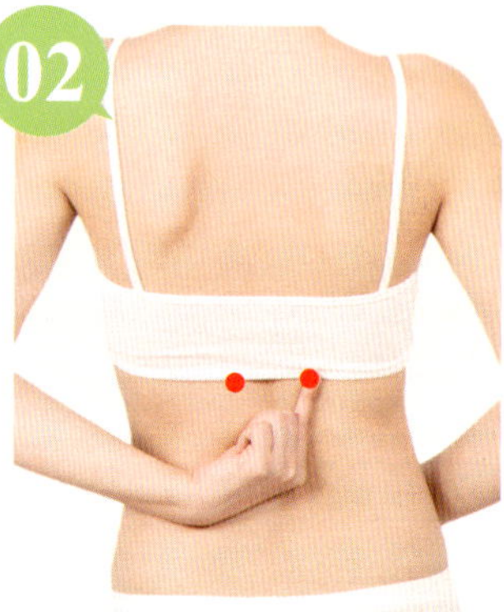

03 血海拔罐

用拔罐器将火罐扣在血海穴上，留罐 10 ~ 15 分钟，以皮肤泛红、充血为度。

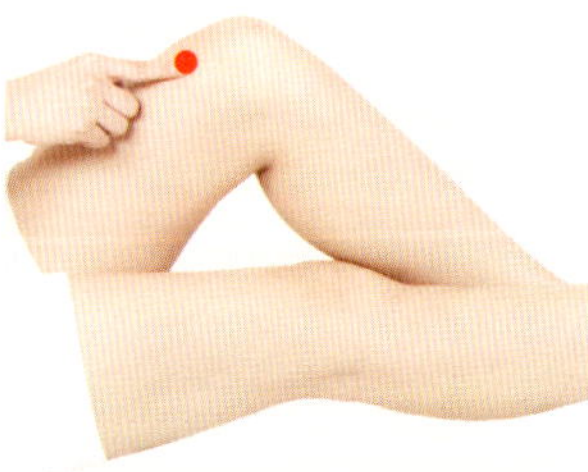

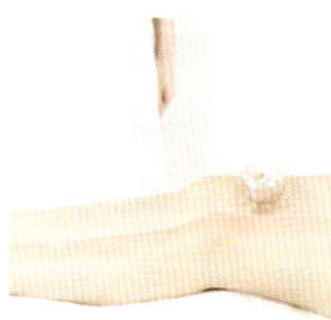

『穴位定位』

屈膝，位于大腿内侧，髌底内侧端上 2 寸，当股四头肌内侧头的隆起处。

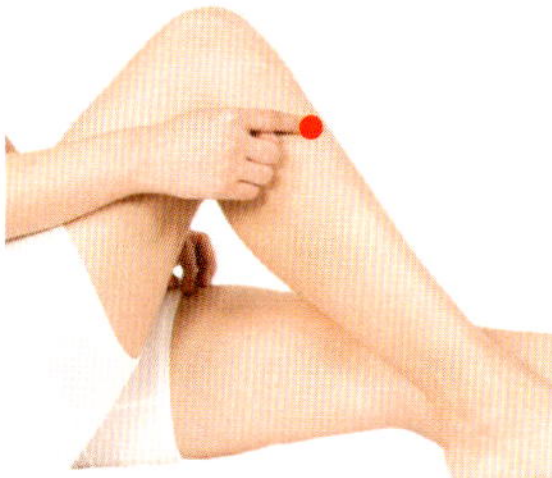

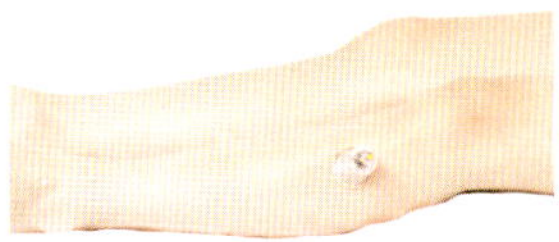

04 足三里拔罐

用拔罐器将气罐吸附在足三里穴上，留罐 10 分钟，以局部皮肤泛红、充血为度。

『穴位定位』

位于小腿前外侧，当犊鼻下 3 寸，距胫骨前缘一横指（中指）。

【专家解析】

肝俞具有疏肝理气、降逆和胃的作用；脾俞具有健脾和胃、通络止痛的作用；血海具有活血化瘀的作用；足三里具有通调腑气、和胃降逆的作用。四穴配伍，共奏调和气血、化瘀止痛之功。

随证加穴拔罐

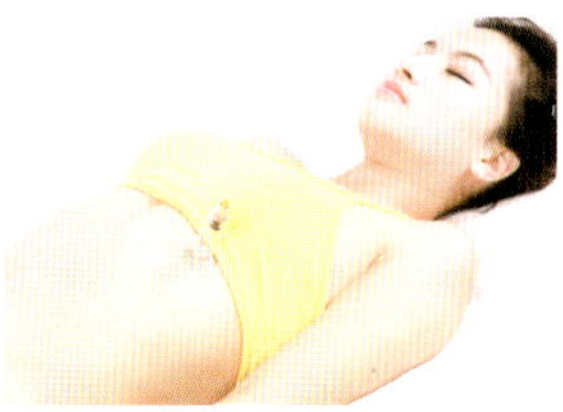

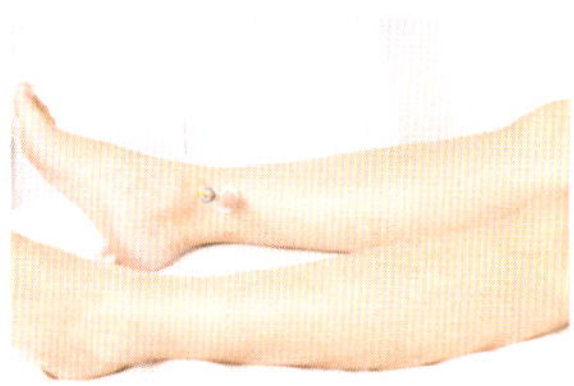

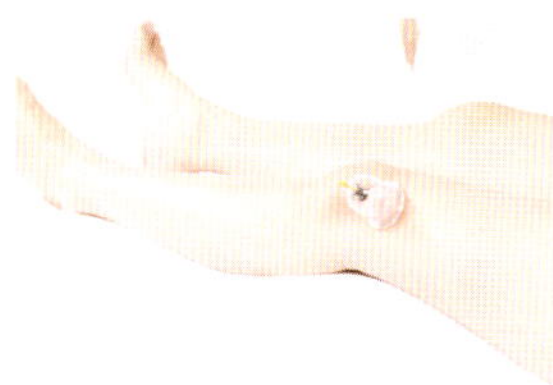

①肝气犯胃型＋期门

典型症状：胃脘胀满，拱撑作痛，嗳气则舒，情志不舒时加重，泛吐酸水，胸闷喜太息，食少。

拔罐：将气罐吸附在期门穴上，留罐 15 分钟。

②胃阴不足型＋三阴交

典型症状：胃痛隐隐，饥饿时加重，口燥咽干，渴不欲饮，五心烦热，或纳呆，时作干呕，大便干燥。

拔罐：将气罐吸附在三阴交穴上，留罐 15 分钟。

③食积伤胃型＋梁丘

典型症状：因暴饮暴食而胃脘疼痛，胀满拒按，嗳腐吞酸，或呕吐不消化食物，吐后痛减。

拔罐：把气罐吸附在梁丘穴上，留罐 10 分钟。

老中医经验方

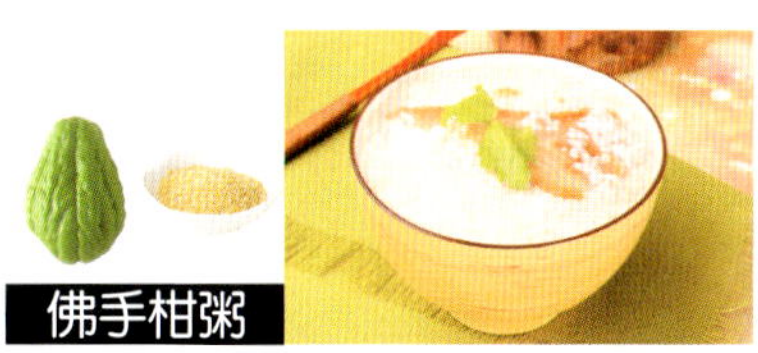

佛手柑粥

- 取佛手柑 15 克，小米 500 克，熬煮成粥。
- 本品可疏肝和胃、行气止痛。

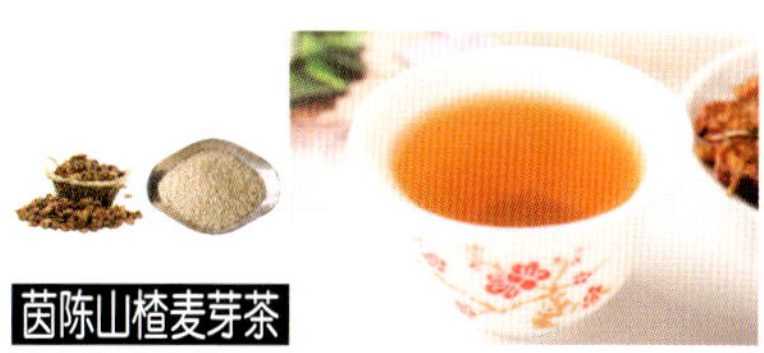

茵陈山楂麦芽茶

- 取茵陈 5 克，山楂 5 克，麦芽 5 克，用热水冲服。
- 本品可疏肝解郁、和胃止痛。

拔罐祛病27

打嗝

症状

喉间频频作声，声音急而短促，一过性呃逆多与饮食有关。

【病症简介】

打嗝，中医称之为呃逆，指气从胃中上逆，于喉间频频作声，声音急而短促，是生理上常见的一种现象，由横膈膜痉挛收缩引起。呃逆的原因有多种，一般病情不重，可自行消退。

拔罐疗法

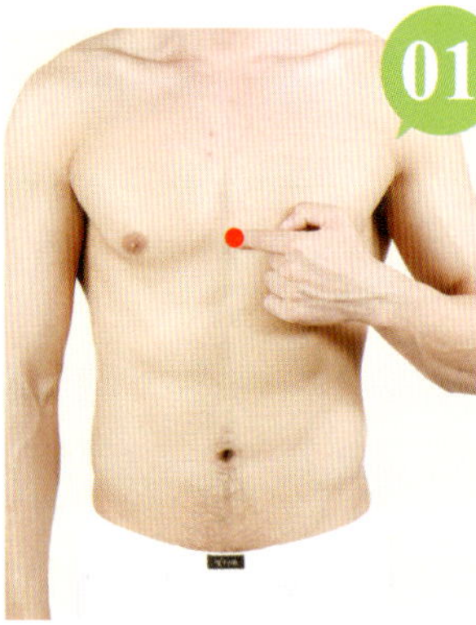

01 膻中拔罐

用拔罐器将气罐吸附在膻中穴上，留罐 10 ~ 15 分钟，以局部皮肤有抽紧感、泛红、充血为度。

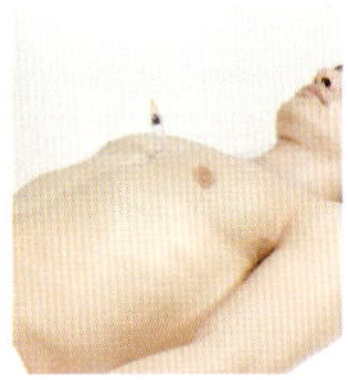

『穴位定位』

位于胸部，当前正中线上，平第四肋间，两乳头连线的中点。

02 巨阙拔罐

用拔罐器将气罐扣在巨阙穴上，留罐 15 分钟，以局部皮肤潮红为度。

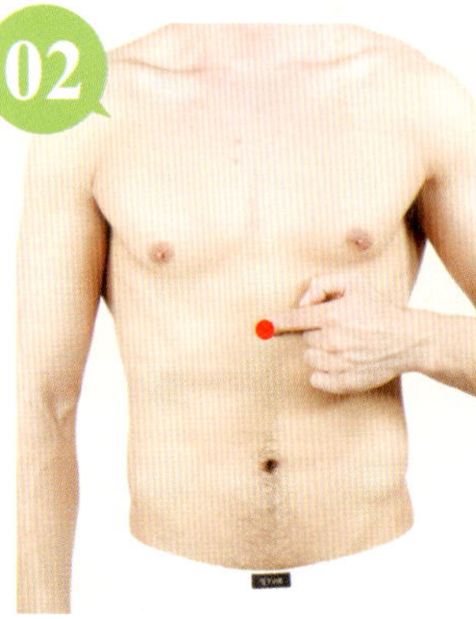

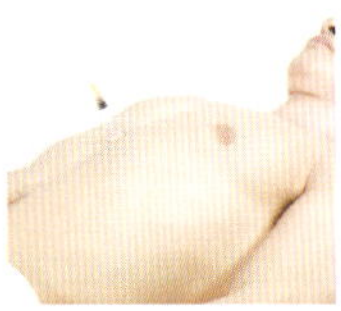

『穴位定位』

位于上腹部，前正中线上，当脐中上 6 寸。

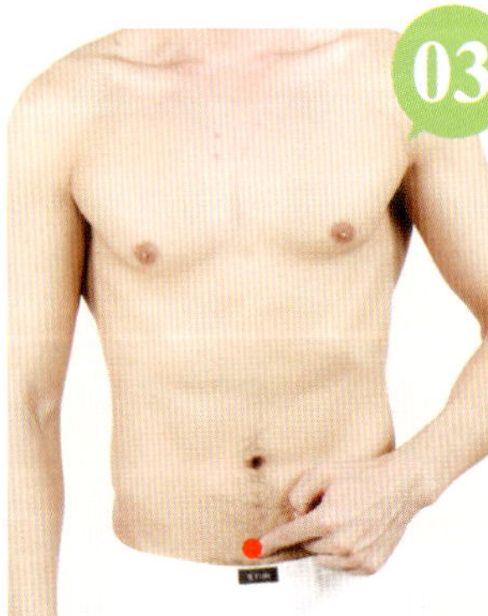

03 关元拔罐

将气罐吸附在关元穴上，留罐 15 分钟，以局部皮肤泛红、充血为度。

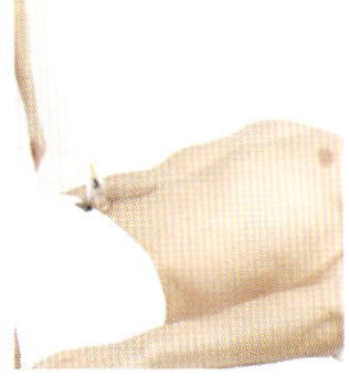

『穴位定位』

位于下腹部，前正中线上，当脐中下 3 寸。

·打嗝·
拔罐疗法扫扫看

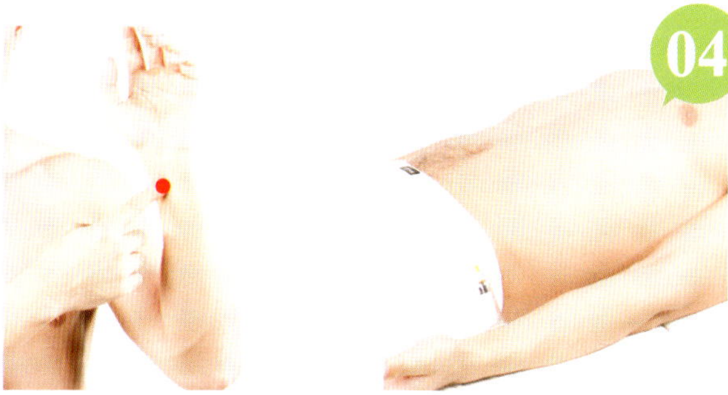

04 内关拔罐

将气罐吸附在内关穴上，留罐15分钟。对侧以同样方式操作。

『穴位定位』

位于前臂掌侧，当曲泽与大陵的连线上，腕横纹上2寸，掌长肌腱与桡侧腕屈肌腱之间。

【专家解析】

膻中具有理气降逆止呃的作用；巨阙、关元具有和胃降逆的作用；内关具有宽胸利膈、畅通三焦气机的作用，为降逆要穴。四穴配伍，共奏宽胸和胃、降逆止呃的作用。

随证加穴拔罐

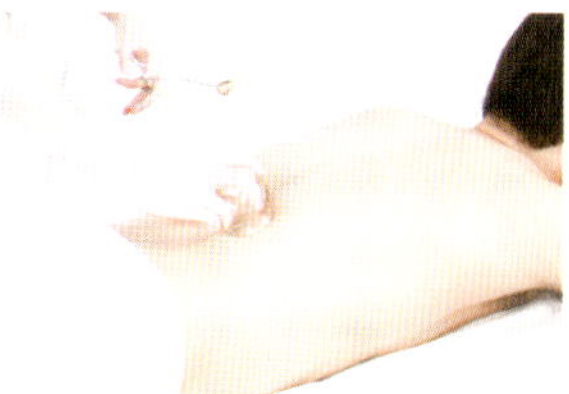

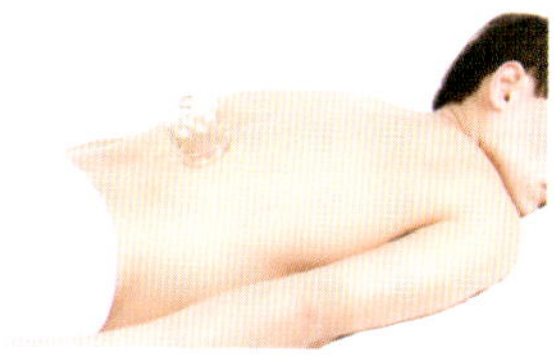

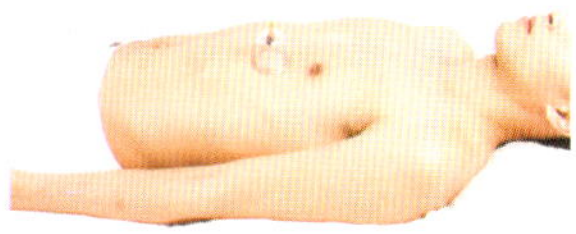

①胃火上逆型＋胃俞

典型症状： 打嗝声洪亮有力，冲逆而出，口臭烦渴，喜冷饮，尿赤便秘。

拔罐： 将火罐扣在胃俞穴上，留罐15分钟，可清胃止嗝。

②脾胃阳虚型＋脾俞

典型症状： 打嗝声低沉无力，气不得续，脘腹不适，喜暖喜按。

拔罐： 将火罐吸附在脾俞穴上，留罐15分钟，可温补脾胃。

③肝郁气滞＋期门

典型症状： 常因情志不畅而诱发或加重，打嗝声连续不断，胸胁胀满。

拔罐： 将气罐吸附在期门穴上，留罐10分钟，可疏肝理气、降逆止嗝。

老中医经验方

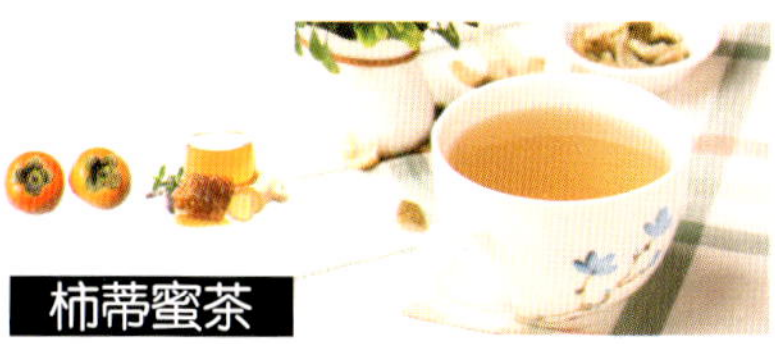

柿蒂蜜茶

- 取柿蒂5克，蜂蜜两小勺，用热水冲泡。
- 本品可降逆止呃。

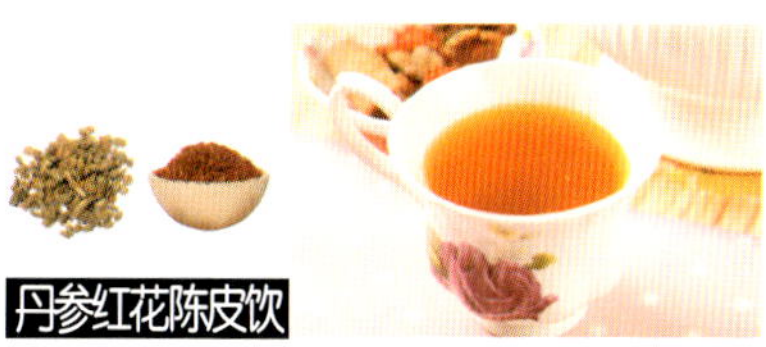

丹参红花陈皮饮

- 取丹参5克，红花3克，陈皮3克，用热水冲泡。
- 本品可活血化瘀、降逆止呃。

拔罐祛病28

腹胀

症状

腹部膨隆，可伴有腹痛、呕吐、嗳气、便秘、腹泻、发热。

【病症简介】

腹胀，即腹部胀大或胀满不适，并且常伴有相关的症状，如呕吐、腹痛、腹泻、嗳气、便秘等。中医认为腹胀多由脾胃虚弱或肝胃气滞导致气机升降失常、浊气上逆所致。

拔罐疗法

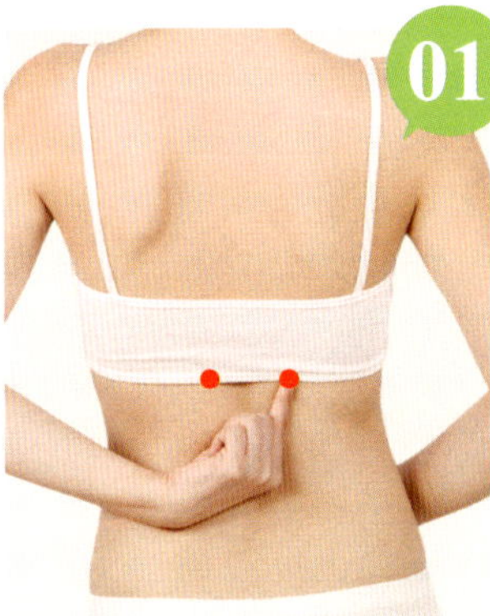

01 脾俞拔罐

将棉球点燃后，伸入罐内马上抽出，将火罐扣在脾俞穴上，留罐 15 分钟，以被拔罐部位充血，有少量瘀血被拔出为度。

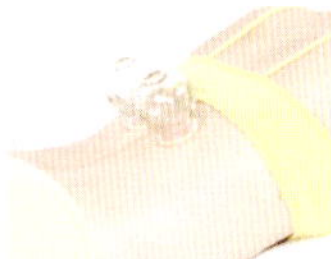

『穴位定位』

位于背部，当第十一胸椎棘突下，旁开 1.5 寸。

02 中脘拔罐

将火罐扣在中脘穴上，留罐 15 分钟，以局部皮肤有酸胀痛感为佳。

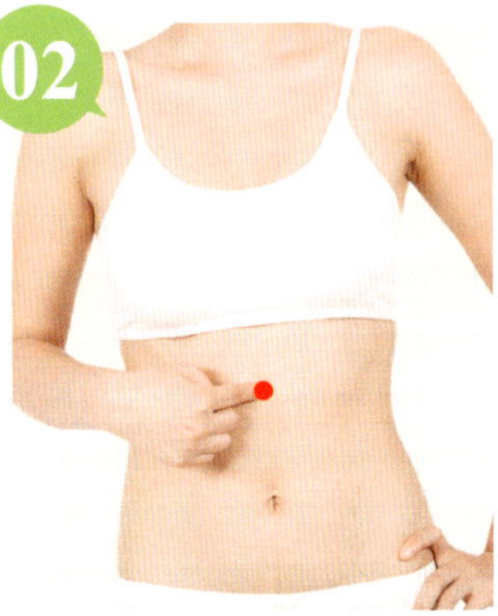

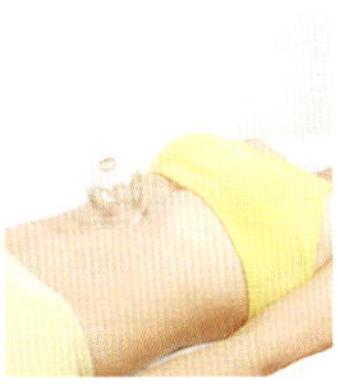

『穴位定位』

位于上腹部，前正中线上，当脐中上 4 寸。

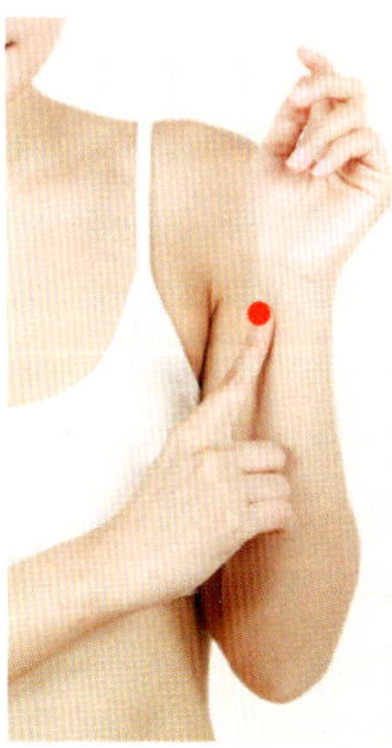

03 内关拔罐

用拔罐器将气罐吸附在内关穴上，留罐 15 分钟，以局部皮肤泛红、充血为度。

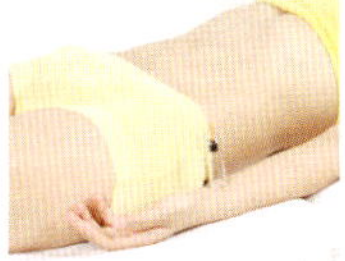

『穴位定位』

位于前臂掌侧，当曲泽与大陵的连线上，腕横纹上 2 寸，掌长肌腱与桡侧腕屈肌腱之间。

.腹胀.
拔罐疗法扫扫看

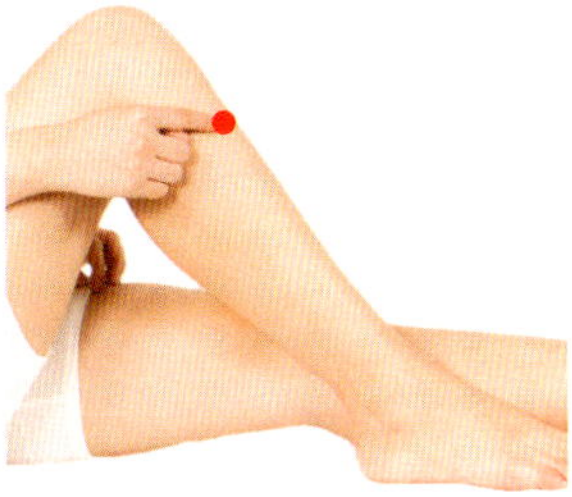

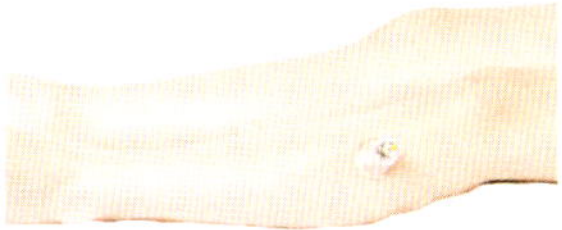

04 足三里拔罐

用拔罐器将气罐吸附在足三里穴上，留罐 15 分钟，以局部皮肤潮红为度。

『穴位定位』

位于小腿前外侧，当犊鼻下 3 寸，距胫骨前缘一横指（中指）。

【专家解析】

脾俞具有调中和胃、理气健脾的作用；中脘具有和胃健脾、降逆利水的作用；内关具有调和脏腑、理气止痛的作用；足三里具有健脾和胃、扶正培元、通经活络、升降气机的作用。四穴配伍，共奏健脾和胃、调气消胀之功。

随证加穴拔罐

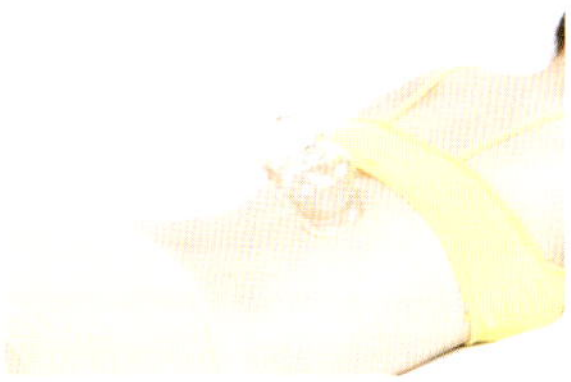

①饮食停滞型 + 胃俞

典型症状：暴饮暴食后脘腹部胀满不适，伴见嗳腐吞酸。

拔罐：将火罐扣在胃俞穴上，留罐 15 分钟，可消食导滞。

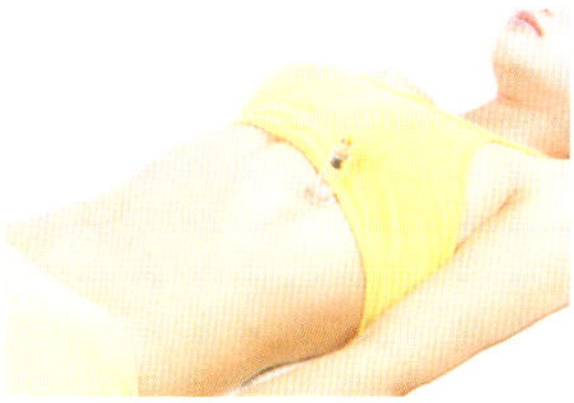

②肝郁气滞型 + 期门

典型症状：侧腹部胀满，经常叹息，与情志有关。

拔罐：用拔罐器将气罐吸附在期门穴上，留罐 10 ~ 15 分钟，可疏肝理气。

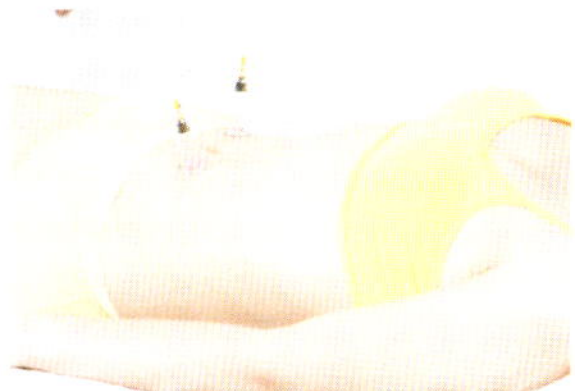

③脾阳不振型 + 天枢

典型症状：腹胀，喜温，喜按，进食生冷或饥饿或劳累后加重。

拔罐：将气罐扣在天枢穴上，留罐 5 ~ 10 分钟，可健脾温中。

老中医经验方

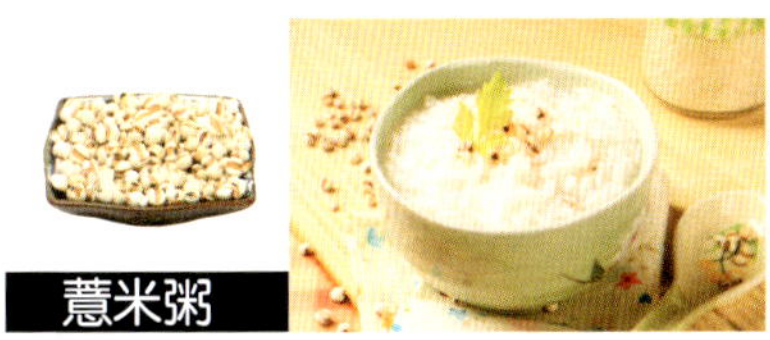

薏米粥

- 取薏米 500 克，煮粥。
- 本品可利水消肿、行气和胃，对腹胀伴小便不利有很好的效果。

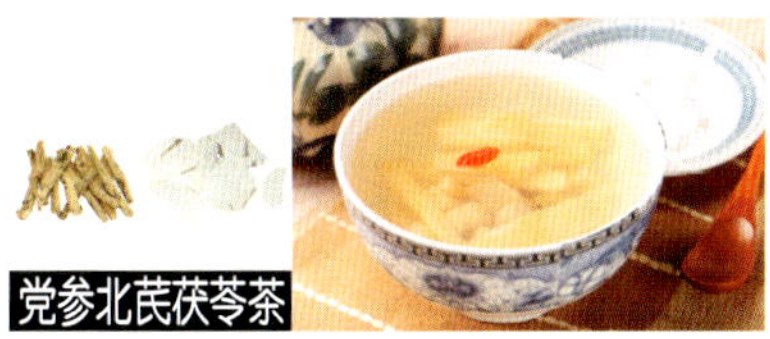

党参北芪茯苓茶

- 取党参 10 克，北芪 5 克，茯苓 8 克，煎汤代茶。
- 本品可健运脾胃、化湿除胀。

拔罐祛病 29

腹泻

症状

排便频繁、粪质稀薄、水分增多，起病急，可伴发热、腹痛。

【病症简介】

腹泻是大肠疾病最常见的一种症状，主要表现为排便次数明显超过日常习惯的排便次数，粪质稀薄，水分增多，每日排便总量超过 200 克。正常人群每天只需排便 1 次，且大便成型，颜色呈黄褐色。

拔罐疗法

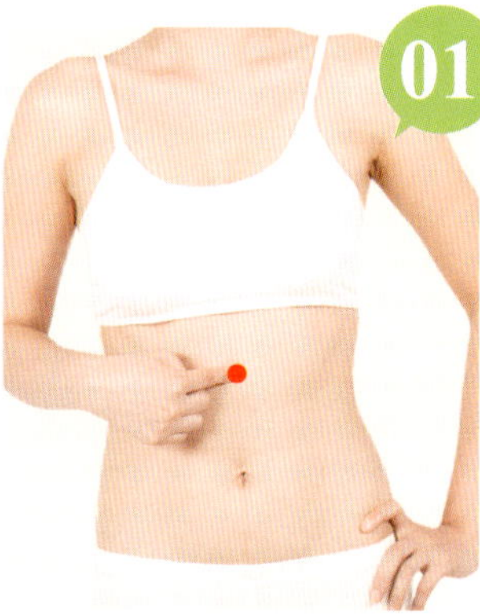

01 中脘拔罐

将火罐吸扣在中脘穴上，留罐 10 分钟，以局部皮肤泛红、充血为度。

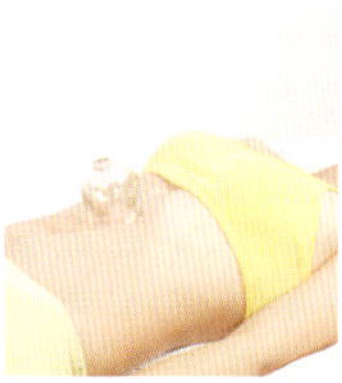

『穴位定位』

上腹部，前正中线上，当脐中上 4 寸。

02 天枢拔罐

用拔罐器将气罐吸附在天枢穴上，留罐 15 分钟，以局部皮肤潮红、有抽紧感为度。

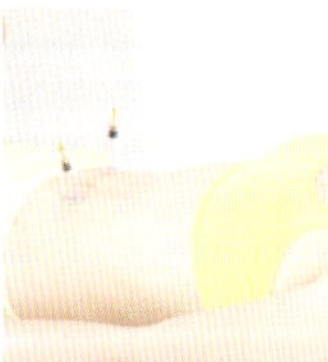

『穴位定位』

位于腹中部，距脐中 2 寸。

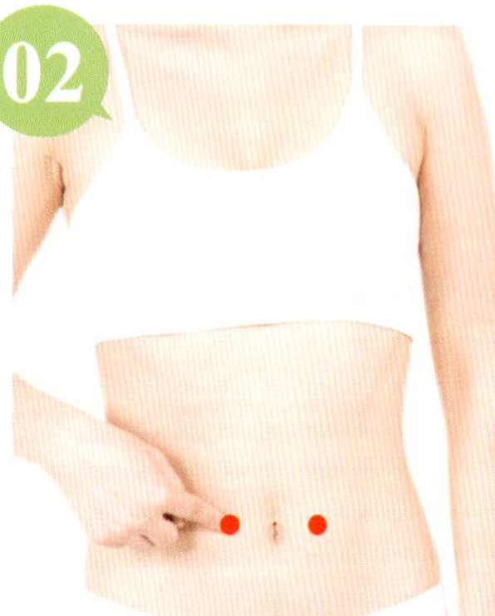

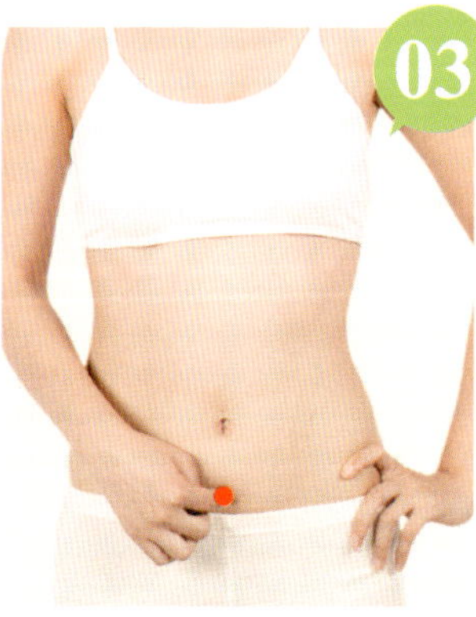

03 关元拔罐

将气罐吸附在关元穴上，留罐 15 分钟，以局部皮肤泛红、充血为度。

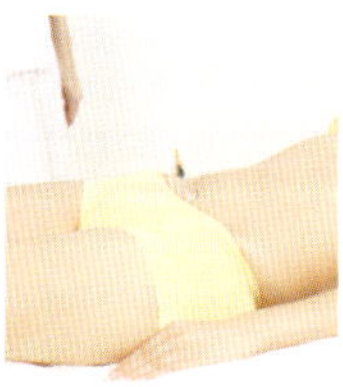

『穴位定位』

位于下腹部，前正中线上，当脐中下 3 寸。

. 腹泻 .
拔罐疗法扫扫看

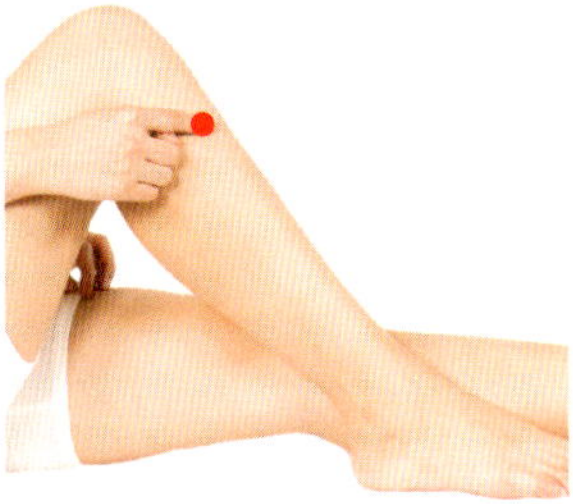

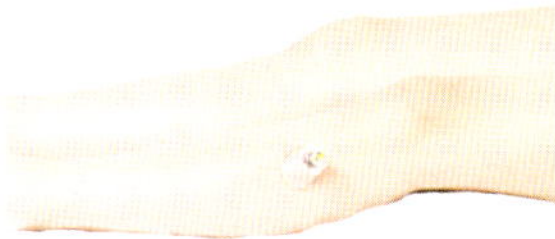

04 足三里拔罐

用拔罐器将气罐吸附在足三里穴上，留罐 15 分钟，以局部皮肤潮红为度。

『穴位定位』

位于小腿前外侧，当犊鼻下 3 寸，距胫骨前缘一横指（中指）。

【专家解析】

中脘、天枢能调理脏腑而止泻；关元具有固本培元、导赤通淋的作用；足三里具有健脾利湿、调补肝肾的作用。四穴配伍，共奏通调腑气、利湿止泻之功。

随证加穴拔罐

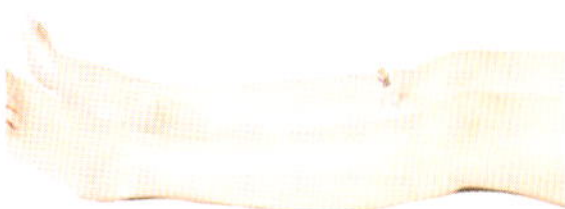

①寒湿困脾型 + 阴陵泉

典型症状： 腹泻因感受寒湿而发，大便清稀或如水样，腹痛肠鸣，泻后痛减，得热痛减。

拔罐： 将气罐吸附在阴陵泉上，留罐 15 分钟。

②饮食积滞型 + 上巨虚

典型症状： 暴饮暴食后腹痛胀满，拒按，泻后痛减，大便臭如败卵。

拔罐： 将气罐吸附在上巨虚穴上，留罐 15 分钟，可消食导滞以止泻。

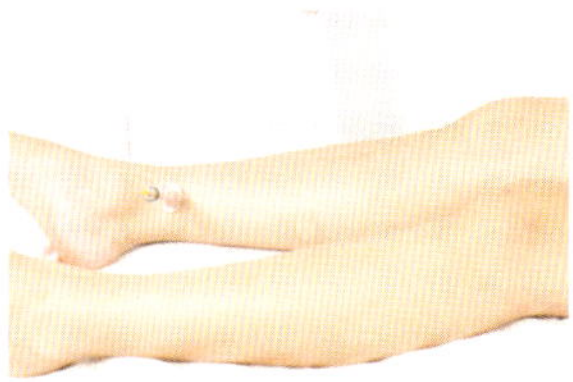

③脾气亏虚型 + 三阴交

典型症状： 大便溏薄，夹有不消化食物，稍进油腻则便次增多。

拔罐： 将气罐吸附在三阴交穴上，留罐 10 分钟，可健脾益气以止泻。

✚ 老中医经验方

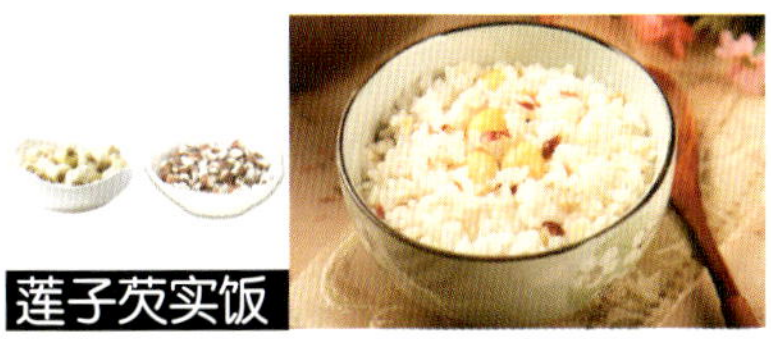

莲子芡实饭

- 取莲子 15 克，芡实 45 克，大米 200 克，煮成饭。
- 本品可健脾养胃、涩肠止泻。

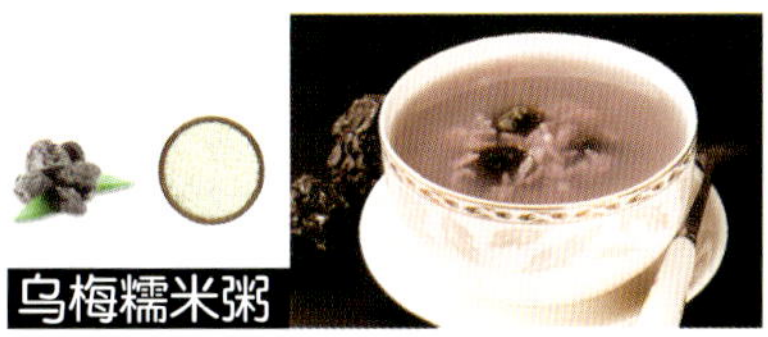

乌梅糯米粥

- 取乌梅 5 枚，糯米 200 克，煮成粥。
- 本品可滋阴补肾、涩肠止泻。

拔罐祛病30

便秘

症状

排便次数减少或排不出、粪便量减少、粪便干结、排便费力。

【病症简介】

便秘是临床常见的复杂症状，而不是一种疾病，主要表现为排便次数减少、粪便量减少、粪便干结、排便费力等。引起便秘的原因有：饮食不当、生活压力过大、滥用泻药、结肠运动功能紊乱、年老体虚等。

拔罐疗法

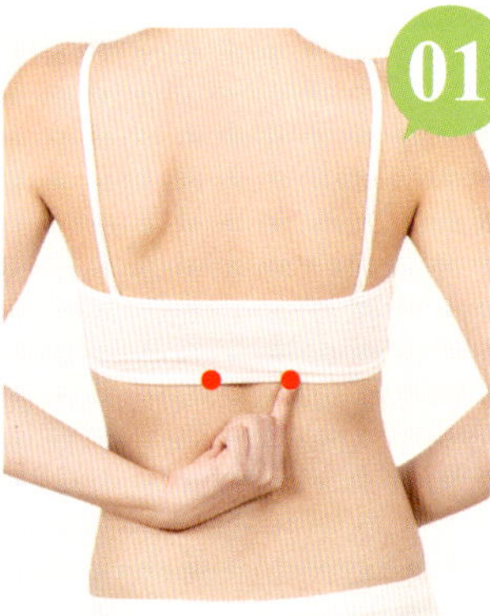

01 脾俞拔罐

将棉球点燃后，伸入罐内马上抽出，将火罐扣在脾俞穴上，留罐 15 分钟，以被拔罐部位充血，有少量瘀血被拔出为度。

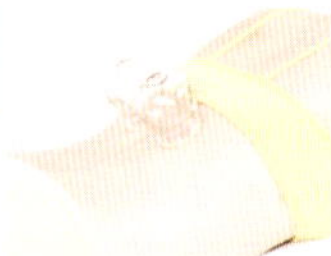

『穴位定位』

位于背部，当第十一胸椎棘突下，旁开 1.5 寸。

02 大肠俞拔罐

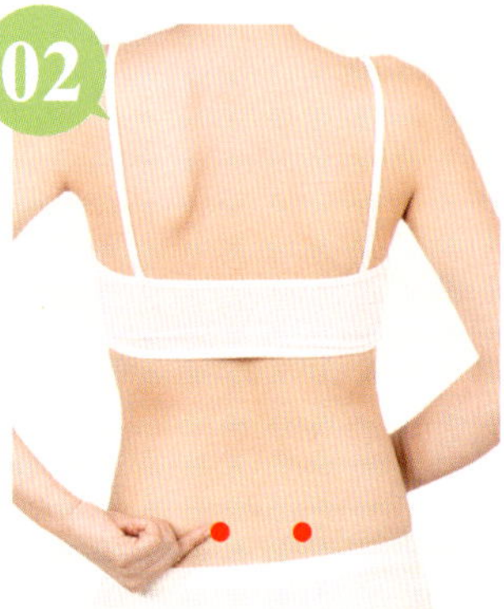

将棉球点燃后，伸入罐内马上抽出，将火罐扣在大肠俞穴上，留罐 15 分钟，以局部皮肤有酸胀痛感为度。

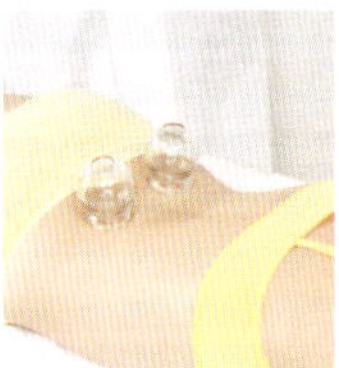

『穴位定位』

位于腰部，当第四腰椎棘突下，旁开 1.5 寸。

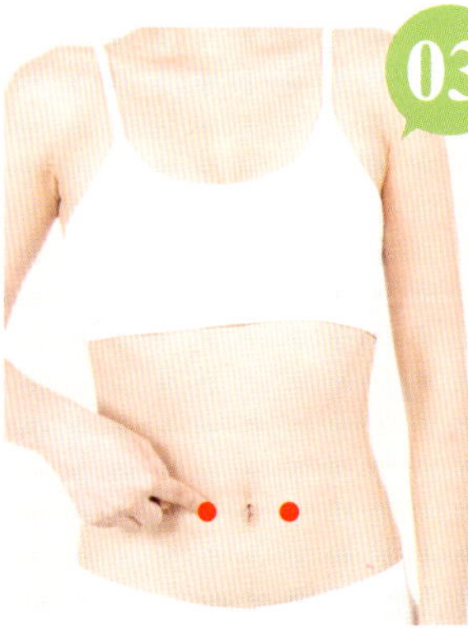

03 天枢拔罐

用拔罐器将气罐吸附在天枢穴上，留罐约 15 分钟，以局部皮肤潮红为度。

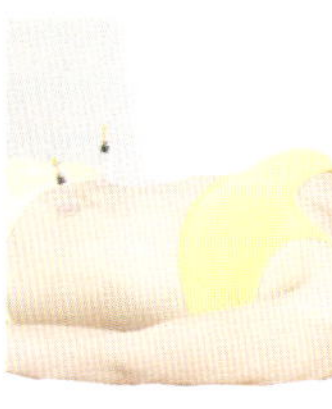

『穴位定位』

位于腹中部，距脐中2寸。

便秘
拔罐疗法扫扫看

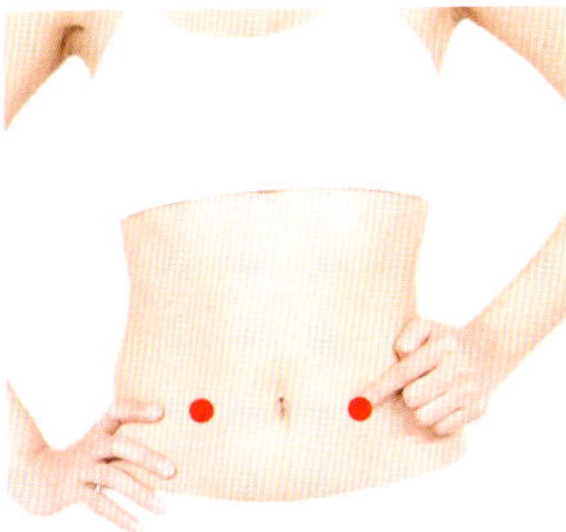

04 大横拔罐

将气罐吸附在大横穴上，留罐10分钟，以被拔罐部位泛红、充血为度。

『穴位定位』

位于腹中部，距脐中4寸。

【专家解析】

脾俞、大肠俞均具有通调大肠腑气的作用；天枢具有调理胃肠、行气导滞的作用；大横具有温中散寒、调理肠胃的作用。四穴配伍，共奏通调腑气、通便消积之功。

随证加穴拔罐

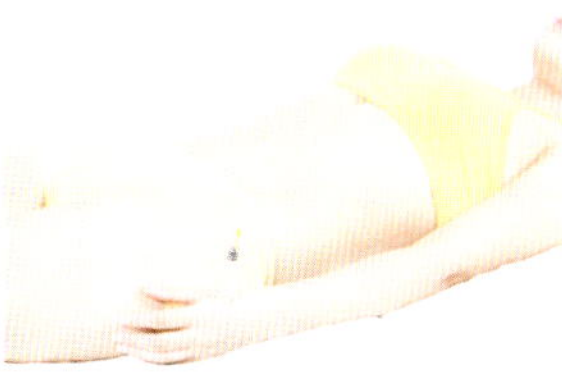

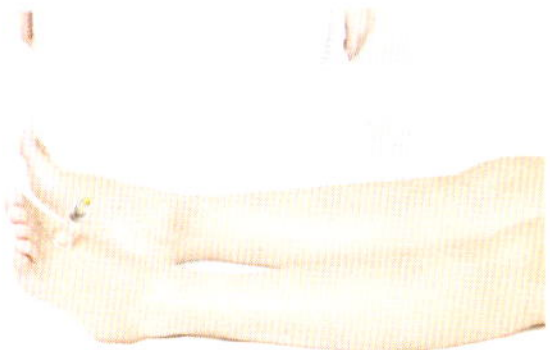

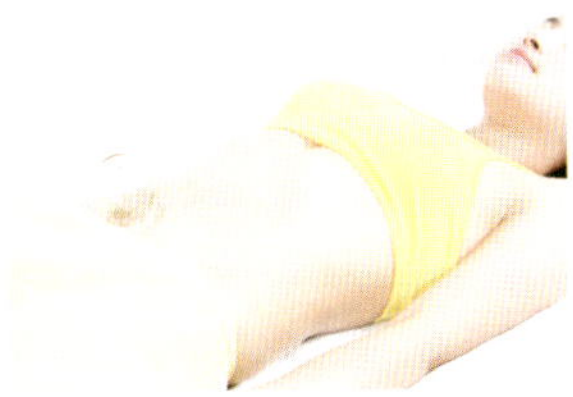

①热性便秘+合谷

典型症状：大便干结，腹胀腹痛，面红身热，口干口臭。

拔罐：将气罐吸附在合谷穴上，留罐15分钟，可清泻腑热。

②气滞便秘+太冲

典型症状：大便秘结，欲便不得，腹痛连及两胁，便后痛减。

拔罐：用拔罐器将气罐吸拔在太冲穴上，留罐10分钟，可疏调气机。

③气虚便秘+气海

典型症状：虽有便意但排便不畅，或数日无便却腹无所苦。

拔罐：将火罐扣在气海穴上，留罐10分钟，可健脾助运。

老中医经验方

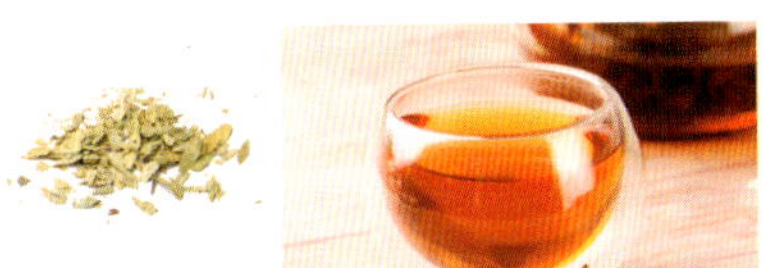

番泻叶茶

- 取番泻叶3克，冲泡服用。
- 本品可润肠通便，为缓泻之品，可治一时之急，不可久用。

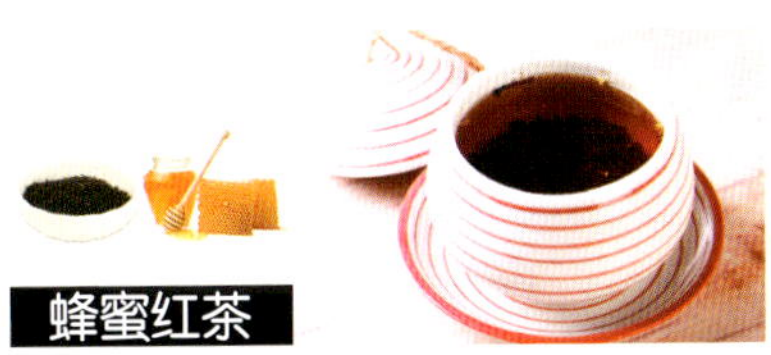

蜂蜜红茶

- 取红茶15克，蜂蜜两勺，用热水冲泡。
- 本品可润肠通便，适合各种便秘。

拔罐祛病 31

痢疾

症状

腹痛、腹泻、里急后重、排脓血便，伴全身中毒。

【病症简介】

痢疾为急性肠道传染病之一，是夏秋季常见的传染病，临床表现为腹痛、腹泻、里急后重、排脓血便，伴全身中毒等症状。中医认为，此病由湿热之邪内伤脾胃，致脾失健运、胃失消导，更挟积滞、酝酿肠道而成。

拔罐疗法

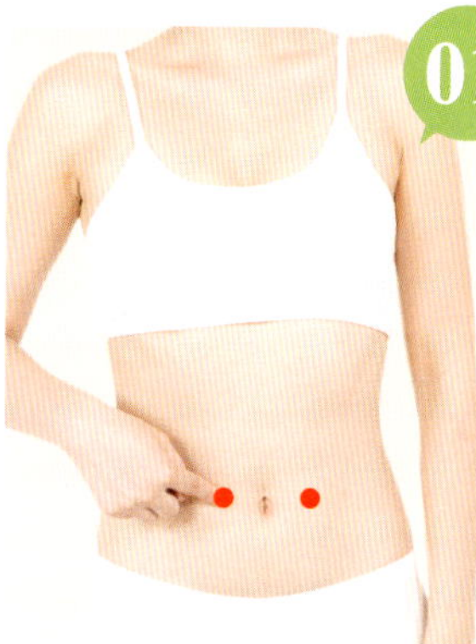

01 天枢拔罐

用拔罐器将气罐吸附在天枢穴上，留罐 15 分钟，

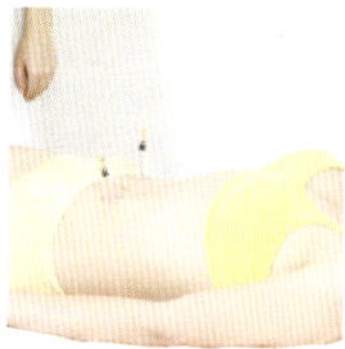

『穴位定位』

位于腹中部，平脐中，距脐中 2 寸。

02 大巨拔罐

用拔罐器将气罐吸附在大巨穴上，留罐 15 分钟，以局部皮肤潮红为度。

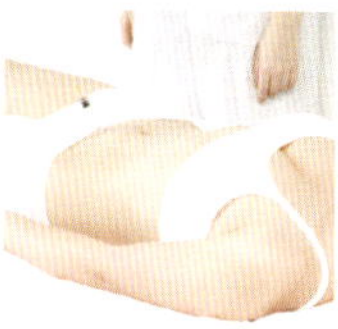

『穴位定位』

下腹部，当脐中下 2 寸，距前正中线 2 寸。

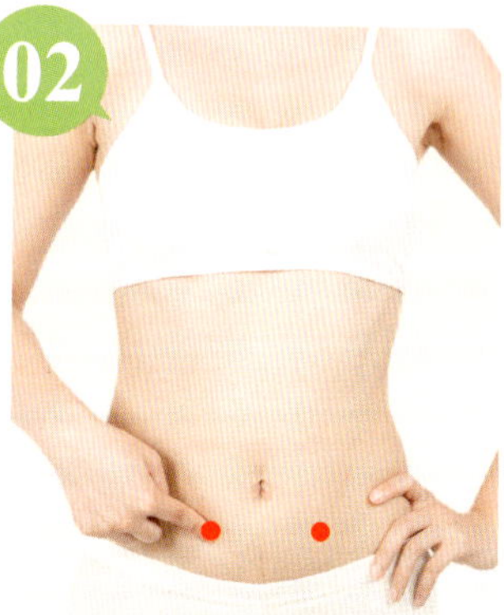

03 足三里拔罐

用拔罐器将气罐吸附在足三里上，留罐 15 分钟，以被拔罐部位充血，有少量瘀血拔出为度。

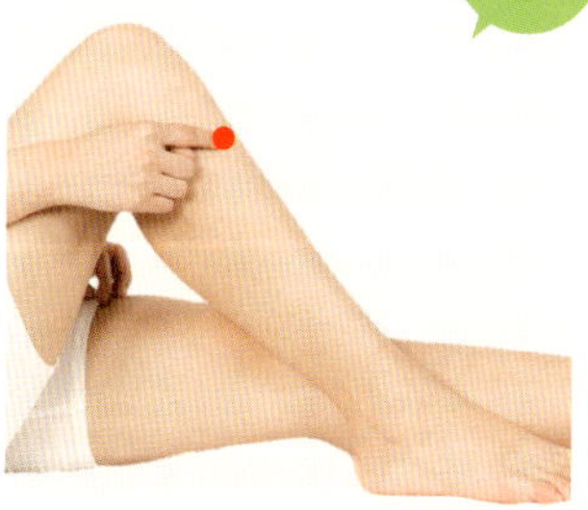

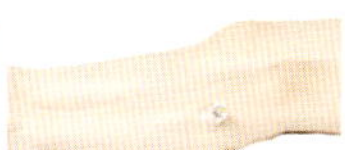

『穴位定位』

位于小腿前外侧，当犊鼻下 3 寸，距胫骨前缘一横指（中指）。

. 痢疾 .
拔罐疗法扫扫看

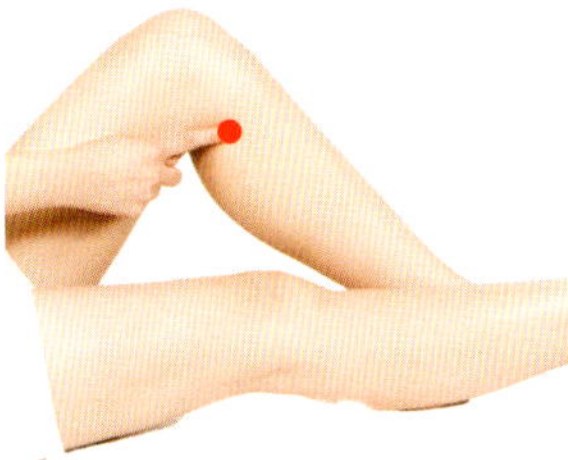

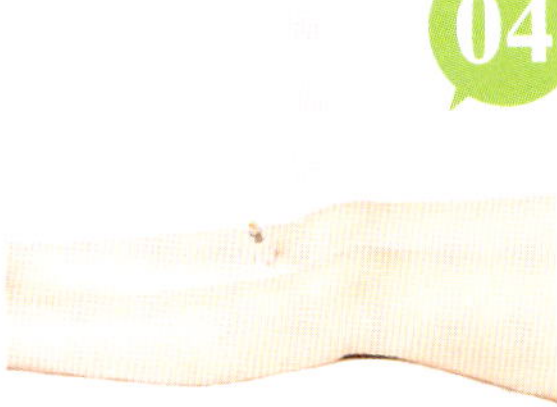

04 阴陵泉拔罐

将气罐吸附在阴陵泉穴上，留罐 10 分钟，以局部皮肤泛红、充血为度。

『穴位定位』

位于小腿内侧，胫骨内侧髁下方与胫骨内侧缘之间的凹陷处。

【专家解析】

天枢具有通调大肠腑气、调气化滞的作用；大巨具有调肠胃、固肾气的作用；足三里具有生发胃气、化湿止泻的作用；阴陵泉具有化湿利水的作用。四穴配伍，共奏健脾理肠、清热利湿之功。

随证加穴拔罐

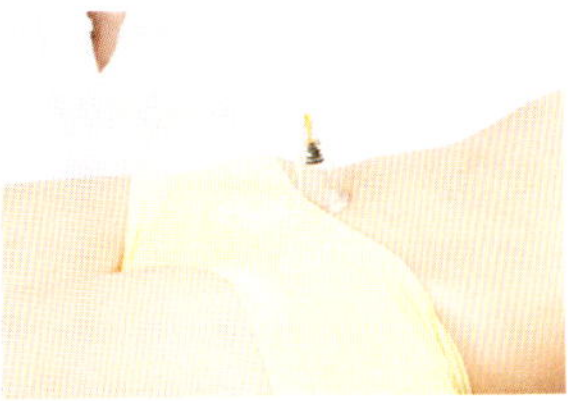

①寒湿痢＋关元

典型症状：下痢赤白黏冻，白多赤少，伴有腹痛拘急，里急后重，口淡乏味，头重身困。

拔罐：将气罐扣在关元穴上，留罐 15 分钟。

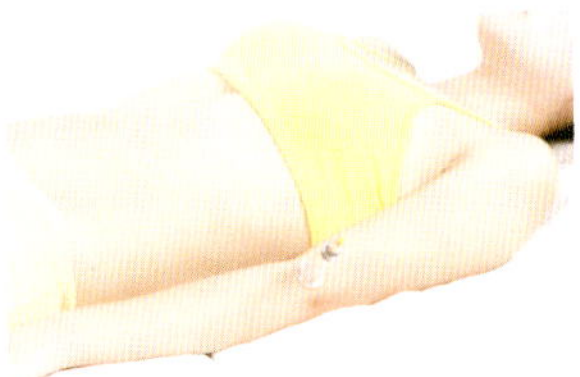

②湿热痢＋曲池

典型症状：腹部疼痛，腹泻，里急后重，下痢赤白、黏冻或脓血，肛口灼热。

拔罐：将气罐扣在曲池穴上，留罐 15 分钟，可清热利湿。

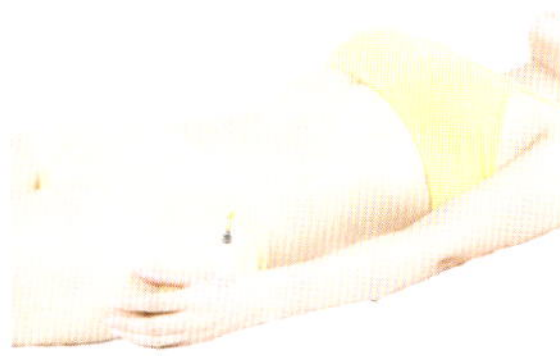

③休息痢＋合谷

典型症状：久痢不愈，痢下稀薄，带有白冻，时发时止。腹部隐痛，喜温喜按，口淡不渴，畏寒肢冷。

拔罐：将气罐吸附在合谷穴上，留罐 15 分钟。

✚ 老中医经验方

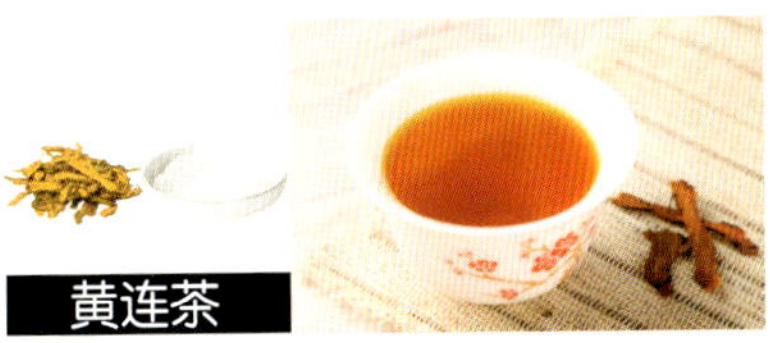

黄连茶

- 取黄连 5 克，冰糖适量，冲泡饮用。
- 本品可清热利湿、消炎止泻。

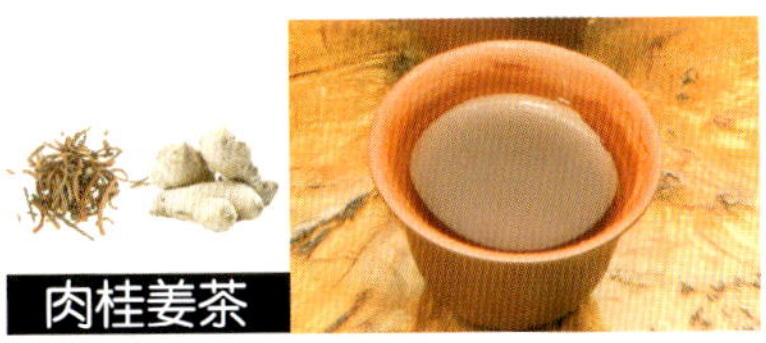

肉桂姜茶

- 取肉桂 5 克，干姜 3 克，冲泡饮用。
- 本品可温中止痢、缓解止痛。

拔罐祛病32

急性阑尾炎

症状

转移性右下腹痛、阑尾点压痛、反跳痛，可伴有恶心、呕吐等。

急性阑尾炎
拔罐疗法扫扫看

【病症简介】

急性阑尾炎是外科常见病，居各种急腹症的首位，转移性右下腹痛及阑尾点压痛、反跳痛为其常见临床表现，伴有恶心、呕吐。右下腹阑尾区（麦氏点）压痛，是该病重要体征。

拔罐疗法

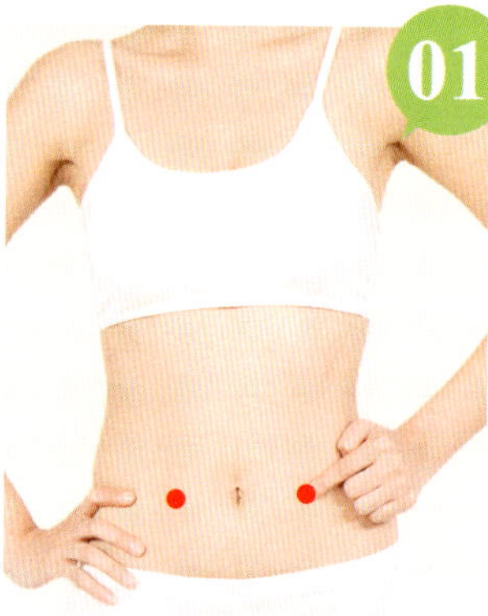

01 大横拔罐

将气罐吸附在大横穴上，留罐10分钟，以被拔罐部位泛红、充血为度。

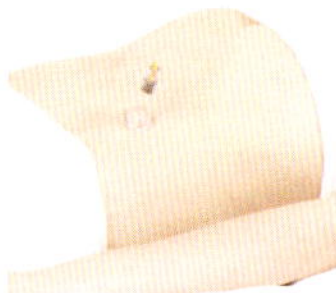

『穴位定位』

位于腹中部，距脐中4寸。

02 腹结拔罐

将气罐吸附在腹结穴上，留罐10分钟，以被拔罐部位泛红、充血为度。

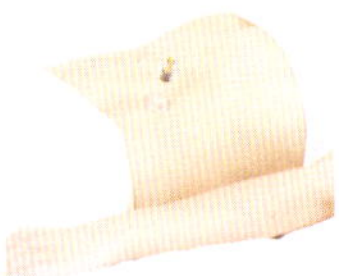

『穴位定位』

下腹部，大横下1.3寸，距前正中线4寸。

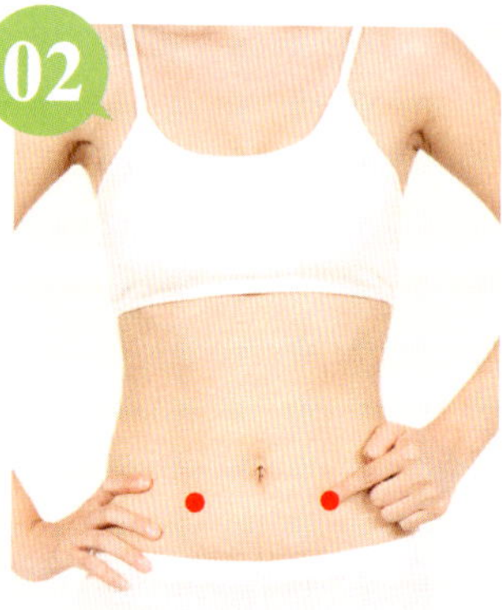

03 阑尾拔罐

将气罐扣在阑尾穴上，留罐15分钟，以局部皮肤泛红、充血为宜。

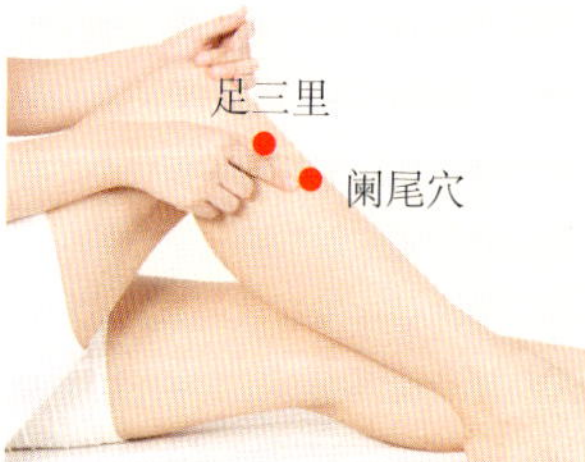

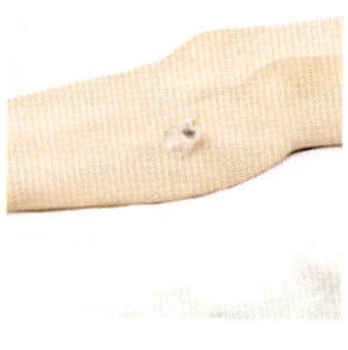

『穴位定位』

位于小腿外侧，足三里穴下2寸。

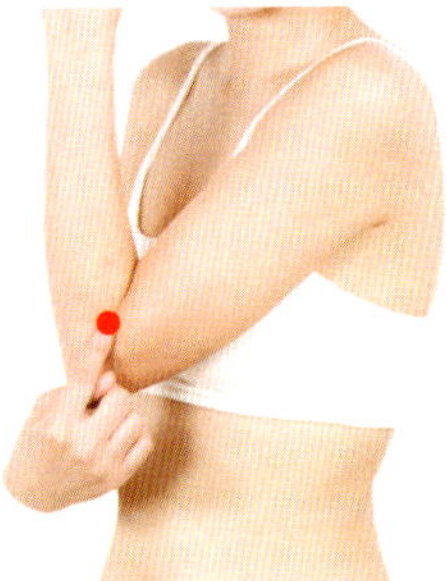

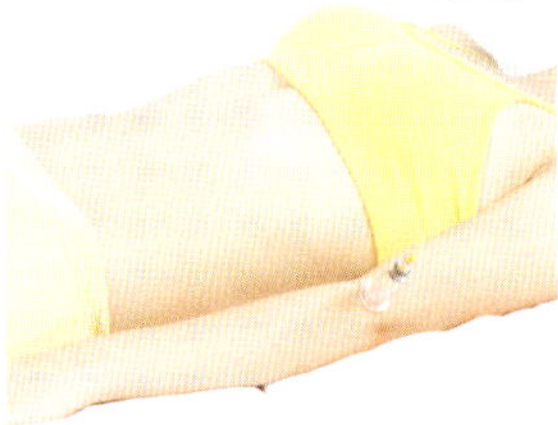

04 曲池拔罐

将气罐吸附在曲池穴上，留罐10分钟，以被拔罐部位充血、发紫为度。

『穴位定位』

位于肘横纹外侧端，屈肘，当尺泽与肱骨外上髁连线中点。

【专家解析】

大横具有理气散结、通腑泄热的作用；腹结具有导滞散结的作用；阑尾穴是治疗阑尾炎的特效穴；曲池具有清泻肠腑邪热的作用。四穴配伍，共奏清热导滞、散结止痛之功。

随证加穴拔罐

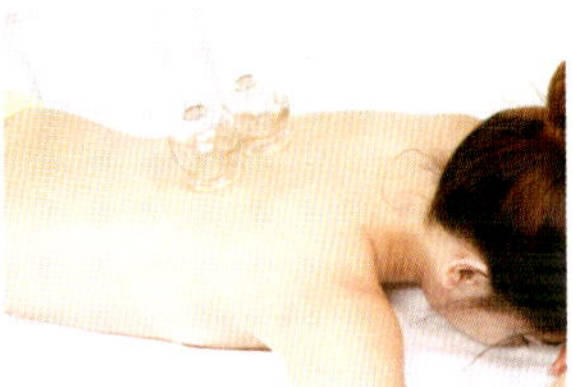

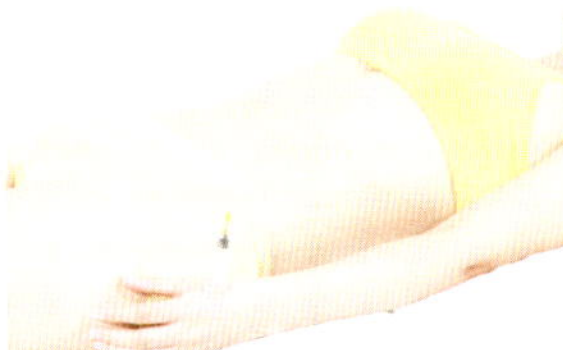

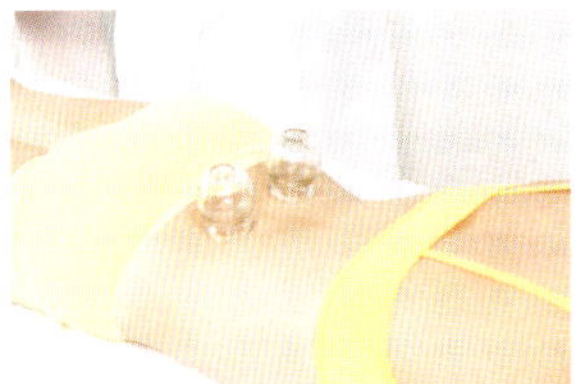

①气滞血瘀型 + 膈俞

典型症状：腹痛开始在上腹部或脐周，逐渐转移至右下腹，疼痛程度也逐渐加重，部位固定且拒按。

拔罐：将火罐扣在膈俞穴上，留罐10分钟。

②瘀滞化热型 + 合谷

典型症状：右下腹疼痛固定不移，呈跳痛或刺痛性质，可触及包块，有明显压痛和反跳痛。

拔罐：将气罐吸附在合谷穴上，留罐10分钟。

③热盛酿脓型 + 大肠俞

典型症状：疼痛剧烈，部位固定，压痛或反跳痛明显，可触及包块，壮热，恶心，呕吐，便秘或腹泻。

拔罐：将火罐扣在大肠俞穴上，留罐10分钟。

老中医经验方

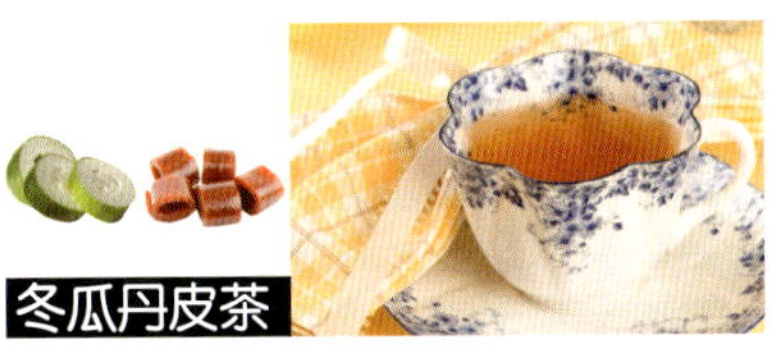

冬瓜丹皮茶

- 取冬瓜50克，丹皮10克，煎汤代茶。
- 本品可化脓逐瘀，消炎止痛，治脓成未溃。

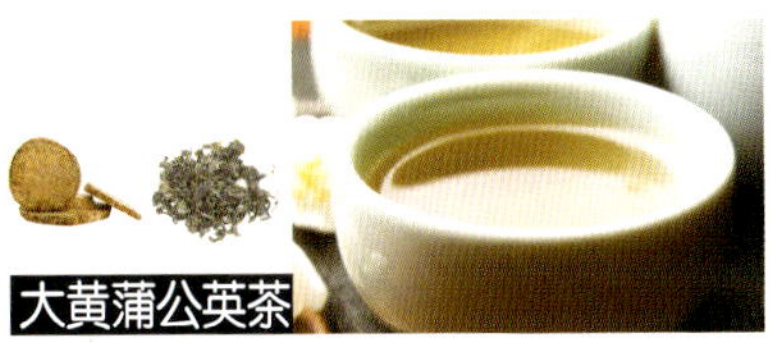

大黄蒲公英茶

- 取大黄8克，蒲公英8克，煎汤代茶。
- 本品可清热解毒，治脓未成热毒盛。

拔罐祛病 33

急性肠炎

症状 发热、腹痛、腹泻、腹胀，可伴有恶心、呕吐、四肢无力。

【病症简介】

急性肠炎是消化系统疾病中较为常见的疾病。致病原因是肠道细菌、病毒感染或饮食不当等。临床表现为发热、腹痛、腹泻、腹胀，伴有不同程度的恶心呕吐，粪便为黄色水样便，四肢无力。

拔罐疗法

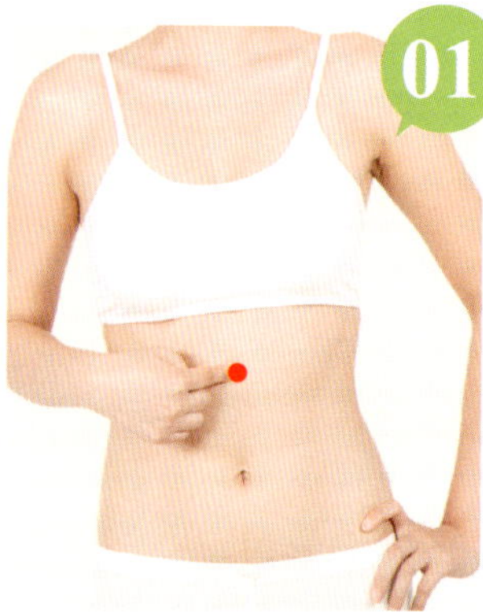

01 中脘拔罐

将火罐扣在中脘穴上，留罐 10 分钟，以局部皮肤泛红、充血为度。

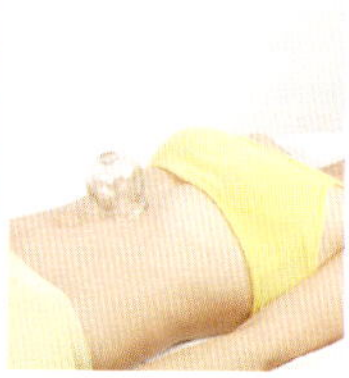

『穴位定位』

上腹部，前正中线上，当脐中上 4 寸。

02 天枢拔罐

用拔罐器将气罐吸附在天枢穴上，留罐 15 分钟，以局部皮肤潮红、有抽紧感为度。

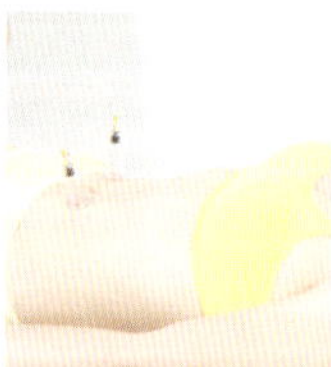

『穴位定位』

位于腹中部，距脐中2寸。

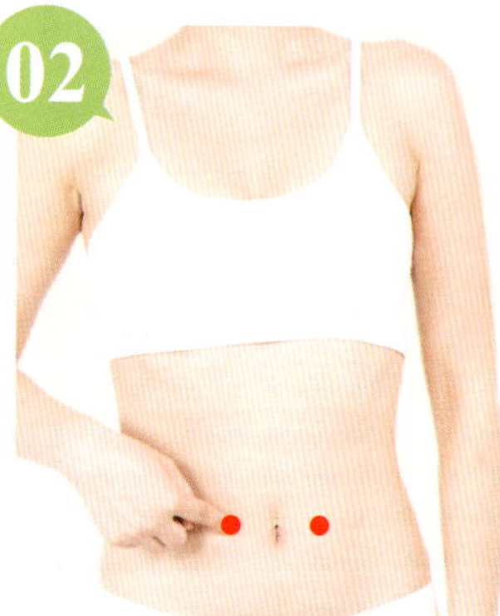

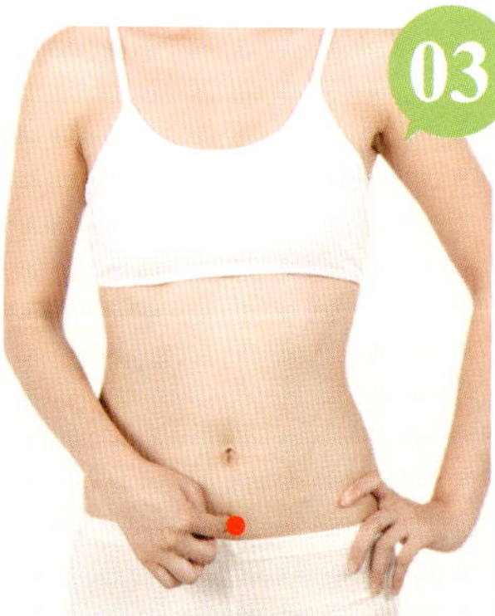

03 关元拔罐

将气罐吸附在关元穴上，留罐 15 分钟，以局部皮肤泛红、充血为度。

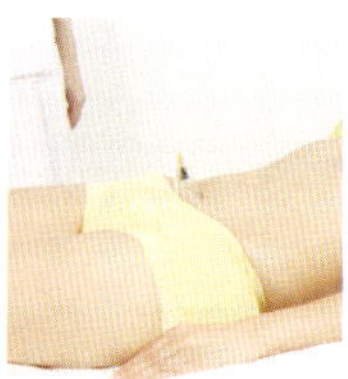

『穴位定位』

位于下腹部，前正中线上，当脐中下 3 寸。

急性肠炎 拔罐疗法扫扫看

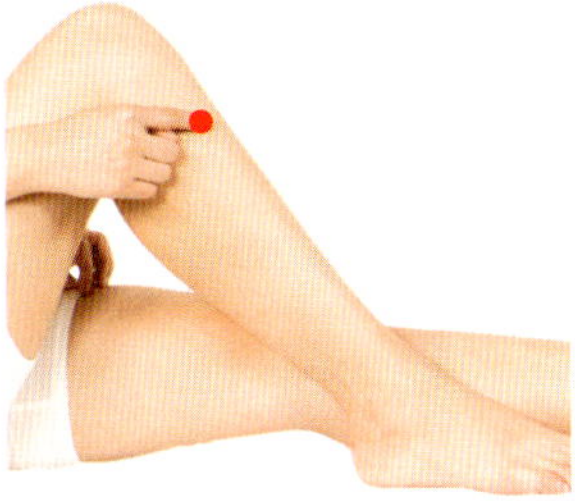

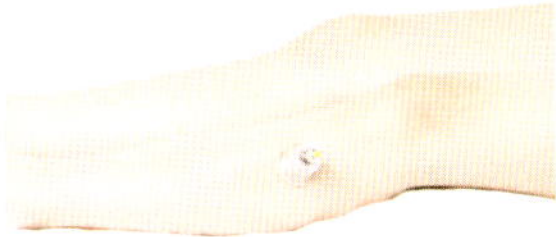

04 足三里拔罐

用拔罐器将气罐吸附在足三里穴上，留罐 15 分钟，以局部皮肤潮红为度。

『穴位定位』

位于小腿前外侧，当犊鼻下 3 寸，距胫骨前缘一横指（中指）。

【专家解析】

中脘、天枢能调理脏腑气血而消炎止痛；关元具有固本培元、行气活络的作用；足三里具有健脾利湿、调补肝肾的作用。四穴配伍，共奏通调腑气、利湿止泻之功，可以有效治疗急性肠炎。

随证加穴拔罐

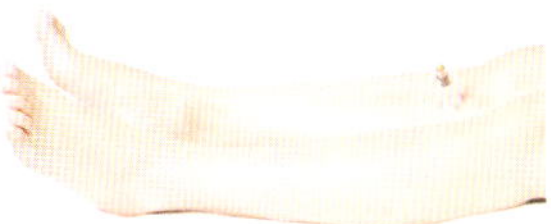

①湿热下注＋阴陵泉

典型症状：肛门灼热，粪便中挟黏液脓血样便，味腥臭，小便短赤，乏力消瘦，发热，口苦纳呆。

拔罐：将气罐吸附在阴陵泉穴上，留罐 15 分钟。

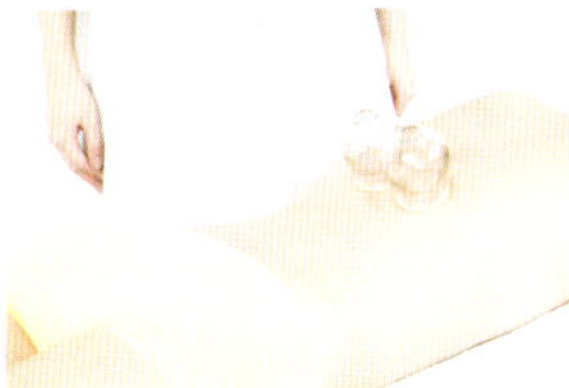

②肝脾不调＋肝俞

典型症状：大便夹脓血，胸胁胀满，烦躁易怒，暖气，进食减少，肠鸣腹胀，头痛时作。

拔罐：将火罐扣在肝俞穴上，留罐约 10 分钟。

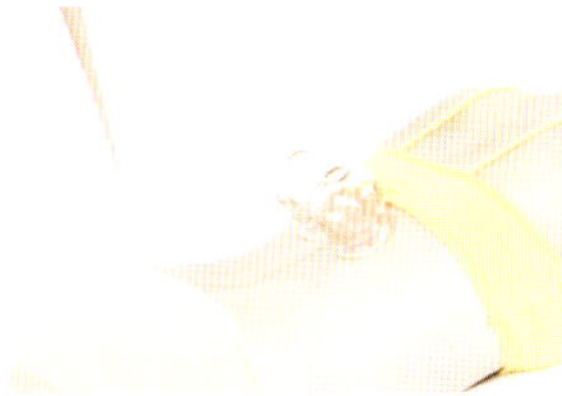

③脾胃虚弱＋脾俞

典型症状：大便溏薄，可挟有黏液，或混有大量肠垢、脓血，甚则泄泻不止，乏力倦怠，食欲不振。

拔罐：将火罐扣在脾俞穴上，留罐 15 分钟。

老中医经验方

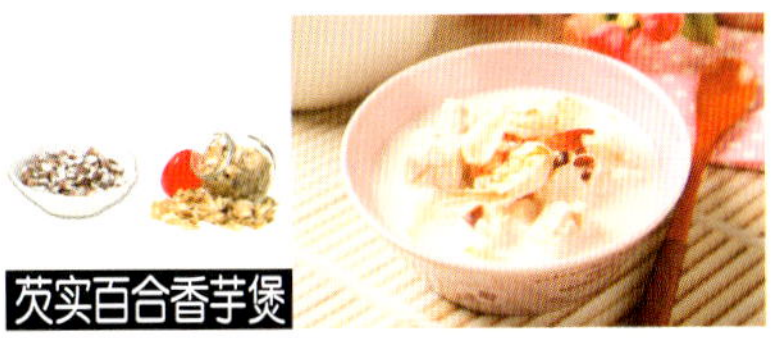

芡实百合香芋煲

- 取芡实 50 克，百合 15 克，香芋 200 克，蒸熟。
- 本品可健脾益胃、涩肠止泻。

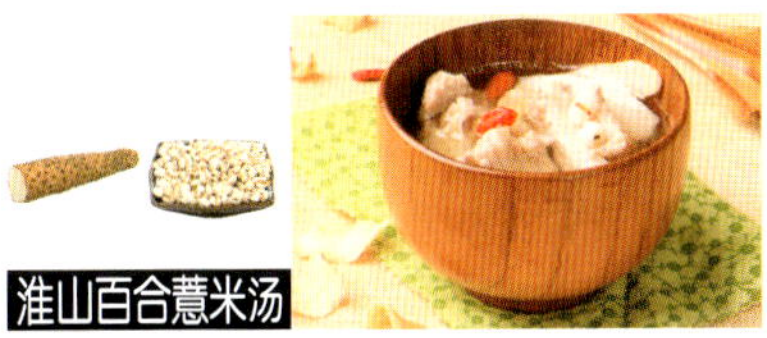

淮山百合薏米汤

- 取淮山 200 克，百合 15 克，薏米 50 克，炖汤。
- 本品可健脾渗湿、清热止痛。

拔罐祛病 34

脂肪肝

症状

食欲不振、疲倦乏力、恶心、呕吐、肝区或右上腹隐痛。

【病症简介】

脂肪肝，是指由于各种原因引起的肝细胞内脂肪堆积过多的病变。脂肪肝正严重地威胁着国人的健康，成为仅次于病毒性肝炎的第二大肝病，已被公认为隐蔽性肝硬化的常见原因。

拔罐疗法

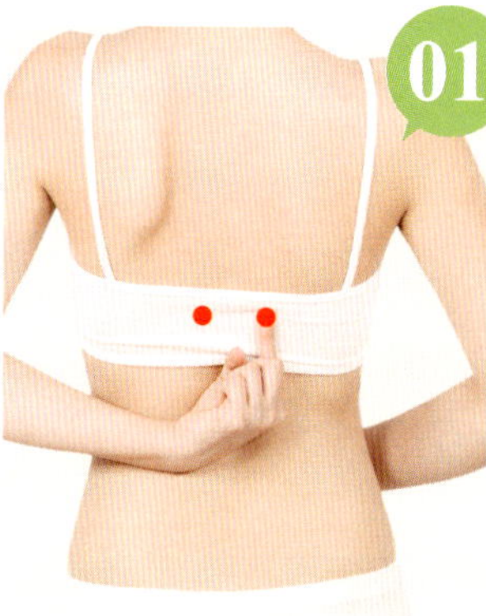

01 肝俞拔罐

将火罐扣在肝俞穴上，留罐 15 分钟，以局部皮肤潮红为度。

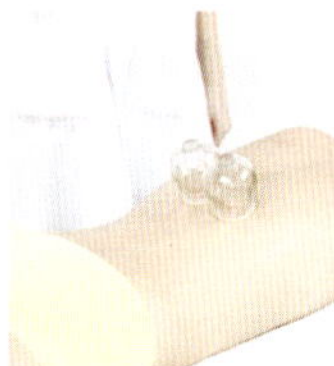

『穴位定位』

位于背部，当第九胸椎棘突下，旁开 1.5 寸。

02 脾俞拔罐

将火罐扣在脾俞穴上，留罐 15 分钟，以局部皮肤潮红为度。

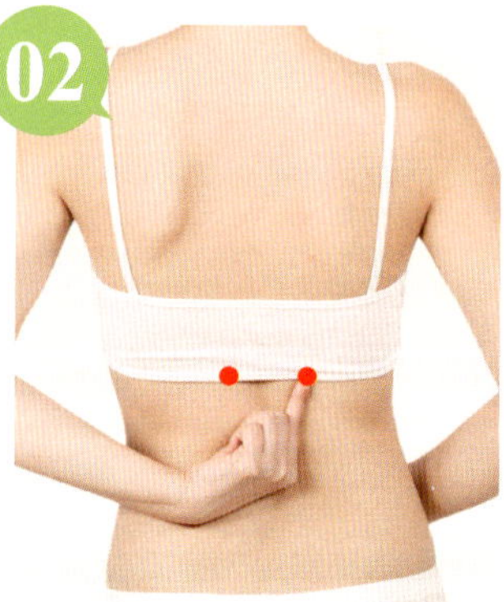

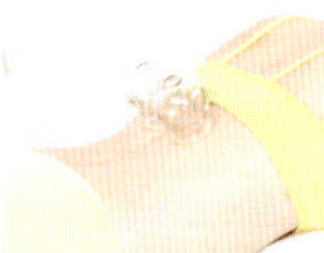

『穴位定位』

位于背部，当第十一胸椎棘突下，旁开 1.5 寸。

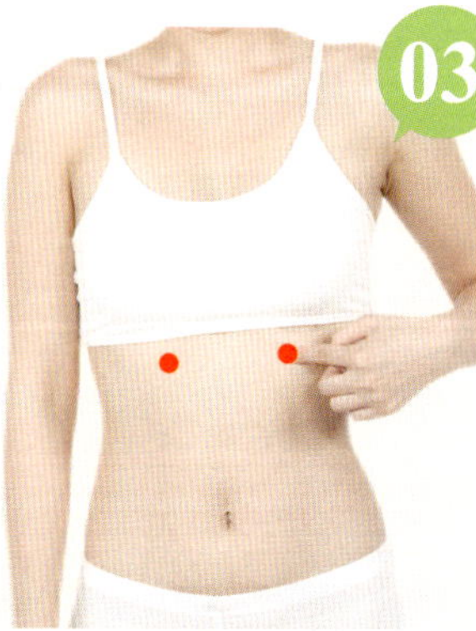

03 期门拔罐

用拔罐器将气罐吸附在期门穴上，留罐 10 分钟，以皮肤泛红、充血为度。

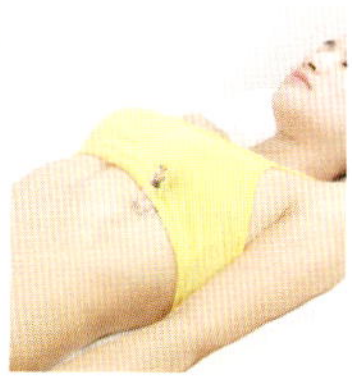

『穴位定位』

位于胸部，当乳头直下，第六肋间隙，前正中线旁开 4 寸。

脂肪肝 拔罐疗法扫扫看

04 足三里拔罐

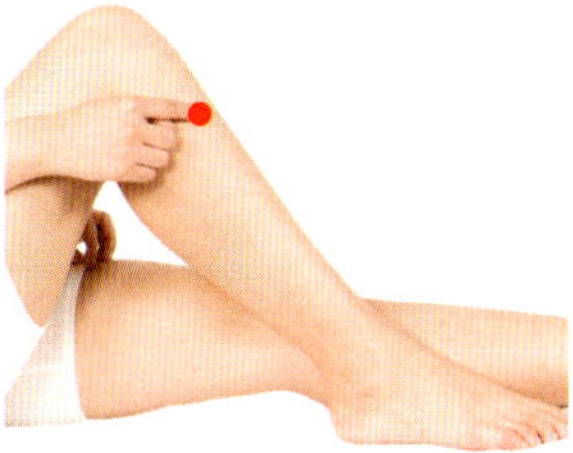

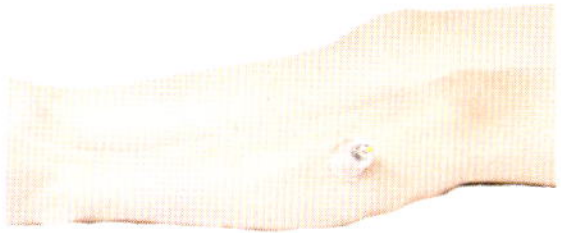

将气罐吸附在足三里上，留罐15分钟，以被拔罐部位充血，有少量瘀血拔出为度。

『穴位定位』

位于小腿前外侧，当犊鼻下3寸，距胫骨前缘一横指（中指）。

【专家解析】

肝俞具有调和肝脏气血的作用；脾俞具有健脾化湿、行气通络以减少脂肪堆积的作用；期门具有疏肝理气的作用；足三里具有健脾益气的作用。四穴配伍，共奏健脾疏肝、化湿降浊之功，有助增强肝功能，减少脂肪在肝内堆积。

随证加穴拔罐

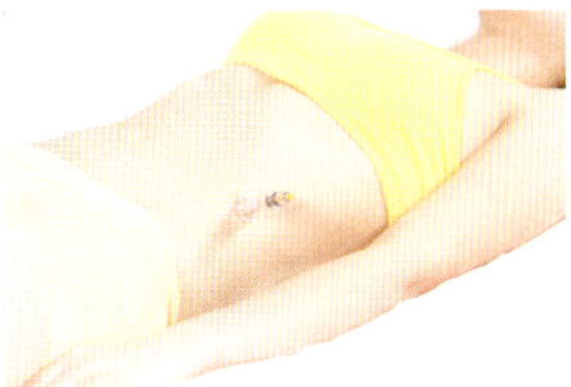

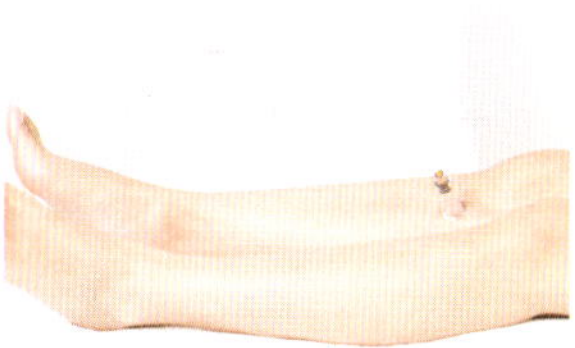

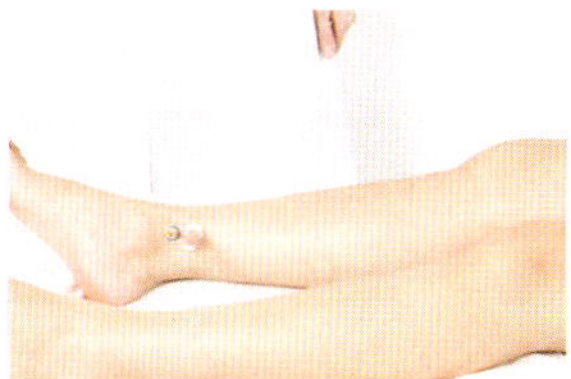

①肝气郁滞型＋章门

典型症状：患者常有胁肋胀满疼痛，暖气，腹胀等症状。

拔罐：将气罐吸附在章门穴上，留罐15分钟，可疏肝理气。

②脾虚湿盛型＋阴陵泉

典型症状：患者常有形体肥胖，胸胁隐痛，嗜睡乏力，舌苔白腻等症状。

拔罐：将气罐吸附在阴陵泉穴上，留罐10分钟，可健脾化湿。

③肝肾亏虚型＋三阴交

典型症状：患者常有胁肋隐痛，痛则绵绵不休，口干舌燥，心中烦热，舌红少苔等症状。

拔罐：将气罐吸附在三阴交穴上，留罐15分钟。

老中医经验方

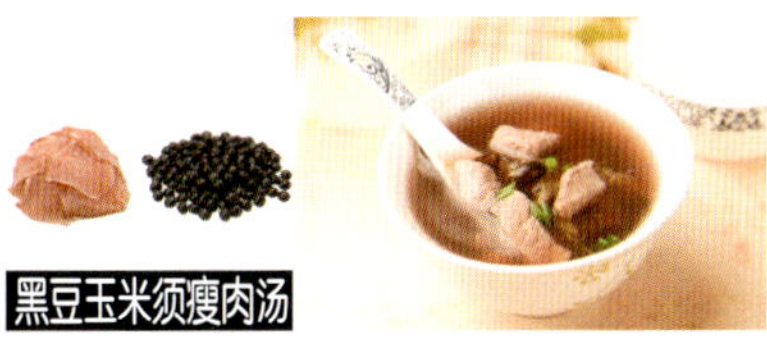

黑豆玉米须瘦肉汤

- 取瘦肉200克，黑豆50克，玉米须20克，炖汤。
- 本品可滋补肝肾、清肝利胆。

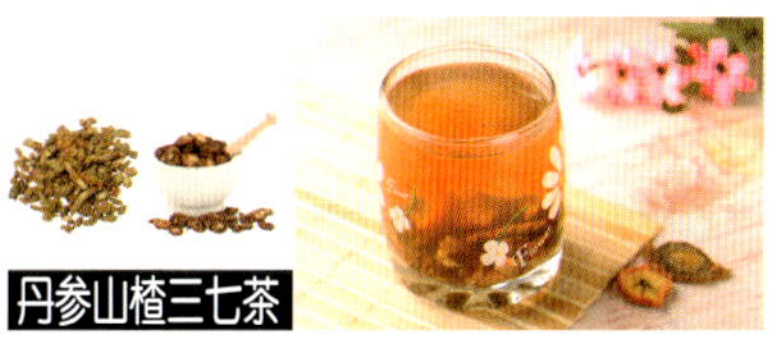

丹参山楂三七茶

- 取丹参8克，山楂10克，三七5克，热水冲服。
- 本品可活血化瘀，凉肝消脂。

拔罐祛病35

慢性胆囊炎

症状

上腹部或心窝部隐痛，食后饱胀不适，嗳气，可伴有恶心、呕吐。

慢性胆囊炎
拔罐疗法扫扫看

【病症简介】

慢性胆囊炎是由急性或亚急性胆囊炎反复发作，或长期存在的胆囊结石所致的胆囊功能异常。常见症状为右上腹部或心窝部隐痛，食后饱胀不适、嗳气，进食油腻食物后可有恶心、呕吐。

拔罐疗法

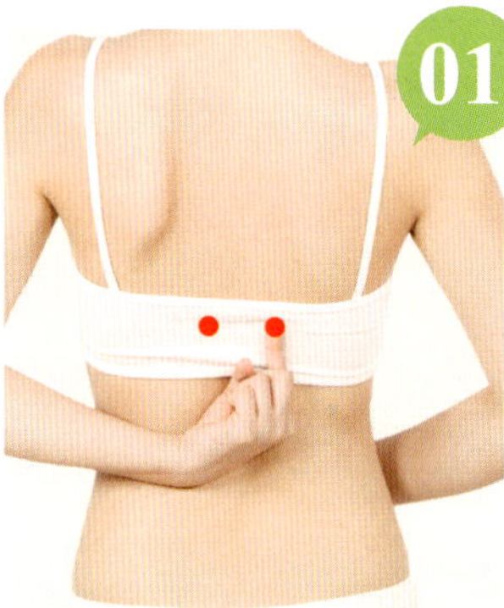

01 肝俞拔罐

将火罐扣在肝俞穴上，留罐 15 分钟，以局部皮肤潮红为度。

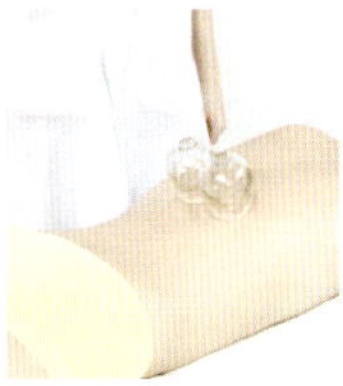

『穴位定位』

位于背部，当第九胸椎棘突下，旁开 1.5 寸。

02 中脘拔罐

将火罐扣在中脘穴上，留罐 15 分钟，以局部皮肤有酸胀痛感为佳。

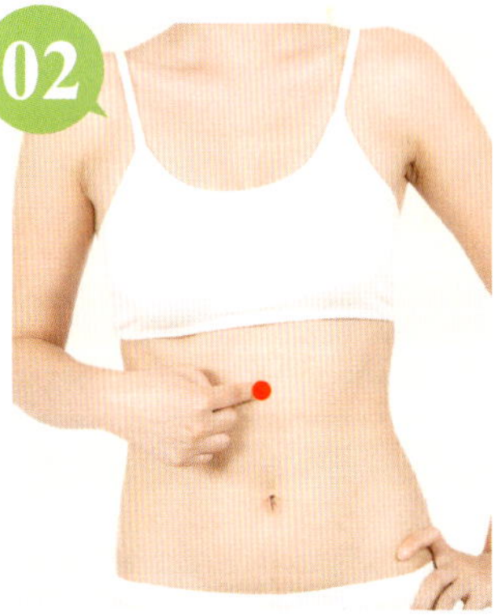

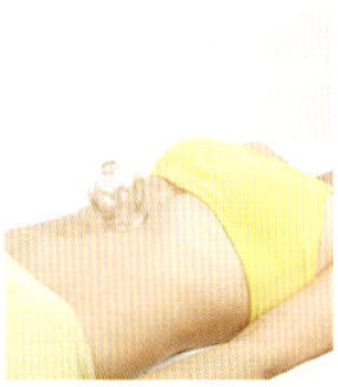

『穴位定位』

位于上腹部，前正中线上，当脐中上 4 寸。

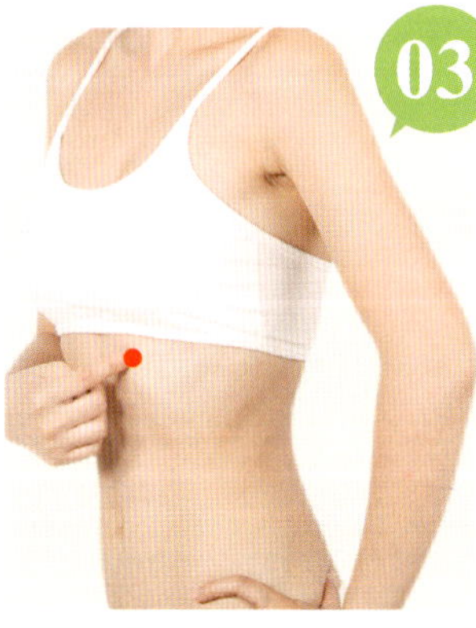

03 日月拔罐

将气罐吸附在日月穴上，留罐 15 分钟，以局部皮肤泛红、充血为度。

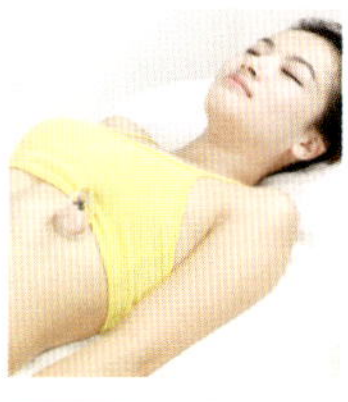

『穴位定位』

位于上腹部，当乳头直下，第七肋间隙，前正中线旁开 4 寸。

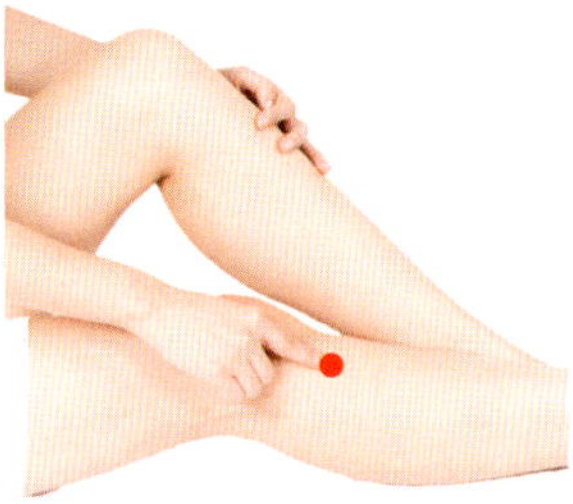

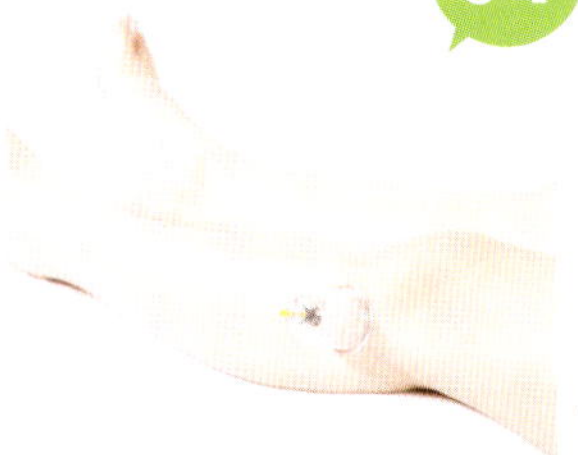

04 阳陵泉拔罐

将气罐扣在阳陵泉穴上，留罐10分钟。对侧以同样方法操作。

『穴位定位』

位于小腿外侧，当腓骨小头前下方的凹陷中。

【专家解析】

肝俞具有疏肝利胆、降火止痉的作用；中脘具有健脾化湿、促消化的作用；日月具有利胆疏肝、降逆和胃的作用；阳陵泉具有缓解痉挛、通络止痛的作用。四穴配伍，具有疏肝利胆的作用，可以有效缓解慢性胆囊炎。

随证加穴拔罐

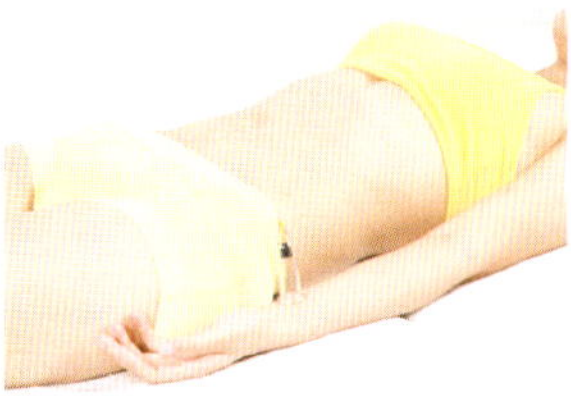

①肝胆气滞型＋内关

典型症状： 右上腹绞痛阵作，疼痛向肩背放射，每因情志之变动加剧，饮食减少，可轻度发热恶寒。

拔罐： 将气罐吸附在内关穴上，留罐15分钟。

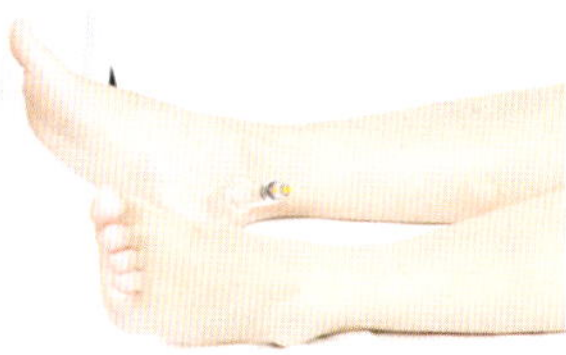

②肝肾阴虚型＋太溪

典型症状： 胁肋隐痛，绵绵不已，遇劳加重，口干咽燥，头晕目眩。

拔罐： 将气罐吸附在太溪穴上，留罐15分钟，可益阴通络。

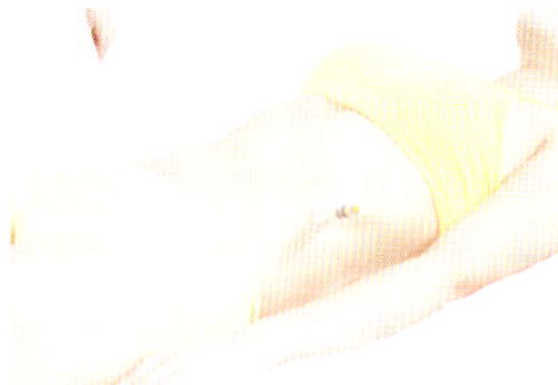

③肝胆湿热型＋章门

典型症状： 持续性右上腹胀痛或绞痛，痛引肩背，发热畏寒发作，胸闷纳呆，泛恶呕逆，口苦咽干。

拔罐： 将气罐吸拔在章门穴上，留罐15分钟。

老中医经验方

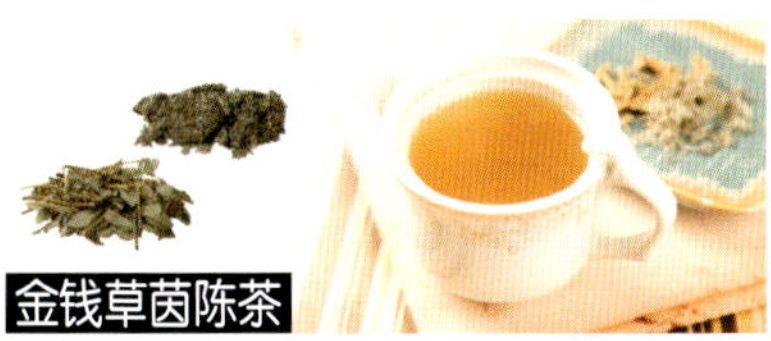

金钱草茵陈茶

- 取金钱草10克，茵陈10克，煎汤代茶。
- 本品可疏利肝胆、清热祛湿。

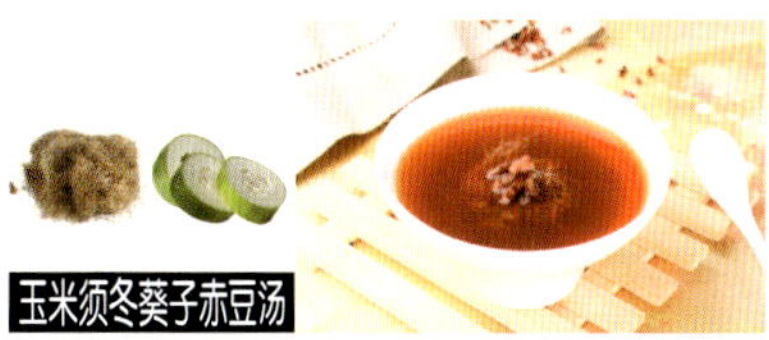

玉米须冬葵子赤豆汤

- 取玉米须20克，冬葵子10克，赤小豆50克，煎汤代水。
- 本品可清利肝胆、利尿祛湿。

拔罐祛病36

胆结石

症状

进食过多或食物过于油腻或作息不调时出现胆绞痛、上腹隐痛、胆囊积液。

【病症简介】

胆结石是胆管内或胆囊形成的凝结物，是最常见的胆道疾病。中医认为，胆结石多因肝气郁结、情志抑郁，或肝胆失于疏泄所致。临床表现主要包括发作性腹痛、急性炎症，还可出现黄疸、胆管炎和胰腺炎等并发症。

拔罐疗法

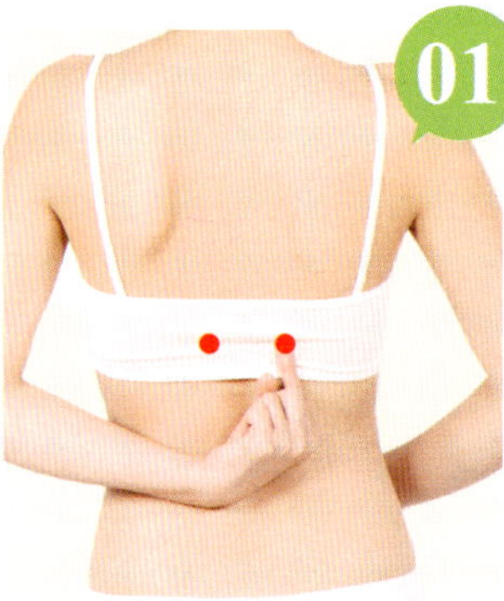

01 胆俞拔罐

点燃棉球后，伸入罐内后马上抽出，将火罐扣在胆俞穴上，留罐 10 分钟，以拔罐部位泛红、充血为度。

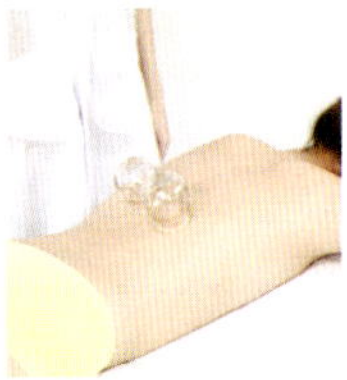

『穴位定位』

位于背部，当第十胸椎棘突下，旁开 1.5 寸。

02 期门拔罐

将气罐吸附在期门穴上，留罐 15 分钟，以局部皮肤泛红、充血为度。

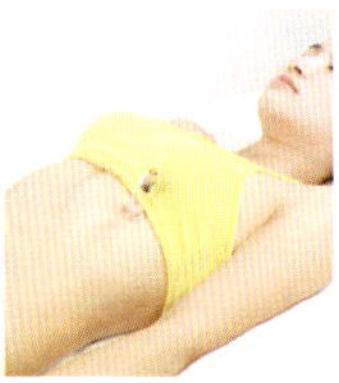

『穴位定位』

位于胸部，当乳头直下，第六肋间隙，前正中线旁开 4 寸。

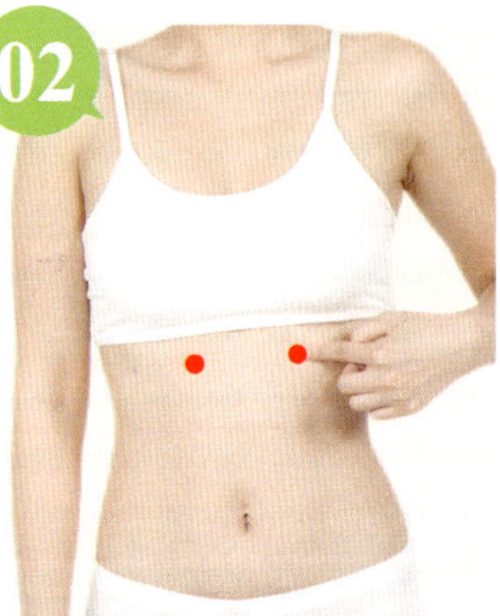

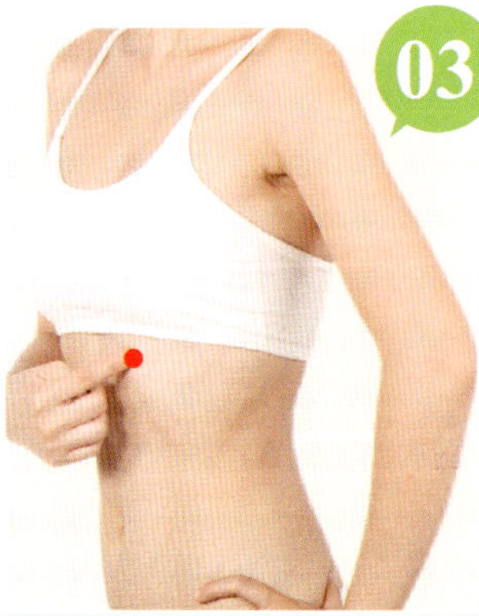

03 日月拔罐

将气罐吸附在日月穴上，留罐 15 分钟，以局部皮肤泛红、充血为度。

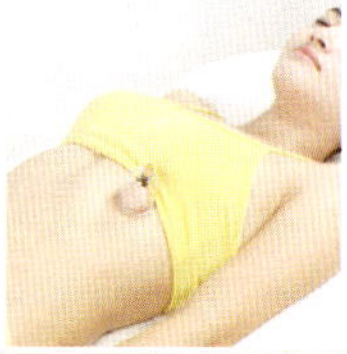

『穴位定位』

位于上腹部，当乳头直下，第七肋间隙，前正中线旁开 4 寸。

.胆结石.
拔罐疗法扫扫看

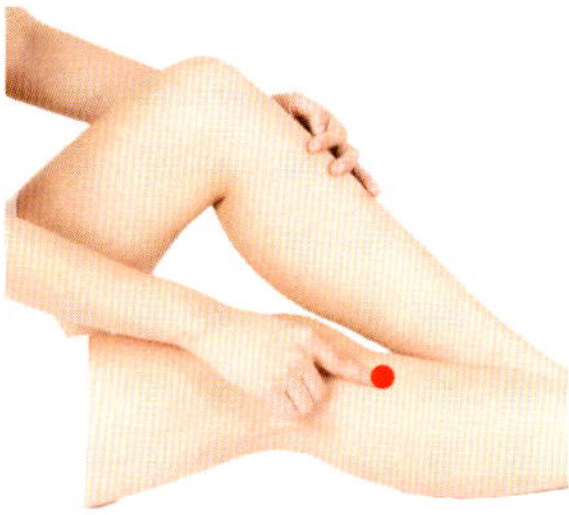

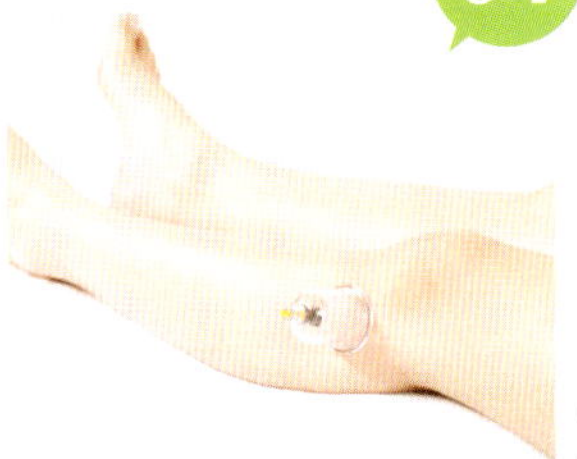

04 阳陵泉拔罐

用拔罐器将气罐吸附在阳陵泉穴上，留罐 15 分钟，皮肤有抽紧感即可。

『穴位定位』

位于小腿外侧，腓骨头前下方凹陷处。

【专家解析】

日月、胆俞疏肝利胆以帮助排石；期门具有疏肝利胆、行气止痛的作用；阳陵泉具有缓解痉挛、通络止痛的作用。四穴配伍，共奏疏肝理气、清热利胆之功。

随证加穴拔罐

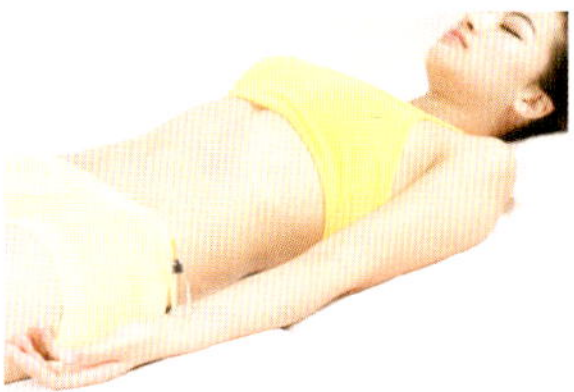

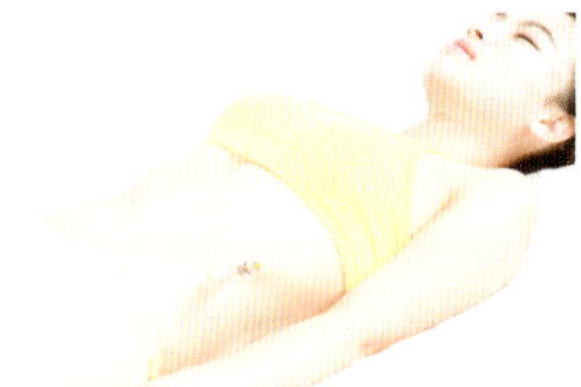

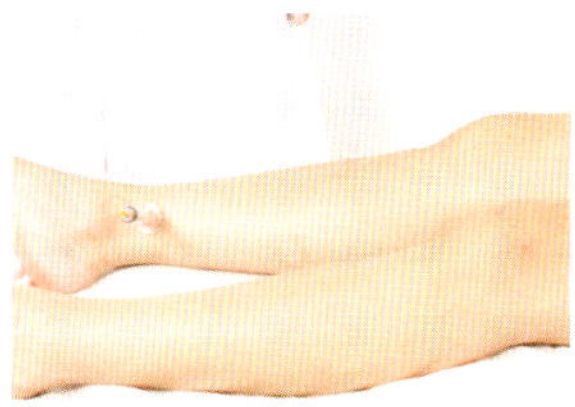

①肝胆气滞型 + 内关

典型症状： 右胁及剑下胀痛或绞痛，疼痛每因情志而增减。

拔罐： 用拔罐器将气罐吸附在内关穴上，留罐 15 分钟，可疏肝理气。

②肝胆湿热型 + 章门

典型症状： 胁肋刺痛、呈持续性加剧。伴恶寒发热、口苦、心烦、厌食油腻。

拔罐： 将气罐吸附在章门穴上，留罐 15 分钟，可清肝利胆。

③肝肾亏虚型 + 三阴交

典型症状： 胁肋隐痛，绵绵不已，遇劳加重，口干咽燥。

拔罐： 用拔罐器将气罐吸附在三阴交穴上，留罐 15 分钟，可滋阴补肾。

老中医经验方

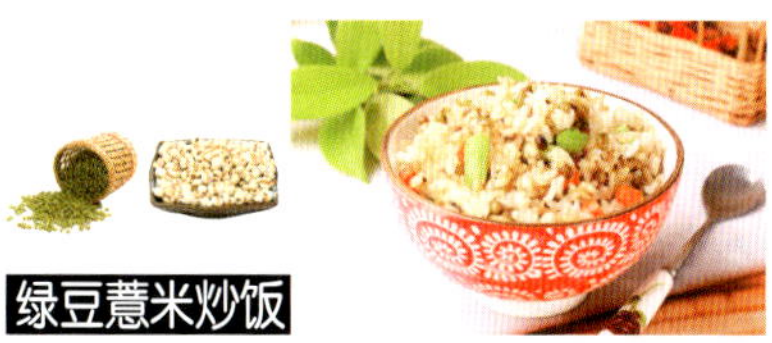

绿豆薏米炒饭

- 取绿豆 50 克，薏米 50 克，米饭 200 克，炒熟。
- 本品可清热利湿、利胆止痛。

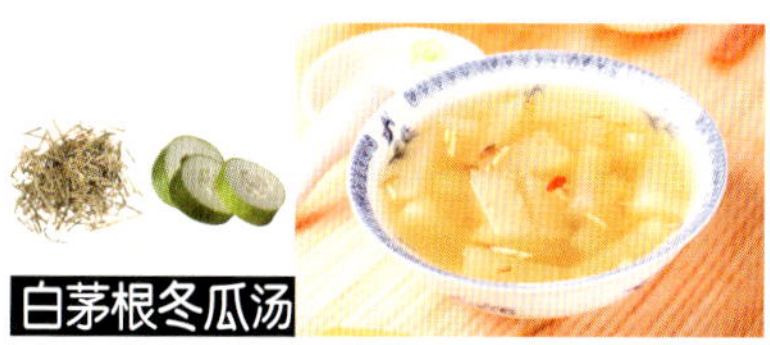

白茅根冬瓜汤

- 取白茅根 15 克，冬瓜 200 克，炖汤。
- 本品可清热排石、祛湿利胆，治胆结石引起的炎症疼痛。

拔罐祛病
37

肾结石

症状

腰部酸胀疼痛、小便不爽、尿道刺痛、尿量减少、血尿。

【病症简介】

肾结石多数位于肾盂肾盏内，肾实质结石少见。平片显示肾区有单个或多个圆形、卵圆形或钝三角形致密影，密度高而均匀。边缘多光滑，但也有不光滑呈桑葚状。本病属于中医“淋症”范畴。

拔罐疗法

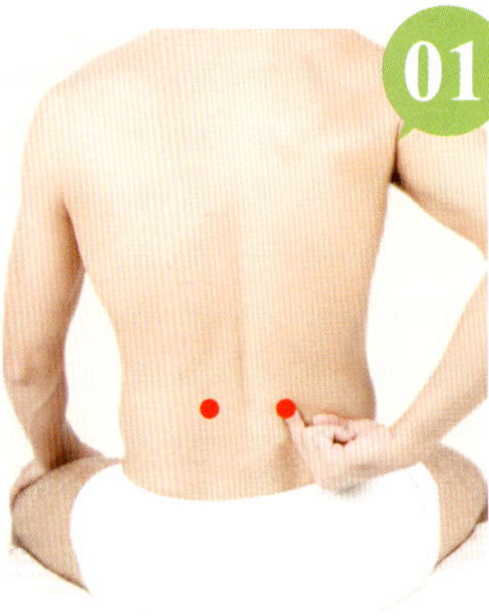

01 肾俞拔罐

点燃棉球，伸入罐内马上取出，将火罐扣在肾俞穴上，留罐 10 分钟，以局部皮肤潮红为度。

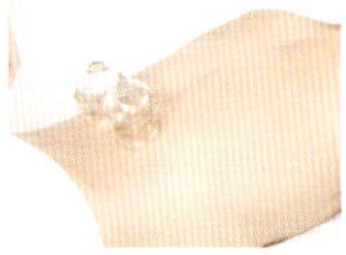

『穴位定位』

位于腰部，当第二腰椎棘突下，旁开 1.5 寸。

02 志室拔罐

将棉球点燃后，伸入罐内马上抽出，将火罐扣在志室穴上，留罐 15 分钟，以局部皮肤有酸胀痛感为佳。

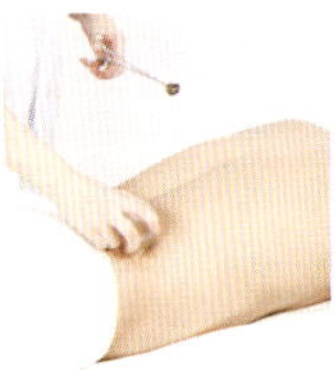

『穴位定位』

位于腰部，当第二腰椎棘突下，旁开 3 寸。

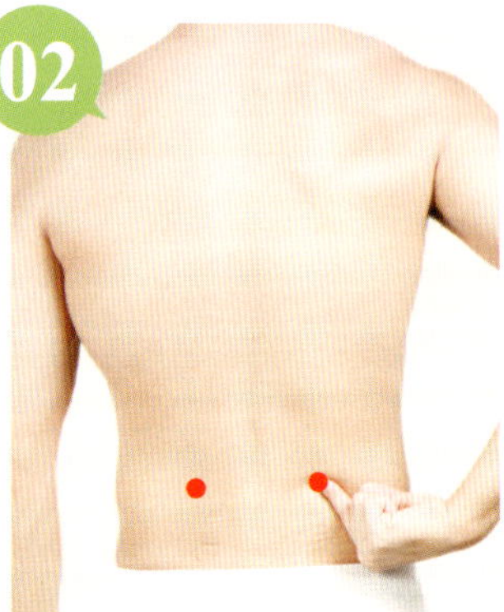

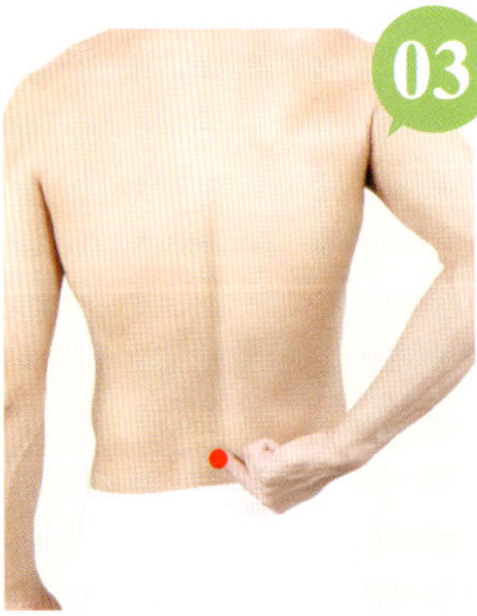

03 腰阳关拔罐

点燃棉球，伸入罐内马上取出，将火罐扣在腰阳关穴上，留罐 10 分钟，以局部皮肤潮红为度。

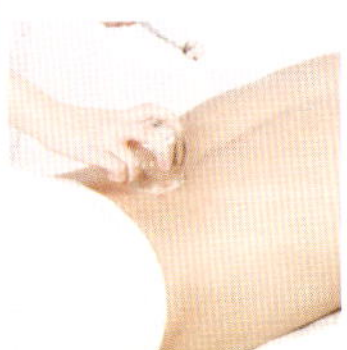

『穴位定位』

位于腰部，当后正中线上，第四腰椎棘突下凹陷中。

.肾结石.
拔罐疗法扫扫看

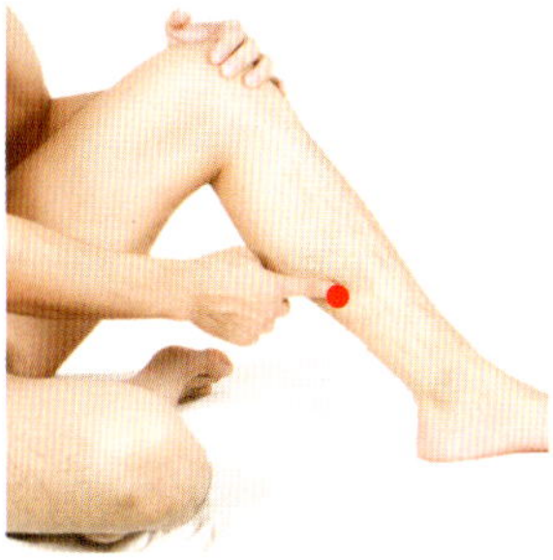

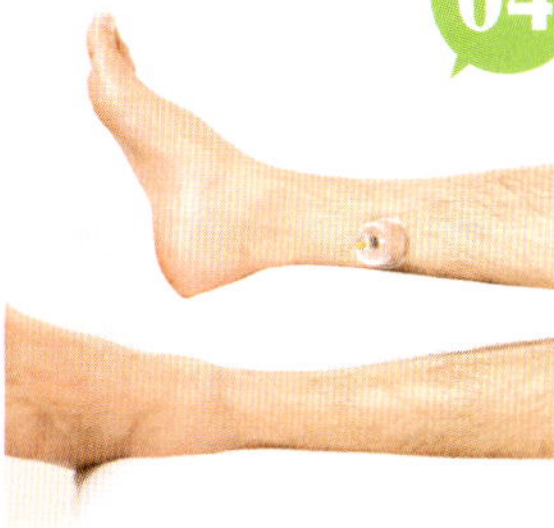

04 筑宾拔罐

将气罐吸附在筑宾穴上，以局部皮肤有抽紧感为度。

『穴位定位』

位于小腿内侧，当太溪与阴谷的连线上，太溪上5寸，腓肠肌肌腹的内下方。

【专家解析】

肾俞具有补益肾气、利尿排石的作用；志室有强腰固肾、祛湿利尿的作用；腰阳关能补肾强腰、除湿将浊；筑宾有理气止痛、利尿通淋的作用。四穴配伍，共奏清热化湿、利水排石之功。

随证加穴拔罐

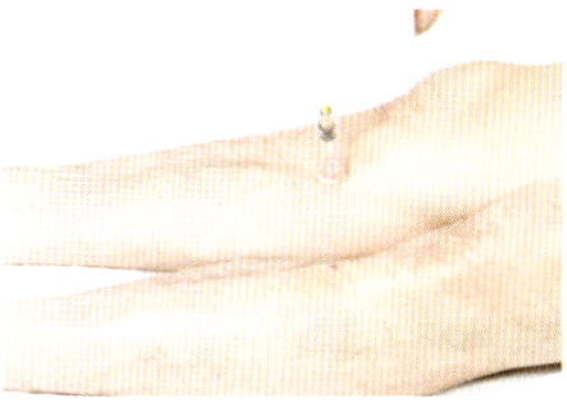

①湿热蕴结型 + 阴陵泉

典型症状：小便涩痛，尿中有砂石，排尿中断，尿黄赤，突发腰颤剧痛，苔黄腻，脉弦数。

拔罐：将气罐吸附在阴陵泉穴上，留罐10分钟。

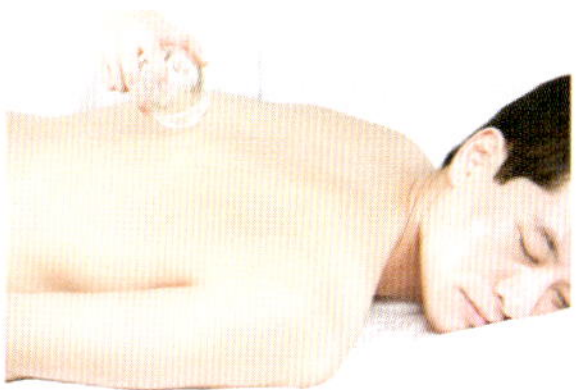

②气滞血瘀型 + 膈俞

典型症状：结石日久不移，腰腹疼痛固定、胀痛，舌紫，脉涩。

拔罐：将火罐迅速扣在膈俞穴上，留罐15分钟，可行气活血、排石止痛。

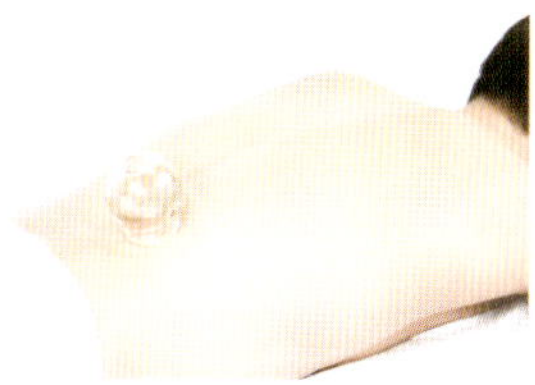

③虚实挟夹型 + 三焦俞

典型症状：病久砂石不去，伴见神疲乏力，面白少华，或伴腰腹隐隐作痛，腰膝酸软，手足心热，盗汗。

拔罐：将火罐扣在三焦俞穴上，留罐10分钟。

✚ 老中医经验方

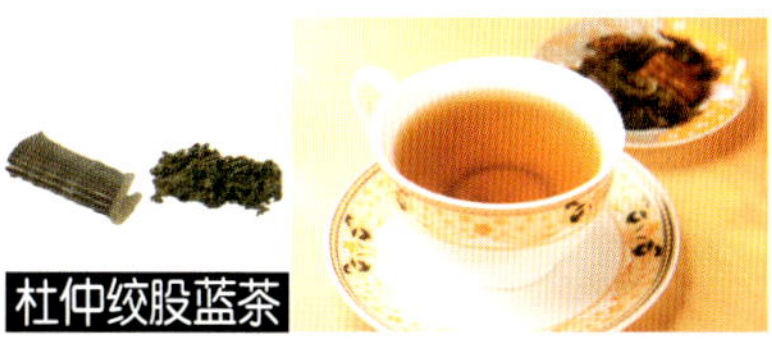

杜仲绞股蓝茶

- 取杜仲10克，绞股蓝5克，煎汤代茶。
- 本品可强腰利水。

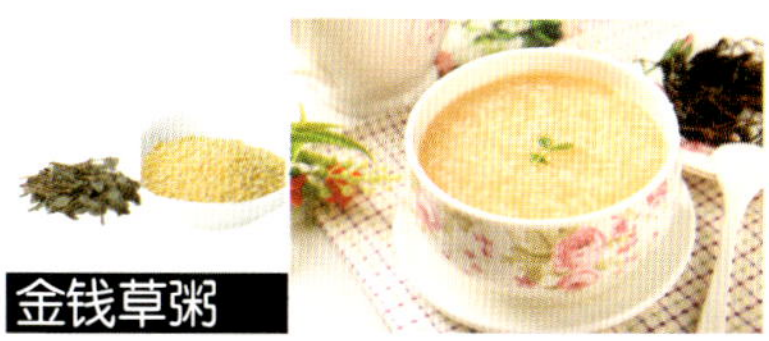

金钱草粥

- 取金钱草20克，小米200克，煮粥。
- 本品可清热利湿、退黄排石。

拔罐祛病
38

痔疮

症状

便血，内痔可伴有疼痛不适、瘙痒，外痔可伴有肿胀、疼痛。

【病症简介】

痔疮又称痔核。临床上分为三种类型：位于肛门齿线以上的为内痔，在肛门齿线外的为外痔，两者混合存在的称混合痔。外痔感染发炎或形成血栓外痔时，则局部肿痛。

拔罐疗法

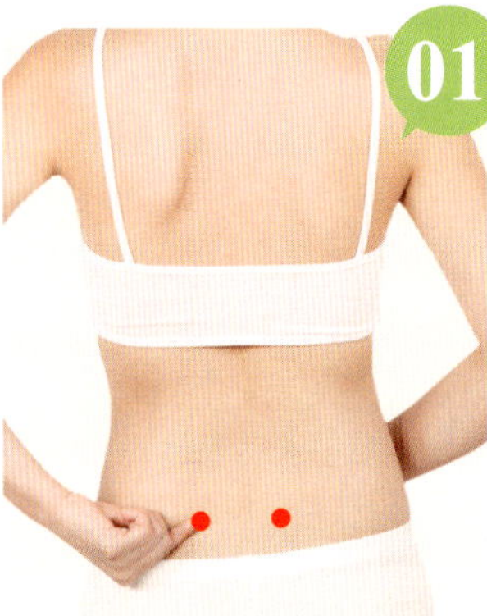

01 大肠俞拔罐

点燃棉球后，伸入罐内旋转一圈马上抽出，将火罐迅速扣在大肠俞穴上，留罐 10 ~ 15 分钟，以局部皮肤潮红为度。

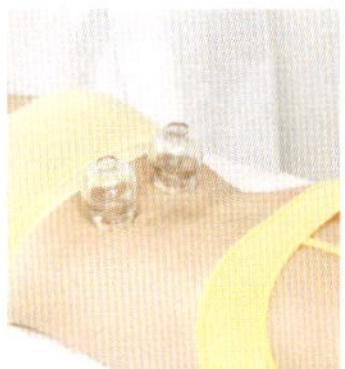

『穴位定位』

位于腰部，当第四腰椎棘突下，旁开 1.5 寸。

02 足三里拔罐

用拔罐器将气罐吸附在足三里穴上，留罐 15 分钟，以局部皮肤潮红为度。

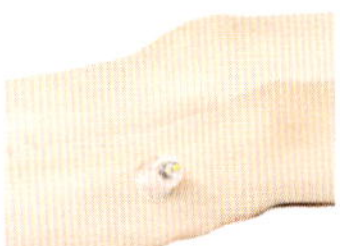

『穴位定位』

位于小腿前外侧，当犊鼻下 3 寸，距胫骨前缘一横指（中指）。

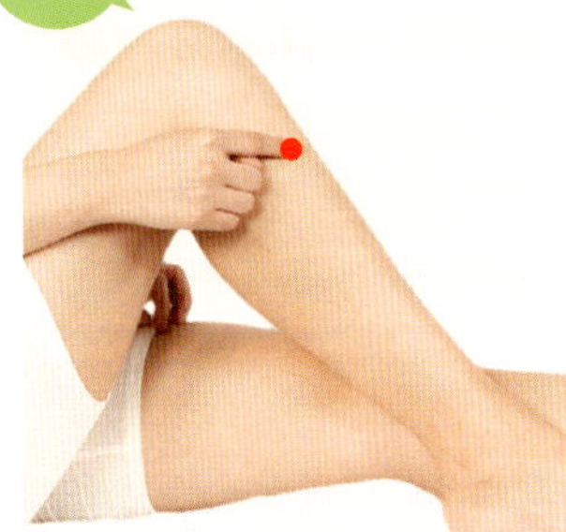

03 三阴交拔罐

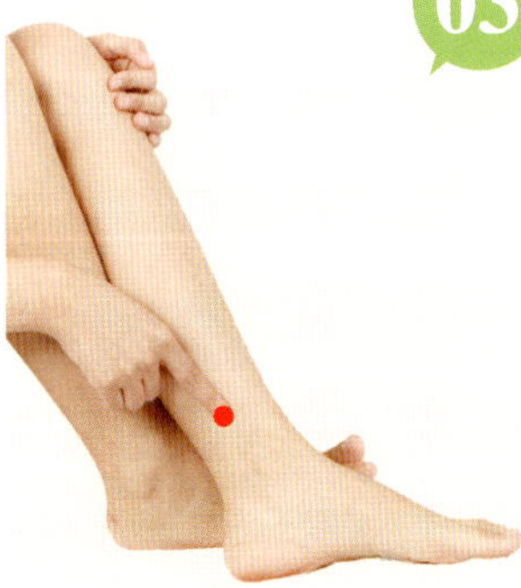

用拔罐器将气罐吸附在三阴交穴上，留罐 15 分钟，以局部皮肤泛红、充血为度。

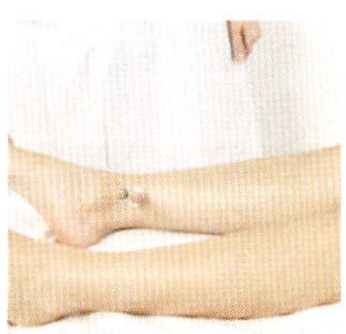

『穴位定位』

位于小腿内侧，当足内踝尖上 3 寸，胫骨内侧缘后方。

. 痔疮 .
拔罐疗法扫扫看

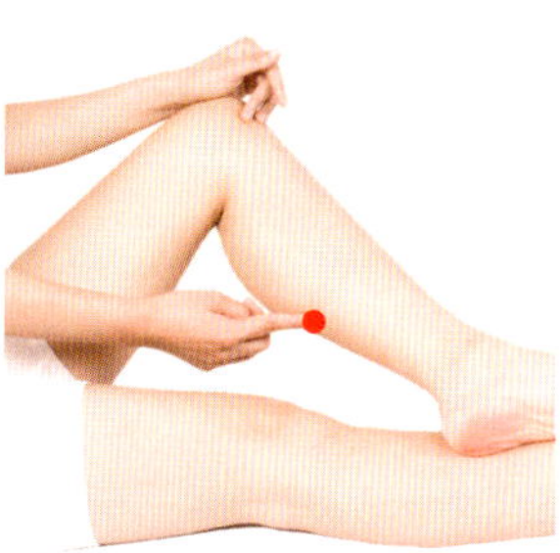

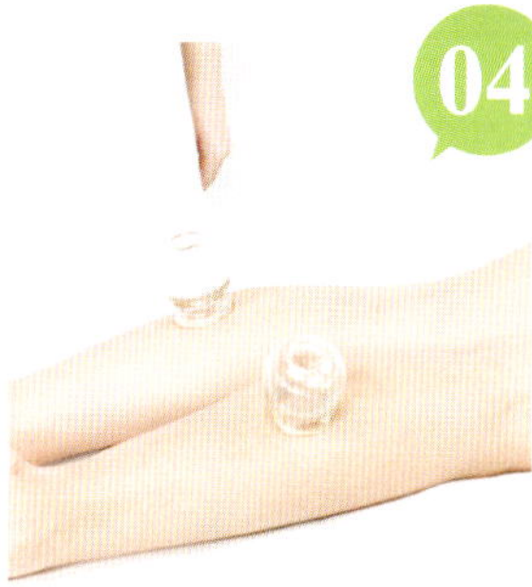

04 承山拔罐

用闪火法将火罐扣在承山穴上，留罐10分钟。

『穴位定位』

位于小腿后面正中，委中与昆仑之间，当伸直小腿或足跟上提时腓肠肌肌腹下出现尖角凹陷处。

【专家解析】

大肠俞具有理气降逆、调和肠胃的作用；足三里具有理气降逆、调和肠胃的作用；三阴交具有健脾理血、益肾平肝的作用；承山具有理气止痛、舒筋活络、消痔的作用。四穴配伍，共奏行气活血、清热利湿、调和肠胃之功。

随证加穴拔罐

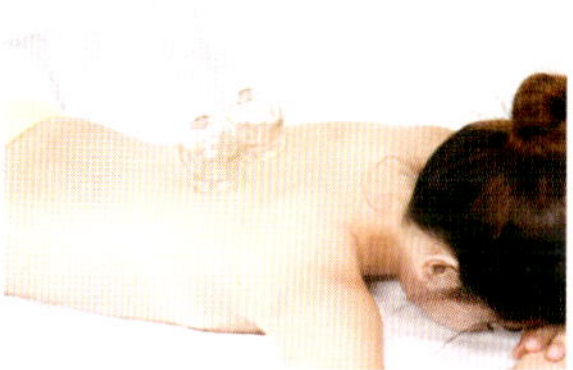

①气滞血瘀型＋膈俞

典型症状：肛内有肿物脱出，肛管紧缩，坠胀疼痛。

拔罐：将火罐扣在膈俞穴上，留罐约10分钟即可，可疏通肠络、化瘀止痛。

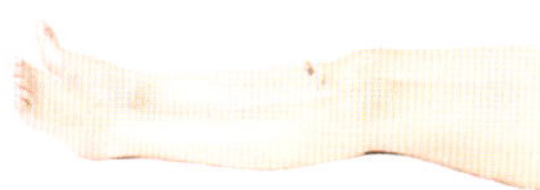

②湿热瘀滞型＋阴陵泉

典型症状：肛门部出现小肉状突出物，伴有疼痛、肿胀。

拔罐：将气罐吸附在阴陵泉穴上，留罐15分钟，可清热利湿。

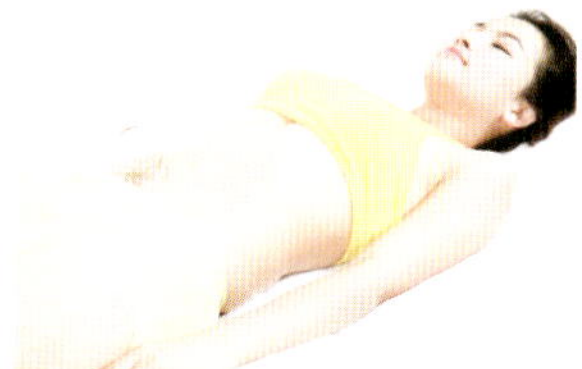

③脾虚气陷型＋气海

典型症状：肛门部出现小肉状突出物面色萎黄，神疲乏力，伴见脱肛。

拔罐：将火罐扣在气海穴上，留罐15分钟，可补中益气。

老中医经验方

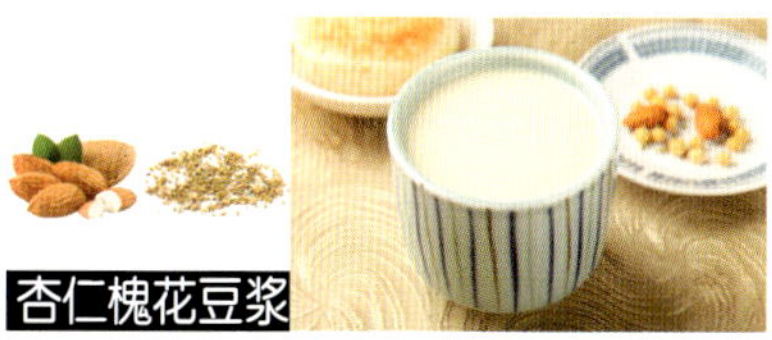

杏仁槐花豆浆

- 取杏仁5克，槐花10克，黄豆50克，榨成豆浆。
- 本品可消痔清肠。

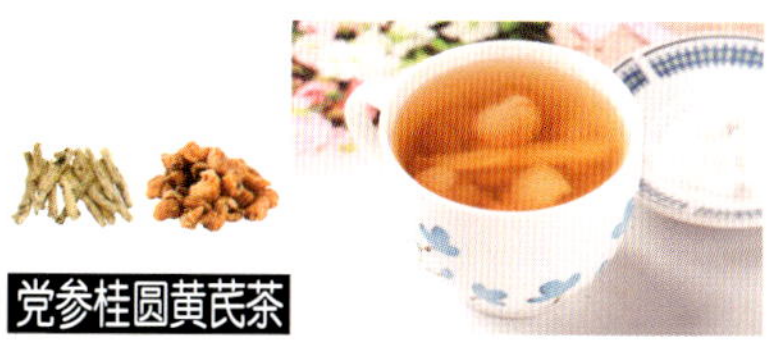

党参桂圆黄芪茶

- 取党参15克，桂圆10克，黄芪10克，煎汤代水。
- 本品可补中益气，防治肛门突出。

拔罐祛病 39

中暑

症状

头晕、口渴、多汗、发热、呕吐、胸闷、四肢无力酸软。

【病症简介】

中暑指长时间在高温和热辐射的作用下，机体出现以体温调节障碍、水及电解质代谢紊乱、神经系统与循环系统障碍为主要表现的急性疾病。主要症状有头晕、口渴、多汗、发热、呕吐、胸闷、四肢无力酸软等。

拔罐疗法

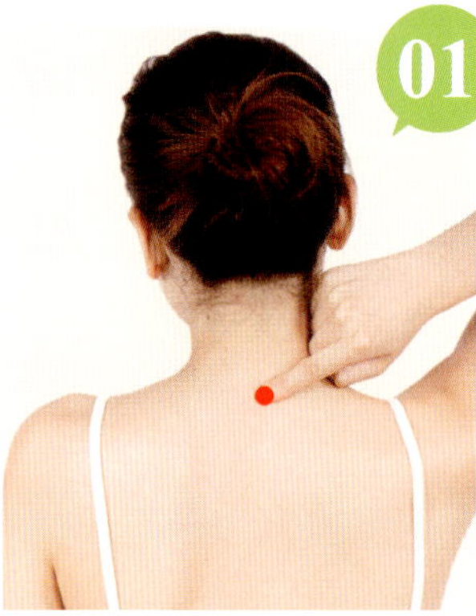

01 大椎拔罐

将火罐扣在大椎穴上，留罐 10 分钟，以局部皮肤泛红、充血为度。

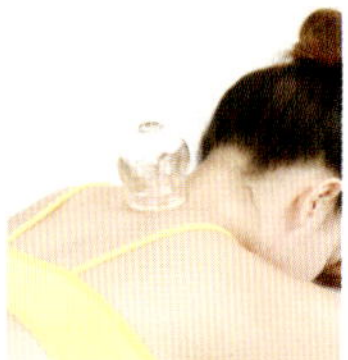

『穴位定位』

位于后正中线上，第七颈椎棘突下凹陷中。

02 委中拔罐

用拔罐器将气罐吸附在委中穴上，留罐 10 分钟，以局部皮肤潮红、有抽紧感为度。

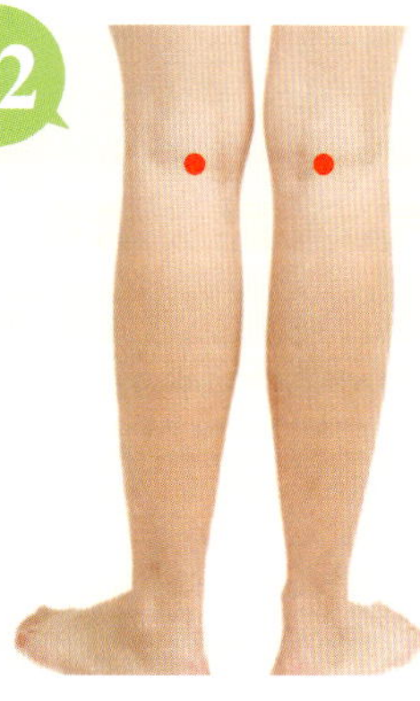

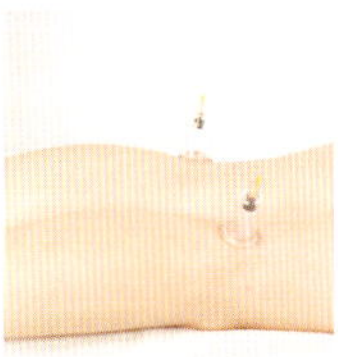

『穴位定位』

位于腘横纹中点，当股二头肌腱与半腱肌肌腱的中间。

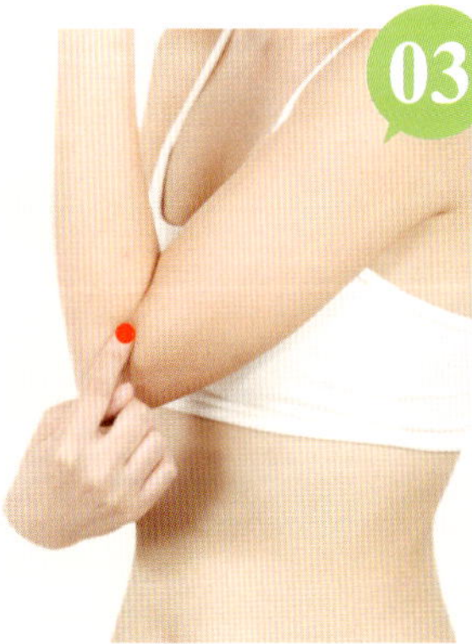

03 曲池拔罐

用拔罐器将气罐吸附在曲池穴上，留罐 10 ~ 15 分钟，以局部皮肤有抽紧感、泛红、充血为度。

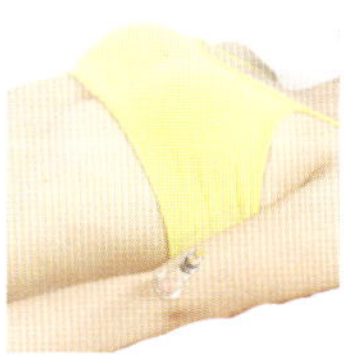

『穴位定位』

位于肘横纹外侧端，屈肘，当尺泽与肱骨外上髁连线中点。

拔罐祛病

拔罐疗法扫扫看

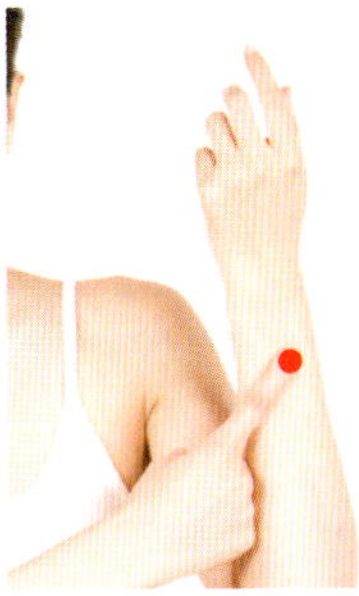

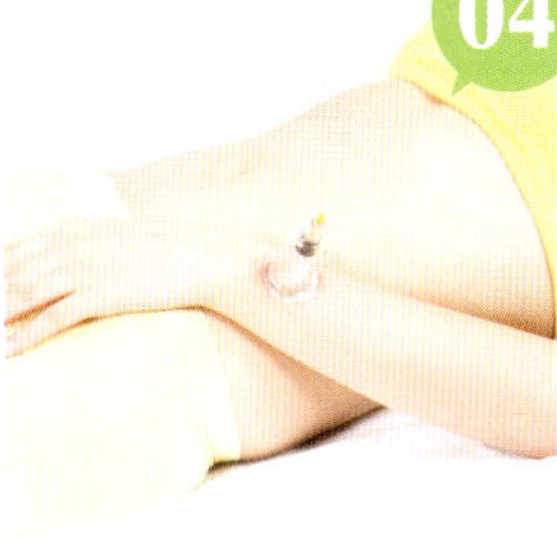

04 外关拔罐

将气罐吸附在外关穴上，留罐15分钟，以局部皮肤潮红为度。

『穴位定位』

位于前臂背侧，当阳池与肘尖的连线上，腕背横纹上2寸，尺骨与桡骨之间。

【专家解析】

大椎具有通阳泄热的作用；委中具有清热解暑、泄热止痉的作用；曲池能清营血之热；外关具有清心除烦、宽胸理气、和胃止呕的作用。四穴配伍，共奏清泻暑热、解暑宁心之功。

随证加穴拔罐

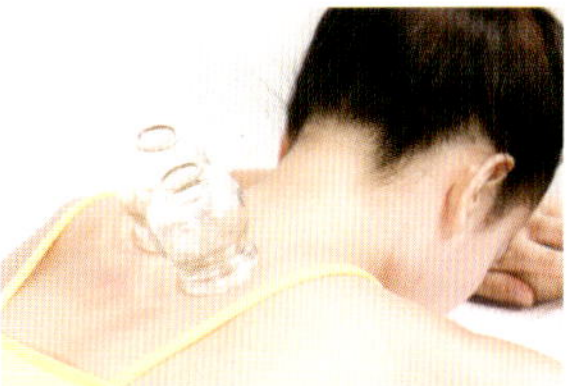

①气营两燔型＋肺俞

典型症状： 起病较急，壮热多汗，头痛项强，恶心呕吐，烦躁嗜睡，抽搐，口渴便秘。

拔罐： 将火罐扣在肺俞穴上，留罐15分钟。

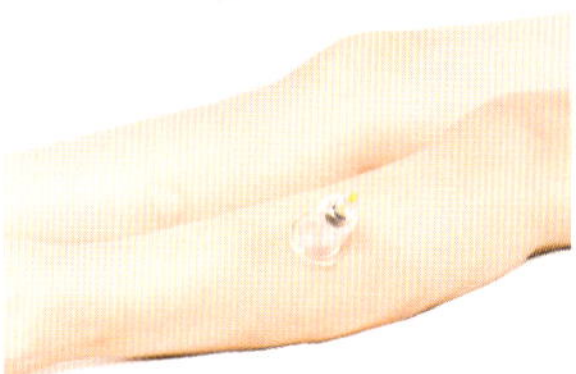

②痰热内陷型＋丰隆

典型症状： 神昏谵语，身热烦躁，痰盛气粗，舌绛苔黄垢腻，脉滑数。

拔罐： 将气罐吸附在丰隆穴上，留罐15分钟，可化痰开窍。

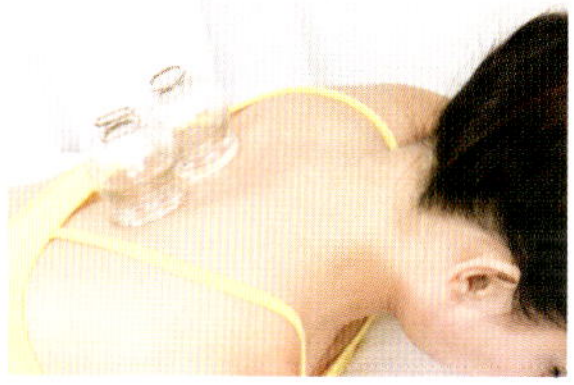

③邪热内闭型＋厥阴俞

典型症状： 神昏谵语，甚或昏愦不语，灼热肢厥，舌红绛，脉细数。

拔罐： 将火罐吸附在厥阴俞上，留罐15分钟，可清心开窍。

老中医经验方

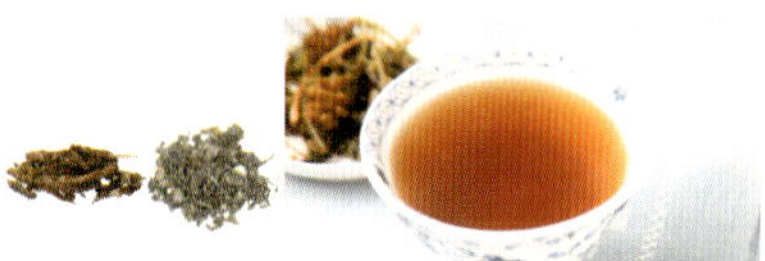

夏枯草蒲公英茶

- 取夏枯草15克，蒲公英15克，冲泡饮用。
- 本品可清热解暑。

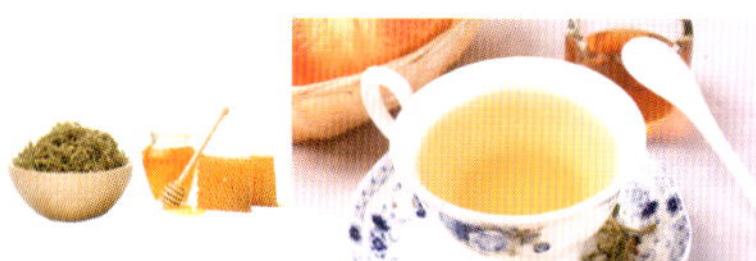

金银花蜂蜜茶

- 取金银花15克，蜂蜜两勺，冲泡饮用。
- 本品可清热消暑、润肠排毒，治胃火炽盛型中暑。

拔罐祛病40

贫血

症状

皮肤黏膜苍白、头昏、耳鸣、失眠、记忆力减退、注意力不集中。

【病症简介】

贫血是指人体外周血红蛋白（Hb）减少，低于正常范围下限的一种临床症状。成年男性 Hb < 120 克 / 升，成年女性 Hb < 110 克 / 升，孕妇 Hb < 100 克 / 升，均可诊断为贫血。

拔罐疗法

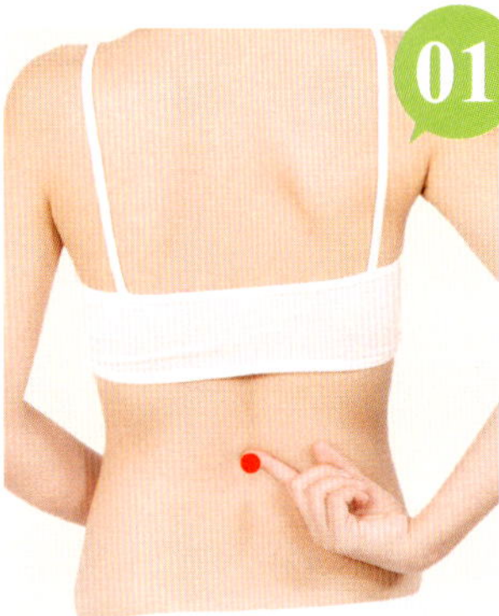

01 命门拔罐

将火罐迅速扣在命门穴上，留罐 10 分钟，以局部皮肤潮红为度。

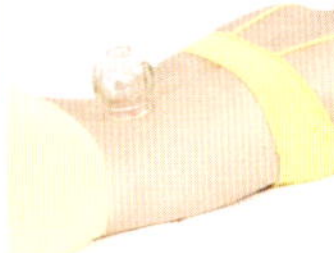

『穴位定位』

腰部，当后正中线上，第二腰椎棘突下凹陷中。

02 肾俞拔罐

点燃棉球后，伸入罐内后马上抽出，将火罐倒扣在肾俞穴上，留罐 15 分钟，以局部皮肤潮红为度。

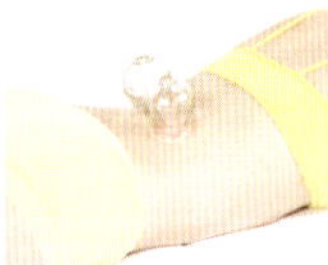

『穴位定位』

腰部，当第二腰椎棘突下，旁开 1.5 寸。

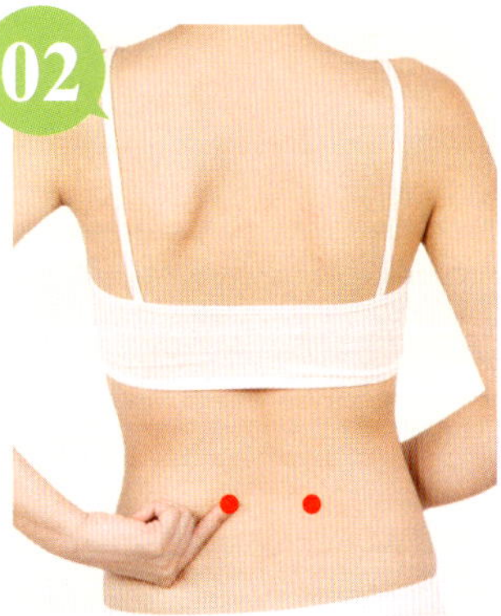

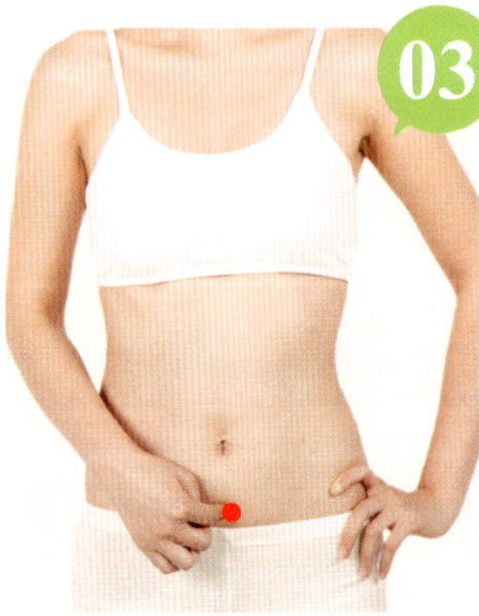

03 关元拔罐

将气罐吸附在关元穴上，留罐 15 分钟，以局部皮肤泛红、充血为度。

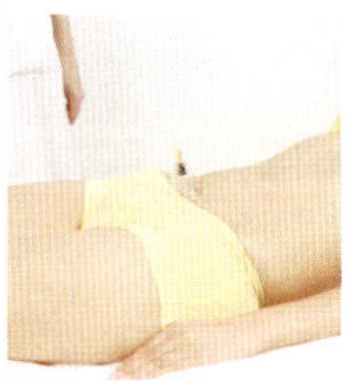

『穴位定位』

位于下腹部，前正中线上，当脐中下 3 寸。

. 贫血 .
拔罐疗法扫扫看

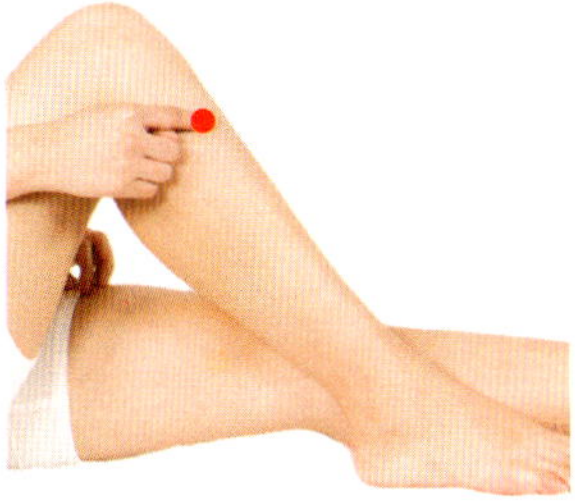

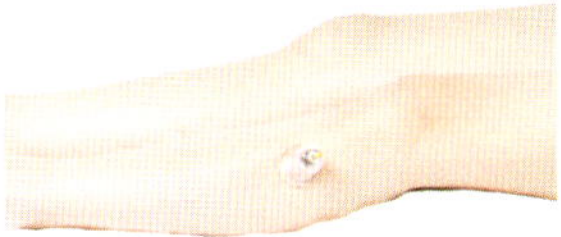

04 足三里拔罐

用拔罐器将气罐吸附在足三里穴上，留罐 15 分钟，以局部皮肤潮红为度。

『穴位定位』

位于小腿前外侧，当犊鼻下 3 寸，距胫骨前缘一横指（中指）。

【专家解析】

命门具有补气生血、补肾壮阳的作用；肾俞具有调血理血、益肾助阳的作用；关元具有培补元气、理气调血的作用；足三里具有补益脾胃、补虚和中的作用。四穴配伍，共奏补益脾肾、调养气血之功。

随证加穴拔罐

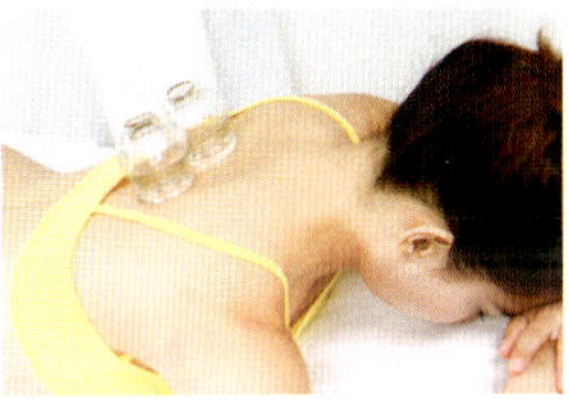

①心脾两虚型 + 心俞

典型症状：面色苍白，倦怠乏力，食欲不振，腹胀恶心，多梦易醒，心悸气短。

拔罐：将气罐吸附在心俞穴上，留罐 15 分钟，可调和气血、补虚安神。

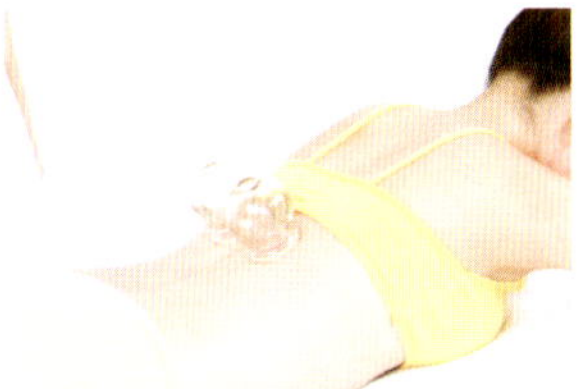

②脾肾阳虚型 + 脾俞

典型症状：面色苍白，倦怠乏力，少气懒言，进食减少，腹泻。

拔罐：将气罐吸附于脾俞穴上，留罐 10 分钟，可健脾益气、补气助阳。

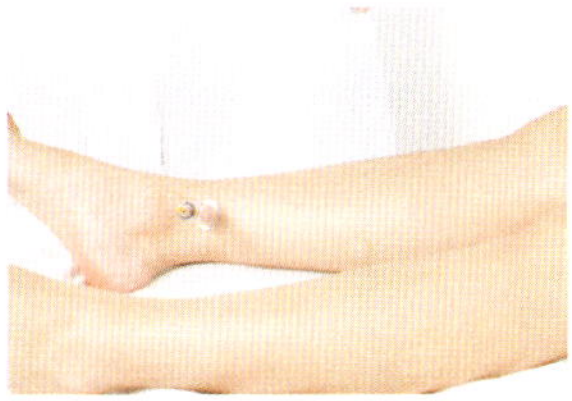

③肾阴亏虚型 + 三阴交

典型症状：面色苍白，倦怠乏力，两颧潮红，头晕目眩，腰膝酸软。

拔罐：将气罐吸附在三阴交穴上，留罐 15 分钟，可滋阴益肾。

老中医经验方

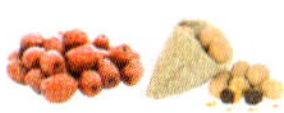

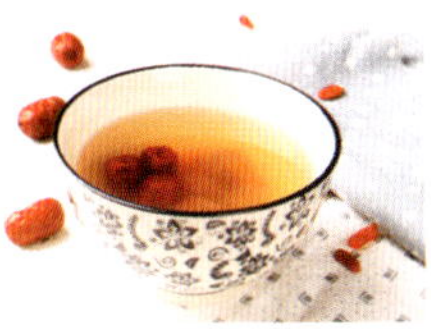

桂圆红枣补血汤

- 取红枣三枚，桂圆 10 克，用热水冲服饮用。
- 本品可健脾生血。

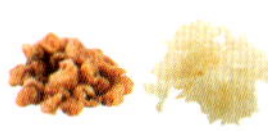

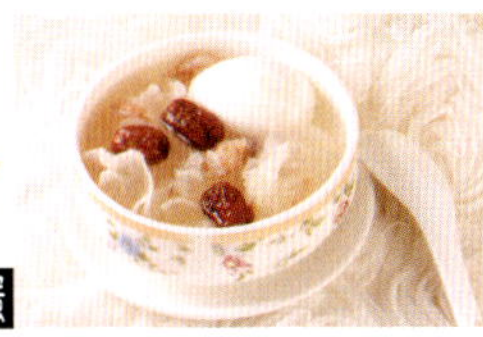

龙眼肉红枣银耳炖鸡蛋

- 取龙眼肉 10 克，红枣 3 枚，银耳 50 克，鸡蛋一个，炖煮。
- 本品可健脾益肾、滋阴养血。

拔罐祛病41

中风后遗症

症状

口眼歪斜、言语含糊不利、肢体出现运动障碍、半身不遂。

【病症简介】

中风后遗症指中风经治疗后遗留下来的口眼㖞斜、语言不利、半身不遂等症状的总称。中医认为本病因本体先虚，阴阳失去平衡，气血逆乱，痰瘀阻滞，肢体失养所致。

拔罐疗法

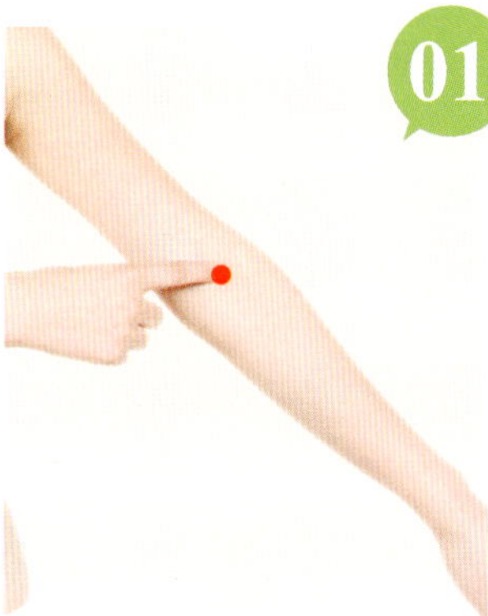

01 尺泽拔罐

将气罐吸附在尺泽穴上，留罐15分钟，以局部皮肤泛红、充血为度。

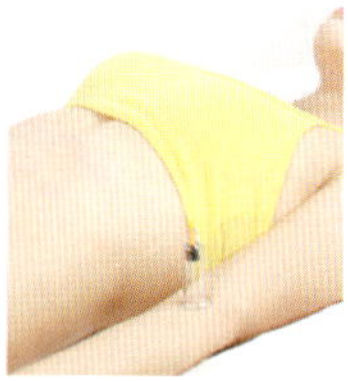

『穴位定位』

位于肘横纹中，肱二头肌腱桡侧凹陷处。

02 曲池拔罐

将气罐吸附在曲池穴上，留罐10分钟，以皮肤充血为度。

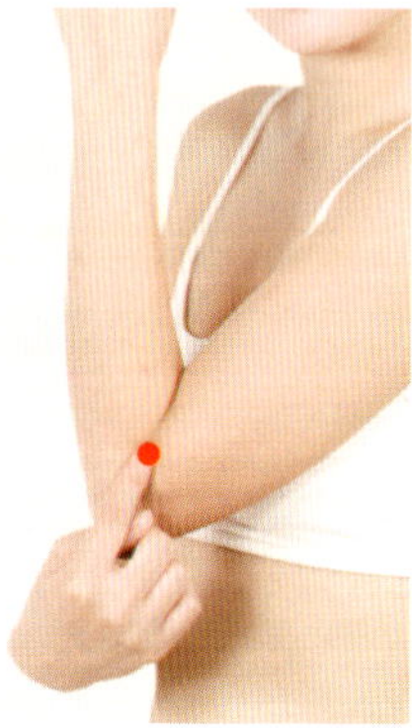

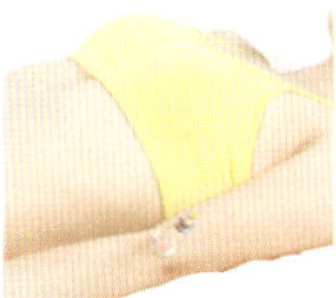

『穴位定位』

位于肘横纹外侧端，屈肘，当尺泽与肱骨外上髁连线中点。

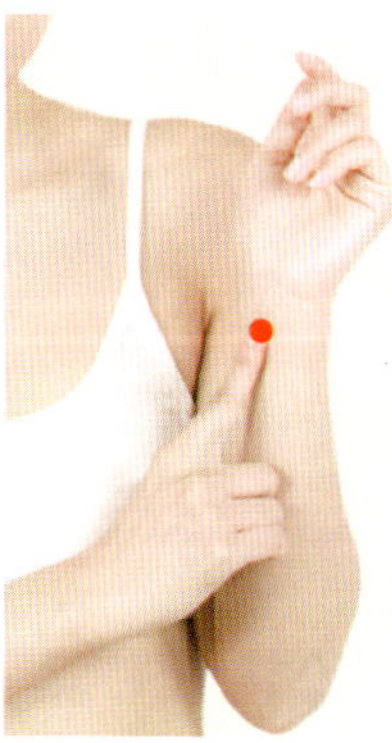

03 内关拔罐

将气罐吸附在内关穴上，留罐15分钟，以局部皮肤泛红、充血为度。

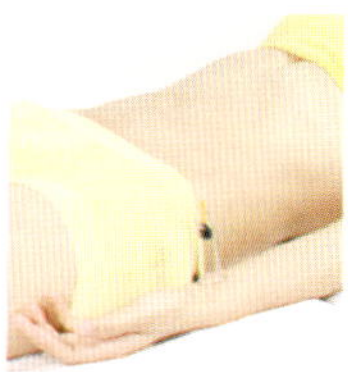

『穴位定位』

位于前臂掌侧，当曲泽与大陵的连线上，腕横纹上2寸，掌长肌腱与桡侧腕屈肌腱之间。

中风后遗症
拔罐疗法扫扫看

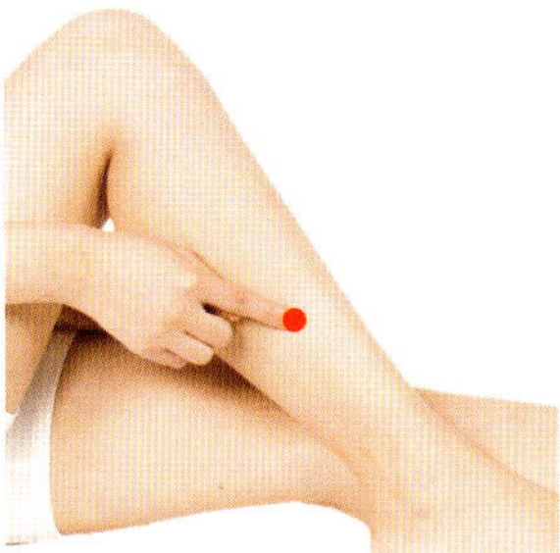

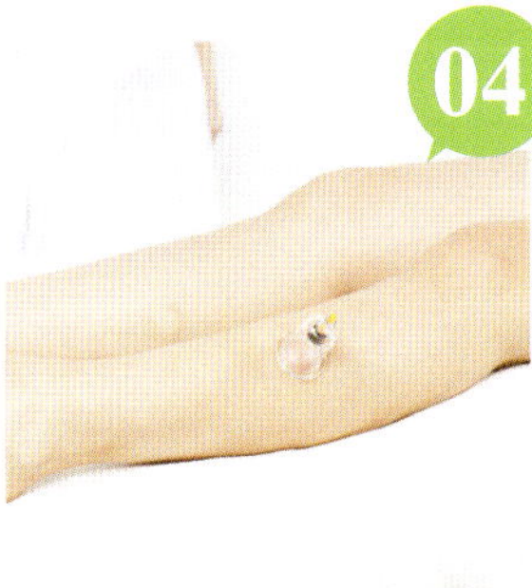

04 丰隆拔罐

将气罐吸附在丰隆穴上，留罐15分钟。

『穴位定位』

位于小腿前外侧，当外踝尖上8寸，条口外，距胫骨前缘二横指(中指)。

【专家解析】

尺泽具有清热和胃、通络止痛的作用；曲池具有清热和营、降逆活络的作用；内关具有宁心安神、和胃和逆、理气镇痛的作用；丰隆具有和胃气、化痰湿、清神志的作用。四穴配伍，共奏通经活络、调和气血之功。

随证加穴拔罐

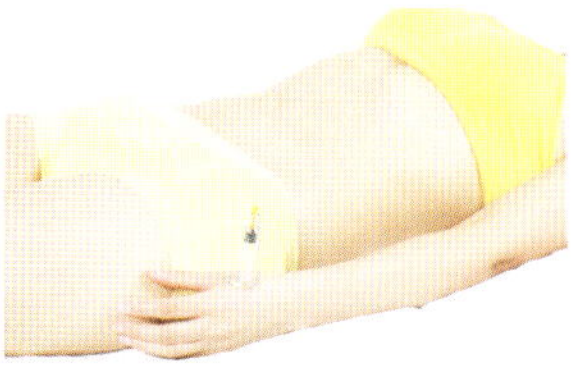

①风痰阻络型 + 合谷

典型症状： 肢体麻木或手足拘急，头晕目眩。

拔罐： 将气罐吸附在合谷穴上，留罐10分钟，可化痰熄风。

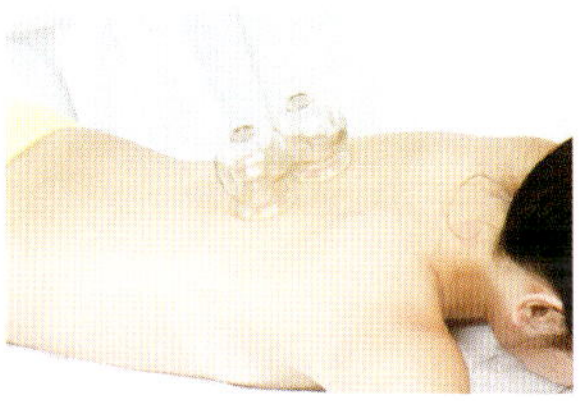

②气滞血瘀型 + 膈俞

典型症状： 兼见肢体软弱，偏身麻木，手足肿胀，面色苍白，气短乏力。

拔罐： 将火罐扣在膈俞穴上，留罐15分钟，可益气活血。

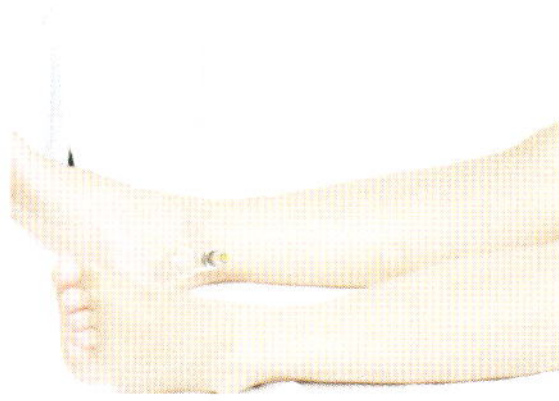

③阴虚阳亢型 + 太溪

典型症状： 伴见肢体麻木，心烦失眠，眩晕耳鸣，手足蠕动。

拔罐： 将气罐吸附在太溪穴上，留罐15分钟，可滋阴潜阳。

老中医经验方

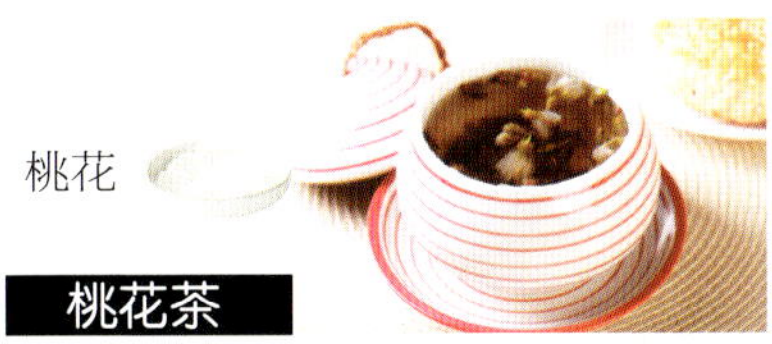

桃花茶

- 取桃花8克，冰糖5克，冲泡饮用。
- 本品可活血化瘀、通络止痛。

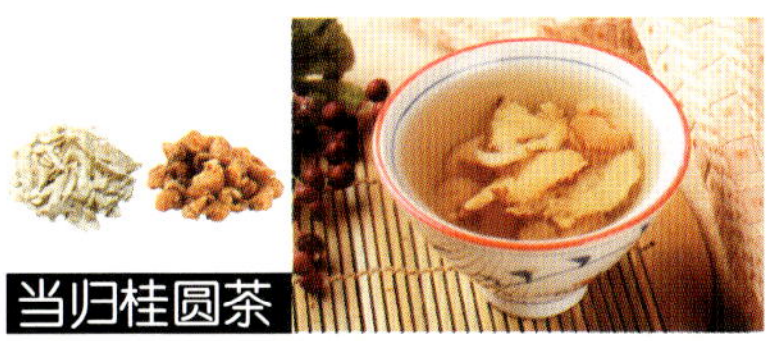

当归桂圆茶

- 取当归10克，桂圆10克，冲泡饮用。
- 本品可活血养血、益气健脾。

拔罐祛病 42

冠心病

症状

胸骨后疼痛，呈压榨样、烧灼样疼痛。

【病症简介】

冠心病是由冠状动脉发生粥样硬化，导致心肌缺血的疾病，是中老年人心血管疾病中最常见的一种。在临床上冠心病主要特征为心绞痛、心律不齐、心肌梗死及心力衰竭等。

拔罐疗法

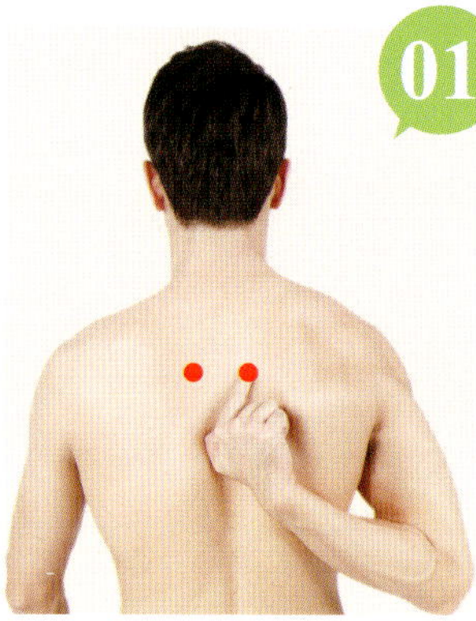

01 厥阴俞拔罐

将火罐扣在厥阴俞穴上，留罐 10 ~ 15 分钟，以皮肤有抽紧感为宜。

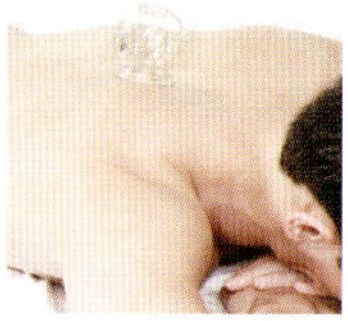

『穴位定位』

在背部，当第四胸椎棘突下，旁开 1.5 寸。

02 心俞拔罐

将火罐扣在心俞穴上，留罐 10 ~ 15 分钟，以局部充血为度。

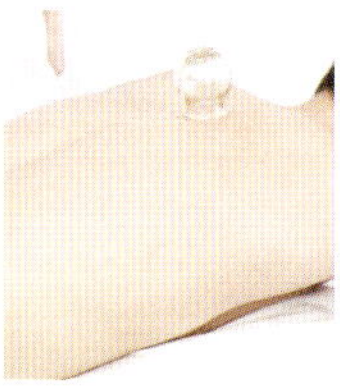

『穴位定位』

在背部，当第五胸椎棘突下，旁开 1.5 寸。

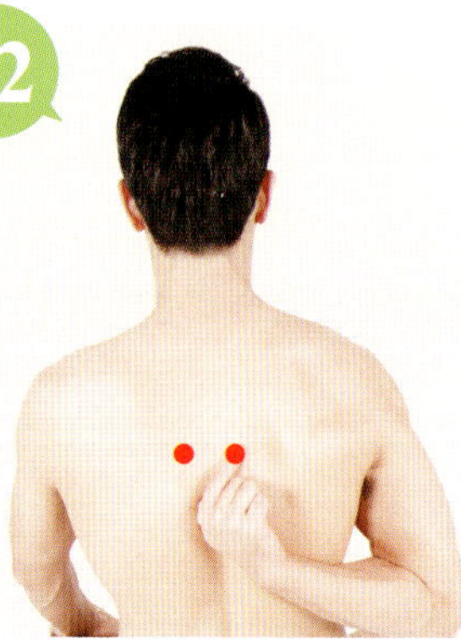

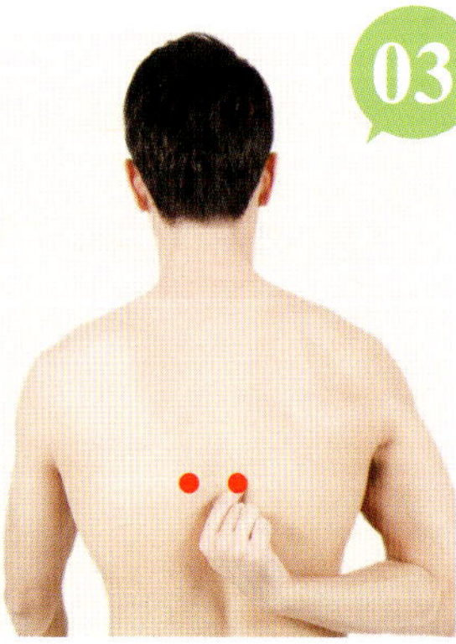

03 膈俞拔罐

将火罐扣在膈俞穴上，留罐 10 ~ 15 分钟，以局部充血为度。

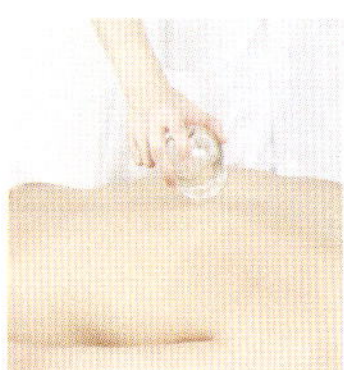

『穴位定位』

在背部，当第七胸椎棘突下，旁开 1.5 寸。

. 冠心病 .
拔罐疗法扫扫看

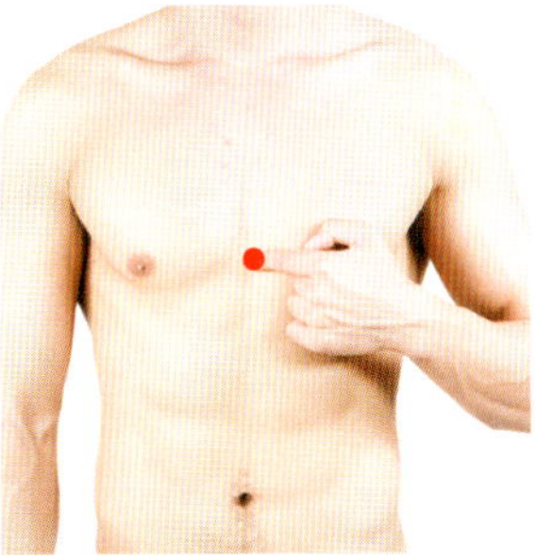

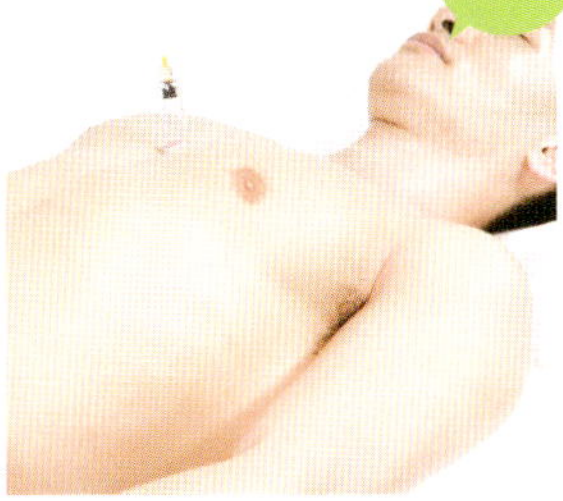

04 膻中拔罐

将气罐吸附在膻中穴上，留罐10 ~ 15分钟。

『穴位定位』

在胸部，当前正中线上，平第四肋间，两乳头连线的中点。

【专家解析】

厥阴俞可除烦解闷、行气通络；心俞可宽胸理气、通络安神；膈俞可散热化血；膻中可理气止痛。四穴配伍有行气通络、活血止痛之功。

随证加穴拔罐

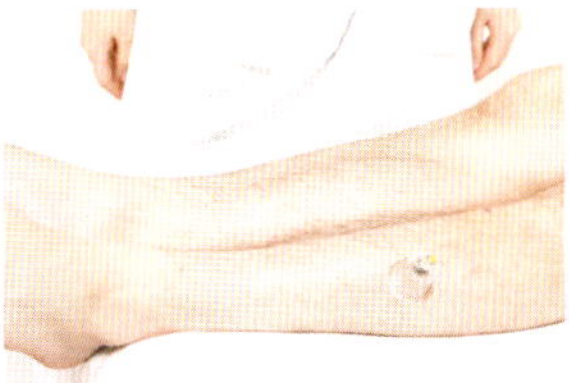

①痰湿中阻型 + 丰隆

典型症状：心胸闷痛，脘腹胀满，四肢困重，口淡乏味，舌苔白厚腻等。

拔罐：将气罐吸附在丰隆穴上，留罐10 ~ 15分钟。可和胃降逆、化痰凝神。

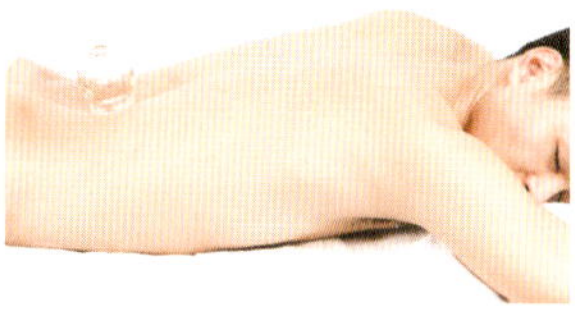

②肾阳虚衰型 + 命门

典型症状：表现为心前区痛，心慌心悸，精神疲乏，畏寒肢冷，腰膝酸软，小便清长等。

拔罐：将火罐扣在命门穴上，留罐10分钟。

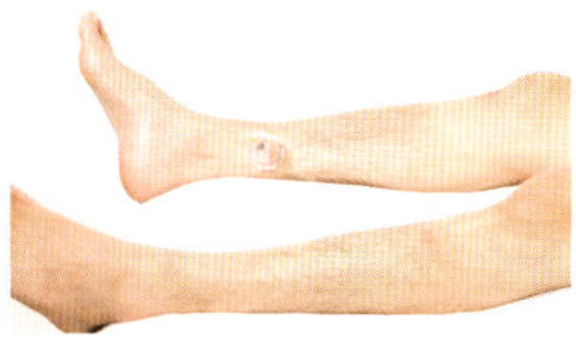

③气阴两虚型 + 三阴交

典型症状：主要见症有心胸疼痛，时发时止，心慌气短，自汗乏力，五心烦热，多梦易惊等。

拔罐：将气罐吸附在三阴交穴上，留罐10分钟。

✚ 老中医经验方

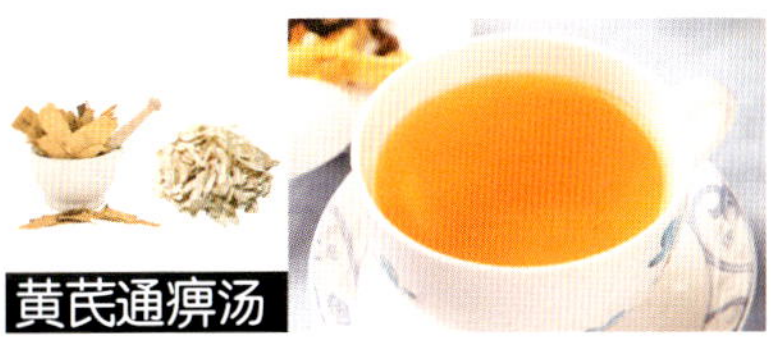

黄芪通痹汤

- 取黄芪30克，当归、白芍、川芎、地黄各12克，炙甘草6克，水煎服。
- 本品温阳益气、滋补阴血、化瘀通络。

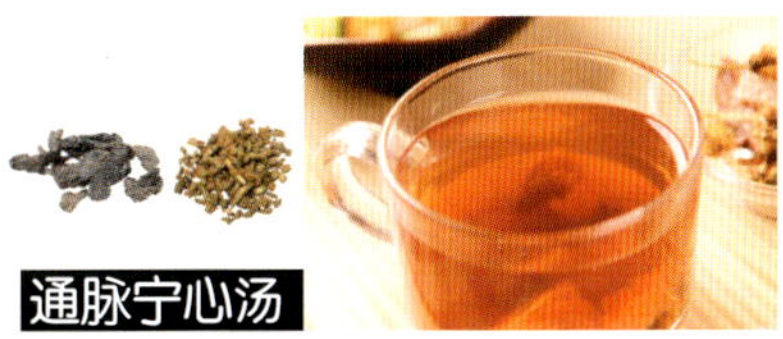

通脉宁心汤

- 取木通10克，生地15克，丹参15克，全瓜蒌5克，炙甘草10克，水煎服。
- 本品降火通脉、活血宁心。

拔罐祛病 43

疲劳综合征

症状

注意力不集中、咽痛、肌肉酸痛、头痛、睡眠后精力不能恢复。

【病症简介】

疲劳综合征典型表现为短期记忆力减退或注意力不集中、咽痛、肌肉酸痛、无红肿的关节疼痛、头痛、睡眠后精力不能恢复、体力或脑力劳动后身体感觉不适等。符合其中四项即可诊断为疲劳综合征。

拔罐疗法

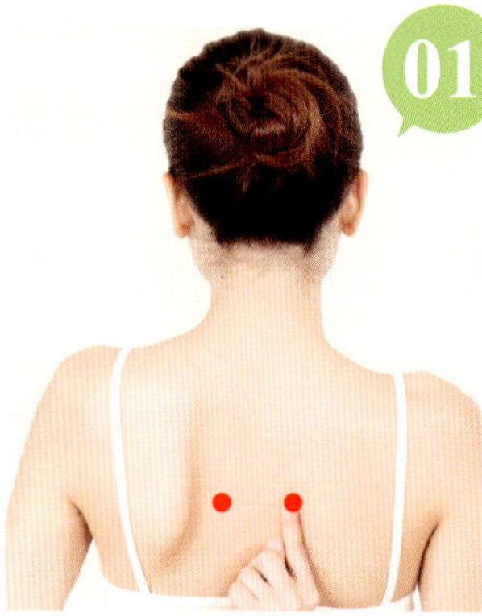

01 心俞拔罐

点燃棉球后，伸入罐内旋转一圈马上抽出，将火罐迅速扣在心俞穴上，留罐10～15分钟，以被拔罐部位充血为度。

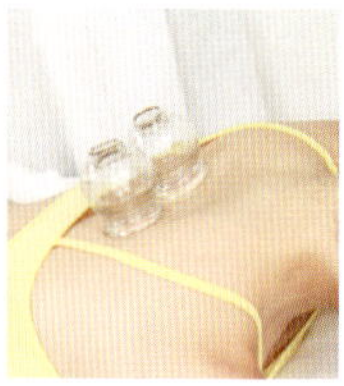

『穴位定位』

位于背部，当第五胸椎棘突下，旁开1.5寸。

02 足三里拔罐

将气罐吸附在足三里穴上，留罐15分钟，以被拔罐部位充血，有少量瘀血拔出为度。

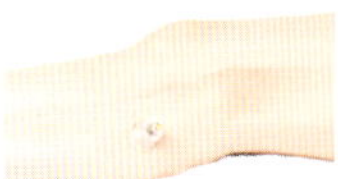

『穴位定位』

位于小腿前外侧，当犊鼻下3寸，距胫骨前缘一横指（中指）。

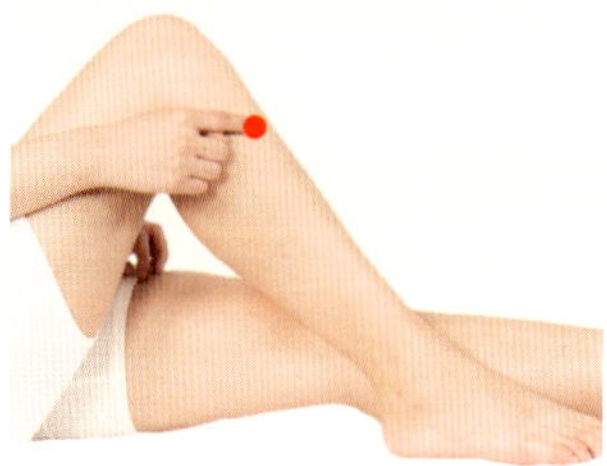

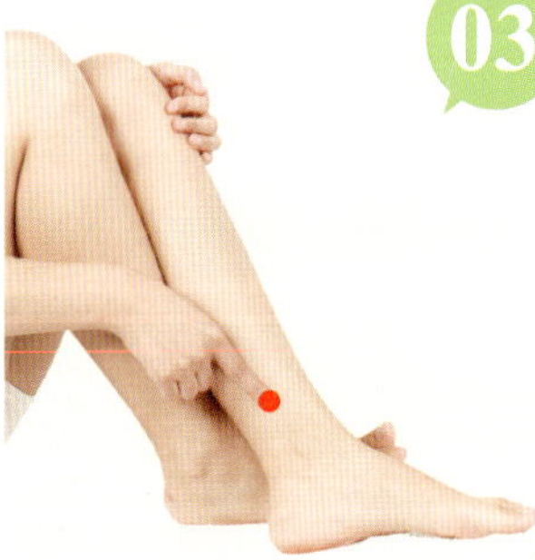

03 三阴交拔罐

将气罐吸附在三阴交穴上，留罐10分钟，以被拔罐部位充血，少量瘀血拔出为度。

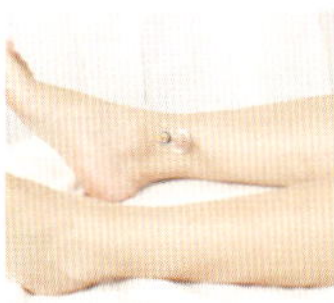

『穴位定位』

位于小腿内侧，当足内踝尖上3寸，胫骨内侧缘后方。

疲劳综合征 拔罐疗法扫扫看

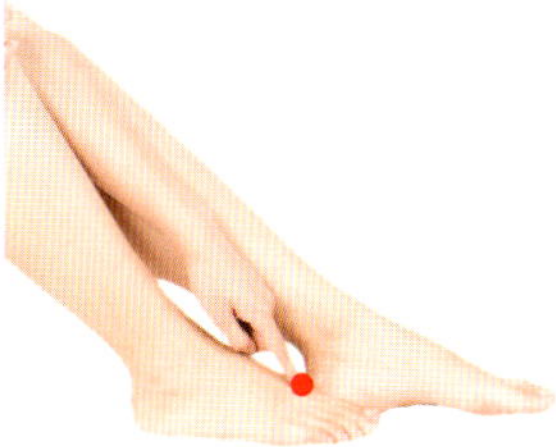
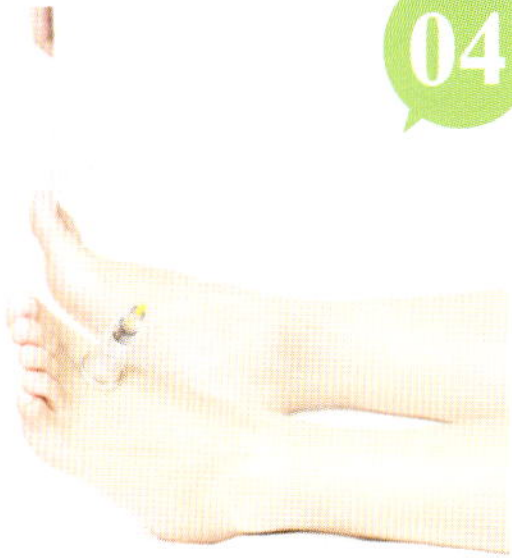

04 太冲拔罐

用拔罐器将气罐吸附在太冲穴，留罐 15 分钟。对侧以同样方法操作。

『穴位定位』

位于足背侧，当第 1 跖骨间隙的后方凹陷处。

【专家解析】

心俞具有宽胸理气、通络安神的作用；足三里具有生发胃气、燥化脾湿的作用；三阴交、太冲具有疏肝理气、健脾益气、恢复体力的作用。四穴配伍，共奏理气通络、益气和血、恢复体力之功。

随证加穴拔罐

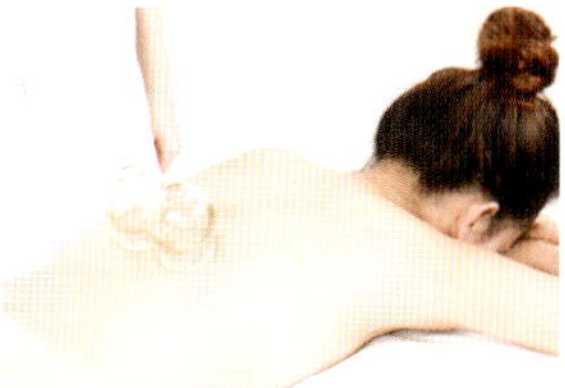

①肝气郁结型 + 肝俞

典型症状：疲乏不适，生气后症状加重，活动后减轻。

拔罐：将火罐迅速扣在肝俞穴上，留罐 10 ~ 15 分钟，可疏肝解郁。

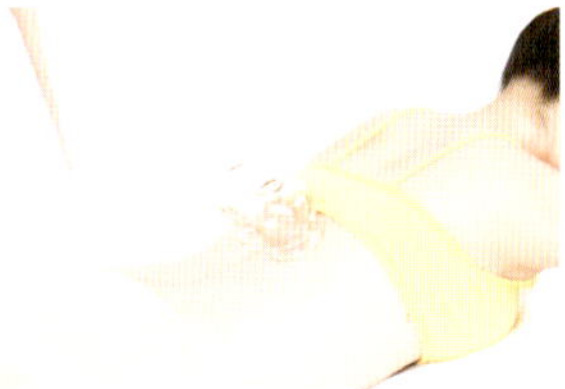

②脾气虚弱型 + 脾俞

典型症状：神疲乏力，少气懒言，嗜睡，活动后症状加重，或见食欲减退。

拔罐：将火罐扣在脾俞穴上，留罐 10 分钟，可健脾益气。

③心肾不交型 + 肾俞

典型症状：心烦失寐，心悸不安，眩晕，耳鸣，健忘，五心烦热，咽干口燥，腰膝酸软。

拔罐：将火罐迅速扣在肾俞穴上，留罐 10 分钟。

✚ 老中医经验方

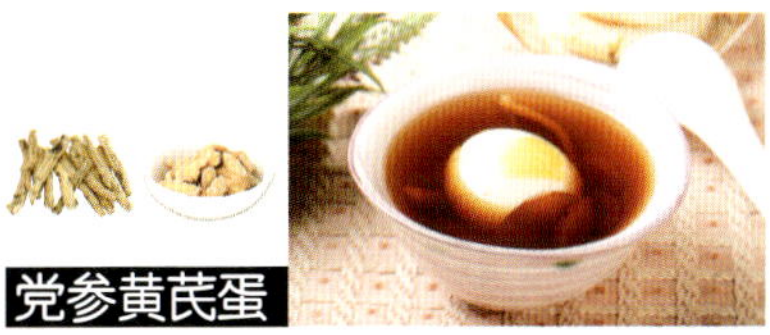
党参黄芪蛋

- 取党参 15 克，黄芪 10 克，鸡蛋一枚，炖煮。
- 本品可益气补虚，改善体力。

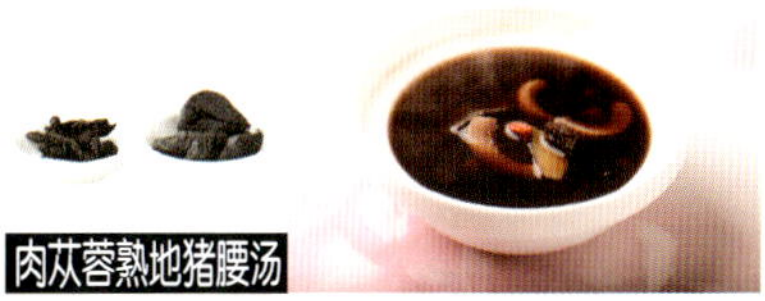
肉苁蓉熟地猪腰汤

- 取肉苁蓉 15 克，熟地 10 克，猪腰 200 克，炖煮。
- 本品可滋阴补肾、固本培元。

拔罐祛病44

肥胖症

症状

形体偏胖，怕热、活动不灵敏、睡眠时打鼾，可有高血压病、糖尿病等。

【病症简介】

肥胖是指一定程度的明显超重与脂肪层过厚，是体内脂肪尤其是甘油三酯积聚过多而导致的一种状态。当体脂增加使体重超过标准体重20% 或体重指数（BMI）大于 24 时，即称为肥胖症。

拔罐疗法

01 肺俞拔罐

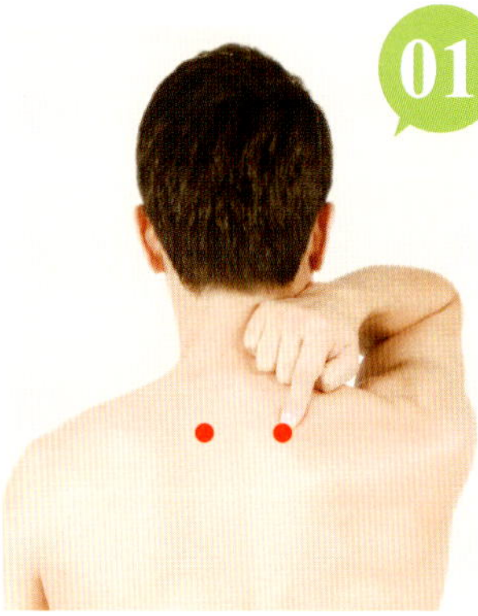

将火罐扣在肺俞穴上，留罐 15 分钟，以局部皮肤有抽紧感为度。

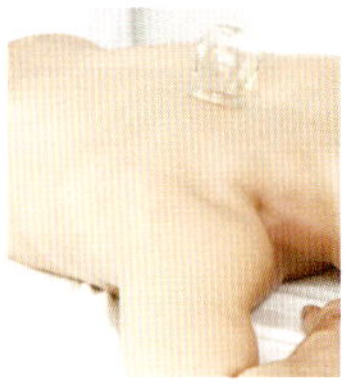

『穴位定位』

位于背部，当第三胸椎棘突下，旁开 1.5 寸。

02 胃俞拔罐

将火罐扣在胃俞穴上，留罐 15 分钟，以局部皮肤有酸胀感为佳。

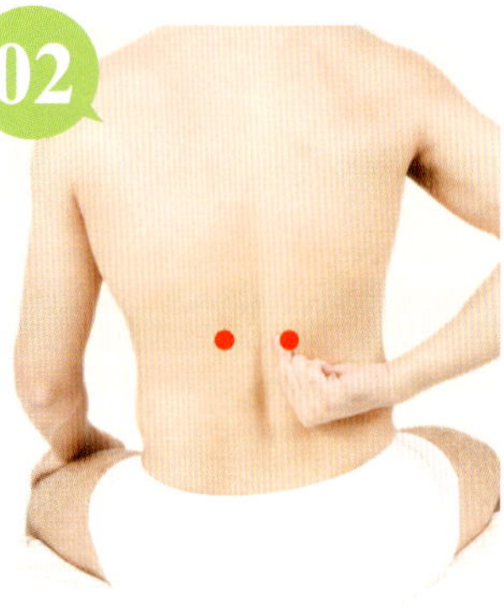

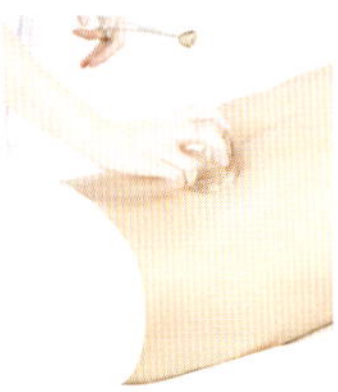

『穴位定位』

位于背部，当第十二胸椎棘突下，旁开 1.5 寸。

03 三焦俞拔罐

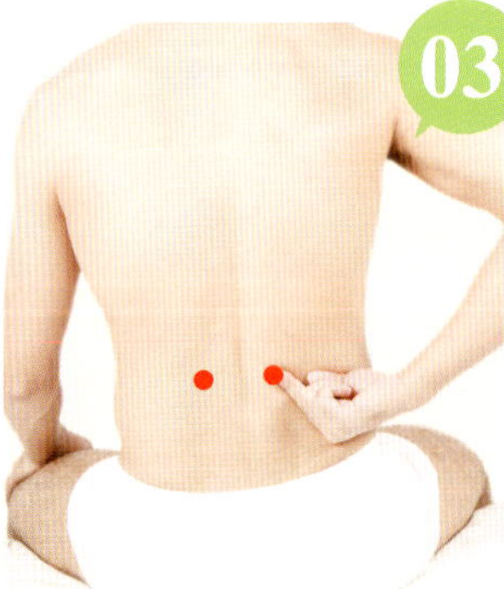

将火罐扣在三焦俞穴上，留罐 15 分钟，以局部皮肤有酸胀感为佳。

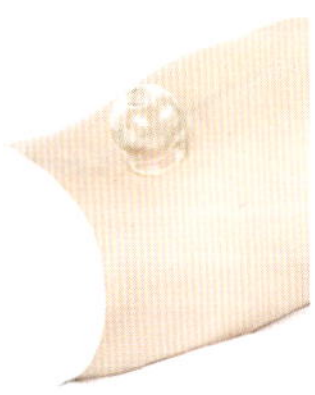

『穴位定位』

位于腰部，当第一腰椎棘突下，旁开 1.5 寸。

．肥胖症．
拔罐疗法扫扫看

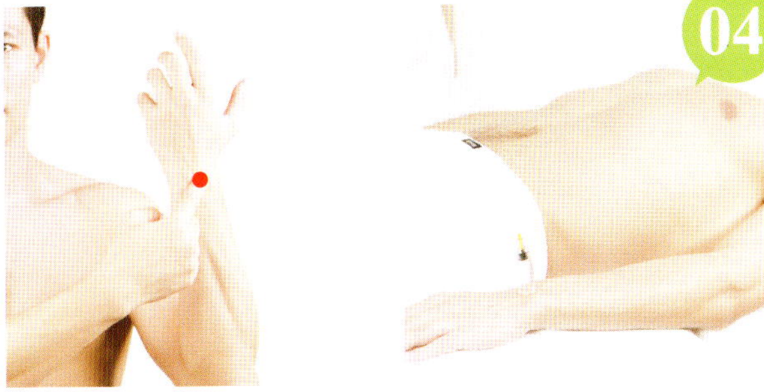

04 阳池拔罐

将气罐吸附在阳池穴上，留罐15分钟，皮肤有抽紧感即可。

『穴位定位』

位于腕背横纹中，当指总伸肌腱的尺侧缘凹陷处。

【专家解析】

肺俞具有调补肺气、祛风止痛的作用；胃俞具有和胃降逆、健脾助运的作用；三焦俞具有调三焦、利水强腰的作用；阳池具有通经活络的作用。四穴配伍，共奏消积化滞、行气利湿、控制体重之功。

随证加穴拔罐

①气虚痰壅型＋气海

典型症状： 形体肥胖，动则气短、汗出，肤色少华，精神倦怠，嗜睡，纳谷不振。

拔罐： 将火罐扣在气海穴上，留罐10分钟，可益气化痰。

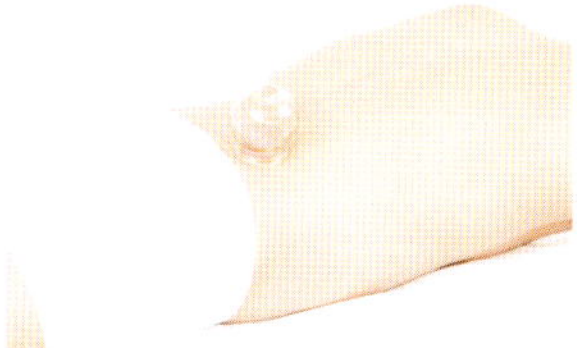

②胃肠积热型＋大肠俞

典型症状： 形体肥胖，面有油光，胃口极佳，畏热烦躁，口苦咽干，或见尿黄便秘。

拔罐： 将火罐吸附在大肠俞穴上，留罐10分钟。

③肾阳亏虚型＋肾俞

典型症状： 形体肥胖，畏寒肢冷，嗜卧懒动，腰脊酸楚，下肢浮肿，午后尤甚。

拔罐： 将火罐迅速扣在肾俞穴上，留罐10分钟，可温阳利水。

老中医经验方

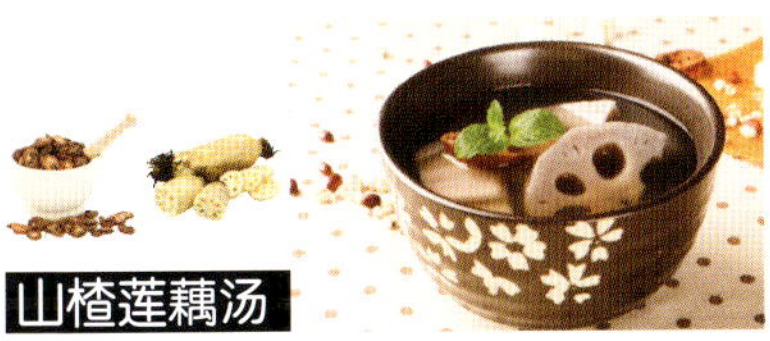

山楂莲藕汤

- 取山楂10克，莲藕200克，大骨500克，炖煮。
- 本品可消脂降浊、利水消肿。

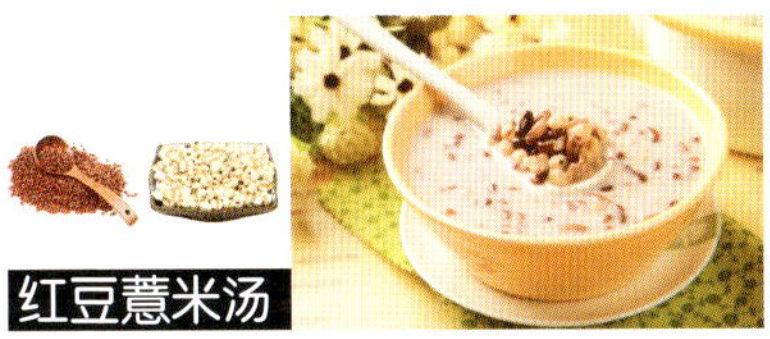

红豆薏米汤

- 取红豆200克，薏米100克，炖煮。
- 本品可健脾除湿、利水消脂，治痰湿内盛型肥胖。

拔罐祛病45

神经衰弱

症状

易兴奋、易疲劳、记忆力减退，伴有各种躯体不适症状。

【病症简介】

神经衰弱是指由于长期情绪不佳及精神压力大，从而使精神活动能力减弱的功能障碍性病症。其主要特征是易兴奋、易疲劳、记忆力减退等，伴有各种躯体不适症状。本病如处理不当可迁延达数年。

拔罐疗法

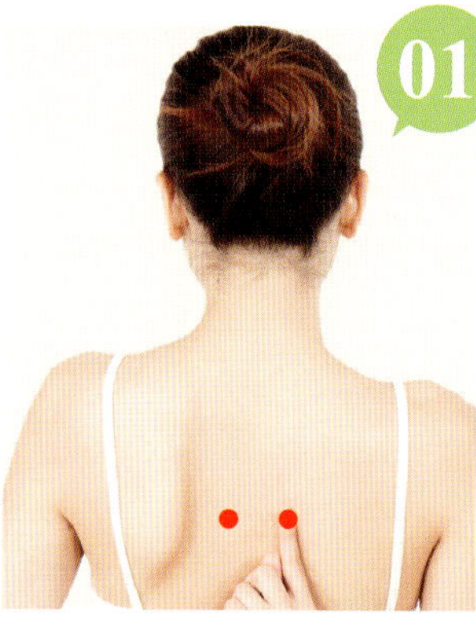

01 心俞拔罐

将火罐扣在心俞穴上，留罐 15 分钟，以局部皮肤泛红、充血为度。

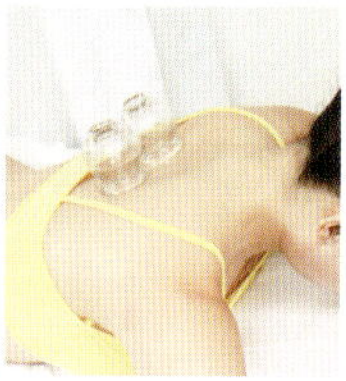

『穴位定位』

位于背部，当第五胸椎棘突下，旁开 1.5 寸。

02 脾俞拔罐

将火罐扣在脾俞穴上，留罐 15 分钟，以局部皮肤泛红、充血为宜。

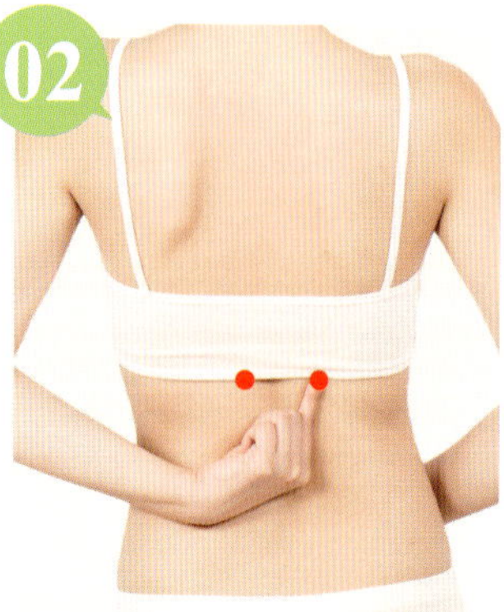

『穴位定位』

位于背部，当第十一胸椎棘突下，旁开 1.5 寸。

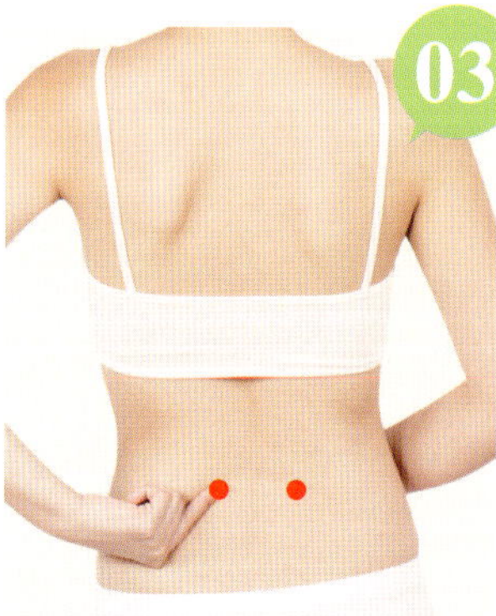

03 肾俞拔罐

将火罐迅速扣在肾俞穴上，留罐 10 分钟，以皮肤潮红为度。

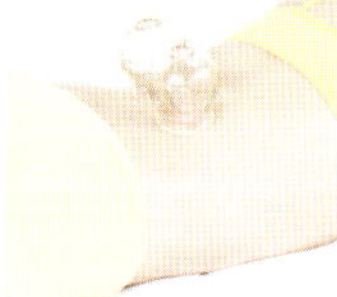

『穴位定位』

位于腰部，当第二腰椎棘突下，旁开 1.5 寸。

神经衰弱
拔罐疗法扫扫看

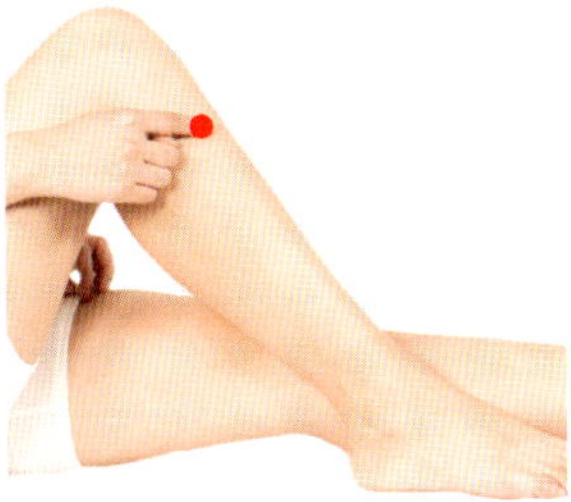

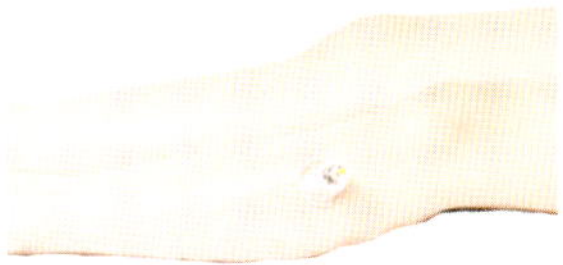

04 足三里拔罐

用拔罐器将气罐吸附在足三里穴上，留罐 15 分钟，以局部皮肤潮红为度。

『穴位定位』

位于小腿前外侧，当犊鼻下 3 寸，距胫骨前缘一横指（中指）。

【专家解析】

心俞具有调和气血、宁心安神的作用；脾俞具有健脾益气、荣养神经的作用；肾俞具有滋阴降火、宁心安神的作用；足三里具有生发胃气、燥化脾湿的作用。四穴配伍，共奏益气和血、养心安神之功。

随证加穴拔罐

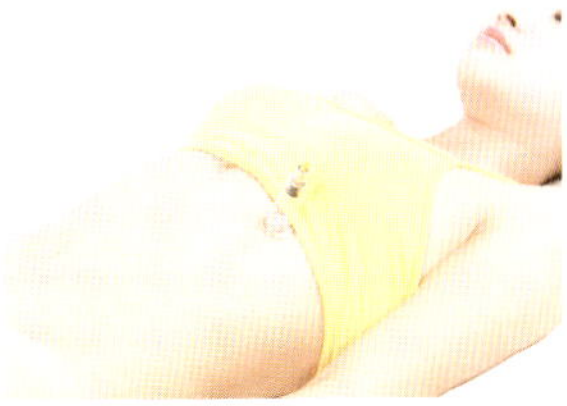

①肝气郁滞型 + 期门

典型症状： 精神忧郁，情绪不宁，胸胁胀痛，痛无定处，善太息。

拔罐： 将气罐吸附在期门穴上，留罐 15 分钟，可疏肝解郁。

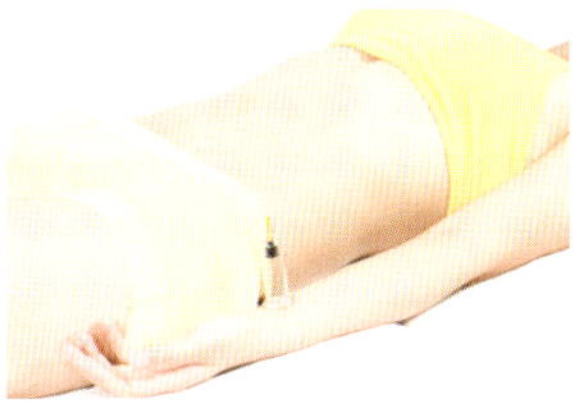

②心神失养型 + 内关

典型症状： 心神不宁，精神恍惚，悲忧欲哭，不能自主，心中烦乱，睡眠欠安，呵欠连连。

拔罐： 将气罐吸附在内关穴上，留罐 15 分钟。

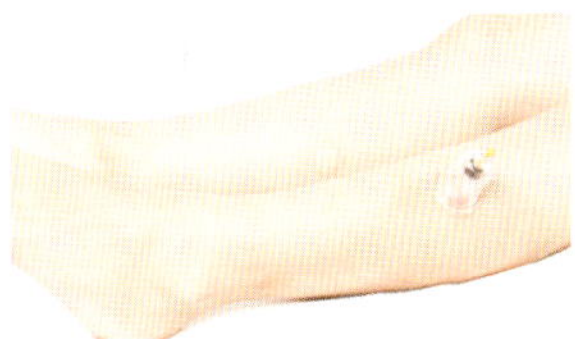

③气郁痰结型 + 丰隆

典型症状： 自觉咽中似有物梗阻，吞之不下，吐之不出，吞咽无妨，胸中满闷，两胁胀痛。

拔罐： 将气罐吸附在丰隆穴上，留罐 15 分钟。

老中医经验方

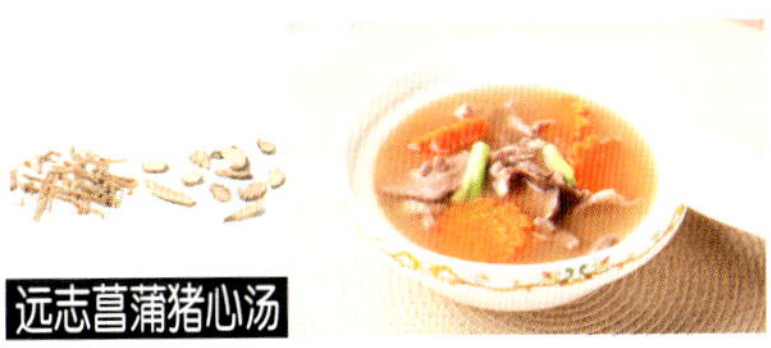

远志菖蒲猪心汤

- 取远志 10 克，菖蒲 8 克，猪心 200 克，炖汤。
- 本品可豁痰补虚、宁心安神。

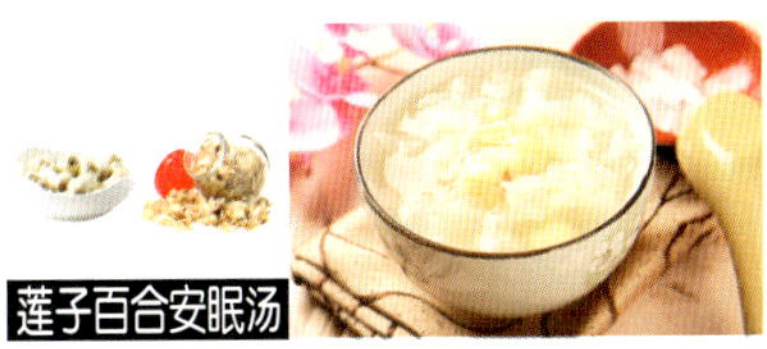

莲子百合安眠汤

- 取莲子 15 克，百合 10 克，煎汤代茶。
- 本品可补益心神，治心肾不交所致疲乏失眠。

拔罐祛病46

脱肛

症状

有肿物自肛门脱出、出血、潮湿感、坠胀，或伴便秘。

【病症简介】

脱肛又称直肠脱垂，是指直肠黏膜或直肠脱出肛外的一种病症，症状包括直肠脱出、出血、潮湿感和坠胀等。临床上分为不完全脱垂和完全脱垂。中医认为脱肛多因气虚下陷或湿热下注所致。

拔罐疗法

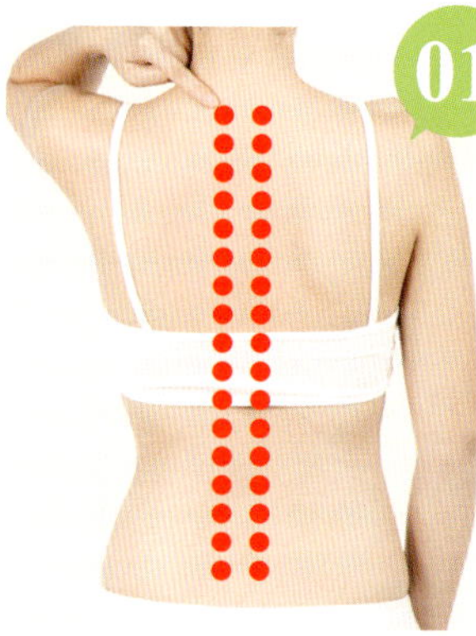

01 夹脊拔罐

用走罐法将火罐扣在夹脊穴上，上下移动，至皮肤潮红发热为宜。

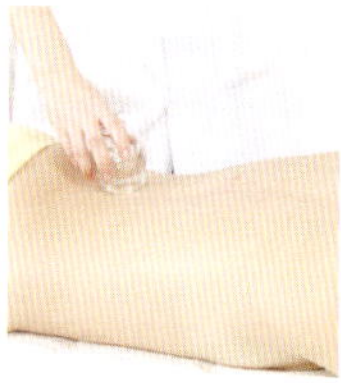

『穴位定位』

位于背腰部，从第一胸椎至第五腰椎棘突下两侧，旁开 0.5 寸，一侧 17 个穴。

02 大肠俞拔罐

点燃棉球，伸入罐内马上取出，将火罐扣在大肠俞穴上，留罐 10 分钟，以局部皮肤泛红、充血为度。

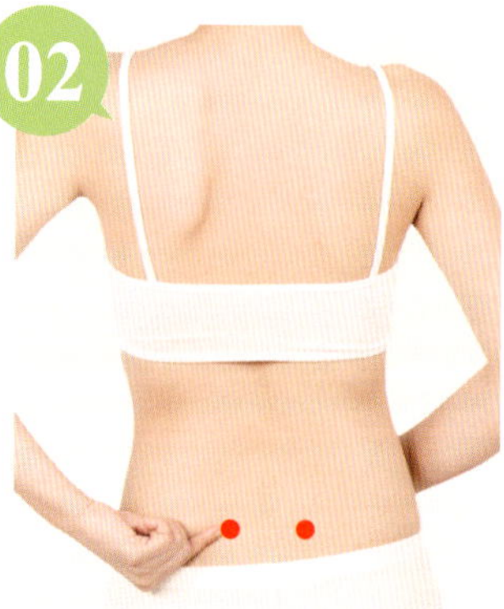

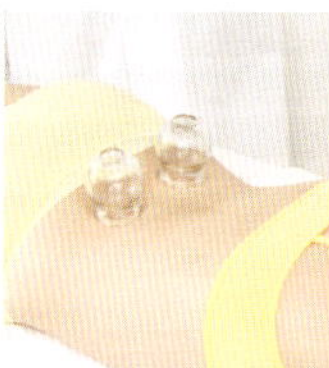

『穴位定位』

位于腰部，当第四腰椎棘突下，旁开 1.5 寸。

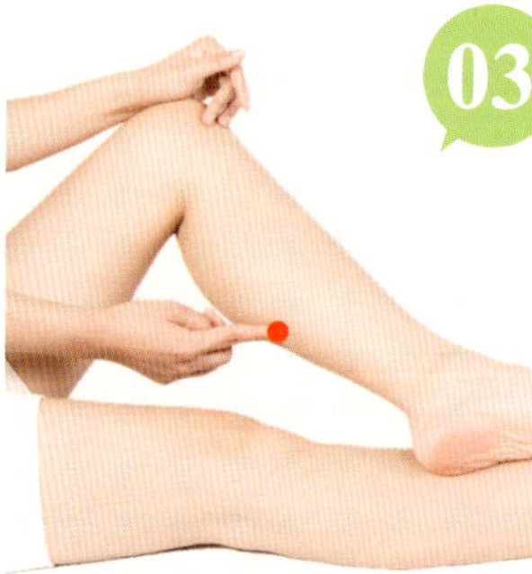

03 承山拔罐

取适中火罐，用闪火法将火罐扣在承山穴上，一拔一取，以皮肤有瘀血被拔出为度。

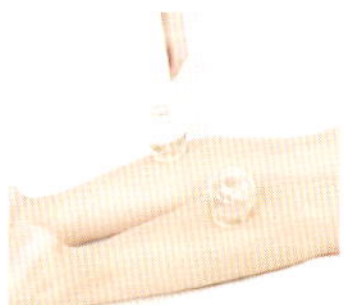

『穴位定位』

位于小腿后面正中，委中与昆仑之间，当伸直小腿或足跟上提时腓肠肌肌腹下出现尖角凹陷处。

.脱肛.
拔罐疗法扫扫看

PART 4 罐疗调气血，两性疾病烦忧解

两性健康越来越受重视，两性疾病不仅包括人们忌讳的性传播疾病，更多的是经带胎产孕乳、泌尿生殖系统等带有第二性征的妇科病、男科病。人们曾经羞于谈起相关话题，现在对两性疾病则是主动了解、积极预防和治疗。本章着重介绍非性传播类两性疾病的拔罐方法，以期让你更健康、更自在。

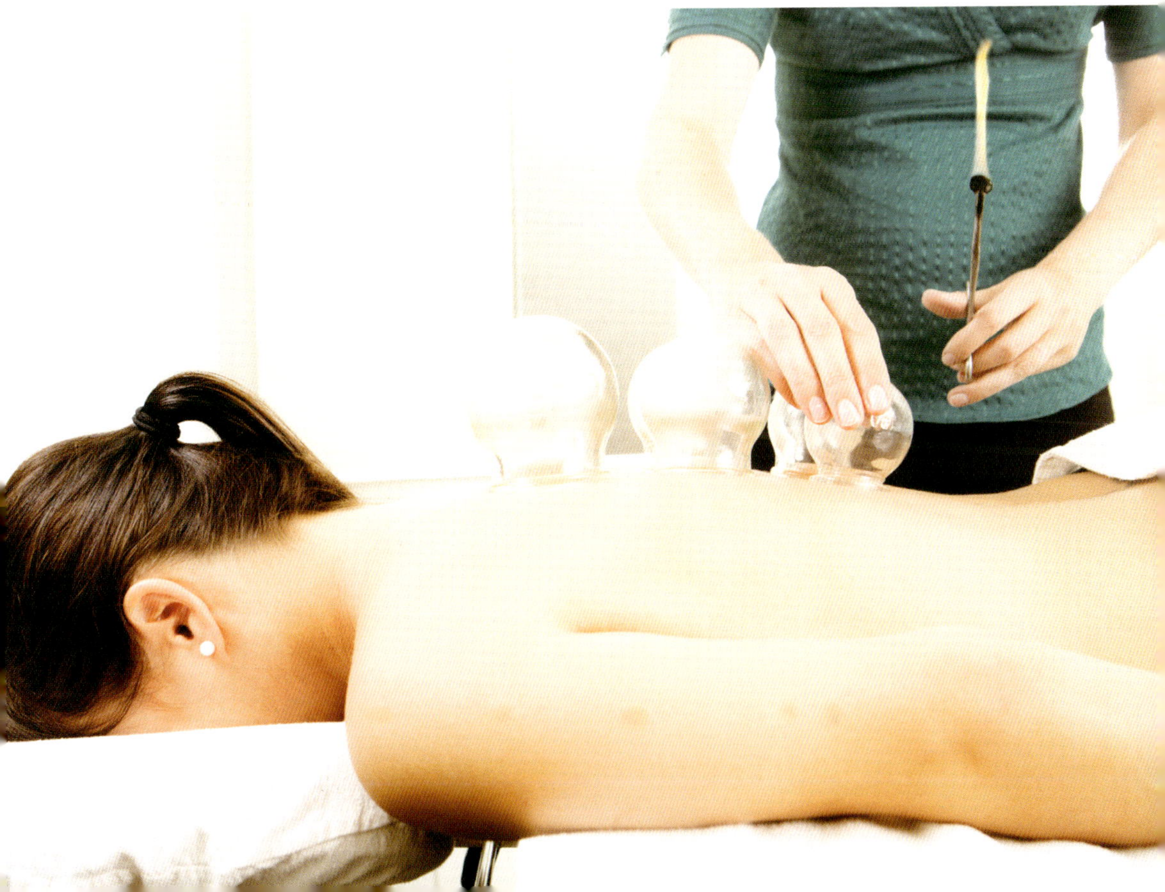

拔罐祛病01

带下病

症状

白带量多、色味异常，伴有外阴、阴道瘙痒、灼热、疼痛。

【病症简介】

带下病是指白带量明显增多，色、质、气、味发生异常，或伴全身、局部症状。常与生殖系统局部炎症、肿瘤或身体虚弱等因素有关。中医学认为本病多因气血亏虚，致带脉失约所致。

拔罐疗法

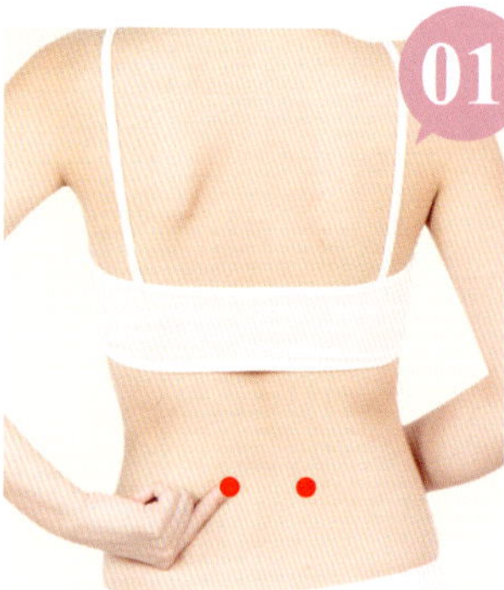

01 肾俞拔罐

将棉球点燃后，伸入罐内旋转一圈马上抽出，将火罐扣在肾俞穴上，留罐 10 分钟，以局部皮肤潮红为度。

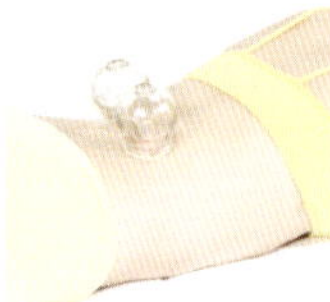

『穴位定位』

位于腰部，当第二腰椎棘突下，旁开 1.5 寸。

02 腰阳关拔罐

将火罐扣在腰阳关上，留罐 10 分钟，以被拔罐部位充血、发紫，并有少量瘀血被拔出为度。

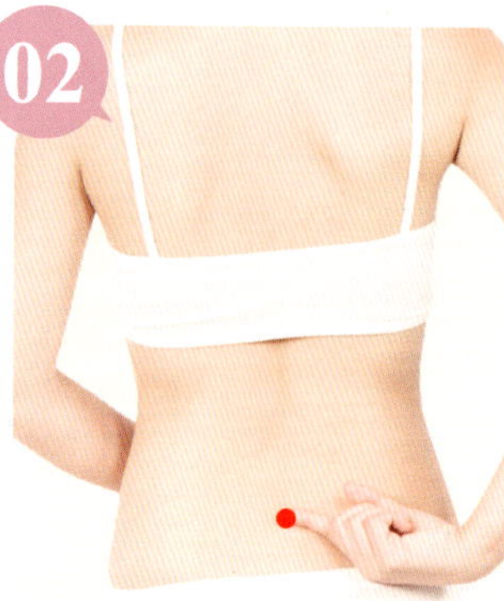

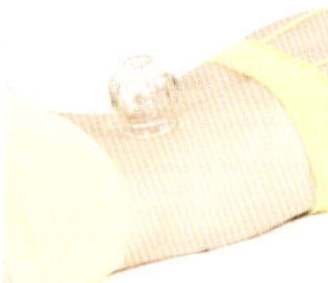

『穴位定位』

位于腰部，当后正中线上，第四腰椎棘突下凹陷中。

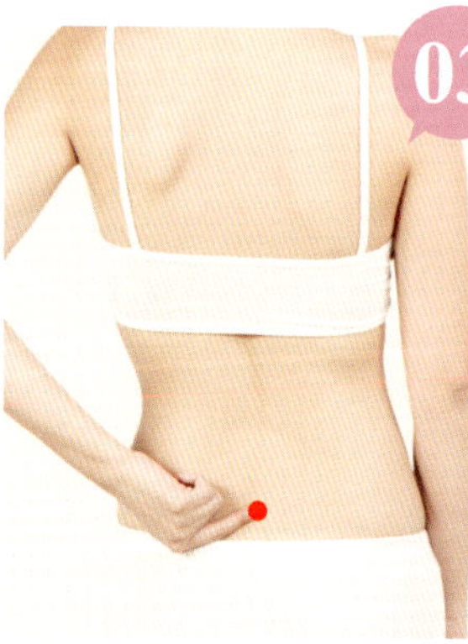

03 十七椎拔罐

将火罐扣在十七椎穴上，留罐 10 分钟，以局部皮肤潮红为度。

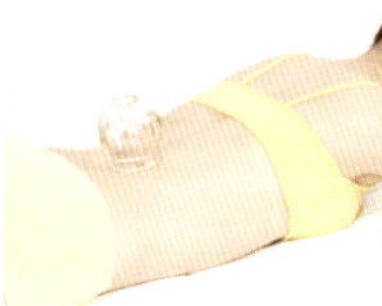

『穴位定位』

位于腰部，当后正中线上，第五腰椎棘突下。

.带下病.
拔罐疗法扫扫看

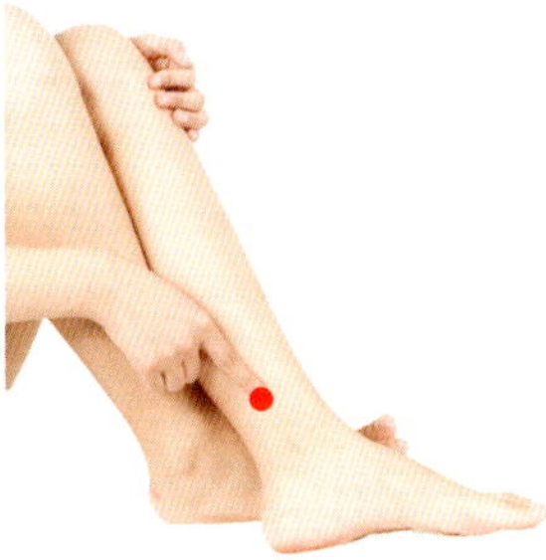

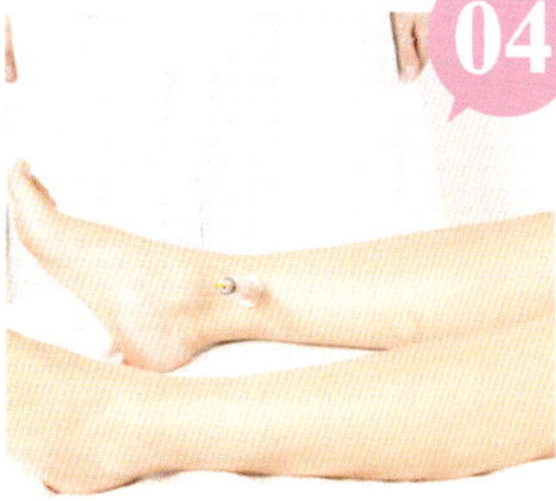

04 三阴交拔罐

用拔罐器将气罐吸附在三阴交穴上，留罐 15 分钟，以局部皮肤泛红、充血为度。

『穴位定位』

位于小腿内侧，当足内踝尖上 3 寸，胫骨内侧缘后方。

【专家解析】

肾俞具有补肾培元、调整阴阳的作用；腰阳关具有祛寒除湿的作用；十七椎具有强腰补肾的作用；三阴交具有调理肝、脾、肾的作用。四穴配伍，具有健脾益肾、养阴清热、利湿之功效。

随证加穴拔罐

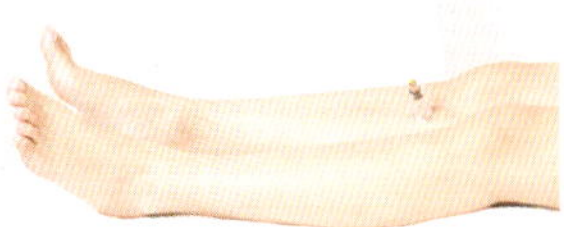

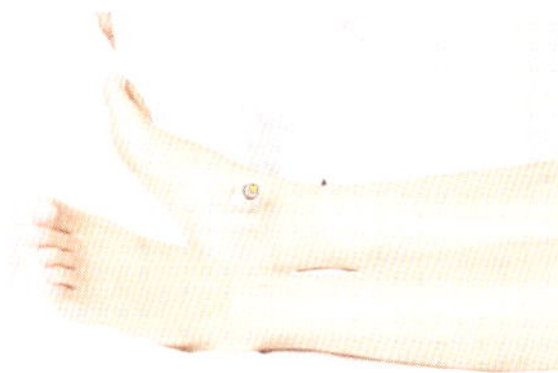

①湿热下注型＋阴陵泉

典型症状： 带下量多，色黄或黄白，质黏腻，有臭气，胸闷口腻。

拔罐： 将气罐吸附在阴陵泉穴上，留罐 15 分钟，可清利湿热。

②脾气虚弱型＋足三里

典型症状： 带下色白或淡黄，质黏稠，无臭气，绵绵不断。

拔罐： 用拔罐器将气罐吸附在足三里穴上，留罐 15 分钟，可健脾化湿。

③肾气亏虚型＋照海

典型症状： 白带清冷，量多，质稀薄，终日淋漓不断，腰酸如折，小腹冷感。

拔罐： 将气罐吸附在照海穴上，留罐 15 分钟，可补肾培元、调节阴阳。

✚ 老中医经验方

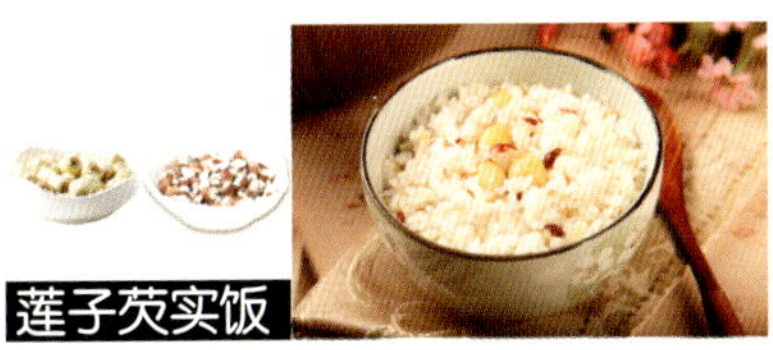

莲子芡实饭

- 取莲子 50 克，芡实 50 克，大米 200 克，蒸熟。
- 本品可健脾止带，治带下病。

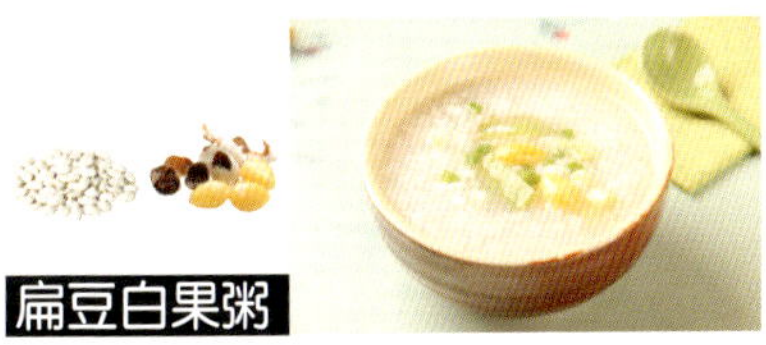

扁豆白果粥

- 取扁豆 15 克，白果 15 克，大米 200 克，炖煮。
- 本品可健脾益气、燥湿止带。

拔罐祛病02

月经不调

症状

经期出血紊乱、月经周期紊乱、闭经、绝经。

【病症简介】

月经是机体由于受垂体前叶及卵巢内分泌激素的调节而呈现的有规律的周期性子宫内膜脱落现象。月经不调是指月经的周期、经色、经量、经质发生了改变。中医认为本病多由肾虚而致冲任功能失调、肝热不能藏血、脾虚不能生血等所致。

拔罐疗法

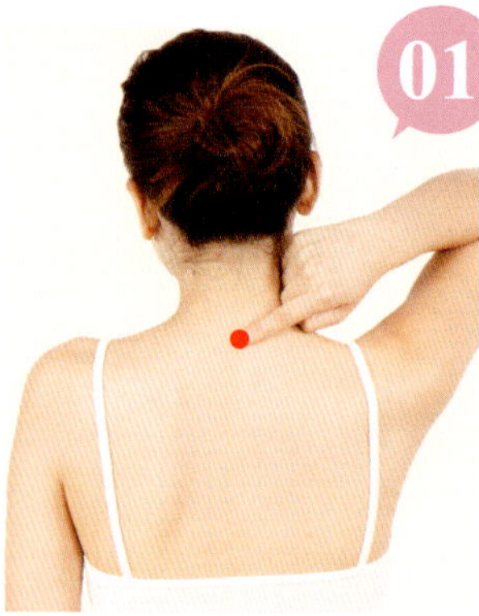

01 大椎拔罐

将棉球点燃后，伸入罐内旋转一圈马上抽出，将火罐扣在大椎穴上，留罐 10 分钟，以局部皮肤泛红、充血为度。

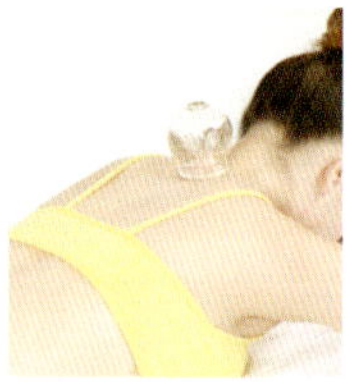

『穴位定位』

位于后正中线上，第七颈椎棘突下凹陷中。

02 肾俞拔罐

将火罐扣在肾俞穴上，留罐 15 分钟，以被拔罐部位充血，有少量瘀血被拔出为度。

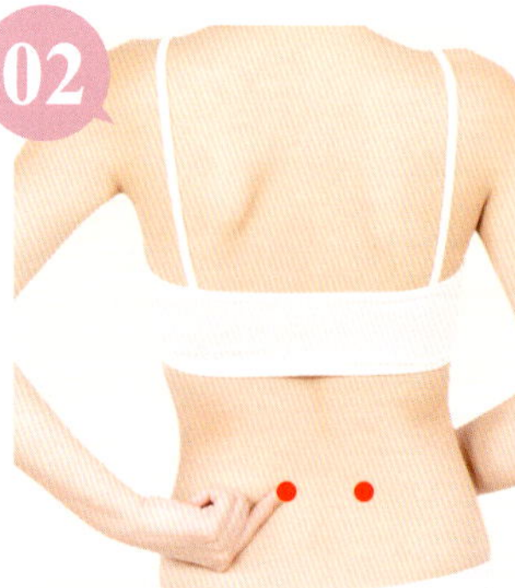

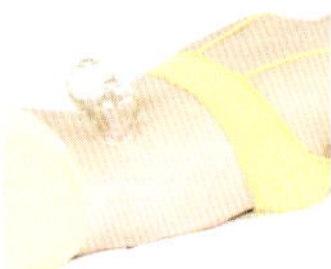

『穴位定位』

位于腰部，当第二腰椎棘突下，旁开 1.5 寸。

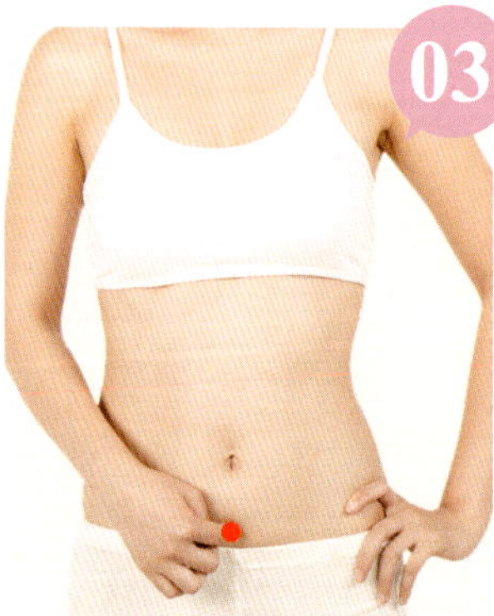

03 关元拔罐

将气罐吸拔在关元穴上，留罐 10 分钟，以被拔罐部位泛红、充血，并有少量瘀血被拔出为度。

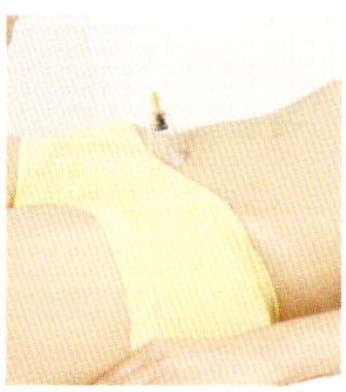

『穴位定位』

位于下腹部，前正中线上，当脐中下 3 寸。

.月经不调.
拔罐疗法扫扫看

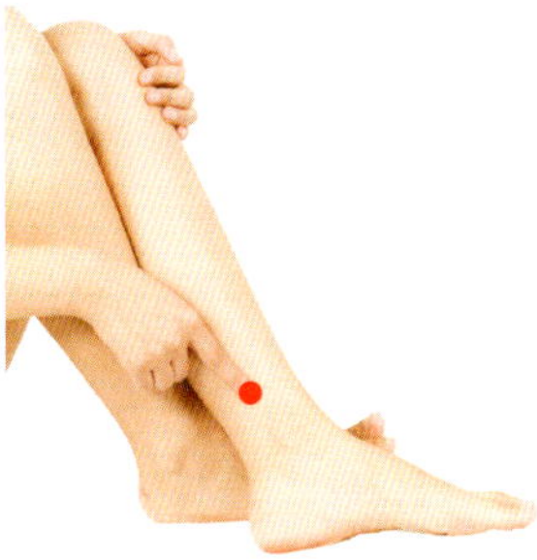

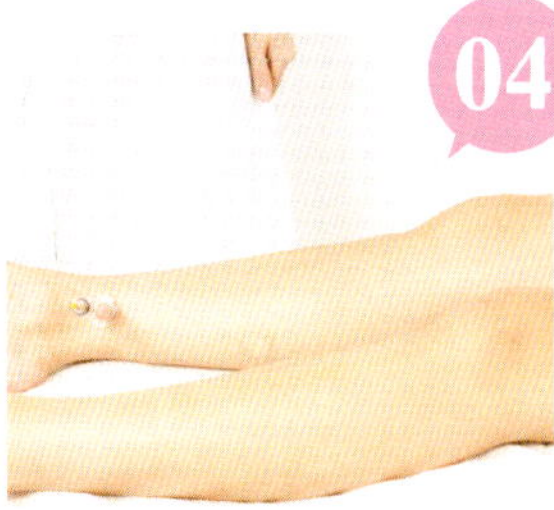

04 三阴交拔罐

用拔罐器将气罐吸附在三阴交穴上，留罐 10 分钟，以局部皮肤潮红为度。

『穴位定位』

位于小腿内侧，当足内踝尖上 3 寸，胫骨内侧缘后方。

【专家解析】

大椎具有通阳泻热、疏通经络的作用；肾俞具有滋阴补肾的作用；关元具有温经散寒、调补冲任的作用；三阴交具有调理肝、脾、肾的作用。四穴配伍，共奏益气养血、补肾调经之功。

随证加穴拔罐

①气虚不摄型 + 足三里

典型症状： 月经量多，色淡质稀，神疲乏力，心悸气短，纳少便溏。

拔罐： 用拔罐器将气罐吸附在足三里穴上，留罐 10 分钟，可补益中气。

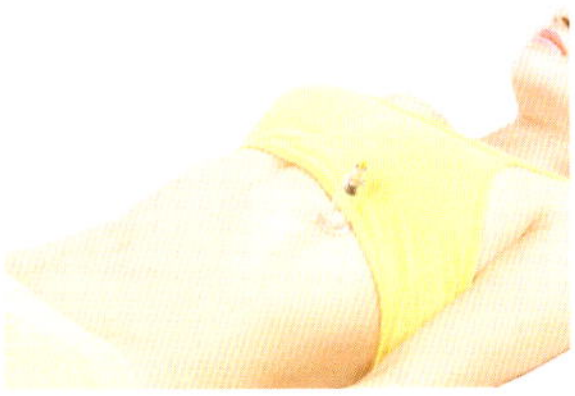

②肝气郁滞型 + 期门

典型症状： 月经提前或拖后，连续两个周期以上，月经量或多或少等。

拔罐： 将气罐吸附在期门穴上，留罐 15 分钟，可疏肝理气、清热调经。

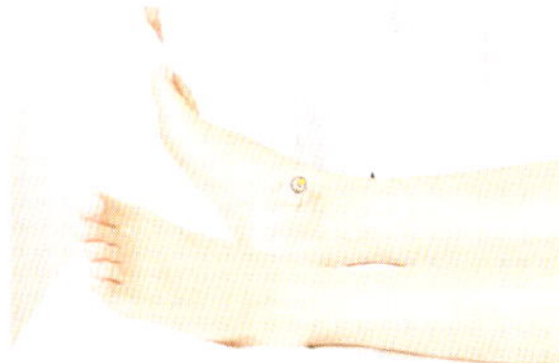

③肝肾阴虚型 + 照海

典型症状： 月经提前或推后，量少，色淡，腰骶酸痛，头晕耳鸣。

拔罐： 将气罐吸附在照海穴上，留罐 15 分钟，可滋补肝肾。

老中医经验方

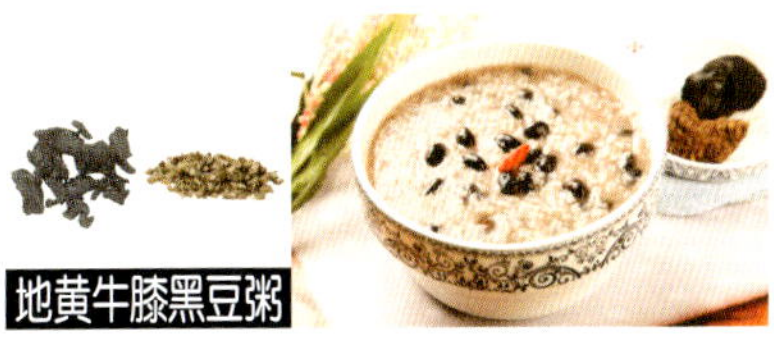

地黄牛膝黑豆粥

- 取地黄 15 克，牛膝 15 克，黑豆 50 克，大米 200 克，炖煮。
- 本品可滋阴补肾、调经止带。

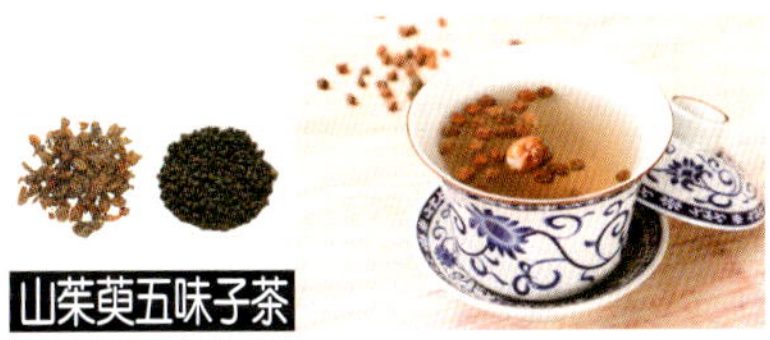

山茱萸五味子茶

- 取山茱萸 8 克，五味子 8 克，加冰糖适量，煮茶饮用。
- 本品可补益肝肾、涩精固经。

拔罐祛病03

痛经

症状

下腹痛、腰骶部痛，可伴有恶心、呕吐、腹泻、头晕、乏力，甚或面苍出冷汗。

【病症简介】

痛经是指妇女在月经前后或经期，出现下腹部或腰骶部剧烈疼痛，严重时伴有恶心、呕吐、腹泻，甚至昏厥。其发病原因常与精神因素、内分泌及生殖器局部病变有关。中医认为本病多因情志郁结，或经期受寒饮冷，以致经血滞于胞宫；或体质素弱，胞脉失养引起疼痛。

拔罐疗法

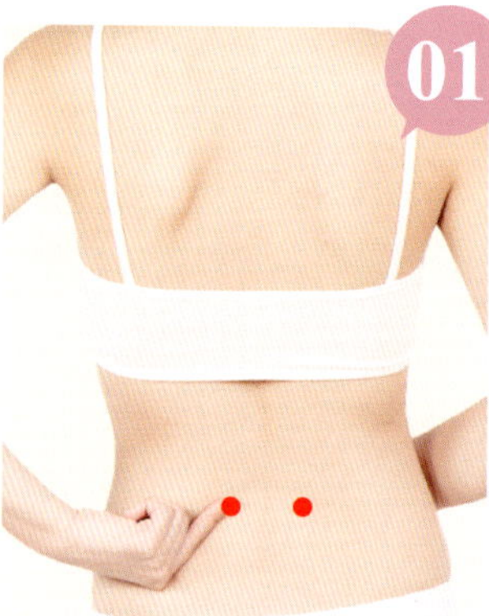

01 肾俞拔罐

将火罐扣在肾俞穴上，留罐 15 分钟，以被拔罐部位充血，有少量瘀血被拔出为度。

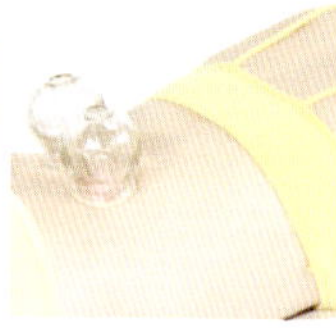

『穴位定位』

位于腰部，当第二腰椎棘突下，旁开 1.5 寸。

02 次髎拔罐

将火罐扣在次髎穴上，留罐 15 分钟，以被拔罐部位充血，有少量瘀血被拔出为度。

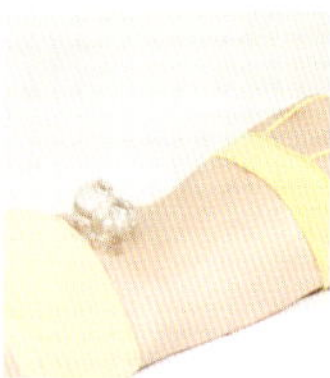

『穴位定位』

位于骶部，当髂后上棘内下方，适对第二骶后孔处。

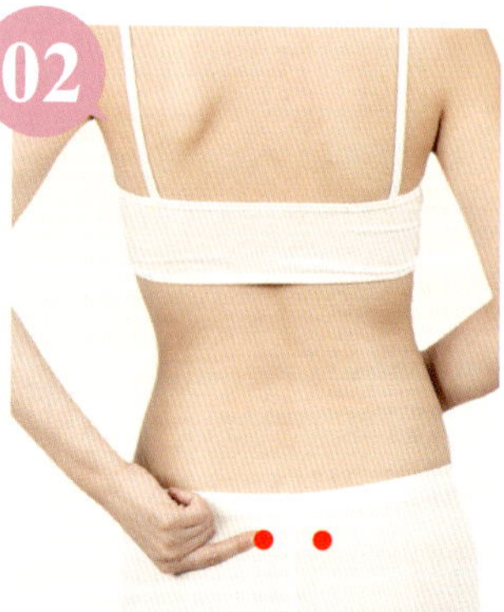

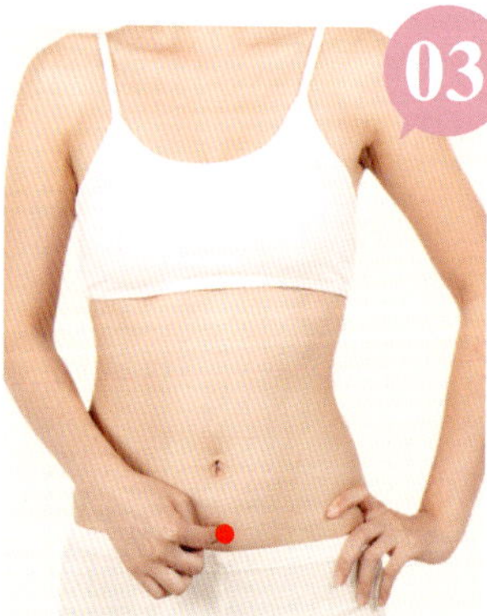

03 关元拔罐

用拔罐器迅速将气罐扣在关元穴上，留罐 10 分钟，以局部皮肤有抽紧感为度。

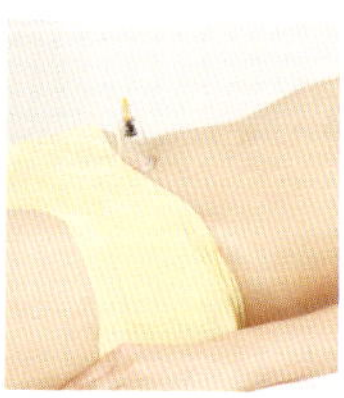

『穴位定位』

位于下腹部，前正中线上，当脐中下 3 寸。

.痛经.
拔罐疗法扫扫看

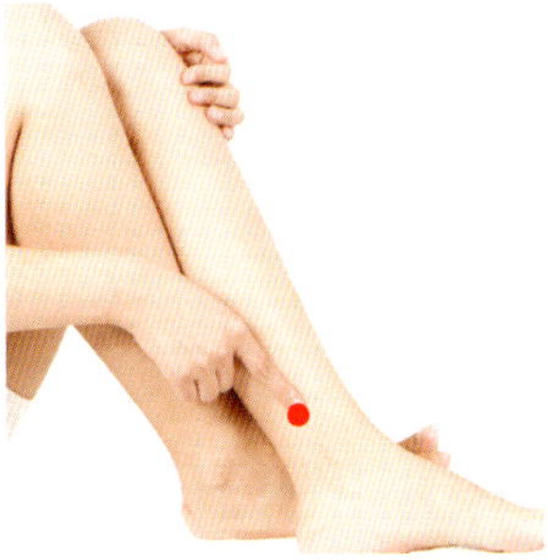

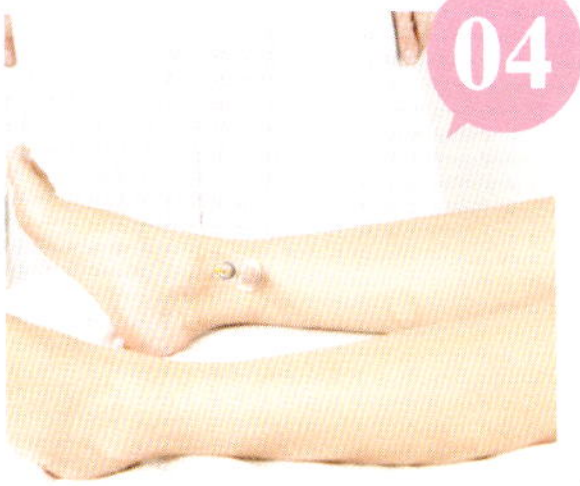

04 三阴交拔罐

用拔罐器将气罐吸附在三阴交穴上，留罐 15 分钟，以局部皮肤泛红、充血为度。

『穴位定位』

位于小腿内侧，当足内踝尖上 3 寸，胫骨内侧缘后方。

【专家解析】

肾俞具有滋阴补肾的作用；次髎具有促进盆腔血液循环、止痛的作用；关元具有温经散寒、调补冲任的作用；三阴交具有调理肝、脾、肾的作用。四穴配伍，共奏温经散寒、益气养血、化瘀止痛之功。

随证加穴拔罐

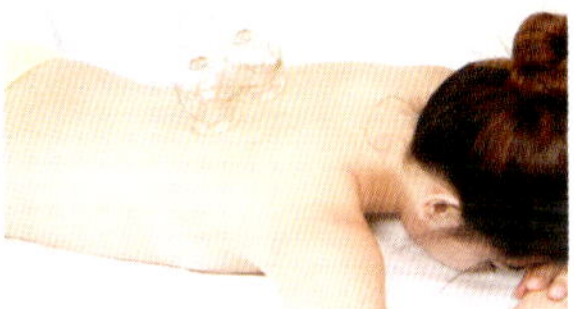

①气滞血瘀型 + 膈俞

典型症状：经前或行经期间出现小腹胀痛、乳头触痛，痛不可触等。

拔罐：将火罐扣在膈俞穴上，留罐约 15 分钟，以皮肤泛红为宜。

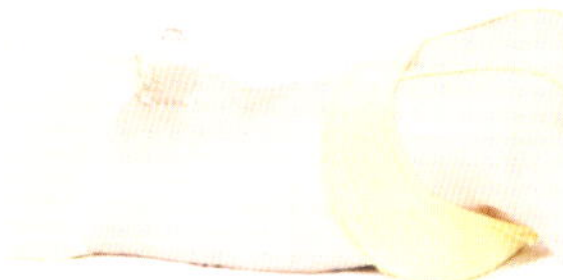

②寒湿凝滞型 + 腰阳关

典型症状：经期或经后小腹冷痛，得温痛减，月经色紫黑有块，量少等。

拔罐：将火罐扣在腰阳关穴上，留罐 10 分钟，以皮肤充血为度。

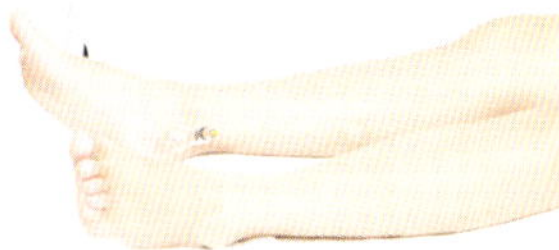

③肝肾不足型 + 太溪

典型症状：月经干净后 1 ~ 2 日出现腰酸腿软，睡眠不安，小腹隐痛不适等。

拔罐：用拔罐器将气罐吸附在太溪穴上，留罐 10 分钟。

老中医经验方

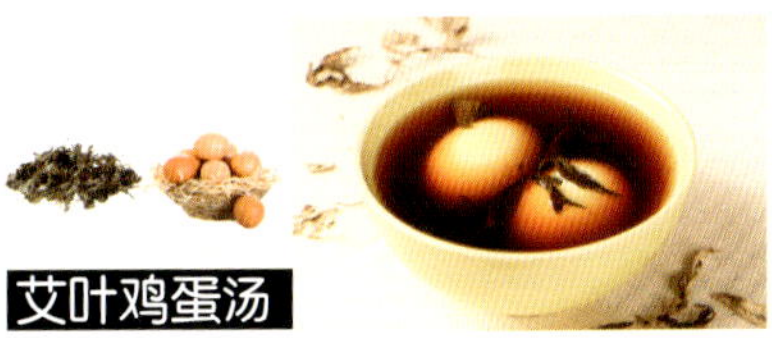

艾叶鸡蛋汤

- 取艾叶 15 克，鸡蛋两个，煮熟。
- 本品可温通阳气、散寒止痛，治宫寒痛经。

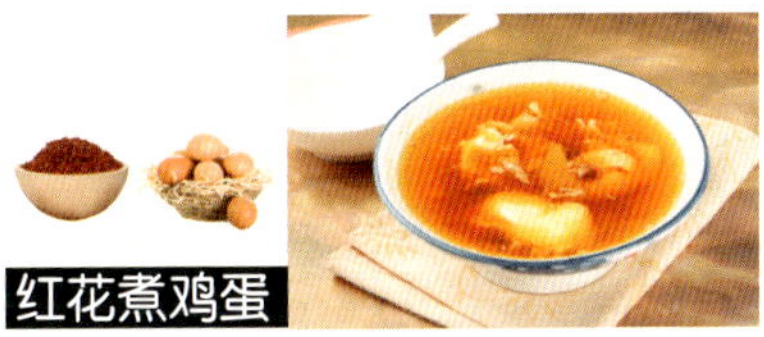

红花煮鸡蛋

- 取红花 8 克，鸡蛋两个，煮汤。
- 本品可活血化瘀、通络止痛，治血瘀痛经。

拔罐祛病 04

闭经

症状

乳房胀痛、腹痛，伴有面色暗沉、失眠、腰膝酸软。

【病症简介】

闭经是指妇女应有月经而超过一定时限仍未来潮者。正常女子一般14岁左右月经来潮，凡超过18岁尚未来潮者，为原发性闭经。月经周期建立后，又停经6个月以上者，为继发性闭经。多为内分泌系统的月经调节功能失常、子宫因素以及全身性疾病所致。

拔罐疗法

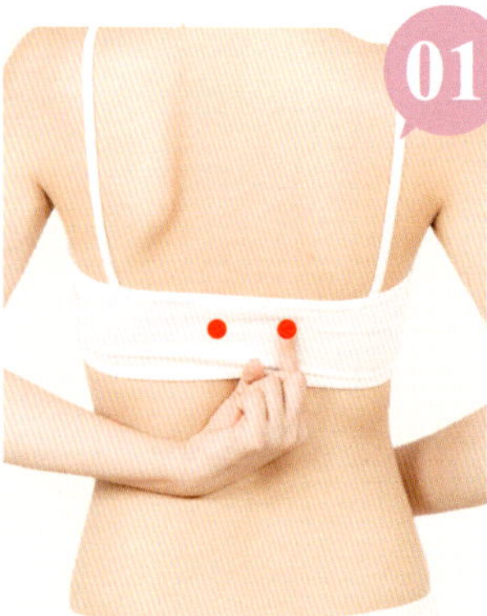

01 肝俞拔罐

将火罐扣在肝俞穴上，留罐5～10分钟，以拔罐部位充血，并有少量瘀血被拔出为度。

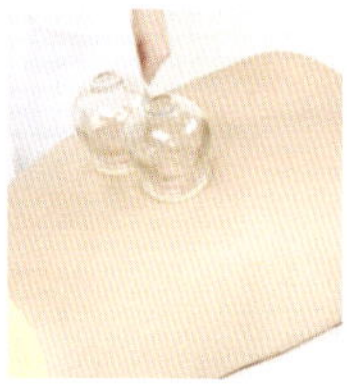

『穴位定位』

位于背部，当第九胸椎棘突下，旁开1.5寸。

02 脾俞拔罐

将火罐扣在脾俞穴上，留罐5～10分钟，以拔罐部位充血，并有少量瘀血被拔出为度。

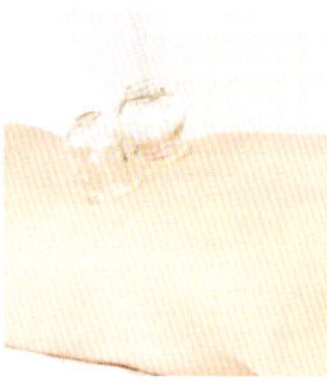

『穴位定位』

位于背部，当第十一胸椎棘突下，旁开1.5寸。

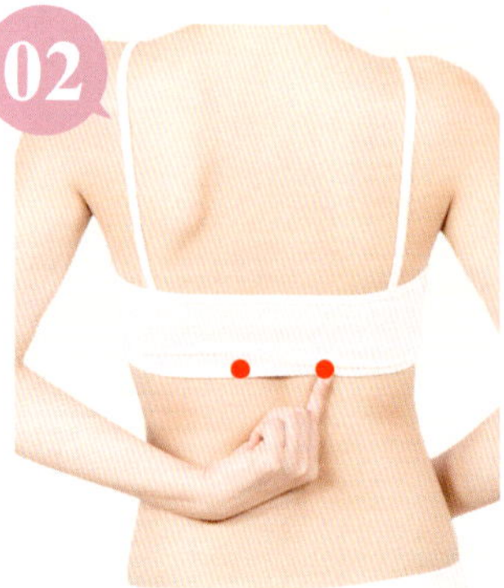

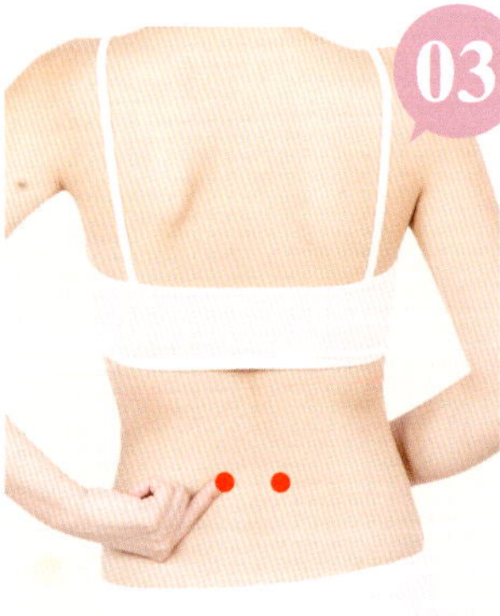

03 肾俞拔罐

将火罐扣在肾俞穴上，留罐5～10分钟，以拔罐部位充血，并有少量瘀血被拔出为度。

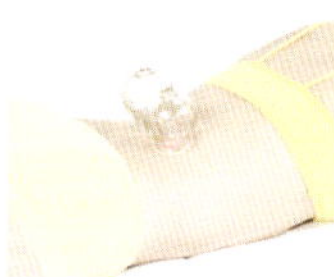

『穴位定位』

位于腰部，当第二腰椎棘突下，旁开1.5寸。

.闭经.
拔罐疗法扫扫看

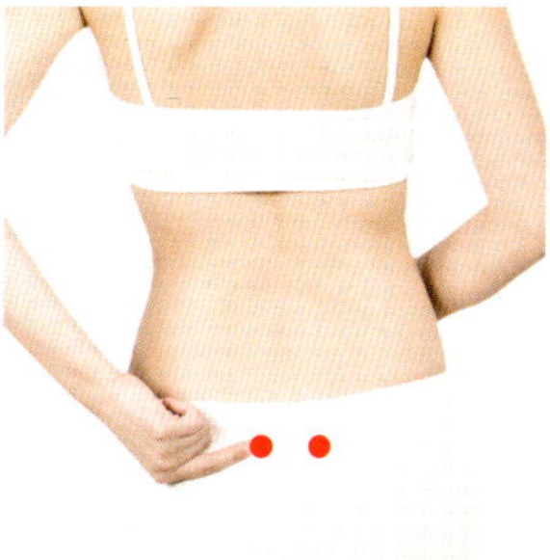

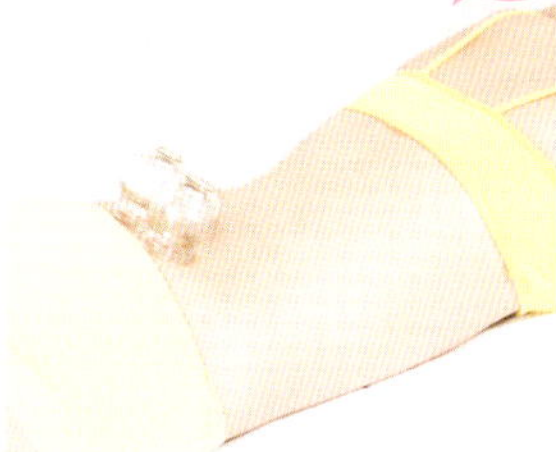

04 次髎拔罐

将火罐扣在次髎穴上，留罐 15 分钟，以被拔罐部位充血，有少量瘀血被拔出为度。

『穴位定位』

位于骶部，当髂后上棘内下方，适对第二骶后孔处。

【专家解析】

肝俞具有疏肝利胆、理气调经的作用；脾俞具有健脾利湿、益气调经的作用；肾俞具有补益肾气、调理冲任的作用；次髎具有促进盆腔血液循环、止痛的作用。四穴配伍，共奏补益肝肾、充养气血、调理冲任之功。

随证加穴拔罐

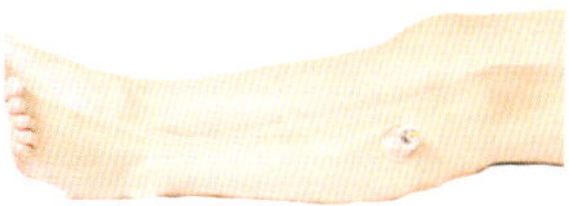

①气血不足型 + 足三里

典型症状： 闭经，头晕眼花，神疲气短，肢体乏力，食欲不振，面色萎黄等。

拔罐： 用拔罐器将气罐吸附在足三里穴上，留罐 15 分钟，可化生气血。

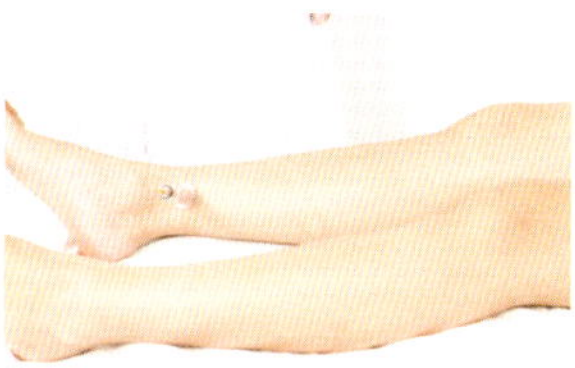

②肝肾不足型 + 三阴交

典型症状： 闭经或由经少渐至闭经，体质虚弱，腰酸腿软，潮热盗汗。

拔罐： 用拔罐器将气罐吸附在三阴交穴上，留罐 15 分钟。

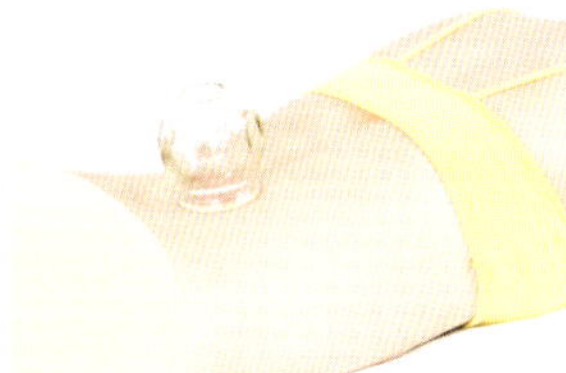

③寒湿凝滞型 + 命门

典型症状： 闭经，小腹冷痛，手足冰冷，得温痛减。

拔罐： 将火罐扣在命门穴上，留罐 15 分钟，可温经散寒、祛湿行滞。

老中医经验方

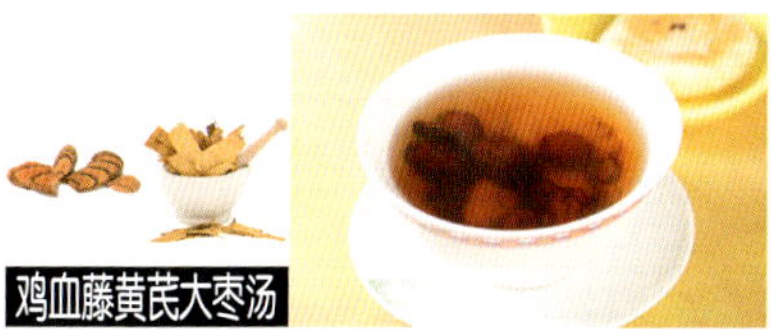

鸡血藤黄芪大枣汤

- 取鸡血藤 15 克，黄芪 15 克，大枣 5 枚，煎汤代茶。
- 本品可活血调经、化瘀通络。

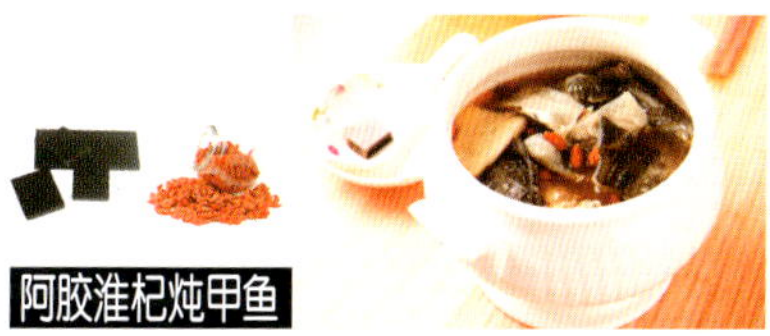

阿胶淮杞炖甲鱼

- 取阿胶 15 克，枸杞 8 克，淮山 200 克，甲鱼 500 克，炖煮。
- 本品可滋阴生血、清虚热。

拔罐祛病05

崩漏

症状

月经量多、颜色紫红或有血块，伴有小腹胀痛、腰膝酸软。

【病症简介】

崩漏相当于西医的功能性子宫出血，是指妇女非周期性子宫出血。其发病急骤，暴下如注，大量出血者为“崩”；病势缓，出血量少，淋漓不绝者为“漏”。崩与漏虽出血情况不同，但在发病过程中两者常互相转化，故临床多以“崩漏”并称。

拔罐疗法

01 大椎拔罐

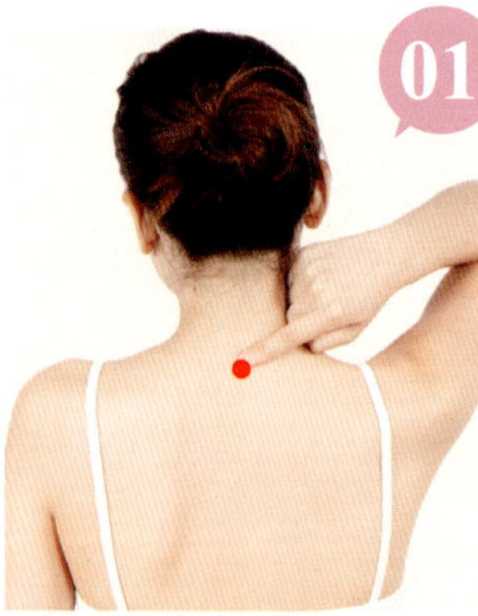

将火罐迅速扣在大椎穴上，留罐 10 分钟，以皮肤有抽紧感为度。

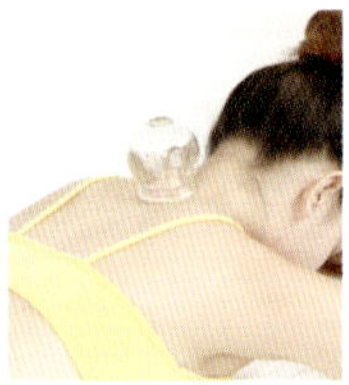

『穴位定位』

位于后正中线上，第七颈椎棘突下凹陷中。

02 曲池拔罐

将气罐吸附在曲池穴上，留罐 10 分钟，以被拔罐部位充血为度。

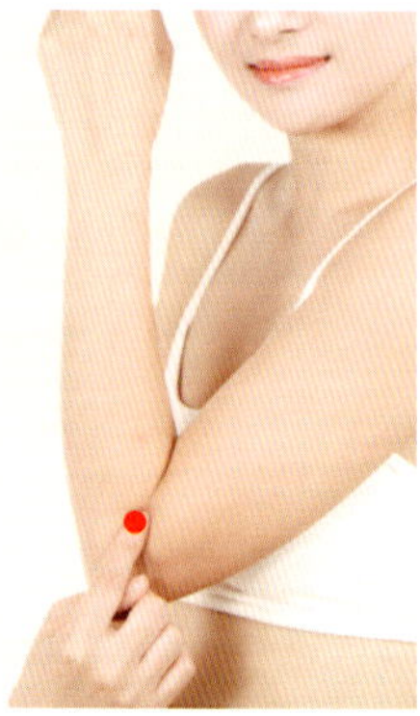

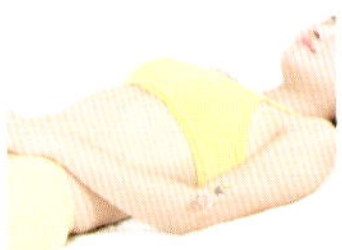

『穴位定位』

位于肘横纹外侧端，屈肘，当尺泽与肱骨外上髁连线中点。

03 气海拔罐

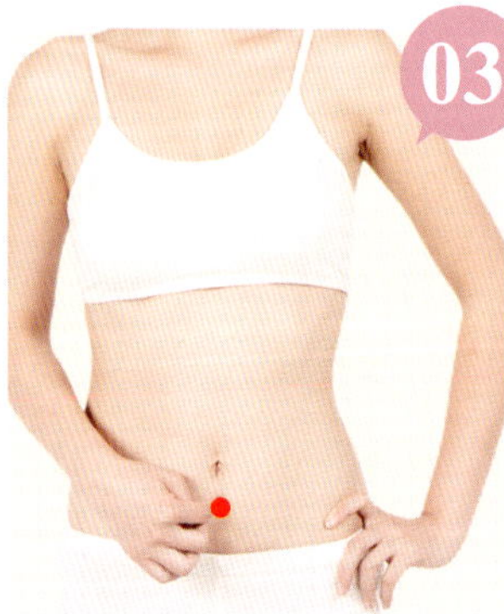

将火罐扣在气海穴上，留罐 10 分钟，以被拔罐部位充血，少量瘀血拔出即可。

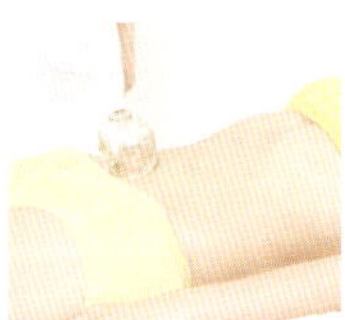

『穴位定位』

位于下腹部，前正中线上，当脐中下 1.5 寸。

.崩漏.
拔罐疗法扫扫看

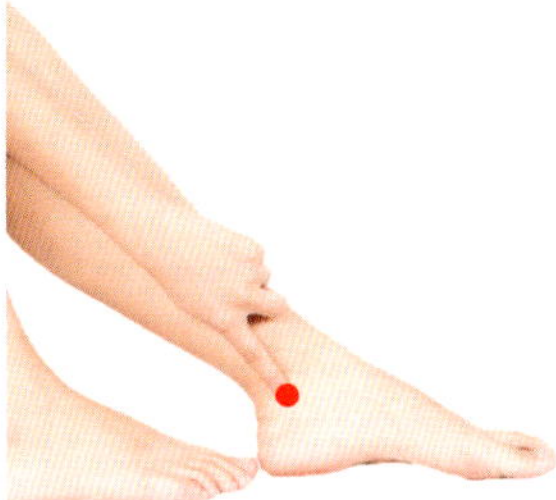

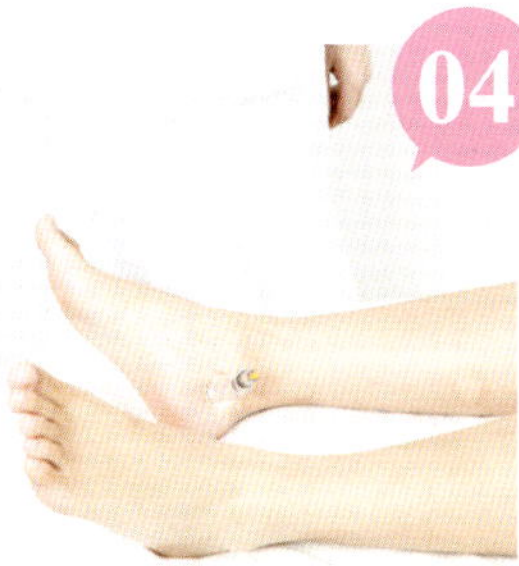

04 水泉拔罐

将气罐扣在水泉穴上，留罐 10 分钟取下。

『穴位定位』

位于足内侧，内踝后下方，当太溪直下 1 寸（指寸），跟骨结节的内侧凹陷处。

【专家解析】

大椎具有通阳退热的作用；曲池可清热解表、降逆活络；气海可益气助阳、调经固经；水泉可清热益肾、通经活络；四穴配伍，共奏固元培本、补气摄血、清热凉血、化瘀止血之功。

随证加穴拔罐

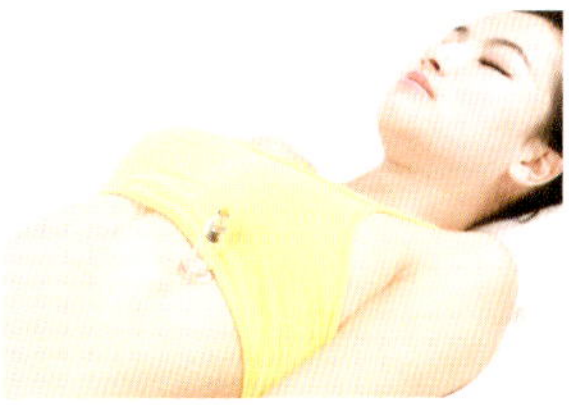

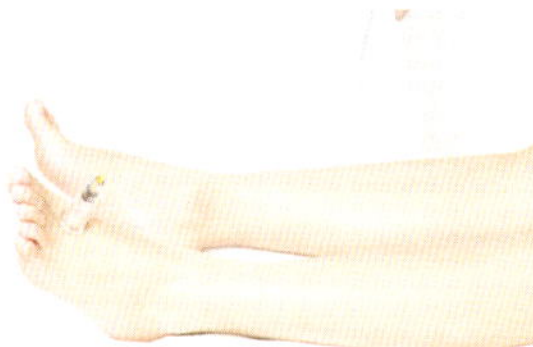

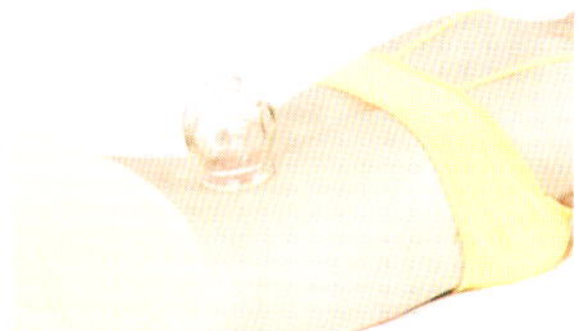

①血热内扰型 + 期门

典型症状：经血或崩或漏，色紫红稠，烦热口渴，下腹胀痛，尿黄便秘。

拔罐：将气罐吸附在期门穴上，留罐 10 ~ 15 分钟，可清泻血中之热。

②气滞血瘀型 + 太冲

典型症状：月经漏下淋漓不绝，或骤然暴下，色暗或黑，小腹疼痛，血下痛减。

拔罐：将气罐吸附在太冲穴，留罐 15 分钟，可理气化瘀，使血有所归。

③肾阳亏虚型 + 命门

典型症状：经血量多或淋漓不尽，色淡质稀，神疲懒言，畏寒肢冷。

拔罐：将火罐扣在命门穴上，留罐 15 分钟，可温补下元。

老中医经验方

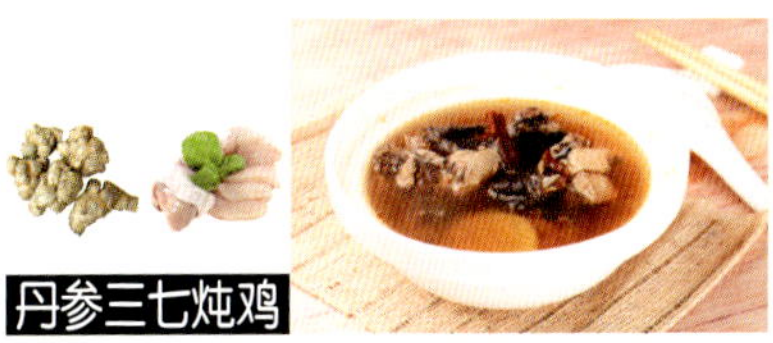

丹参三七炖鸡

- 取三七 10 克，丹参 15 克，鸡肉 500 克，炖煮。
- 本品可活血化瘀、补虚调经。

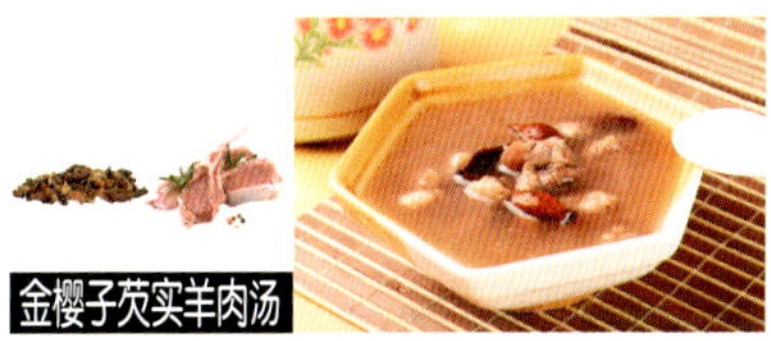

金樱子芡实羊肉汤

- 取金樱子 15 克，芡实 15 克，羊肉 500 克，炖汤。
- 本品可涩精止漏。

拔罐祛病06

慢性盆腔炎

症状

下腹坠痛或腰骶部酸痛拒按，伴有低热、白带多、月经多。

【病症简介】

慢性盆腔炎指女性内生殖器官、周围结缔组织及盆腔腹膜发生慢性炎症，反复发作，经久不愈。临床表现为下腹部疼痛、咽干口苦、小便短赤、大便秘结、经行则量多或者淋漓不尽。拔取以下穴位有助于缓解慢性盆腔炎。

拔罐疗法

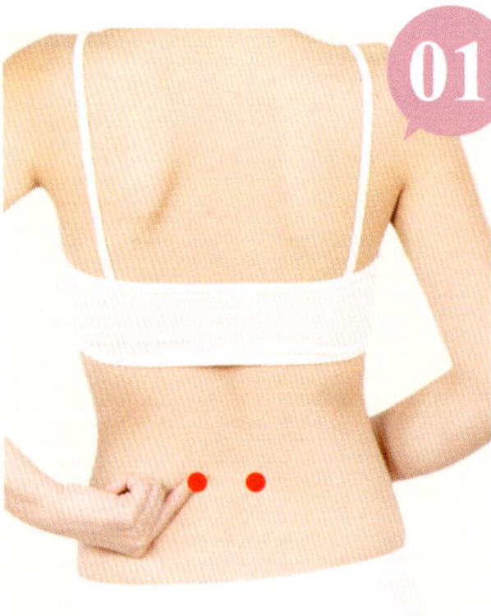

01 肾俞拔罐

将火罐扣在肾俞穴上，留罐5～10分钟，以拔罐部位充血，少量瘀血被拔出为度。

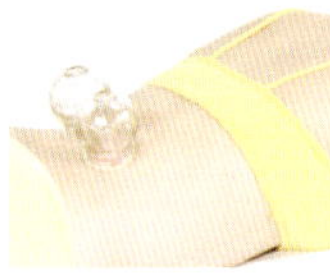

『穴位定位』

位于腰部，当第二腰椎棘突下，旁开1.5寸。

02 腰阳关拔罐

将点燃的棉球伸入罐内旋转一圈马上抽出，将火罐扣在腰阳关穴上，留罐10分钟。

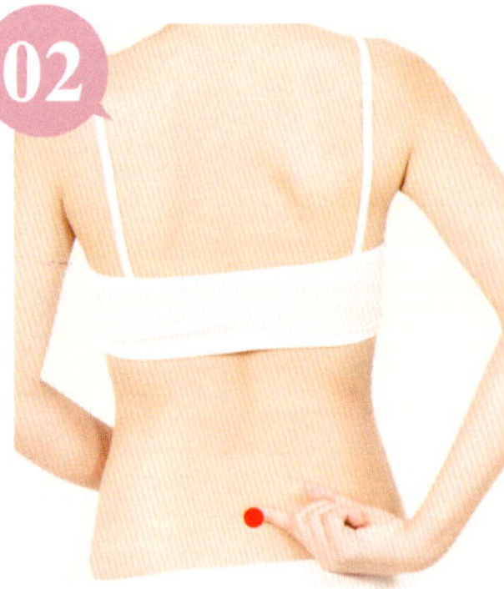

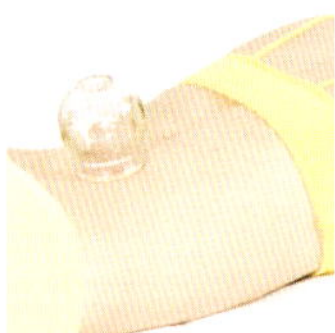

『穴位定位』

位于腰部，当后正中线上，第四腰椎棘突下凹陷中。

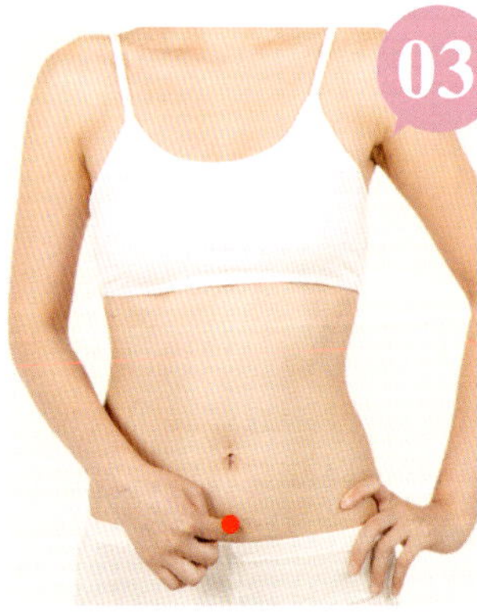

03 关元拔罐

将点燃的棉球伸入罐内旋转一圈马上抽出，将火罐扣在关元穴上，留罐10分钟。

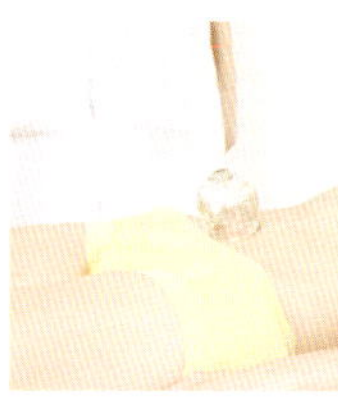

『穴位定位』

位于下腹部，前正中线上，当脐中下3寸。

慢性盆腔炎
拔罐疗法扫扫看

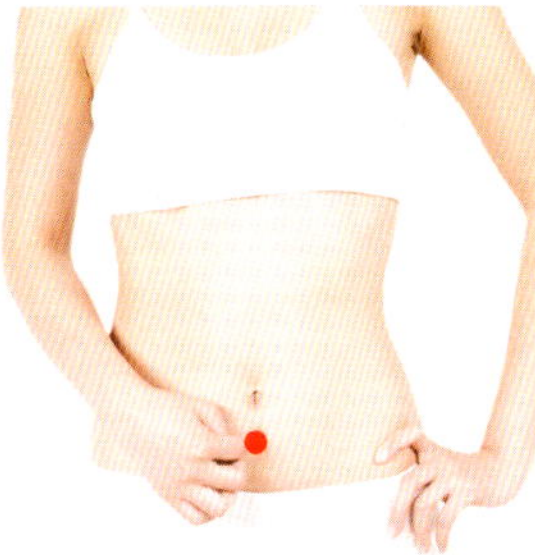
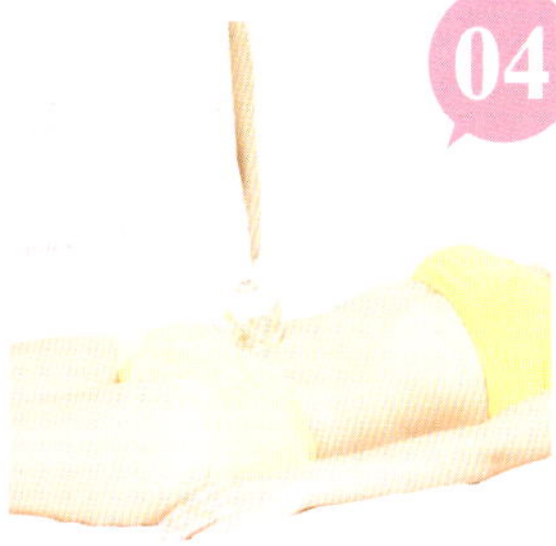

04 气海拔罐

将火罐吸附在气海穴上，留罐10分钟，以被拔罐部位充血，少量瘀血拔出即可。

『穴位定位』

位于下腹部，前正中线上，当脐中下1.5寸。

【专家解析】

肾俞具有补益肾气的作用；腰阳关可祛寒除湿、舒经活络；关元具有温经散寒、调补冲任的作用；气海可益气助阳、调经固经。四穴配伍，共奏清热利湿、行气活血、化瘀止痛之功。

随证加穴拔罐

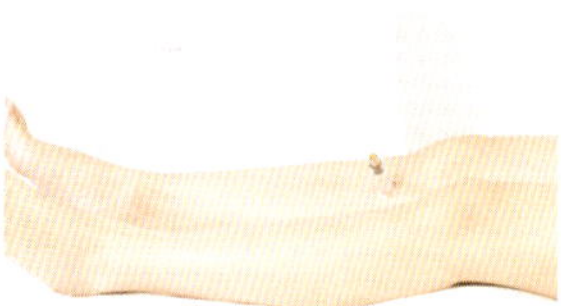
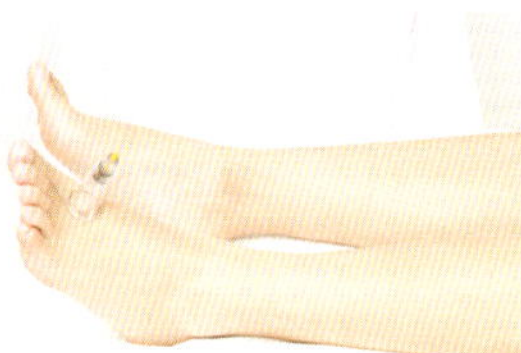
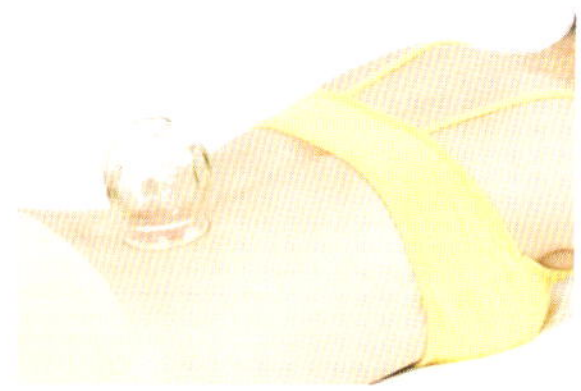

①湿热下注型＋阴陵泉

典型症状：小腹胀痛，带下量多、色黄、质稠黄臭，头痛而晕，身重困倦等。

拔罐：将气罐吸附在阴陵泉穴上，留罐15分钟，可清肝利胆、祛下焦湿浊。

②气滞血瘀型＋太冲

典型症状：小腹胀痛而硬，拒按，带下量多、色白、质稀薄，月经失调等。

拔罐：将气罐吸附在太冲穴，留罐15分钟，可行气活血、化瘀止痛。

③冲任虚寒型＋命门

典型症状：小腹冷痛，喜暖喜按，畏寒肢冷，带下量多色白质稀。

拔罐：将火罐扣在命门穴上，留罐10分钟，可温肾固摄。

老中医经验方

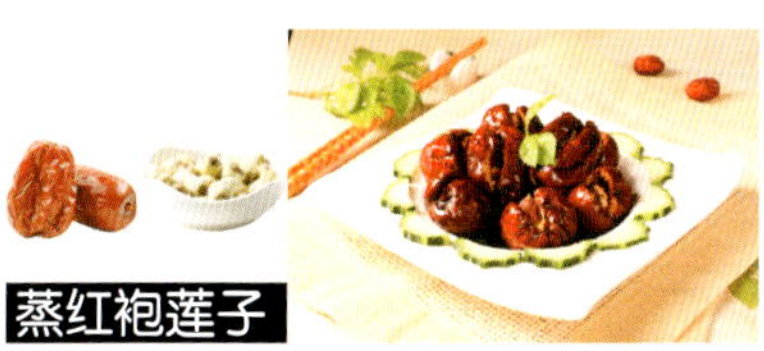

蒸红袍莲子

- 取50克红枣，去核，放进洗净的莲子50克，蒸熟。
- 本品可健脾养心、祛湿止带。

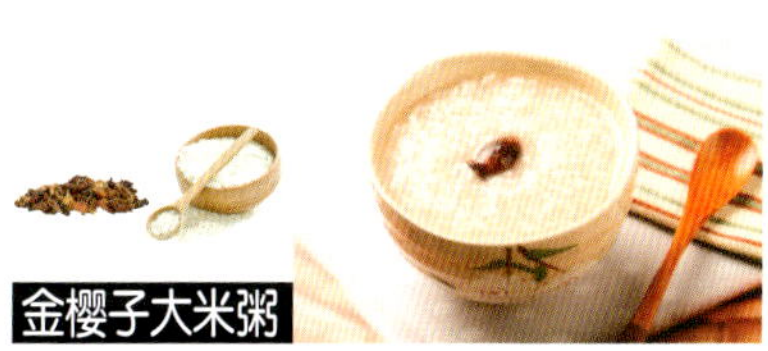

金樱子大米粥

- 取金樱子15克，大米200克，煮粥。
- 本品可涩精止带、补益肝肾，治肝肾不足型盆腔炎。

拔罐祛病07

不孕症

症状

夫妇常年同居而不孕。

【病症简介】

不孕症是指夫妇同居而未避孕，经过较长时间不怀孕者。临床上分原发性不孕和继发性不孕两种。同居3年以上未受孕者，称原发性不孕；婚后曾有过妊娠，相距3年以上未受孕者，称继发性不孕。不孕是由很多因素引起的，多因流产、妇科疾病、压力过大和减肥等所致。

拔罐疗法

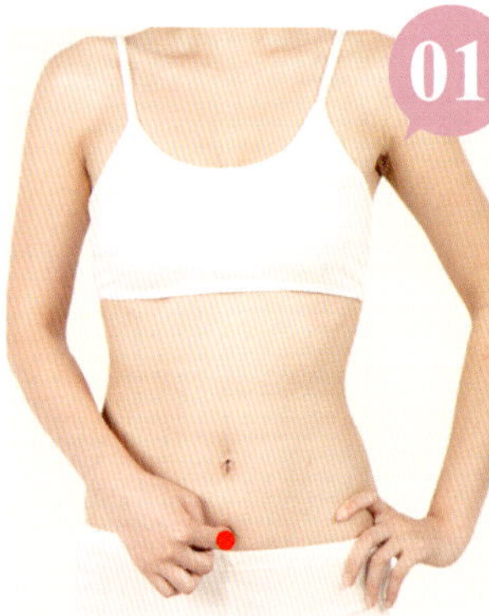

01 关元拔罐

用拔罐器将气罐吸拔在关元穴上，留罐10分钟后取下。

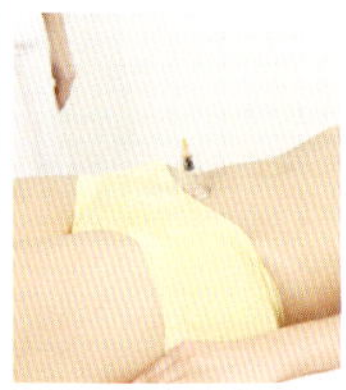

『穴位定位』

位于下腹部，前正中线上，当脐中下3寸。

02 三阴交拔罐

用拔罐器将气罐吸拔在三阴交穴上，留罐10分钟后取下。对侧以同样的方法操作。

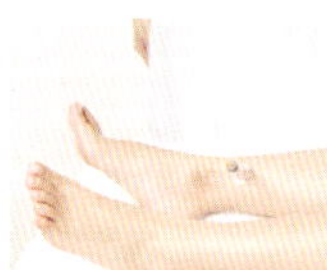

『穴位定位』

位于小腿内侧，当足内踝尖上3寸，胫骨内侧缘后方。

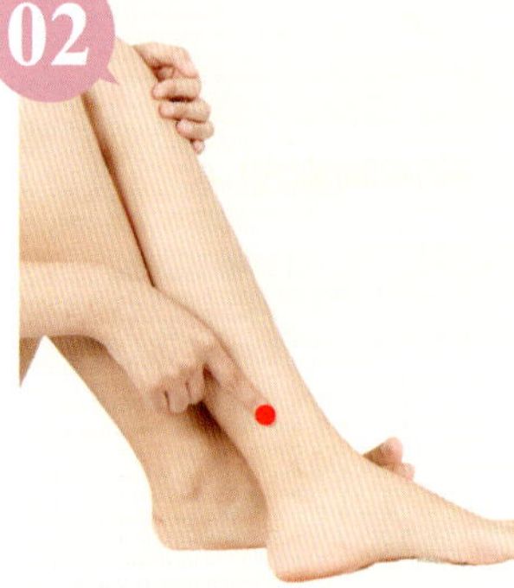

03 血海拔罐

用拔罐器将气罐吸附在血海穴上，留罐10分钟。对侧以同样的方法操作。

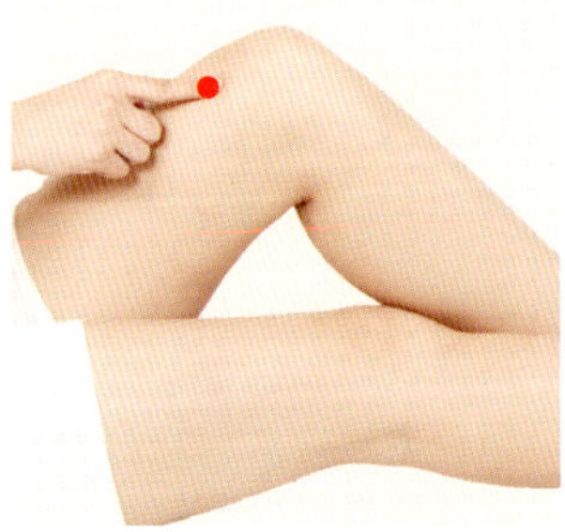

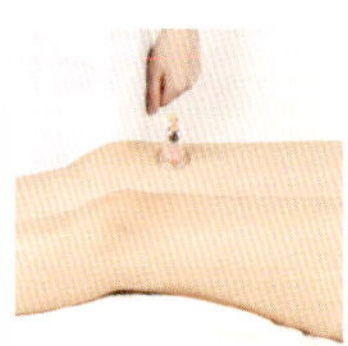

『穴位定位』

屈膝，在大腿内侧，髌底内侧端上2寸，当股四头肌内侧头隆起处。

.不孕症.
拔罐疗法扫扫看

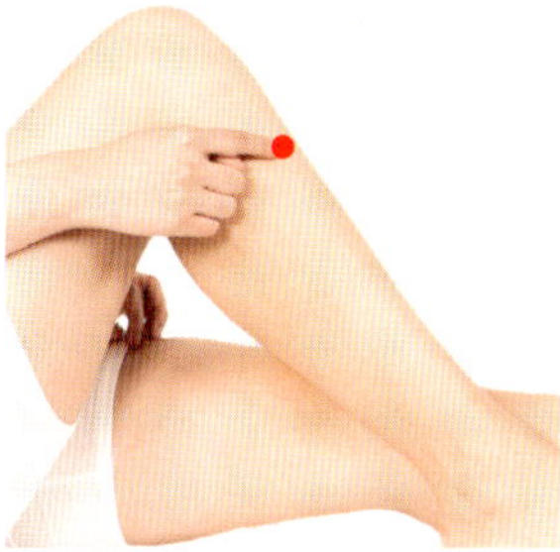

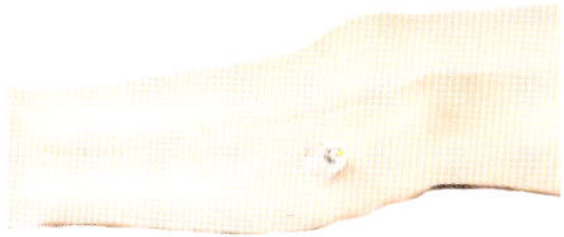

04 足三里拔罐

用拔罐器将气罐吸拔在足三里穴上，留罐 10 分钟后取下。

『穴位定位』

位于小腿前外侧，当犊鼻下 3 寸，距胫骨前缘一横指（中指）。

【专家解析】

关元具有补肾经气血、壮元阳、温暖胞宫的作用；三阴交具有健脾化湿导滞、疏肝理气化瘀、补肾益阴、调和冲任气血的作用；血海可健脾化湿；足三里具有益气生血、疏肝解郁的作用。四穴配伍，共奏益肾暖宫、疏肝健脾、调补冲任的作用。

随证加穴拔罐

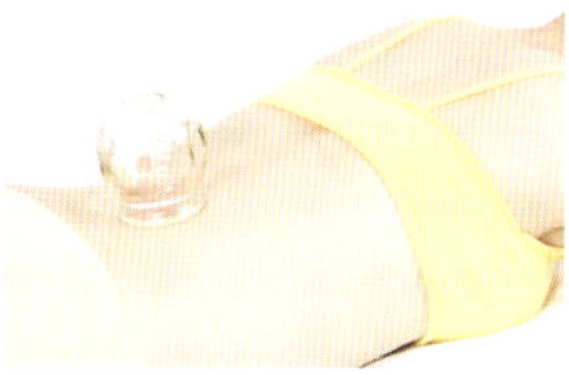

①肾虚胞寒型 + 命门

典型症状：婚后不孕，经行量少色淡，头晕耳鸣，带少清稀，性欲淡漠等。

拔罐：将火罐扣在命门穴上，留罐 15 分钟，可温宫散寒。

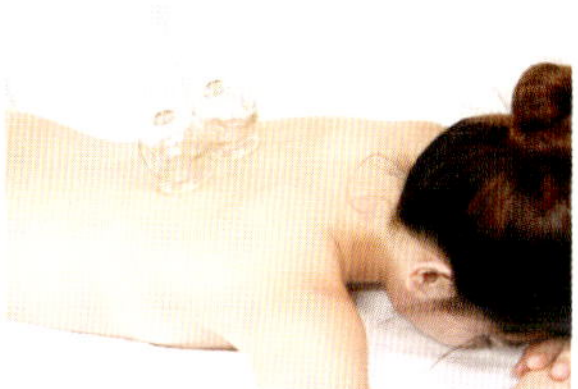

②气滞血瘀型 + 膈俞

典型症状：月经推后或先后不定期，经前乳房及胸胁胀痛，腰膝疼痛拒按。

拔罐：将火罐扣在膈俞穴上，留罐 15 分钟，可行气活血、疏肝解郁。

③痰湿阻滞型 + 丰隆

典型症状：婚后不孕，月经后期，量少色淡，带多黏腻，形体肥胖，胸闷口腻。

拔罐：将气罐吸附在丰隆穴上，留罐 15 分钟，可化痰通络、利湿导滞。

老中医经验方

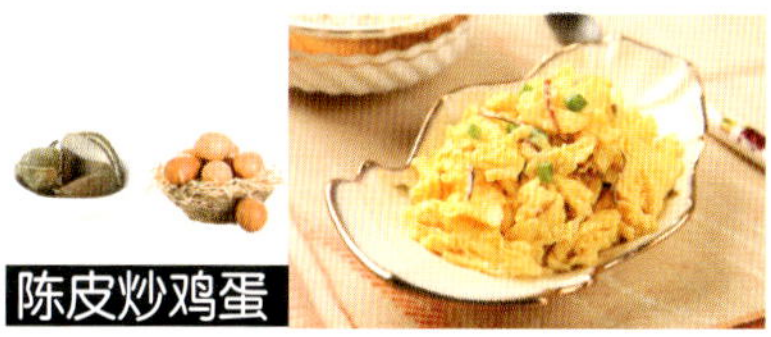

陈皮炒鸡蛋

- 取陈皮 10 克，鸡蛋三个，炒熟。
- 本品可燥湿化痰、健脾益肾。

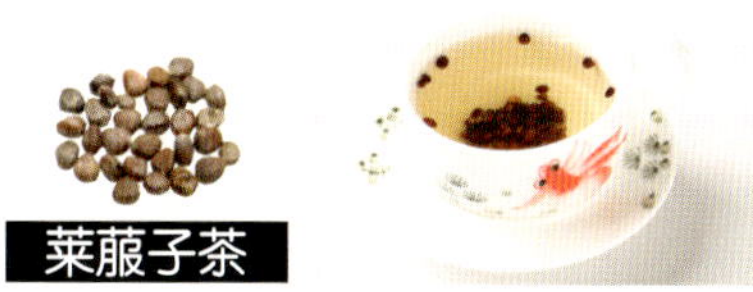

莱菔子茶

- 取莱菔子 15 克，冲泡饮用。
- 本品可化痰通经，助孕。

拔罐祛病08

产后缺乳

症状

哺乳期乳水甚少或全无，或伴有胸部胀痛、面色苍白、情志抑郁。

【病症简介】

产后缺乳是指产后乳汁分泌量少，不能满足婴儿需要的一种症状。乳汁的分泌与乳母的精神状态、情绪和营养状况、睡眠质量都是有关联的。中医认为本病多因素体虚弱或产期失血过多，以致气血亏虚、乳汁化源不足，或情志失调、气机不畅、乳汁壅滞不行所致。

拔罐疗法

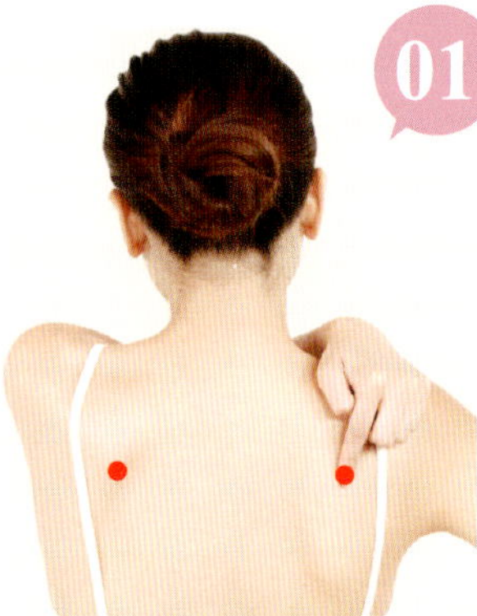

01 天宗拔罐

将气罐迅速吸附在天宗穴上，留罐 10 分钟。对侧以同样的方式操作。

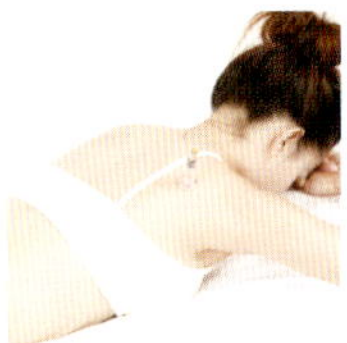

『穴位定位』

位于肩胛部，当冈下窝中央凹陷处，与第四胸椎相平。

02 肩井拔罐

将气罐迅速吸附在肩井穴上，留罐 10 分钟，以局部皮肤潮红、充血为度。

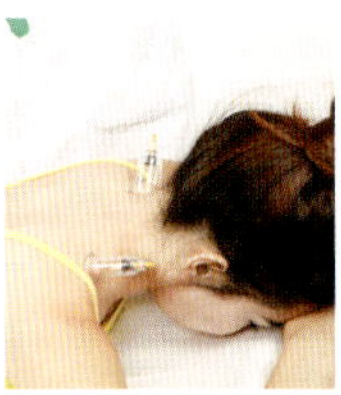

『穴位定位』

位于肩上，前直乳中，当大椎与肩峰端连线的中点上。

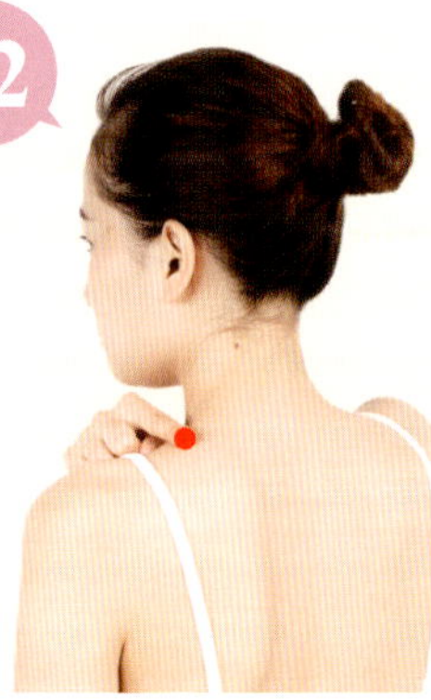

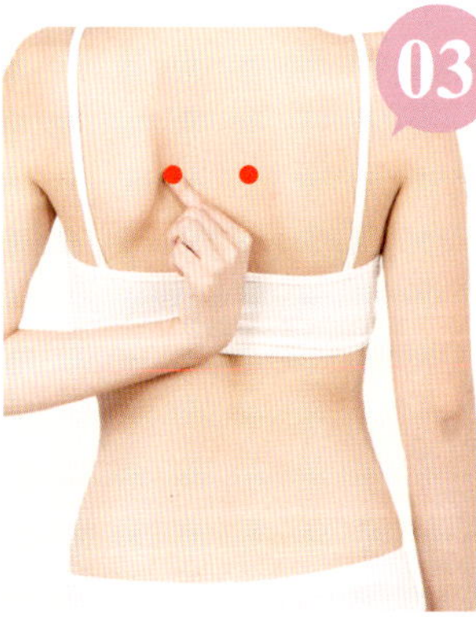

03 膏肓拔罐

将点燃的棉球伸入罐内旋转一圈马上抽出，将火罐迅速吸拔在膏肓穴上，留罐 10 分钟。

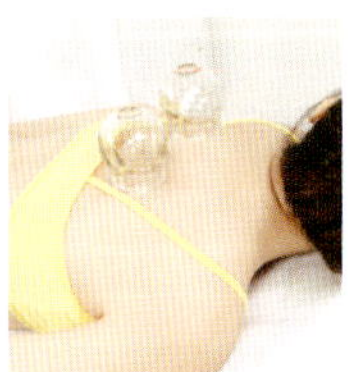

『穴位定位』

位于背部，当第四胸椎棘突下，旁开 3 寸。

. 产后缺乳 .
拔罐疗法扫扫看

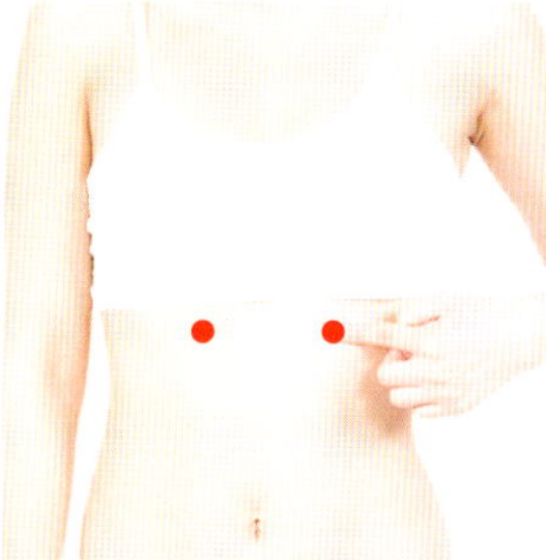

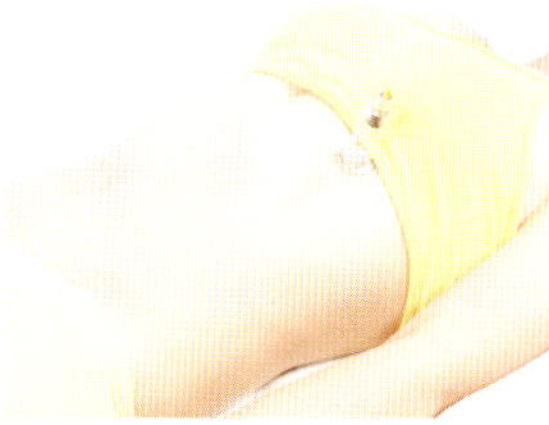

04 期门拔罐

用拔罐器将气罐吸附在期门穴上，留罐 10 分钟后取下。

『穴位定位』

位于胸部，当乳头直下，第六肋间隙，前正中线旁开 4 寸。

【专家解析】

天宗、肩井可理气消肿，促进乳房的气血运行；膏肓具有补益虚损、疏通乳房气血的作用；期门可疏肝健脾、理气散结。四穴配伍，共奏补益气血、疏肝解郁、通络下乳之功。

随证加穴拔罐

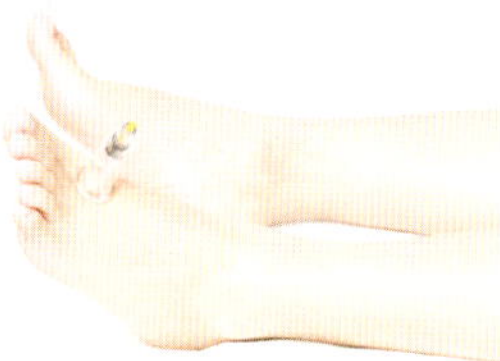

①肝郁气滞型 + 太冲

典型症状： 产后乳汁甚少或全无，乳汁浓稠，乳房胀硬或疼痛，情志抑郁。

拔罐： 将气罐吸拔在太冲穴上，留罐 10 分钟，可疏肝解郁、通络下乳。

②气血亏虚型 + 脾俞

典型症状： 产后乳少或全无，乳汁清稀，乳房柔软，面色少华，神疲乏力。

拔罐： 将火罐扣在脾俞穴上，留罐 15 分钟，可健脾益气、化生乳汁。

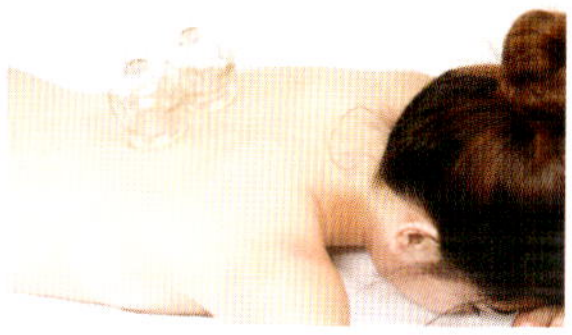

③气滞血瘀型 + 膈俞

典型症状： 产后乳汁少或者无，伴见乳房肿痛，甚至扪及硬结。

拔罐： 将火罐迅速扣在膈俞穴上，留罐 15 分钟，可行气活血、导滞通乳。

✚ 老中医经验方

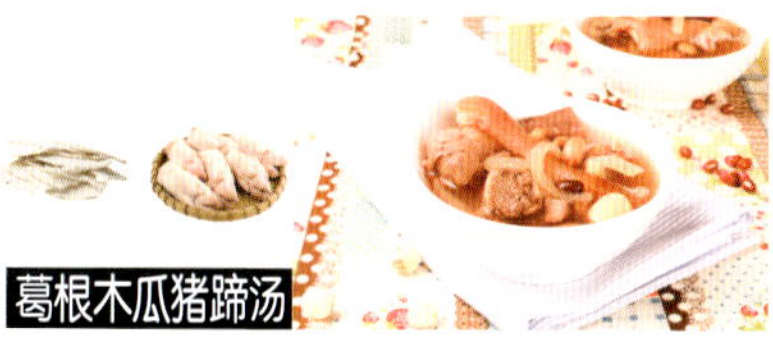

葛根木瓜猪蹄汤

- 取葛根 10 克，木瓜 50 克，猪蹄 500 克，炖煮。
- 本品可清热补虚、通络下乳。

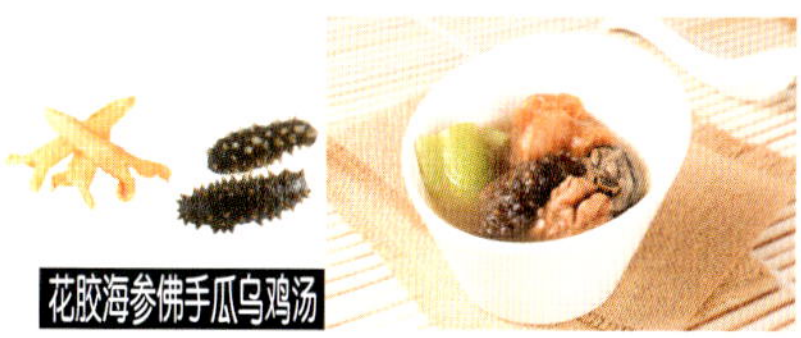

花胶海参佛手瓜乌鸡汤

- 取花胶 100 克，海参 100 克，佛手瓜 20 克，乌鸡 500 克，炖煮。
- 本品可滋阴补肾，促进乳汁分泌。

拔罐祛病 09

产后腹痛

症状

产后下腹部疼痛，伴有恶露量增多、有血块、有臭味。

【病症简介】

产后腹痛是指女性分娩后下腹部疼痛，属于分娩后的一种正常现象，一般疼痛 2 ～ 3 天，而后疼痛自然会消失，多则一周以内消失。若超过一周连续腹痛，伴有恶露量增多、有血块、有臭味等，则预示着盆腔内有炎症。

拔罐疗法

01 足三里拔罐

用拔罐器将气罐吸附在足三里穴上，留罐 15 分钟，以局部皮肤潮红为度。

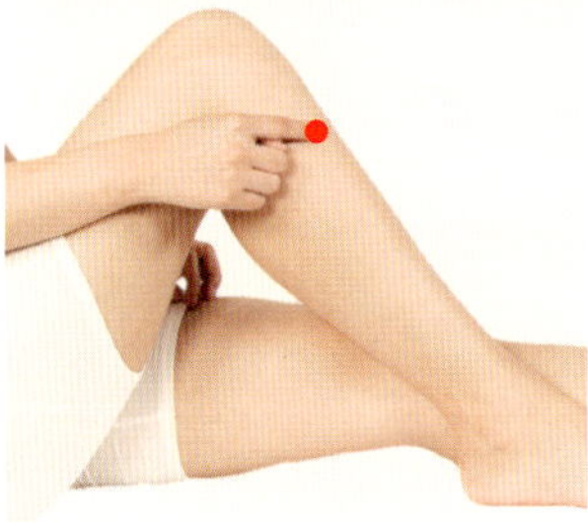

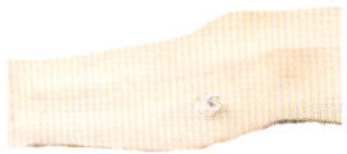

『穴位定位』

位于小腿前外侧，当犊鼻下 3 寸，距胫骨前缘一横指（中指）。

02 关元拔罐

将气罐吸附在关元穴上，留罐 10 分钟，以皮肤泛红为佳。

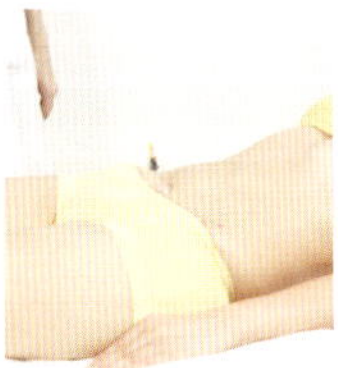

『穴位定位』

位于下腹部，前正中线上，当脐中下 3 寸。

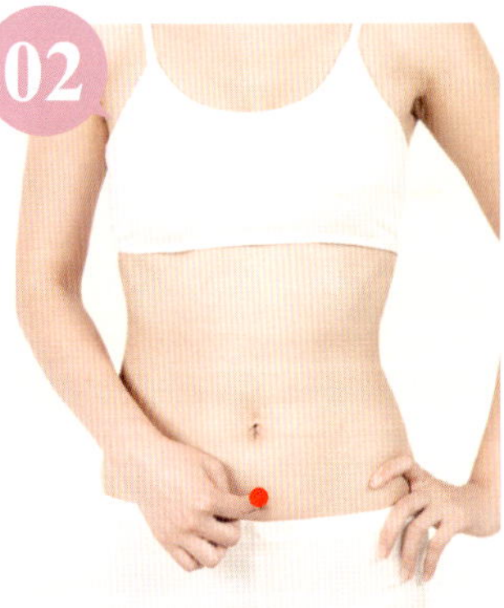

03 次髎拔罐

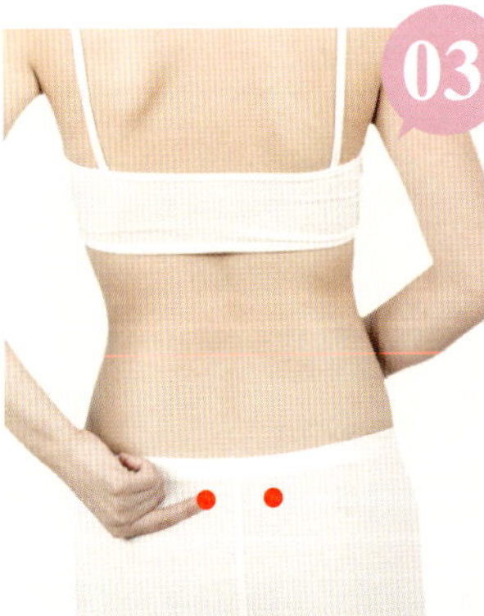

将点燃的棉球伸入罐内旋转一圈马上抽出，将火罐迅速扣在次髎穴上，留罐 10 分钟后取下。

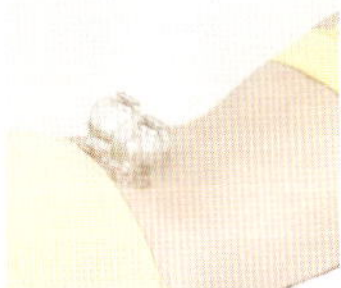

『穴位定位』

位于骶部，当髂后上棘内下方，适对第二骶后孔处。

.产后腹痛.
拔罐疗法扫扫看

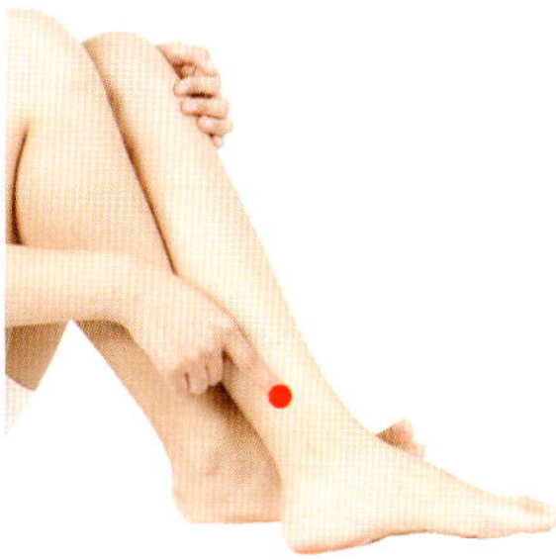

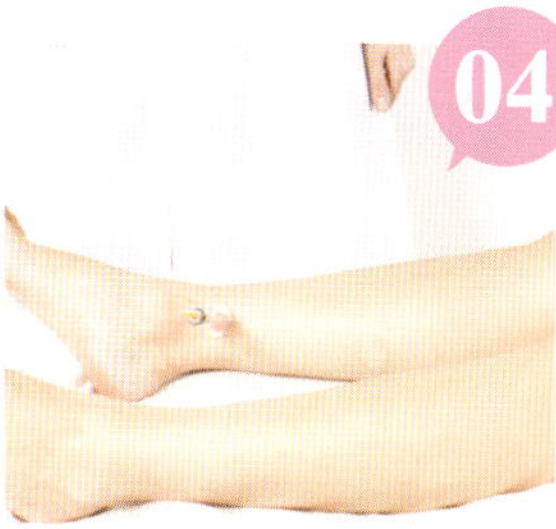

04 三阴交拔罐

用拔罐器将气罐吸附在三阴交穴上，留罐15分钟，以局部皮肤泛红、充血为度。

『穴位定位』

位于小腿内侧，当足内踝尖上3寸，胫骨内侧缘后方。

【专家解析】

足三里具有健脾益气、理气止痛的作用；关元具有调畅胃肠气机的作用；次髎具有促进盆腔血液循环、止痛的作用；三阴交具有补益肝肾的作用。四穴配伍，共奏活血化瘀、补虚止痛之功。

随证加穴拔罐

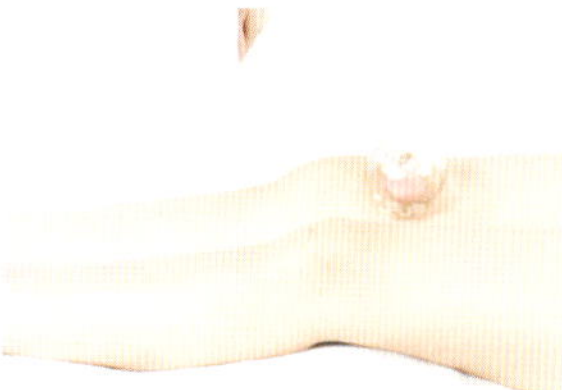

①血瘀腹痛＋血海

典型症状： 产后小腹疼痛，胀痛拒按，恶露色黯，量少不畅或挟小血块。

拔罐： 将火罐吸附在血海穴上，留罐15分钟，可化瘀止痛。

②血虚腹痛＋脾俞

典型症状： 产后小腹隐痛、喜按，恶露量少、色淡，头晕目花，心悸怔忡。

拔罐： 将火罐扣在脾俞穴上，留罐15分钟，可健脾生血、补虚止痛。

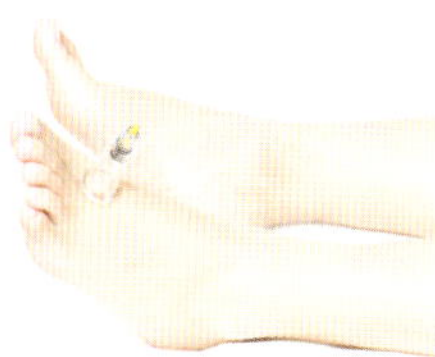

③肝郁气滞型＋太冲

典型症状： 腹痛与情志相关，伴见恶露量多、色红、质稠有块等。

拔罐： 将气罐吸附在太冲穴上，留罐10分钟，可疏肝理气、通络止痛。

老中医经验方

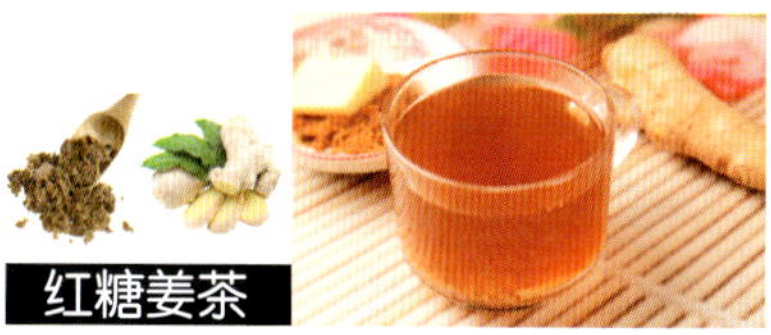

红糖姜茶

- 取红糖10克，生姜3片，冲泡饮用。
- 本品可温中补虚、暖宫止痛，对虚寒腹痛有很好的效果。

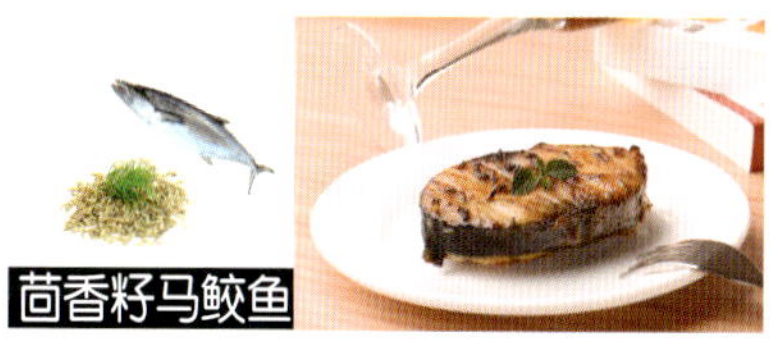

茴香籽马鲛鱼

- 取茴香15克，马鲛鱼100克，煎熟。
- 本品可温中散寒止痛，对寒凝腹痛有很好的效果。

拔罐祛病10

子宫脱垂

症状

腹部下坠、腰酸、排尿困难、尿频、尿潴留、尿失禁、白带增多。

子宫脱垂
拔罐疗法扫扫看

【病症简介】

子宫脱垂是指子宫从正常位置沿阴道向下移位的病症。其病因为支托子宫及盆腔脏器之组织损伤或失去支托力，以及骤然或长期增加腹压所致。常见症状为腹部下坠、腰酸。严重者会出现排尿困难，或尿频、尿潴留、尿失禁及白带增多等症状。

拔罐疗法

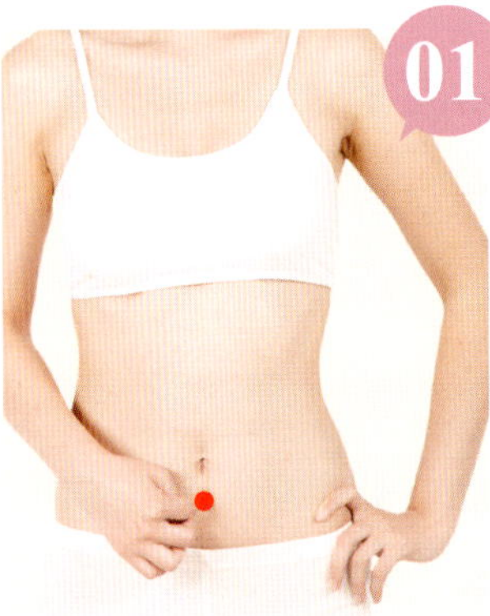

01 气海拔罐

点燃棉球后，伸入罐内旋转一圈马上抽出，将火罐扣在气海穴上，留罐10分钟，以局部皮肤潮红为度。

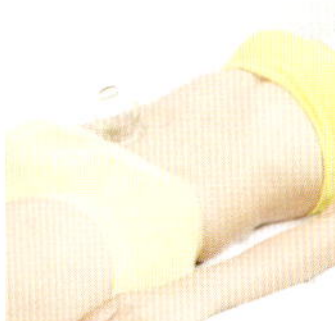

『穴位定位』

位于下腹部，前正中线上，当脐中下1.5寸。

02 关元拔罐

将气罐吸附在关元穴上，留罐10分钟，以皮肤泛红为佳。

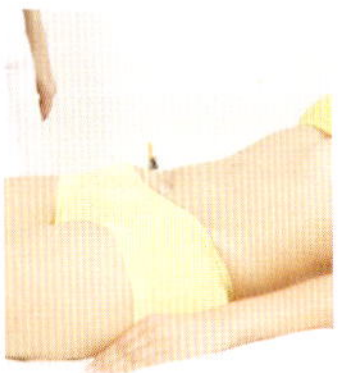

『穴位定位』

位于下腹部，前正中线上，当脐中下3寸。

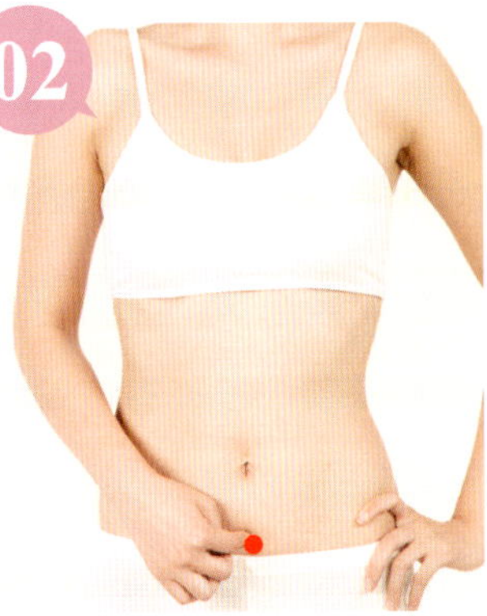

03 足三里拔罐

用拔罐器将气罐吸附在足三里穴上，留罐10分钟，对侧以同样的方法操作。

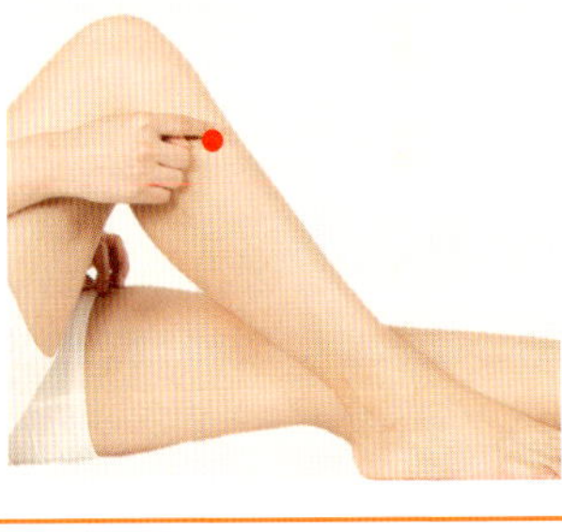

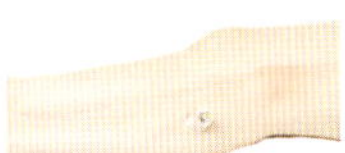

『穴位定位』

位于小腿前外侧，当犊鼻下3寸，距胫骨前缘一横指（中指）。

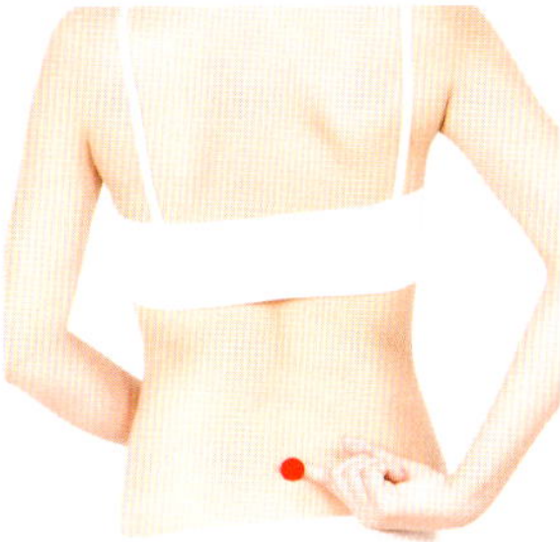

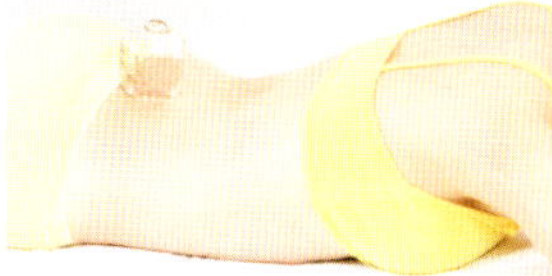

04 腰阳关拔罐

将火罐扣在腰阳关穴上，留罐10分钟，以被拔罐部位充血，有少量瘀血拔出为度。

『穴位定位』

位于腰部，当后正中线上，第四腰椎棘突下凹陷中。

【专家解析】

气海、关元具有调理冲任、益气固胞的作用；足三里有调理脾胃、扶正祛邪的作用；腰阳关具有温阳利水的作用。四穴配伍，共奏补益脾肾、升阳固脱之功。

随证加穴拔罐

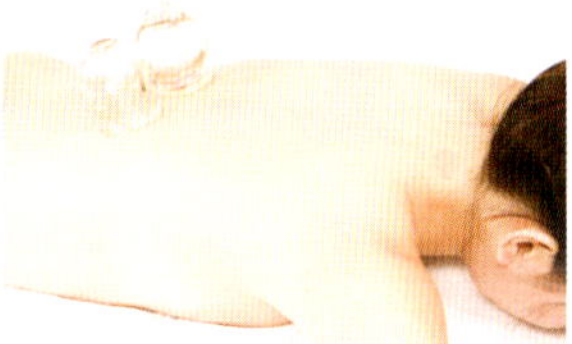

①中气下陷型＋脾俞

典型症状：子宫下脱，劳累加剧，下腹坠胀，肢软乏力，懒言少气，小便频数。

拔罐：将气罐吸附在脾俞穴上，留罐15分钟，以局部皮肤泛红为度。

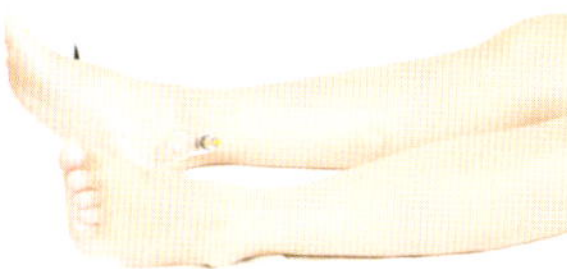

②肾气不固型＋太溪

典型症状：生育过多或肾气虚损，子宫下脱，腰膝酸软，头晕耳鸣，小腹坠胀，小便频数，色清。

拔罐：将气罐吸附在太溪穴上，留罐15分钟。

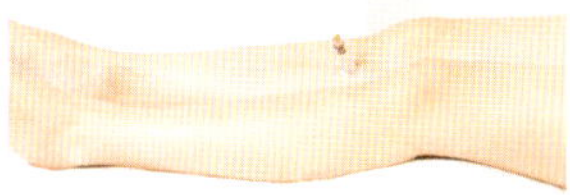

③湿热下注型＋阴陵泉

典型症状：子宫脱出日久，黏膜表面糜烂，黄水淋漓，外阴肿胀灼痛，小便黄赤，口干口苦。

拔罐：将气罐吸附在阴陵泉穴上，留罐15分钟。

老中医经验方

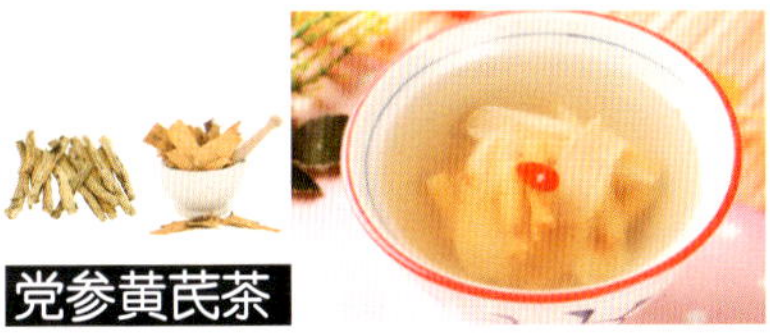

党参黄芪茶

- 取党参15克，黄芪15克，煎汤代水。
- 本品可益气固脱，助子宫回到原位。

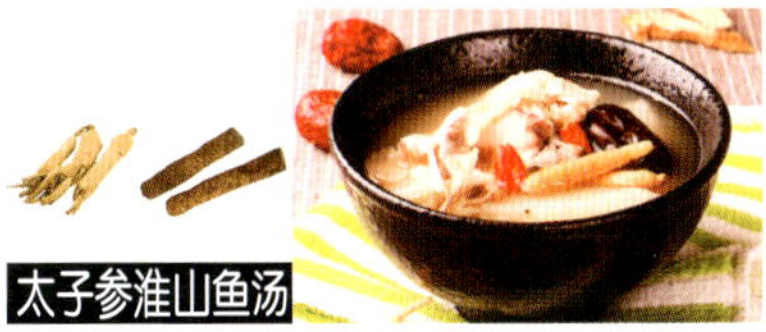

太子参淮山鱼汤

- 取太子参15克，淮山50克，鱼500克，炖煮。
- 本品可补益中气、升阳举陷。

拔罐祛病11

更年期综合征

症状 月经不调、潮热、出汗、心悸、胸闷、烦躁不安、失眠。

【病症简介】

更年期综合征是指女性从生育期向老年期过渡期间，因卵巢功能逐渐衰退，导致人体雌激素分泌量减少，从而引起植物神经功能失调为主，伴神经心理症状的一系列症候群。

拔罐疗法

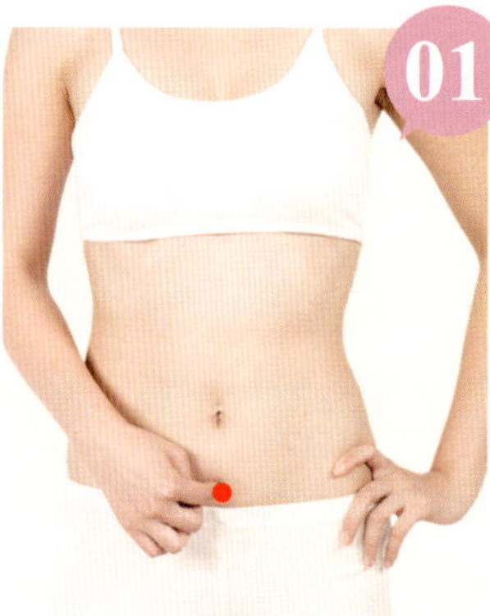

01 关元拔罐

将气罐吸附在关元穴上，留罐 10 分钟，以被拔罐部位泛红、充血，并有少量瘀血被拔出为度。

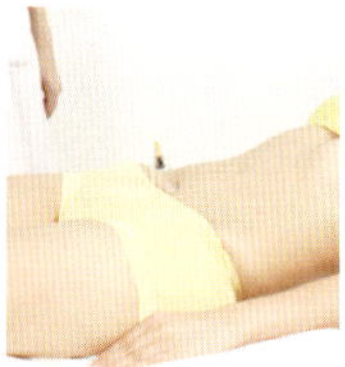

『穴位定位』

位于下腹部，前正中线上，当脐中下 3 寸。

02 肾俞拔罐

将火罐扣在肾俞穴上，留罐 15 分钟，以被拔罐部位充血，有少量瘀血被拔出为度。

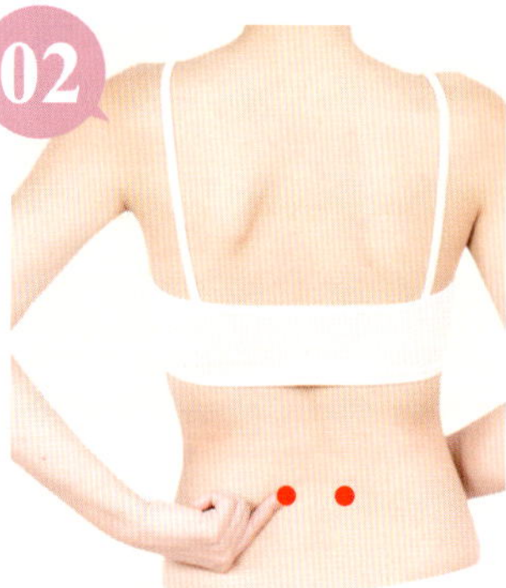

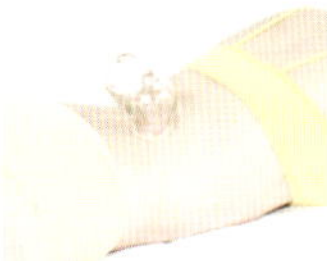

『穴位定位』

位于腰部，当第二腰椎棘突下，旁开 1.5 寸。

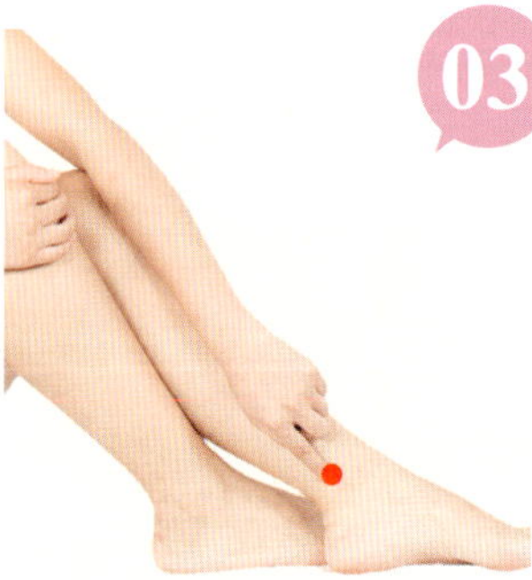

03 太溪拔罐

将气罐吸附在太溪穴上，留罐 10 分钟，以局部皮肤泛红、充血为度。

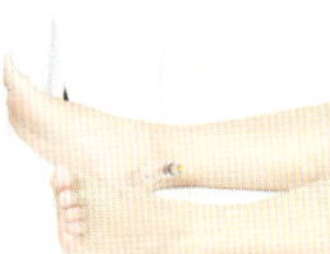

『穴位定位』

位于足内侧，内踝后方，当内踝尖与跟腱之间的凹陷处。

更年期综合征
拔罐疗法扫扫看

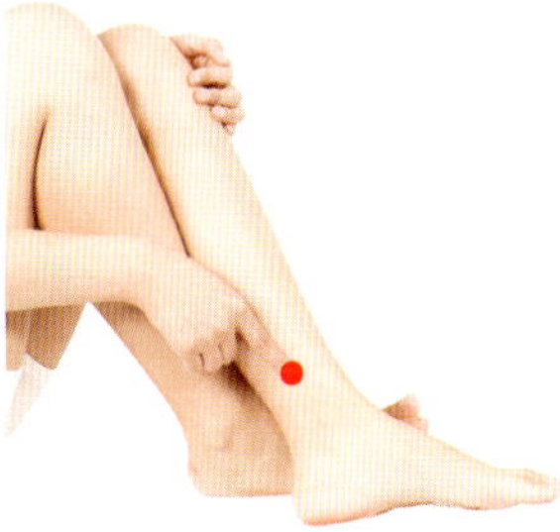
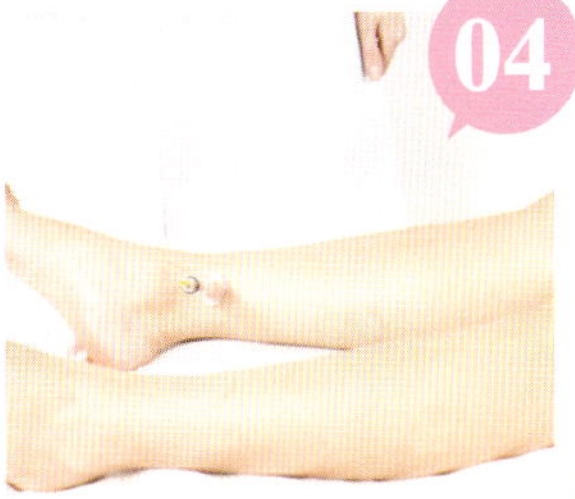

04 三阴交拔罐

用拔罐器将气罐吸附在三阴交穴上，留罐15分钟，以局部皮肤泛红、充血为度。

『穴位定位』

位于小腿内侧，当足内踝尖上3寸，胫骨内侧缘后方。

【专家解析】

关元具有补益元气、调和冲任的作用；肾俞、太溪具有滋阴补肾、充精血、益脑髓、强壮腰膝的作用；三阴交具有健脾、疏肝、益肾、理气开郁、调补冲任的作用。四穴配伍，共奏益肾宁心、调和冲任、疏肝健脾、畅达情志之功。

随证加穴拔罐

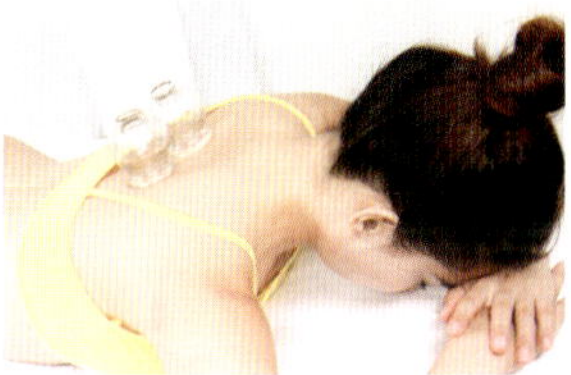

①心肾不交型＋心俞

典型症状：心悸怔忡，失眠多梦，潮热盗汗，五心烦热，头晕眼花等。

拔罐：将火罐扣在心俞穴上，留罐10～15分钟，可清虚火、安心神。

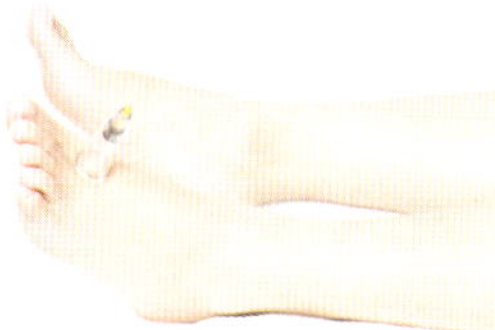

②肝阳亢盛型＋太冲

典型症状：绝经前后烘热出汗，急躁易怒，头痛头晕，口干咽燥，大便干结。

拔罐：将气罐吸附在太冲穴上，留罐15分钟，可疏肝理气、育阴潜阳。

③脾肾阳虚型＋足三里

典型症状：绝经前后腰酸畏寒，面色皖白，面肢肿胀，月经量少色淡。

拔罐：将气罐吸附在足三里穴上，留罐15分钟，可健脾益气、温补肾阳。

✚ 老中医经验方

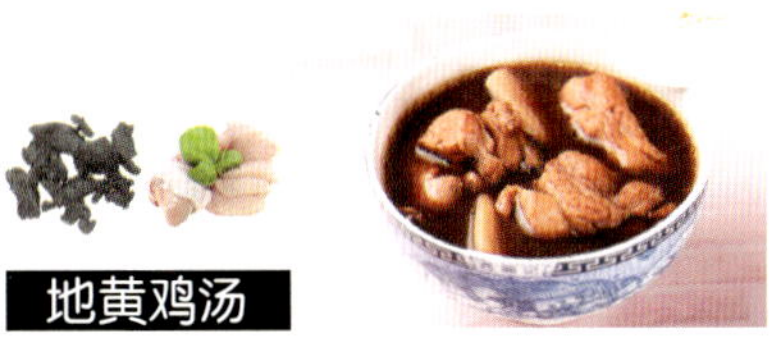

地黄鸡汤

- 取地黄60克，鸡肉500克，炖煮。
- 本品可滋阴补血、益气补中，治更年期气血不足之症。

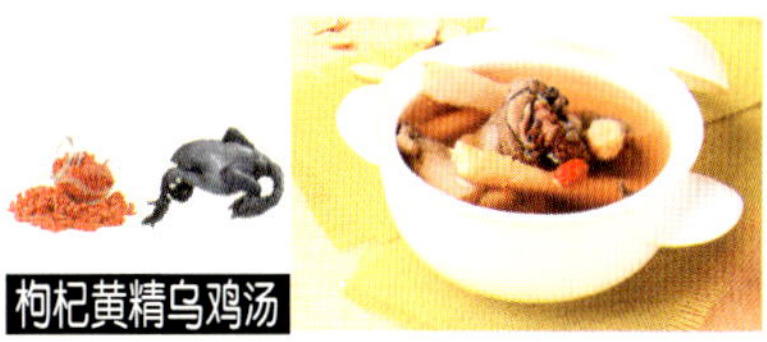

枸杞黄精乌鸡汤

- 取枸杞15克，黄精15克，乌鸡500克，炖煮。
- 本品可滋阴补肾、柔肝熄风。

拔罐祛病12

膀胱炎

症状

尿频、尿急、尿痛、脓尿、血尿。

【病症简介】

膀胱炎是泌尿系统最常见的疾病，多见于女性。大多是由于细菌感染所引起，过于劳累、受凉、长时间憋尿、性生活不洁也易发病。初起表现轻微，仅有膀胱刺激症状，如尿频、尿急、尿痛、脓尿、血尿等，经治疗，病情会很快痊愈。

拔罐疗法

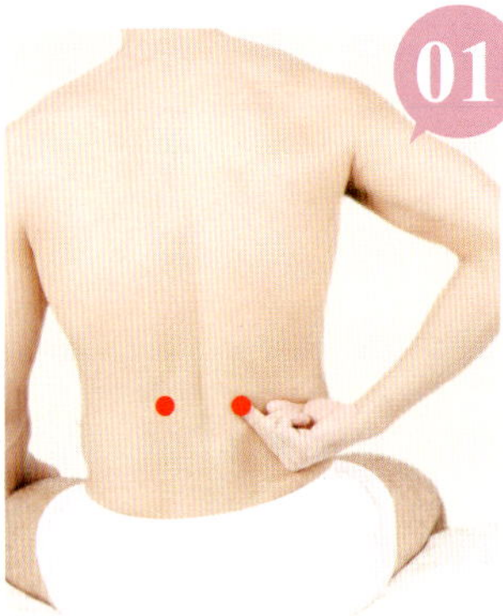

01 三焦俞拔罐

将棉球点燃后，伸入罐内马上抽出，将火罐扣在三焦俞穴上，留罐 15 分钟。

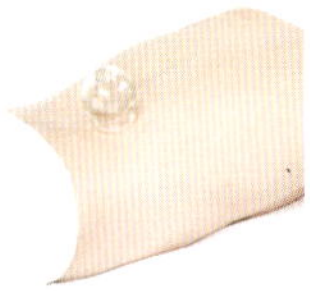

『穴位定位』

位于腰部，当第一腰椎棘突下，旁开 1.5 寸。

02 膀胱俞拔罐

将棉球点燃后，伸入罐内马上抽出，将火罐扣在膀胱俞穴上，留罐 15 分钟，以局部皮肤有酸胀感为佳。

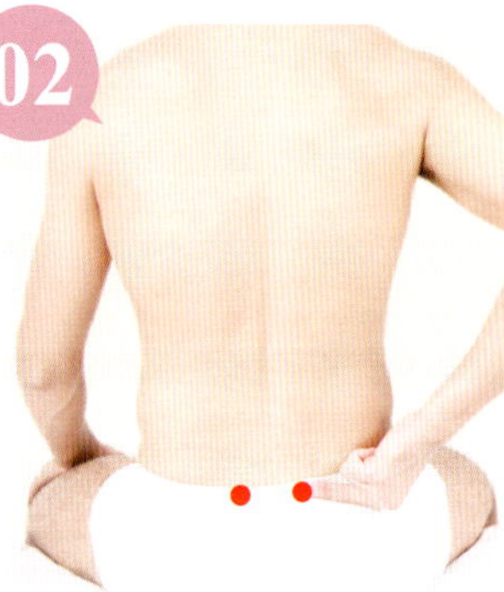

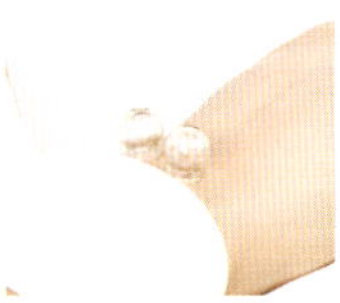

『穴位定位』

位于在骶部，当骶正中嵴旁 1.5 寸，平第二骶后孔。

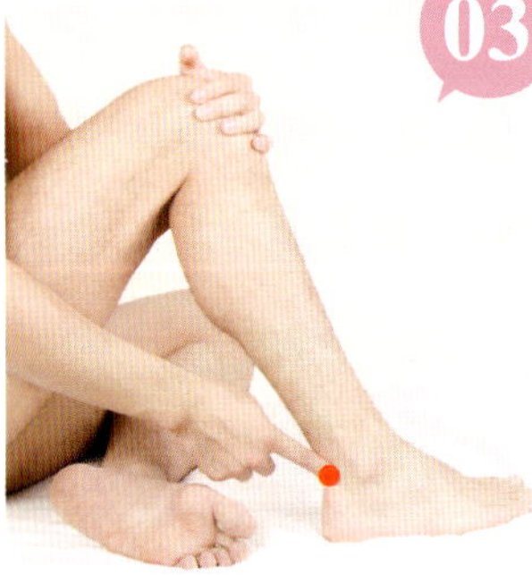

03 昆仑拔罐

将气罐吸附在昆仑穴上，留罐 15 分钟，以局部皮肤有抽紧感为度。

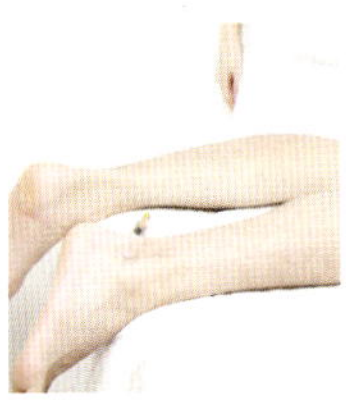

『穴位定位』

位于足部外踝后方，当外踝尖与跟腱之间的凹陷处。

.膀胱炎.
拔罐疗法扫扫看

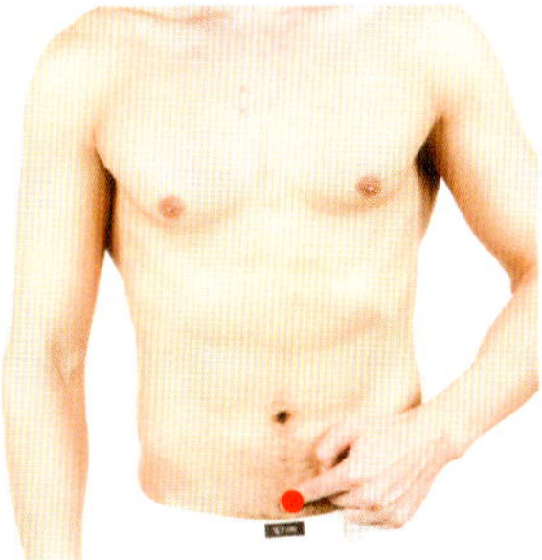

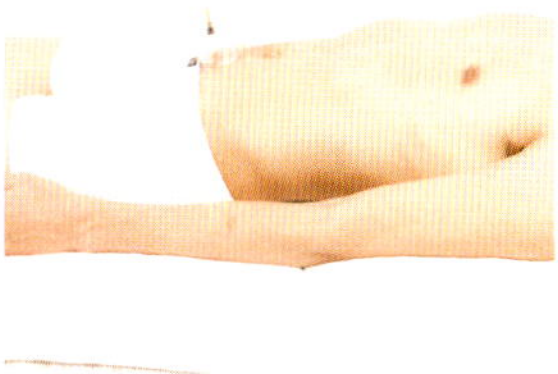

04 关元拔罐

将气罐扣在关元穴上，留罐 15 分钟，以局部皮肤泛红、充血为度。

『穴位定位』

位于下腹部，前正中线上，当脐中下 3 寸。

【专家解析】

三焦俞具有调三焦、利水湿的作用；膀胱俞具有疏调膀胱、通利水道的作用；昆仑具有疏风通络、活血止痛的作用；关元具有温阳利水的作用。四穴配伍，共奏通调水道、清利下焦湿热之功。

随证加穴拔罐

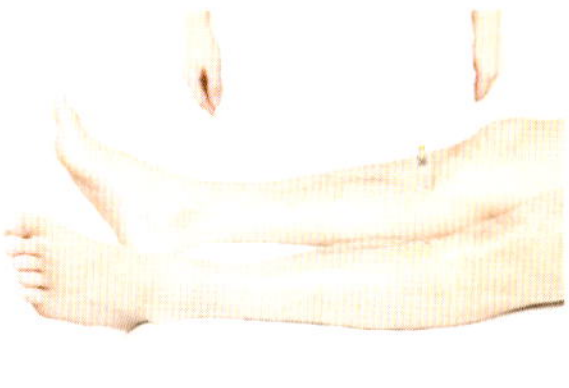

①膀胱湿热型 + 阴陵泉

典型症状： 小便频急，尿道灼热刺痛，尿黄浑浊，腰痛，恶寒发热，大便干结。

拔罐： 用拔罐器将气罐吸附在阴陵泉穴上，留罐 15 分钟，可清利湿热。

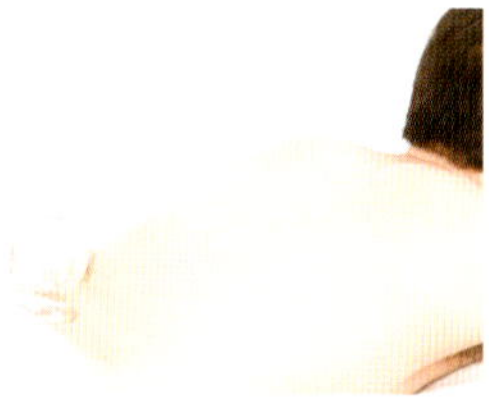

②阴虚湿热型 + 次髎

典型症状： 尿频不畅，解时刺痛，腰酸乏力，午后低热，手足烦热，口干口苦。

拔罐： 将火罐迅速扣在次髎穴上，留罐 15 分钟，可育阴清热。

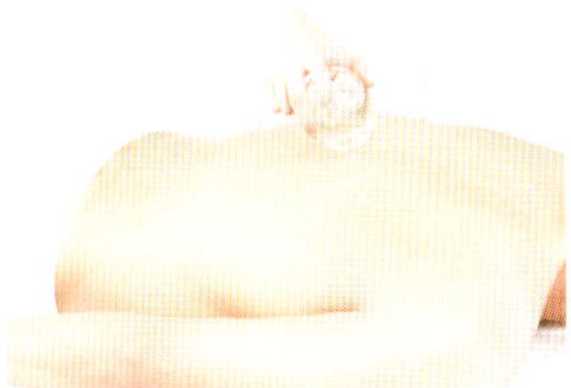

③气滞血瘀型 + 膈俞

典型症状： 面色晦黯，腰腹痛，腰腹部肿块，肾区憋胀不适，舌质紫黯。

拔罐： 将火罐扣在膈俞穴上，留罐 10 分钟，可行气活血。

老中医经验方

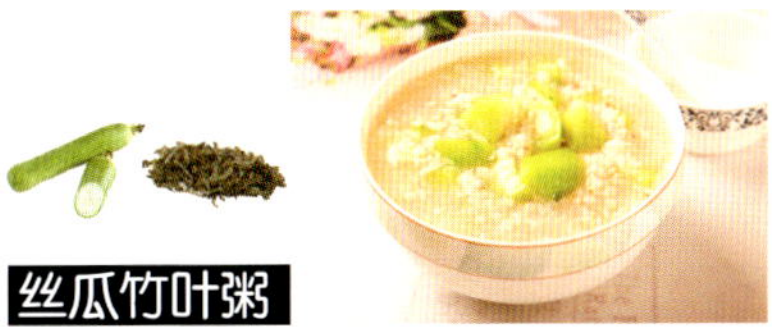

丝瓜竹叶粥

- 取丝瓜 200 克，竹叶 50 克，大米 500 克，煮粥。
- 本品可清热利水、疏利膀胱。

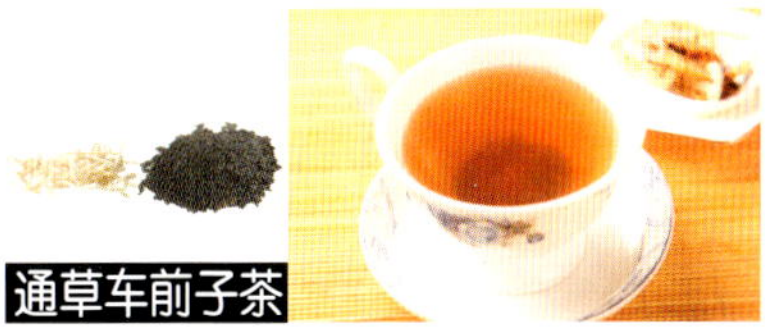

通草车前子茶

- 取通草 10 克，车前子 15 克，冲泡饮用。
- 本品可利尿消肿。

拔罐祛病 13

前列腺炎

症状

尿急、尿频、排尿时有烧灼感或排尿疼痛，甚可见血尿或尿混浊。

【病症简介】

前列腺炎是成年男性常见病之一，是由多种复杂原因和诱因引起的前列腺的炎症。前列腺炎的临床表现具有多样化的特征，以尿道刺激症状和慢性盆腔疼痛为其主要表现。其中尿道症状为尿急、尿频，排尿时有烧灼感，排尿疼痛，可伴有排尿终末血尿或尿道脓性分泌物等。

拔罐疗法

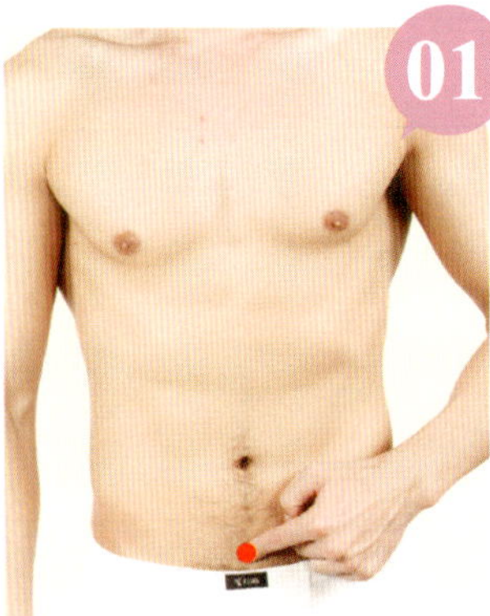

01 关元拔罐

将气罐扣在关元穴上，留罐 15 分钟，以局部皮肤泛红、充血为度。

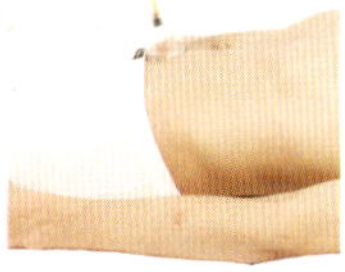

『穴位定位』

位于下腹部，前正中线上，当脐中下 3 寸。

02 三阴交拔罐

将气罐吸附在三阴交穴上，留罐 15 分钟，以局部皮肤泛红、充血为度。

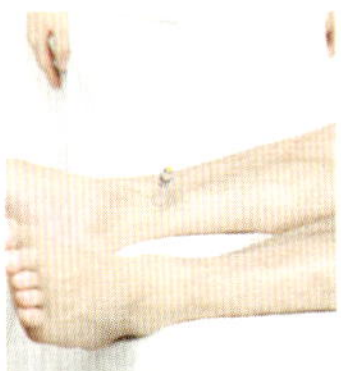

『穴位定位』

位于小腿内侧，当足内踝尖上 3 寸，胫骨内侧缘后方。

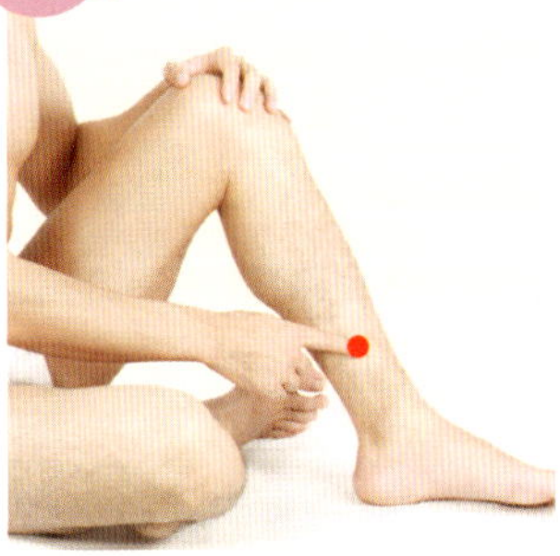

03 阴陵泉拔罐

将气罐吸附在阴陵泉穴上，留罐 10 分钟，以局部皮肤有酸胀感为佳。

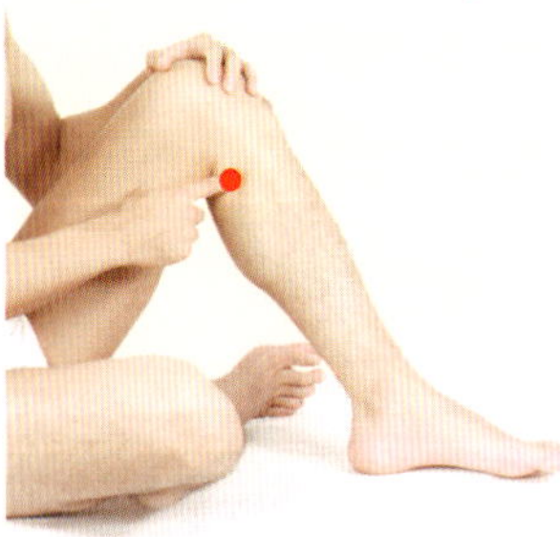

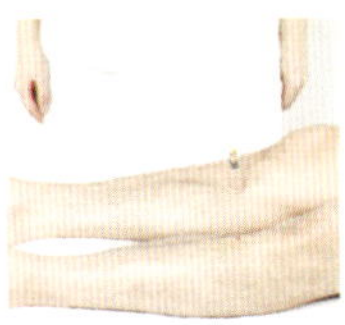

『穴位定位』

位于小腿内侧，当胫骨内侧髁后下方凹陷处。

.前列腺炎.
拔罐疗法扫扫看

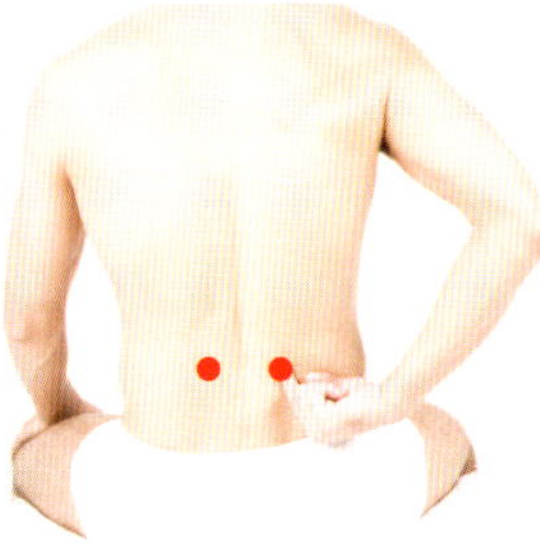

04 肾俞拔罐

将火罐扣在肾俞穴上，留罐 15 分钟，以拔罐部位充血、少量瘀血被拔出为度。

『穴位定位』

位于腰部，当第二腰椎棘突下，旁开 1.5 寸。

【专家解析】

关元具有益肾通淋的作用；三阴交具有调理肝、脾、肾，主治各种泌尿、生殖系统疾病的作用；阴陵泉具有清利下焦湿热的作用；肾俞具有补肾利尿的作用。四穴配伍，共奏健脾补肾、分清别浊之功。

随证加穴拔罐

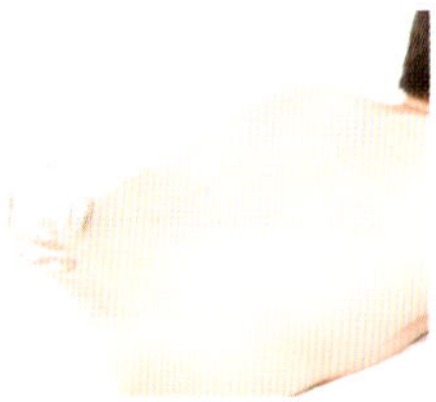

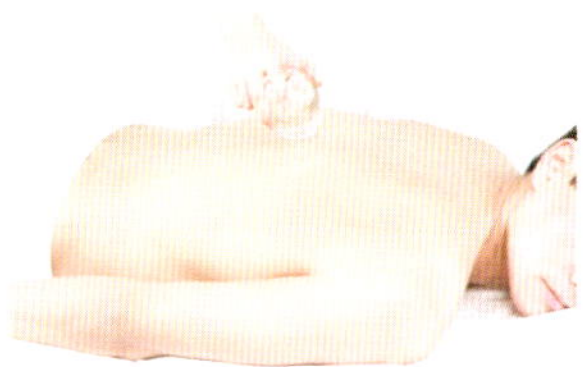

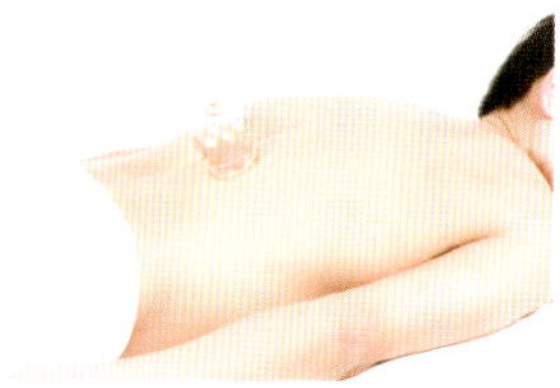

①湿热下注型＋次髎

典型症状：小便量少难出，尿频热痛。

拔罐：将火罐迅速扣在次髎穴上，留罐 15 分钟，可清利湿热。

②气滞血瘀型＋膈俞

典型症状：颜面可有黑斑，尿末滴白量少，主诉以疼痛为主、少腹刺痛等症状。

拔罐：将火罐扣在膈俞穴上，留罐 15 分钟，可行气活血。

③脾虚气陷型＋脾俞

典型症状：小便清长或尿频而不痛，面色苍白，神疲乏力，少气懒言。

拔罐：将火罐扣在脾俞穴上，留罐 15 分钟，可益气升阳。

老中医经验方

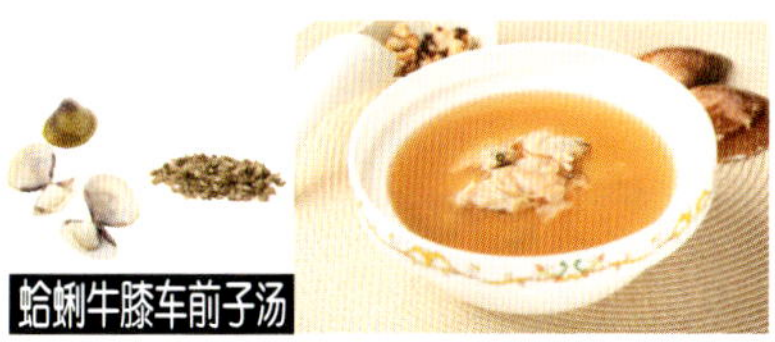

蛤蜊牛膝车前子汤

- 取蛤蜊 500 克，牛膝 10 克，车前子 20 克，炖煮。
- 本品可滋阴益肾、利尿通淋。

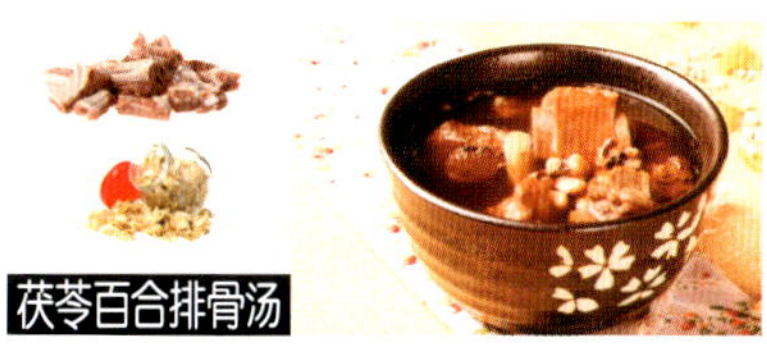

茯苓百合排骨汤

- 取茯苓 15 克，百合 10 克，排骨 500 克，炖汤。
- 本品可健脾和胃、利水消肿。

拔罐祛病 14

尿道炎

症状

尿频、尿急、排尿时有烧灼感以至排尿困难。

【病症简介】

尿道炎是由于尿道损伤、尿道内异物、尿道梗阻、邻近器官出现炎症或性生活不洁等原因引起的尿道细菌感染。因女性尿道短、直，所以患者多见于女性。患者常有尿频、尿急、排尿时有烧灼感以至排尿困难的症状，甚至有的还有较多尿道分泌物，开始为黏液性，逐渐变为脓性。

拔罐疗法

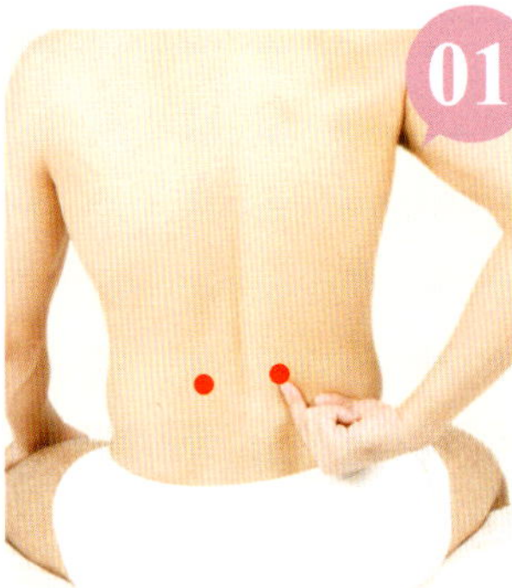

01 肾俞拔罐

将棉球点燃后，伸入罐内马上抽出，将火罐扣在肾俞穴上，留罐 10 分钟，以局部皮肤潮红为度。

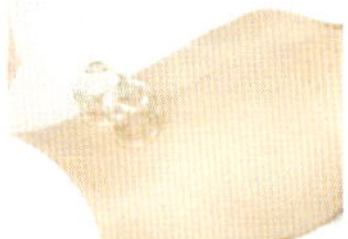

『穴位定位』

位于腰部，当第二腰椎棘突下，旁开 1.5 寸。

02 气海拔罐

点燃棉球后，伸入罐内马上抽出，将火罐吸附在气海穴上，留罐 10 ~ 15 分钟，以局部皮肤有抽紧感、泛红、充血为度。

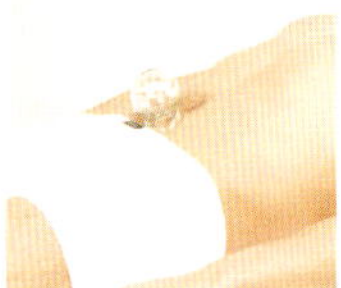

『穴位定位』

位于下腹部，前正中线上，当脐中下 1.5 寸。

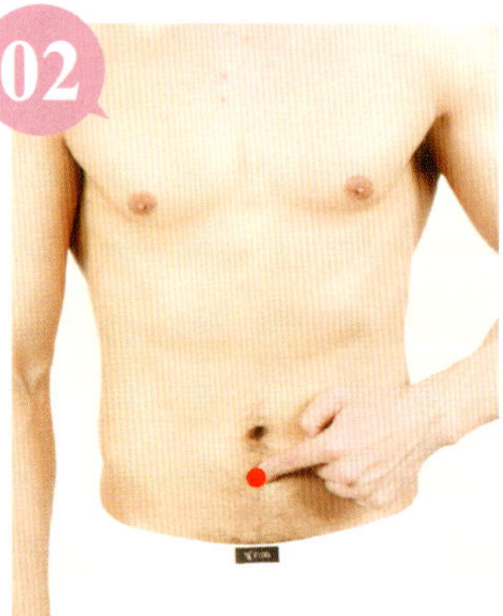

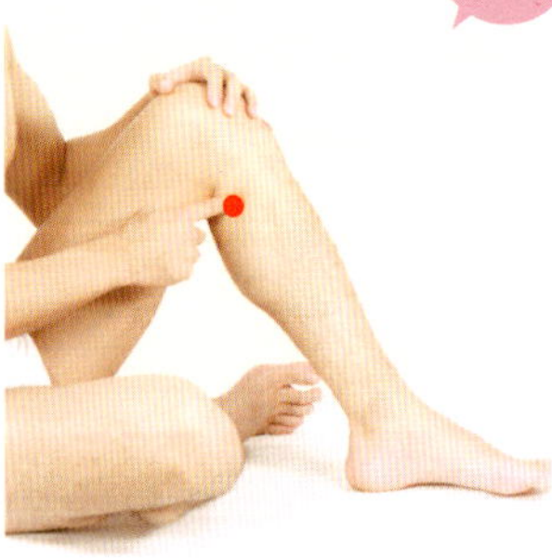

03 阴陵泉拔罐

取适宜气罐，用拔罐器将气罐吸附在阴陵泉穴上，留罐 15 分钟，以局部皮肤有酸胀感为佳。

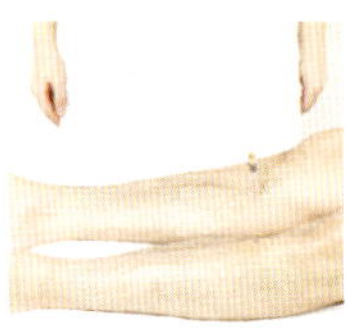

『穴位定位』

位于小腿内侧，当胫骨内侧髁后下方凹陷处。

.尿道炎.
拔罐疗法扫扫看

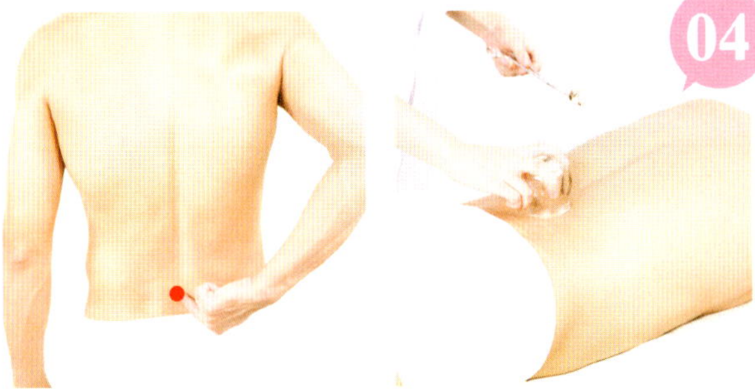

04 腰阳关拔罐

将火罐扣在腰阳关穴上，留罐10分钟，以被拔罐部位充血，并有少量瘀血被拔出为度。

『穴位定位』

位于腰部，当后正中线上，第四腰椎棘突下凹陷中。

【专家解析】

肾俞具有疏利膀胱气机的作用；气海具有行气导滞的作用；阴陵泉具有通利小便、疏调气机的作用；腰阳关具有通阳利水的作用。四穴配伍，共奏健脾益肾、通调气机、温阳利水之功。

随证加穴拔罐

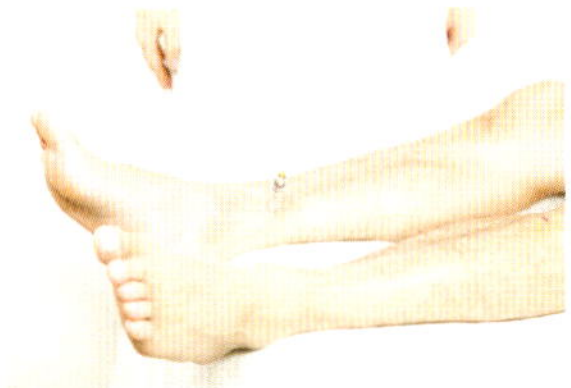

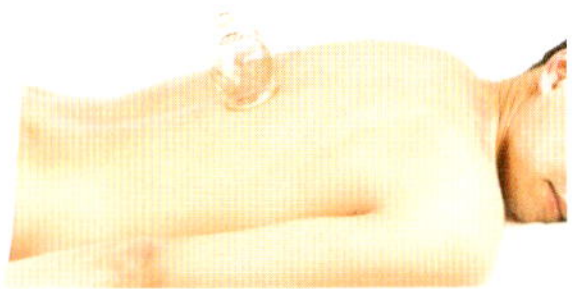

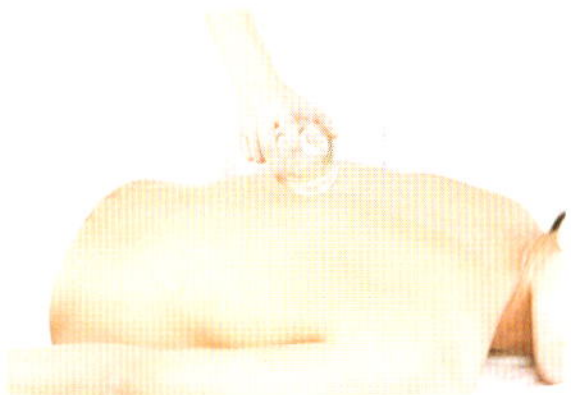

①膀胱湿热型＋三阴交

典型症状：小便频急，尿道灼热刺痛，尿黄浑浊，腰痛，恶寒发热，大便干结。

拔罐：用拔罐器将气罐吸附在三阴交穴上，留罐15分钟，可清利湿热。

②肝胆郁热型＋肝俞

典型症状：小便黄赤，寒热往来，烦躁不安，胸胁胀痛，食欲减退。

拔罐：将火罐扣在肝俞穴上，留罐10分钟，可疏肝利胆。

③气滞血瘀型＋膈俞

典型症状：小便涩痛，淋漓不畅，尿色深红或有血块。

拔罐：将火罐扣在膈俞穴上，留罐10分钟，可行气活血。

老中医经验方

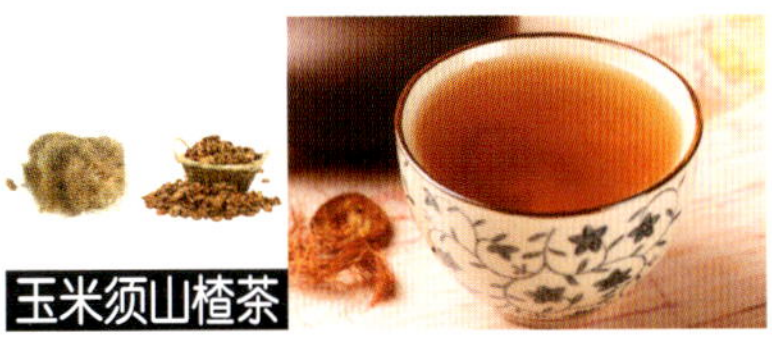

玉米须山楂茶

- 取玉米须50克，山楂8克，煎汤代水。
- 本品可利水消肿。

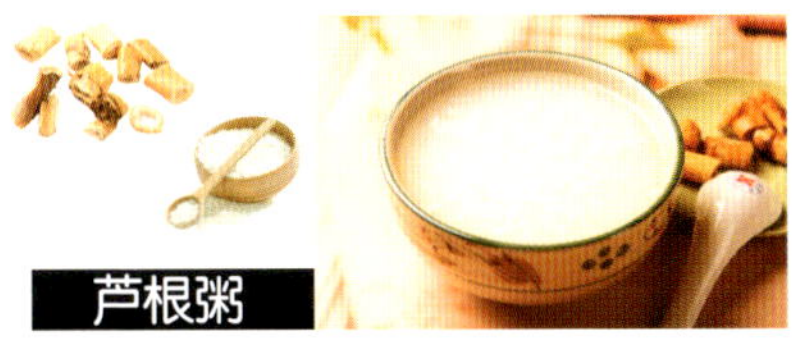

芦根粥

- 取芦根15克，大米300克，煮粥。
- 本品可清热利尿，治尿道炎伴口渴等伤津症状。

拔罐祛病15

尿潴留

症状

排尿不畅、尿频、尿不尽、尿失禁，或伴有食欲缺乏、恶心呕吐、贫血。

【病症简介】

尿潴留是指膀胱内积有大量尿液而不能排出，分为急性尿潴留和慢性尿潴留。本病属中医“癃闭”“淋浊”范畴。其主要病变在膀胱，治宜调畅三焦气机、通利膀胱。

拔罐疗法

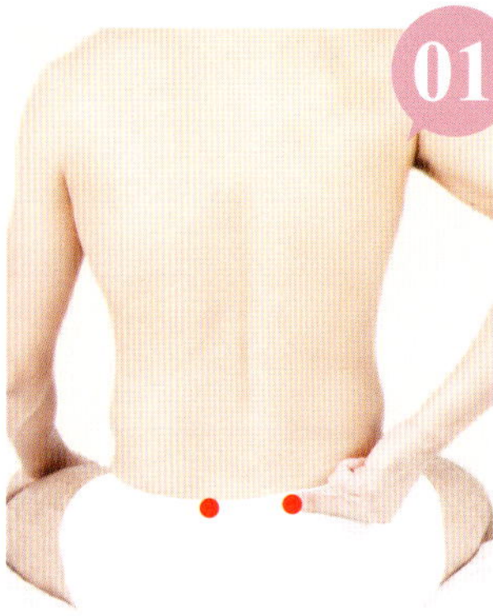

01 膀胱俞拔罐

将火罐扣在膀胱俞穴上，留罐15分钟，以局部皮肤有酸胀感为佳。

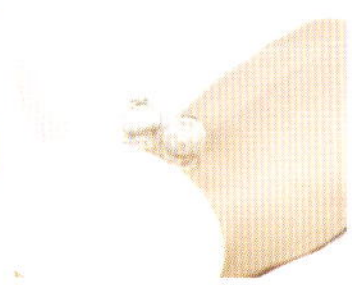

『穴位定位』

位于骶部，当骶正中嵴旁1.5寸，平第二骶后孔。

02 气海拔罐

用拔罐器将气罐吸拔在气海穴上，留罐10分钟后取下。

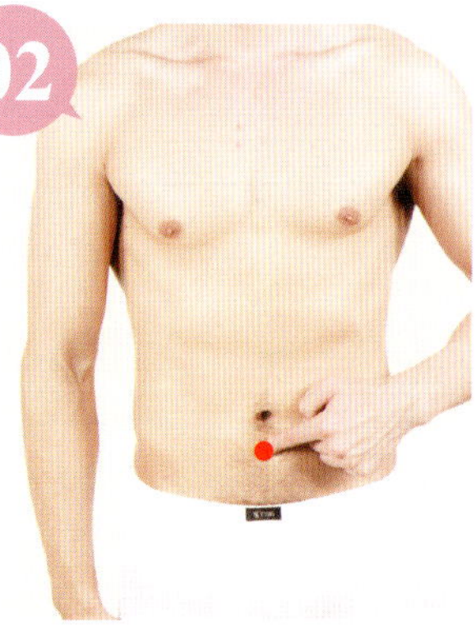

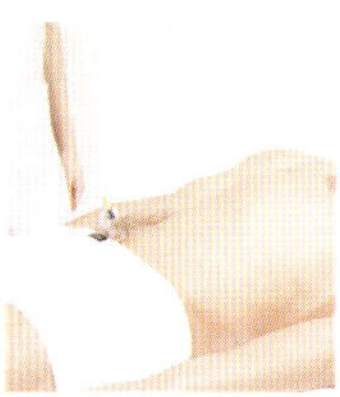

『穴位定位』

位于下腹部，前正中线上，当脐中下1.5寸。

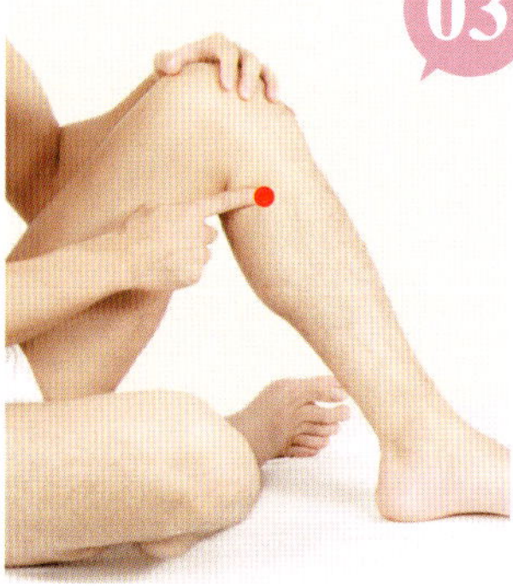

03 阴陵泉拔罐

用拔罐器将气罐吸附在阴陵泉穴上，留罐15分钟。对侧以同样方式操作。

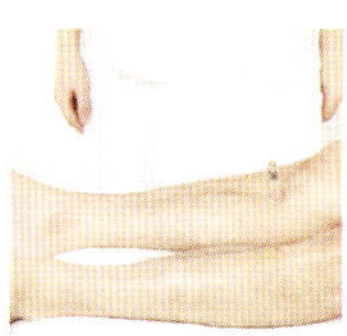

『穴位定位』

位于小腿内侧，当胫骨内侧髁后下方凹陷处。

. 尿潴留 .
拔罐疗法扫扫看

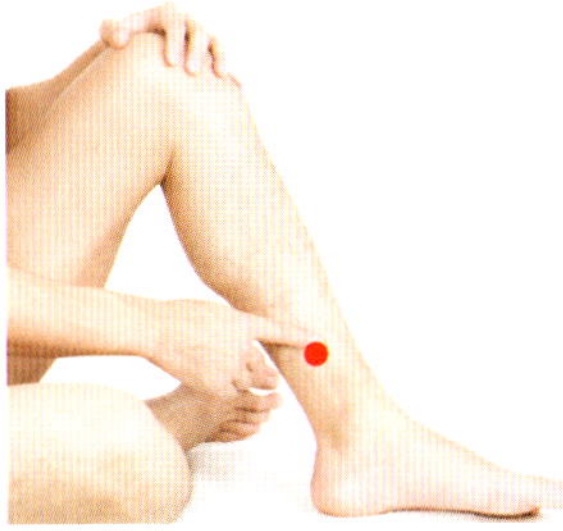

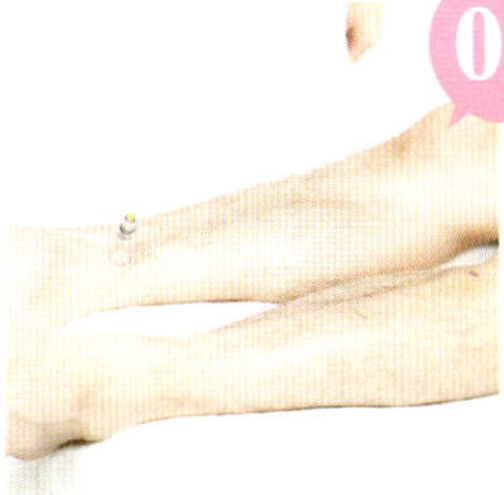

04 三阴交拔罐

将气罐吸附在三阴交穴上，留罐 15 分钟，以局部皮肤泛红、充血为度。

『穴位定位』

位于小腿内侧，当足内踝尖上 3 寸，胫骨内侧缘后方。

【专家解析】

膀胱俞具有疏调膀胱气化功能的作用；气海具有行气导滞的作用；阴陵泉具有通利小便、疏调气机的作用；三阴交具有调理肝、脾、肾，帮助膀胱气化的作用。四穴配伍，共奏调理膀胱、行气通闭之功。

随证加穴拔罐

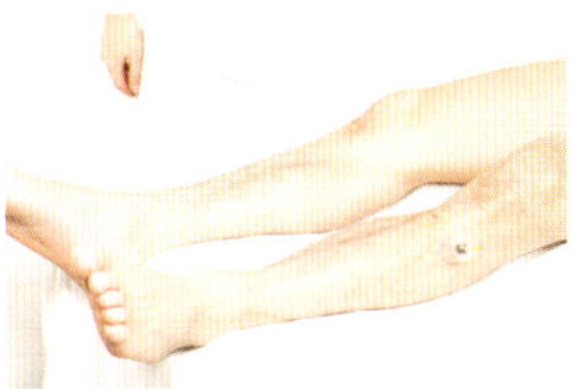

①痰浊内阻型 + 足三里

典型症状： 小便点滴而出，或时而通畅，时而不畅，小腹胀满。

拔罐： 将气罐吸附在足三里穴上，留罐 15 分钟，可化痰降浊。

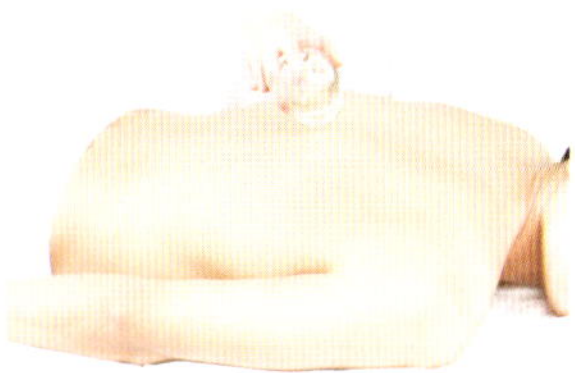

②淤血阻滞型 + 膈俞

典型症状： 排尿不畅，甚至点滴而出，尿时疼痛，兼见小腹满痛，脉涩。

拔罐： 将火罐扣在膈俞穴上，留罐 10 分钟，以局部充血、发紫为度。

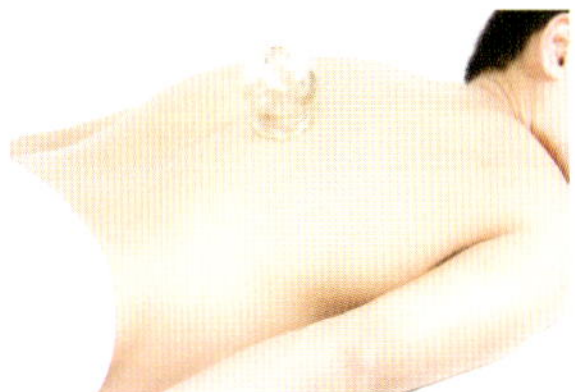

③肝郁气滞型 + 肝俞

典型症状： 小便不通，小腹胀急，咽干口苦，胁痛。

拔罐： 将火罐拔取在肝俞穴上，留罐约 15 分钟，以局部皮肤泛红、充血为度。

老中医经验方

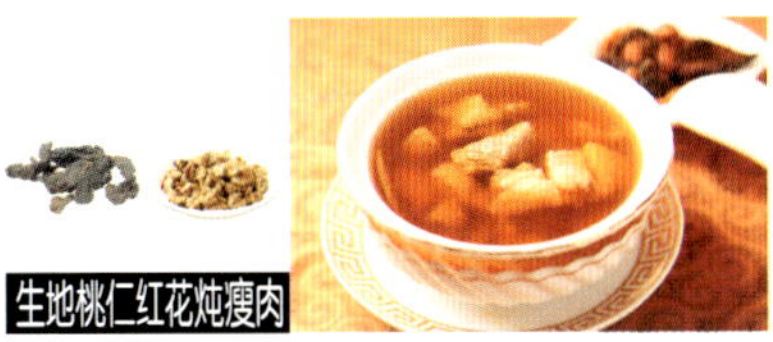

生地桃仁红花炖瘦肉

- 取生地 15 克，桃仁 5 克，红花 8 克，瘦肉 500 克，炖煮。
- 本品可活血凉血、通络利尿。

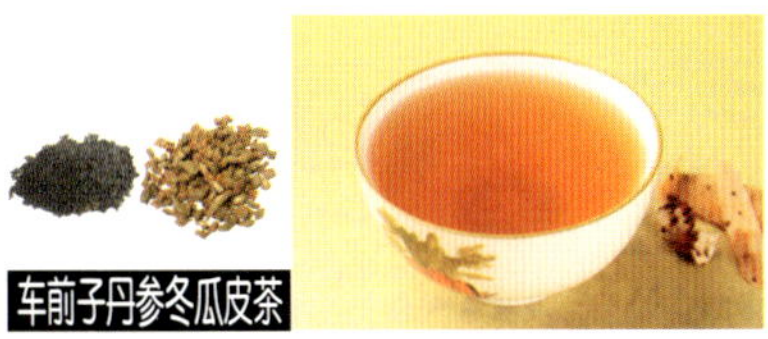

车前子丹参冬瓜皮茶

- 取车前子 15 克，丹参 10 克，冬瓜皮 20 克，煎汤代茶。
- 本品可利水消肿、清热祛湿。

拔罐祛病16

早泄

症状

射精时间提前，常伴有性欲减退与阴茎勃起无力。

【病症简介】

早泄是指性交时间极短，或阴茎插入阴道就射精，随后阴茎即疲软，不能正常进行性交的一种病症，是一种最常见的男性性功能障碍疾病。中医认为多由于房劳过度或频犯手淫，导致肾精亏耗、肾阴不足、相火偏亢；或体虚羸弱，虚损遗精日久，肾气不固，导致肾阴阳俱虚所致。

拔罐疗法

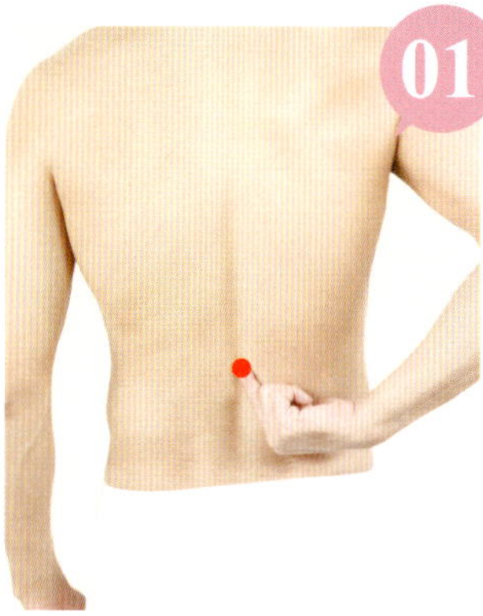

01 命门拔罐

将气罐吸附在命门穴上，留罐 15 分钟，以局部皮肤泛红、充血为度。

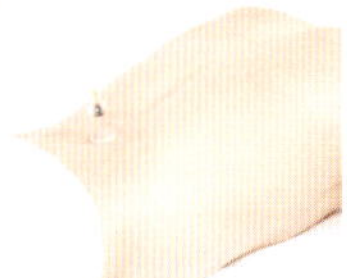

『穴位定位』

位于腰部，当后正中线上，第二腰椎棘突下凹陷中。

02 肾俞拔罐

将棉球点燃后，伸入罐内马上抽出，将火罐扣在肾俞穴上，留罐 10 分钟，以局部皮肤潮红为度。

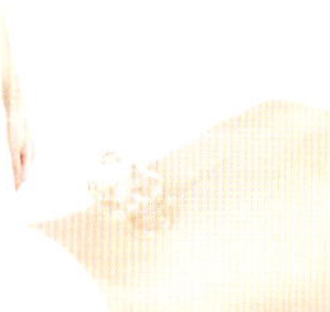

『穴位定位』

位于腰部，当第二腰椎棘突下，旁开 1.5 寸。

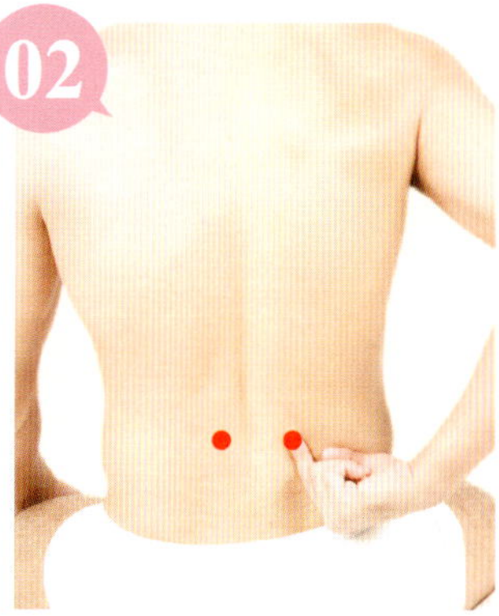

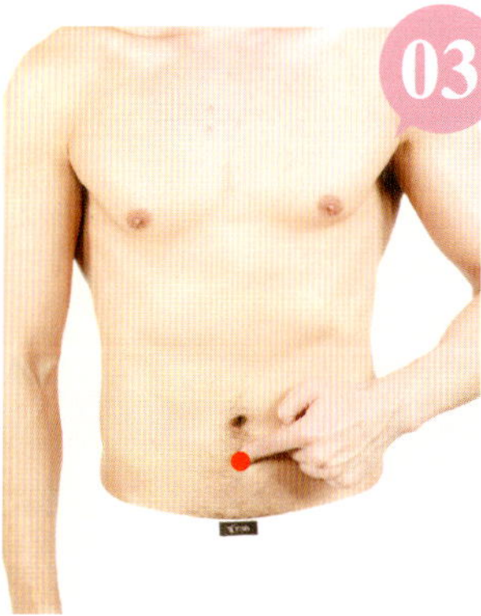

03 气海拔罐

用拔罐器将气罐吸附在气海穴上，留罐 10 分钟后取下。

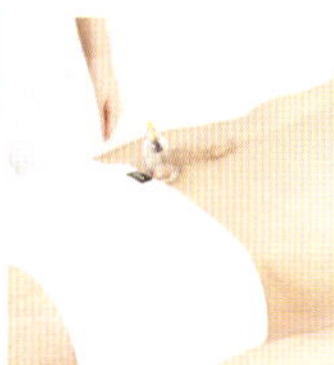

『穴位定位』

位于下腹部，前正中线上，当脐中下 1.5 寸。

早泄
拔罐疗法扫扫看

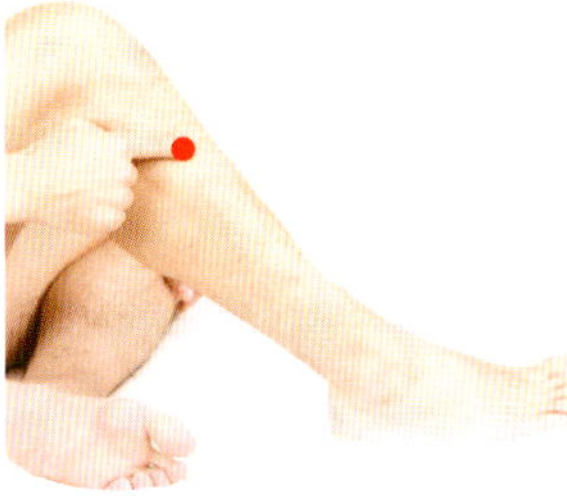

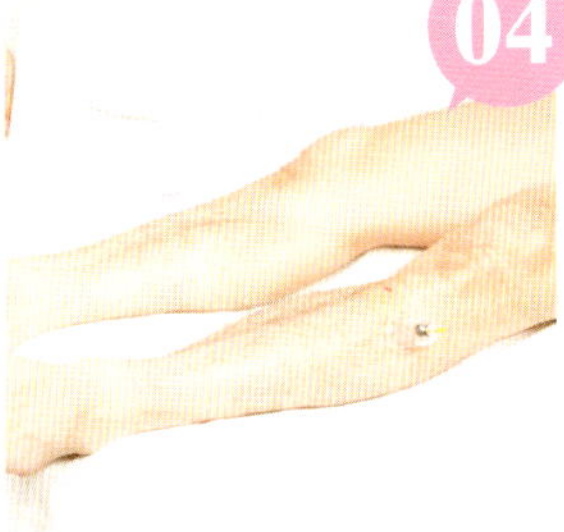

04 足三里拔罐

将气罐拔取于足三里穴，留罐10分钟后取下。对侧以同样方法操作。

『穴位定位』

位于小腿前外侧，当犊鼻下3寸，距胫骨前缘一横指（中指）。

【专家解析】

命门可补肾壮阳、固涩精液；肾俞具有益肾固精的作用；气海具有益气固肾的作用；足三里具有补益后天之气，使精血化生之源旺盛的作用。四穴配伍，共奏补肾固精、益气固摄之功。

随证加穴拔罐

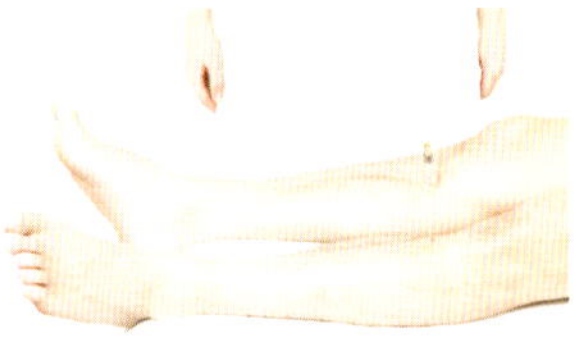

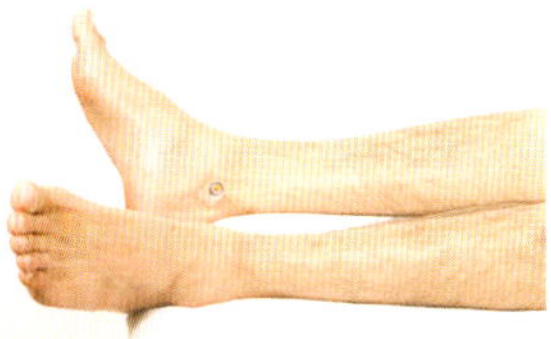

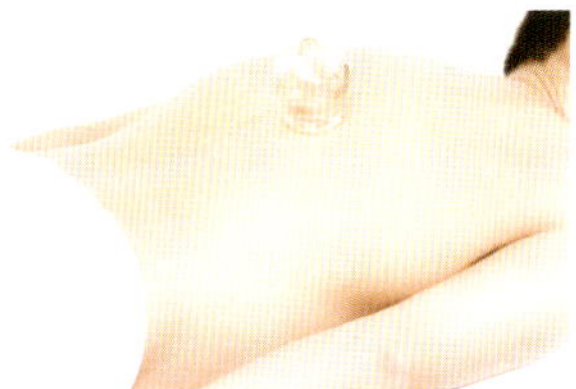

1 肝经湿热型＋阴陵泉

典型症状： 性欲亢进，交则早泄，伴头晕目眩，口苦咽干，阴囊湿痒等。

拔罐： 将气罐吸附在阴陵泉穴上，留罐15分钟，可清利湿热。

2 肾虚不固型＋太溪

典型症状： 早泄，性欲减退，伴遗精，甚则勃起功能障碍，小便清长或不利。

拔罐： 将气罐吸附在太溪穴上，留罐10分钟，可益肾固精。

3 肝郁气滞型＋肝俞

典型症状： 精神抑郁，焦躁不安，少腹不舒，牵引睾丸，胸闷叹息，少寐多梦。

拔罐： 将火罐扣在肝俞穴上，留罐约15分钟，以局部皮肤泛红、充血为度。

老中医经验方

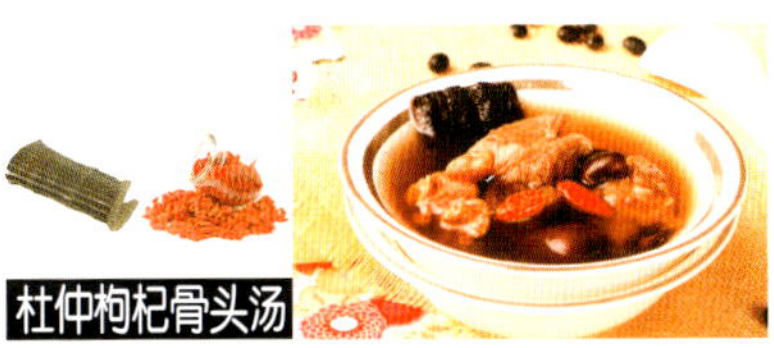

杜仲枸杞骨头汤

- 取杜仲15克，枸杞10克，骨头500克，炖汤。
- 本品可益肾强腰、固精止遗。

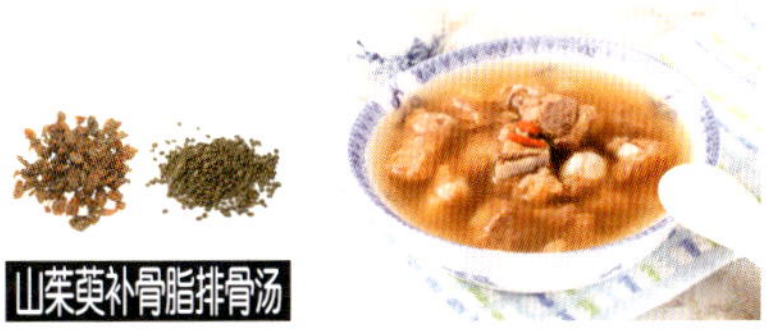

山茱萸补骨脂排骨汤

- 取山茱萸15克，补骨脂15克，排骨500克，炖汤。
- 本品可滋阴补肾、固涩精液。

拔罐祛病17

阳痿

症状

阴茎不能完全勃起、勃起不坚，可伴有急躁、焦虑。

【病症简介】

阳痿即勃起功能障碍，是指在企图性交时，阴茎勃起硬度不足以插入阴道，或阴茎勃起硬度维持时间不足于完成满意的性生活的一种病症。男性阴茎勃起是一个复杂的过程，与大脑、激素、情感、神经、肌肉和血管等都有关联。前面一个或多个原因都有可能导致男性勃起功能障碍。

拔罐疗法

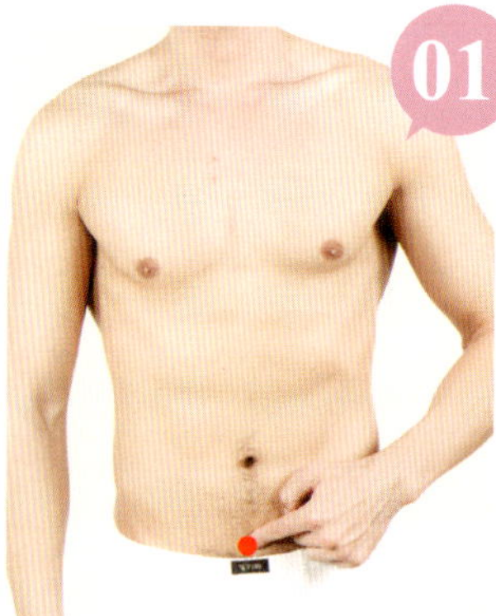

01 关元拔罐

用拔罐器将气罐吸附于关元穴上，留罐10分钟，以被拔罐部位充血，并有少量瘀血被拔出为度。

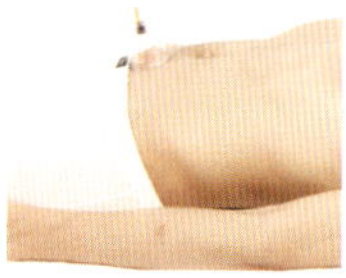

『穴位定位』

位于下腹部，前正中线上，当脐中下3寸。

02 肾俞拔罐

将火罐扣在肾俞穴上，留罐15分钟，以被拔罐部位充血，并有少量瘀血被拔出为度。

『穴位定位』

位于腰部，当第二腰椎棘突下，旁开1.5寸。

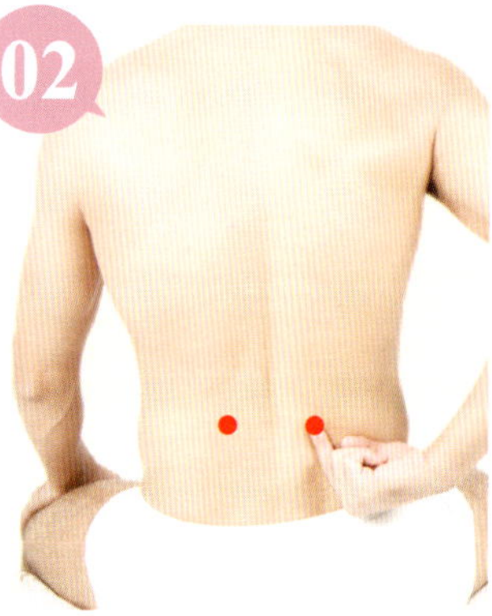

03 三阴交拔罐

用拔罐器将气罐吸附在三阴交穴上，留罐15分钟，以局部皮肤泛红、充血为度。

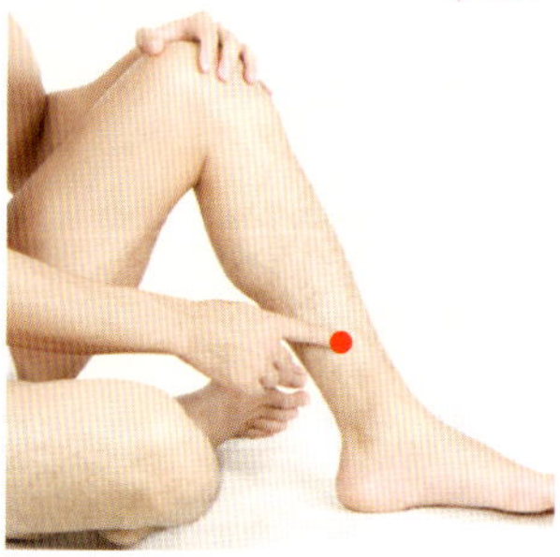

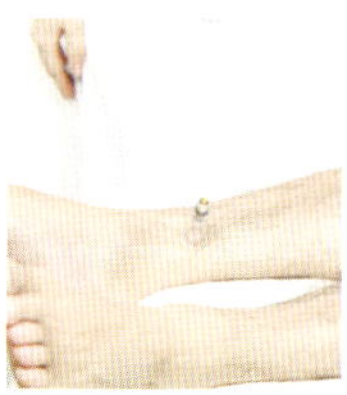

『穴位定位』

位于小腿内侧，当足内踝尖上3寸，胫骨内侧缘后方。

.阳痿.

拔罐疗法扫扫看

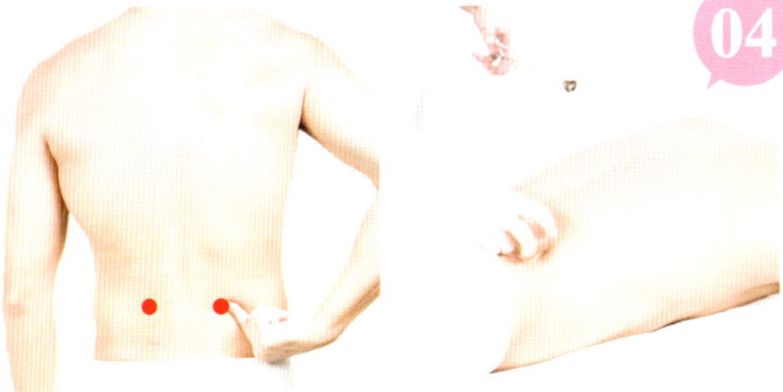

04 志室拔罐

将火罐迅速扣在志室穴上，留罐 10 分钟，以皮肤充血为度。

『穴位定位』

位于腰部，当第二腰椎棘突下，旁开 3 寸。

【专家解析】

关元具有调补肝、脾、肾，温下元之气，直接兴奋宗筋的作用；肾俞具有补益元气、培元固本的作用；三阴交具有健脾益气、补益肝肾、清热利湿、强筋起痿的作用；志室具有温肾助阳的作用。四穴配伍，共奏温肾壮阳、补命门真火之功。

随证加穴拔罐

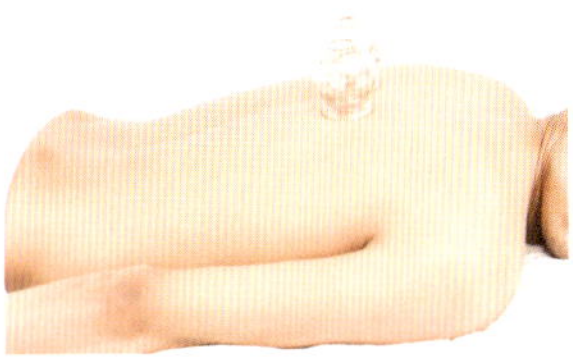

1 心脾两虚型 + 心俞

典型症状： 阴茎勃起困难，时有遗精，头晕耳鸣，心悸气短。

拔罐： 将火罐扣在心俞穴上，留罐 15 分钟，以局部皮肤泛红、充血为度。

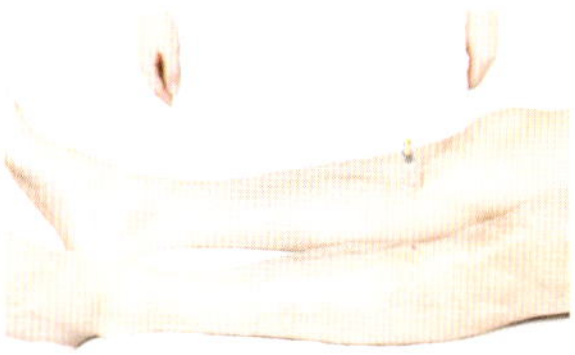

2 湿热下注型 + 阴陵泉

典型症状： 阴茎痿软，阴囊潮湿，睾丸胀痛，或有血精，茎中痒痛等。

拔罐： 用拔罐器将气罐吸附在阴陵泉穴上，留罐 15 分钟，以充血为度。

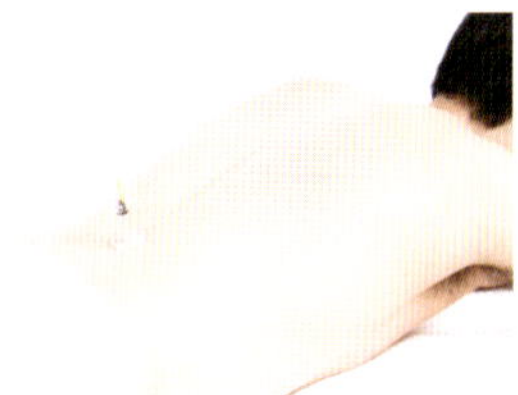

3 命门火衰型 + 命门

典型症状： 面色淡白，腰膝酸软，头晕目眩，精神萎靡，畏寒肢冷，耳鸣。

拔罐： 将气罐吸附在命门穴上，留罐 10 分钟，以充血为度。

✚ 老中医经验方

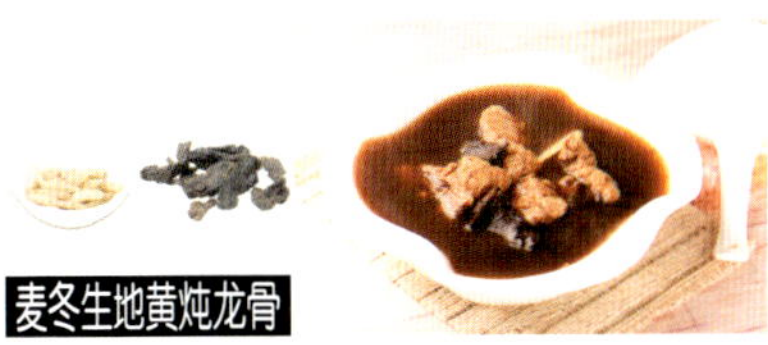

麦冬生地黄炖龙骨

- 取麦冬 8 克，生地 20 克，龙骨 500 克，炖汤。
- 本品可固肾坚阴。

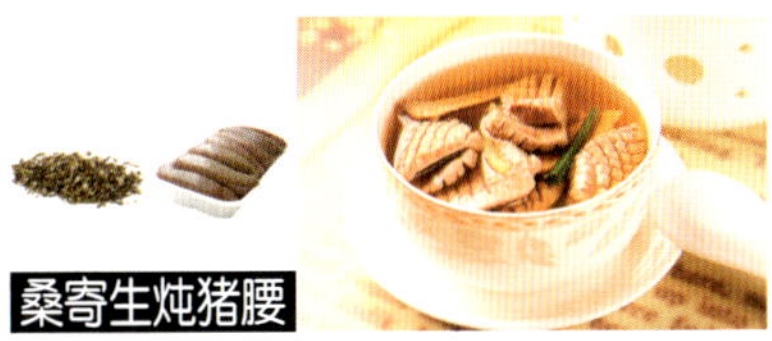

桑寄生炖猪腰

- 取桑寄生 15 克，猪腰 500 克，炖煮。
- 本品可益肾强腰。

拔罐祛病 18

遗精

症状

无性交而精液自行外泄，并伴有精神萎靡、腰酸腿软、心慌、气喘。

【病症简介】

遗精是指无性交而精液自行外泄的一种男性疾病。睡眠时精液外泄者为梦遗；清醒时精液外泄者为滑精，无论是梦遗还是滑精都统称为遗精。如果一周数次或一日数次，并伴有精神萎靡、腰酸腿软、心慌气喘，则属于病理性遗精。

拔罐疗法

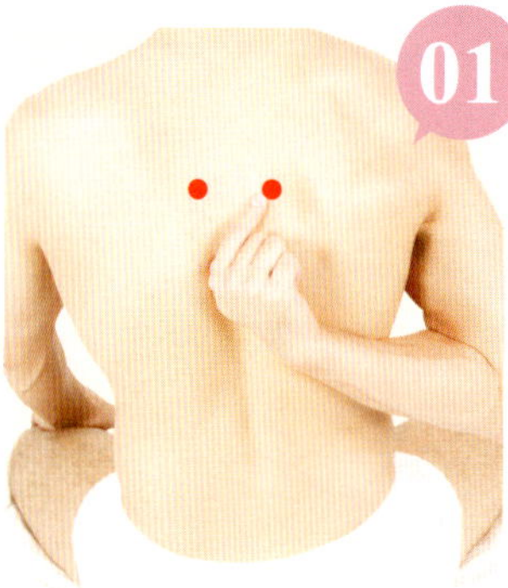

01

心俞拔罐

将点燃的棉球伸入罐内旋转一圈马上抽出，然后迅速将火罐扣在心俞穴上，留罐 15 分钟。

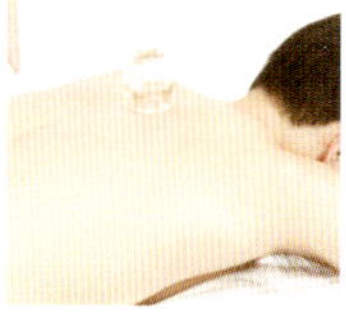

『穴位定位』

位于背部，当第五胸椎棘突下，旁开 1.5 寸。

肾俞拔罐

将火罐扣在肾俞穴上，留罐 15 分钟，以局部皮肤有抽紧感为度。

02

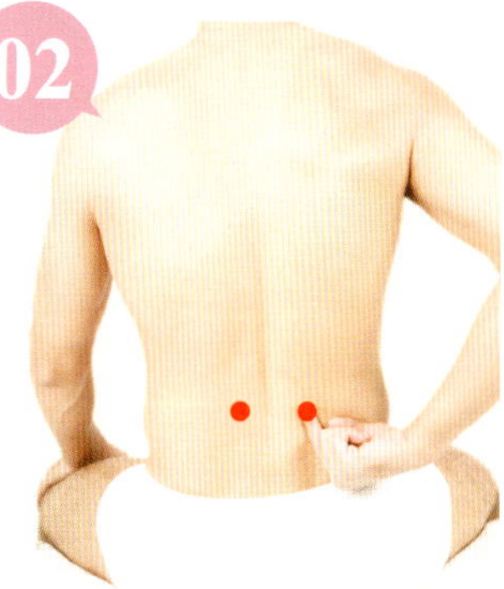

『穴位定位』

位于腰部，当第二腰椎棘突下，旁开 1.5 寸。

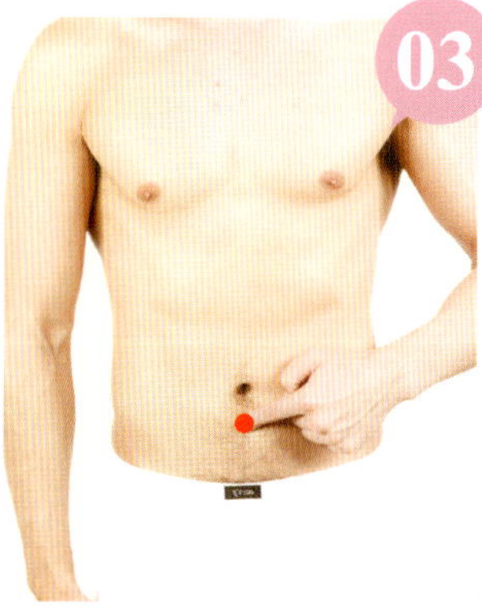

03

气海拔罐

用拔罐器将气罐拔取在气海穴上，留罐 15 分钟，以局部皮肤有抽紧感为度。

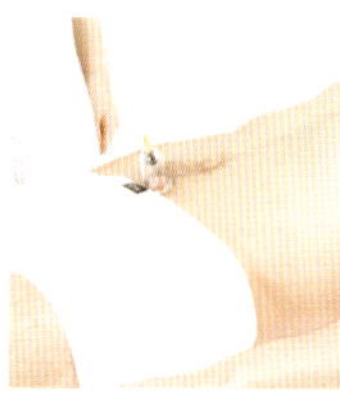

『穴位定位』

位于下腹部，前正中线上，当脐中下 1.5 寸。

.遗精.
拔罐疗法扫扫看

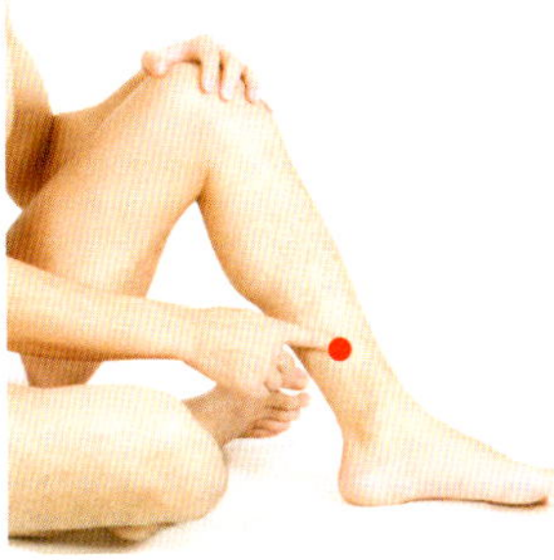

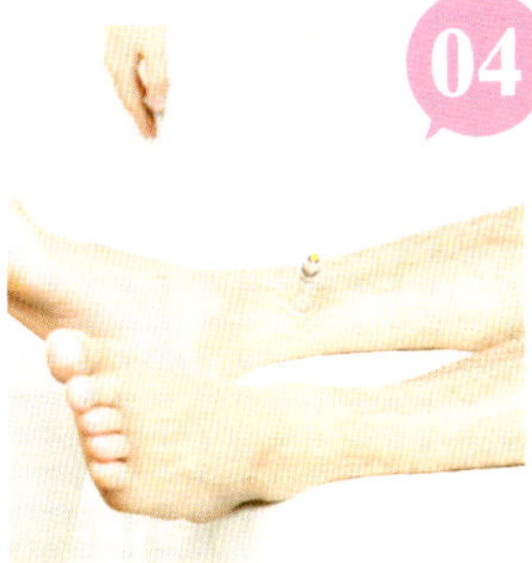

04 三阴交拔罐

用拔罐器将气罐吸附在三阴交穴上，留罐 15 分钟，以局部皮肤泛红、充血为度。

『穴位定位』

位于小腿内侧，当足内踝尖上 3 寸，胫骨内侧缘后方。

【专家解析】

心俞可调和气血、安神助眠；肾俞具有补肾固精的作用；气海具有益气固摄的作用；三阴交具有固摄精关的作用。四穴配伍，共奏补虚固本、调气固精、调和气血之功。

随证加穴拔罐

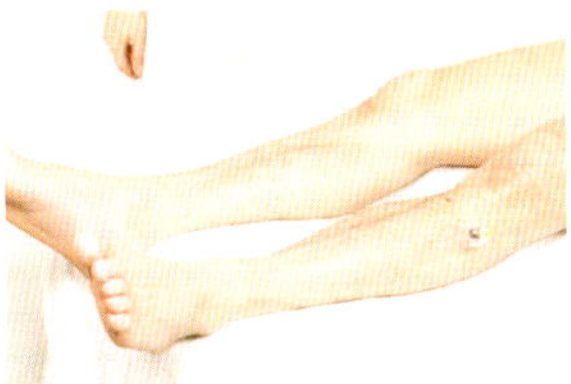

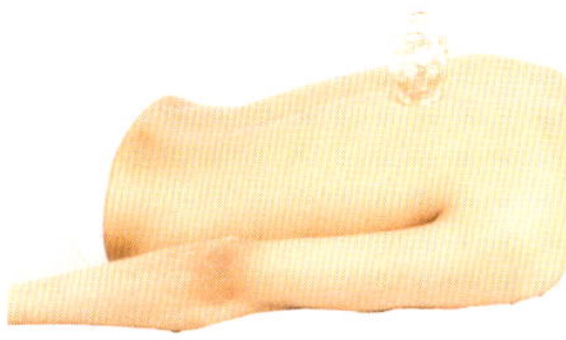

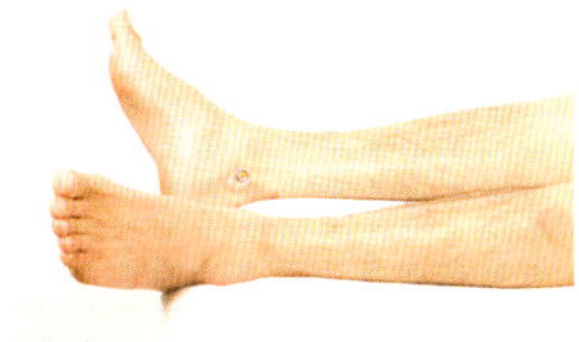

①心脾两虚型 + 足三里

典型症状：劳累则遗精，心悸不宁，失眠健忘，面色萎黄，四肢困倦。

拔罐：用拔罐器将气罐吸附在足三里穴上，留罐 15 分钟，可健脾养心。

②心肾不交型 + 心俞

典型症状：少寐多梦，梦中遗精，伴有心中烦热，头晕目眩，精神不振。

拔罐：将火罐扣在心俞穴上，留罐 15 分钟，可清心安神。

③肾虚不固型 + 太溪

典型症状：遗精频作，甚则滑精，面色少华，头晕目眩，耳鸣，腰膝酸软。

拔罐：将气罐吸附在太溪穴上，留罐 15 分钟，可滋阴降火、补肾固精。

老中医经验方

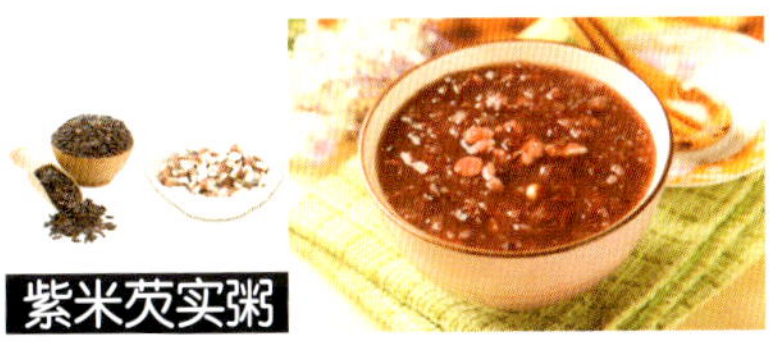

紫米芡实粥

- 取紫米 500 克。芡实 100 克，煮粥。
- 本品可健脾益气、摄精止遗。

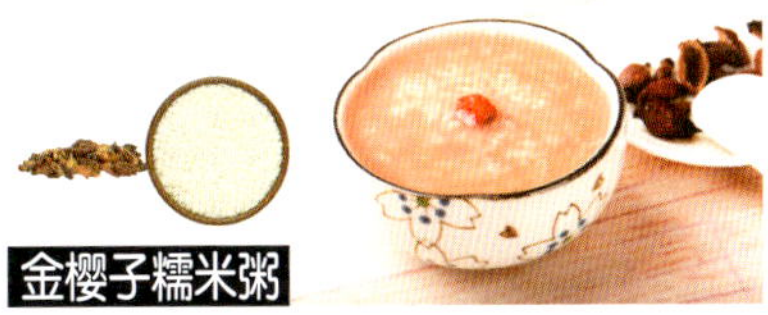

金樱子糯米粥

- 取金樱子 10 克，糯米 500 克，煮粥。
- 本品可补肾固精。

拔罐祛病 19

阴囊潮湿

症状

阴囊糜烂、潮湿、瘙痒。

【病症简介】

阴囊潮湿是指由于脾虚肾虚、药物过敏、缺乏维生素、真菌滋生等原因引起的男性阴囊糜烂、潮湿、瘙痒等症状，是一种男性特有的皮肤病。可分为急性期、亚急性期、慢性期三个过程。中医认为，风邪、湿邪、热邪、血虚、虫淫等为致病的主要原因。

拔罐疗法

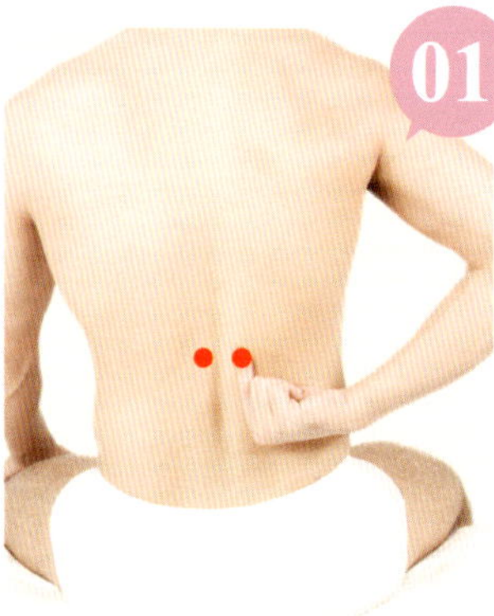

01 脾俞拔罐

将火罐扣在脾俞穴上，留罐 10 分钟，以拔罐部位充血，并有少量瘀血被拔出为度。

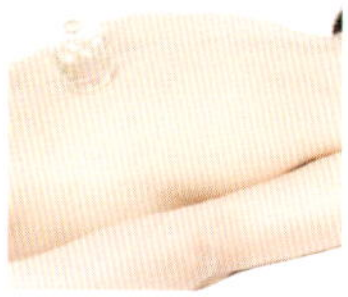

『穴位定位』

位于背部，第 11 胸椎棘突下，旁开 1.5 寸。

02 曲池拔罐

将气罐吸附在曲池穴上，留罐 10 分钟，以被拔罐部位充血、发紫并有少量瘀血被拔出为度。

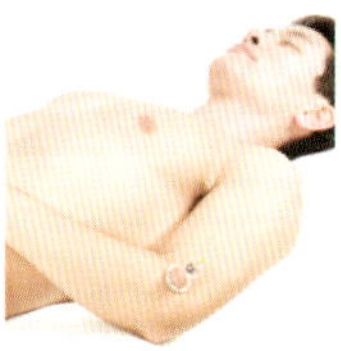

『穴位定位』

位于肘横纹外侧端，屈肘，当尺泽与肱骨外上髁连线中点。

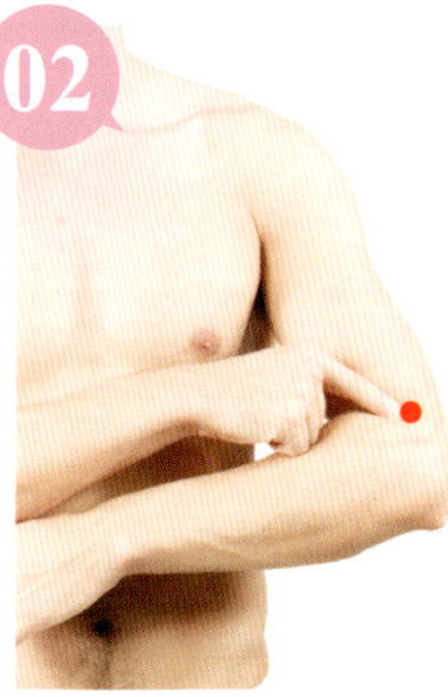

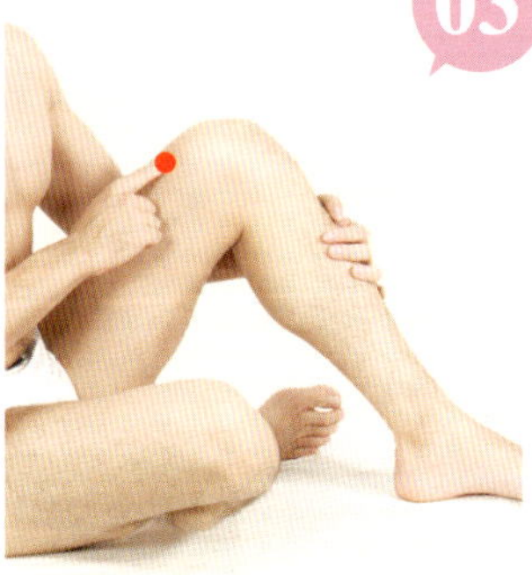

03 血海拔罐

将气罐扣在血海穴上，留罐 10 分钟，以局部皮肤泛红、充血为度。

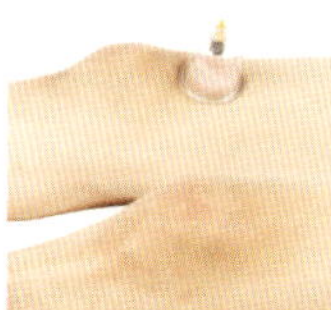

『穴位定位』

屈膝，在大腿内侧，髌底内侧端上 2 寸，当股四头肌内侧头隆起处。

. 阴囊潮湿 .
拔罐疗法扫扫看

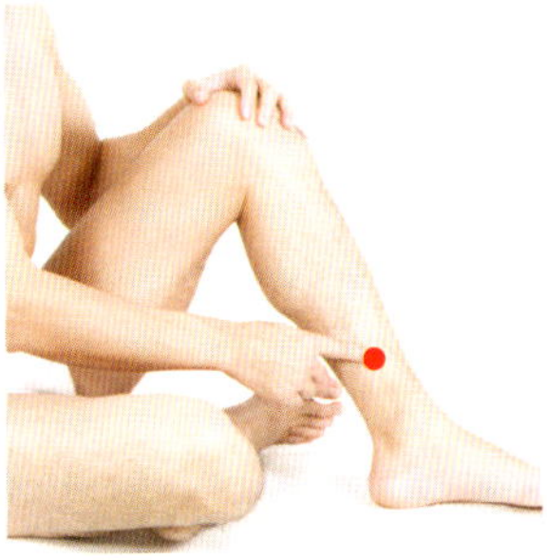

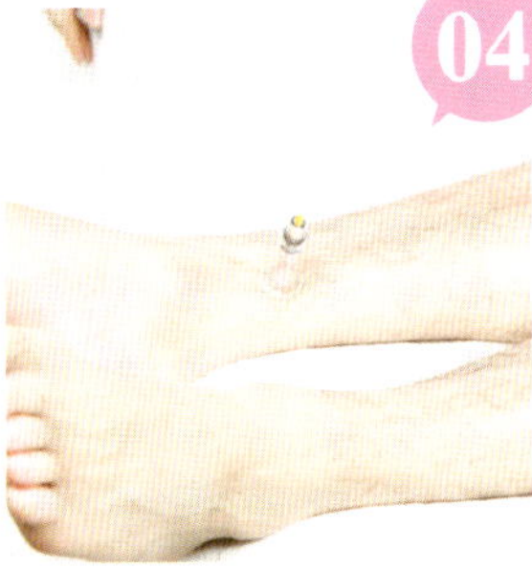

04 三阴交拔罐

用拔罐器将气罐吸附在三阴交穴，留罐15分钟，以局部皮肤有抽吸感为度。

『穴位定位』

位于小腿内侧，当足内踝尖上3寸，胫骨内侧缘后方。

【专家解析】

脾俞具有健脾化湿的作用；曲池具有清邪热、调气血、祛风湿的作用；血海具有调血理血的作用；三阴交具有滋阴补肾、清利湿热的作用。四穴配伍，共奏化湿止痒之功。

随证加穴拔罐

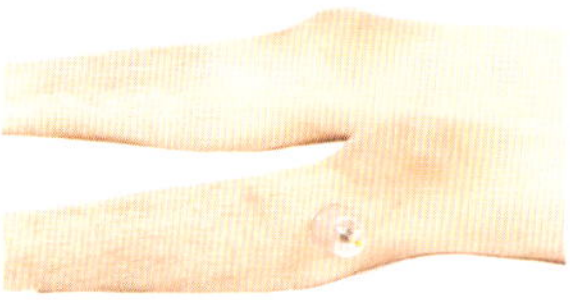

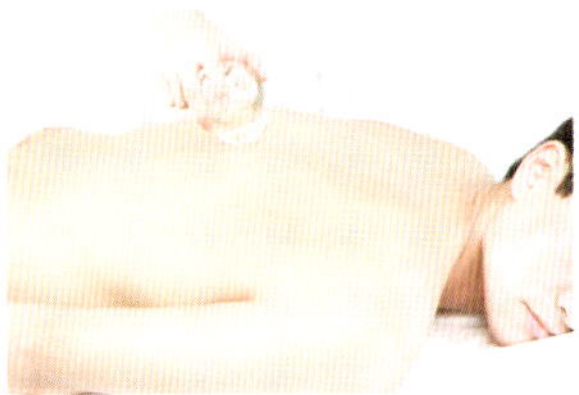

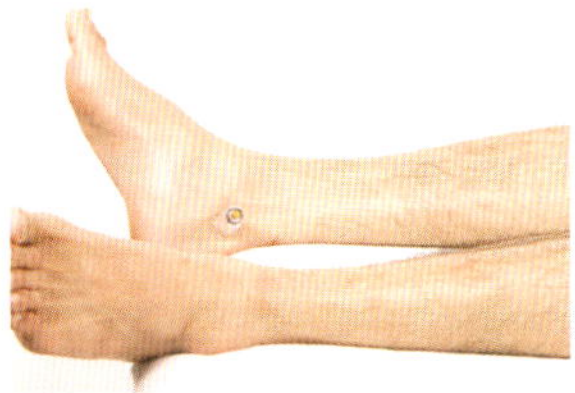

①肝胆湿热型＋阳陵泉

典型症状：阴囊可见丘疹、小疮、脓疮，搔破后出现糜烂渗出、结痂等变化。

拔罐：用拔罐器将气罐吸附在阳陵泉穴上，留罐10分钟，可清利肝胆。

②气滞血瘀型＋膈俞

典型症状：阴囊皮肤增厚，粗糙如草，颜色发黑，瘙痒难忍。

拔罐：将火罐扣在膈俞穴上，留罐约15分钟，可行气活血、疏风止痒。

③肾阴亏虚型＋太溪

典型症状：阴囊潮湿日久，瘙痒，伴见腰膝酸软，遗精等。

拔罐：将气罐吸附在太溪穴上，留罐15分钟，可滋阴补肾。

老中医经验方

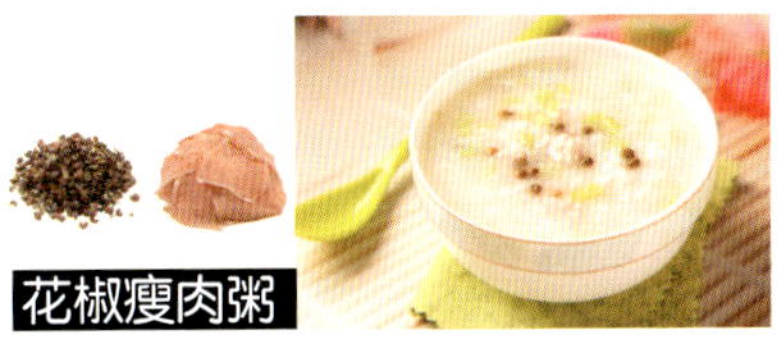

花椒瘦肉粥

- 取花椒10克，瘦肉250克，大米500克，煮粥。
- 本品可温阳散寒、除湿止痒。

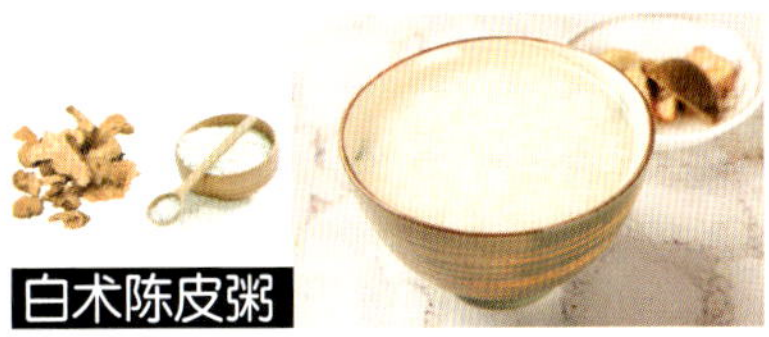

白术陈皮粥

- 取白术15克，陈皮8克，大米500克，煮粥。
- 本品可健运脾气、燥湿化痰。

拔罐祛病20

不育症

症状

阳痿、精子数量少、精子活动力弱、性交困难、血精、无精。

【病症简介】

生育的基本条件是要具有正常的性功能和能与卵子结合的正常精子。不育症指正常育龄夫妇婚后有正常性生活，长期不避孕却未生育。在已婚夫妇中发生不育者有 15%，其中单纯女性因素为 50%，单纯男性因素为 30% 左右，不育症多由于男性内分泌疾病、男性性功能障碍等引起。

拔罐疗法

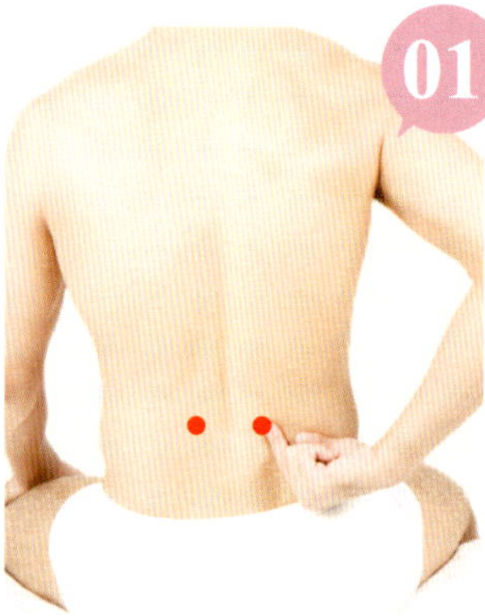

01 肾俞拔罐

点燃棉球，伸入罐内旋转一圈后马上取出，将火罐扣在肾俞穴上，留罐 10 分钟，以局部皮肤潮红为度。

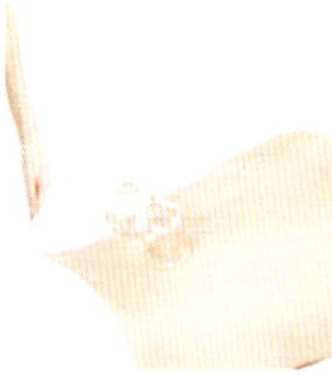

『穴位定位』

位于腰部，当第二腰椎棘突下，旁开 1.5 寸。

02 气海拔罐

将气罐扣在气海穴上，留罐 15 分钟，以皮肤潮红、充血为度。

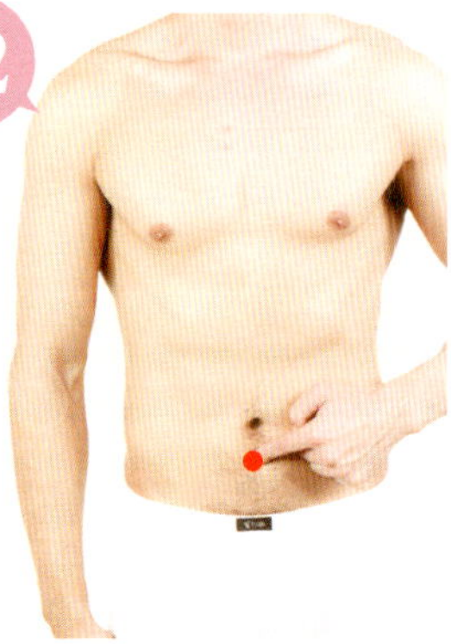

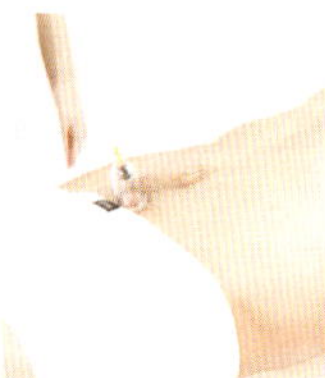

『穴位定位』

位于下腹部，前正中线上，当脐中下 1.5 寸。

03 足三里拔罐

将气罐扣在足三里穴上，留罐 10 ~ 15 分钟，以局部皮肤有抽紧感为度。

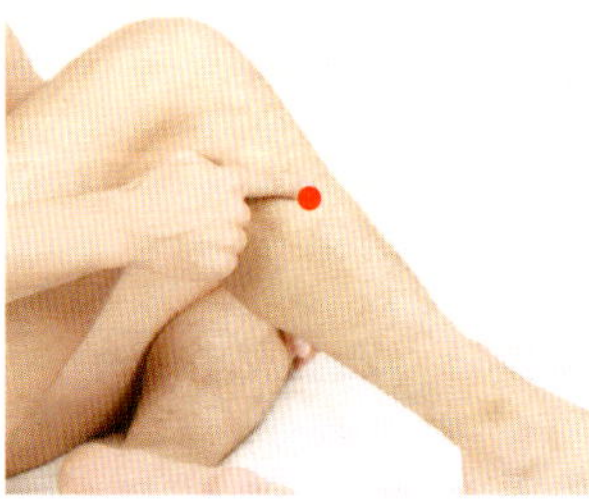

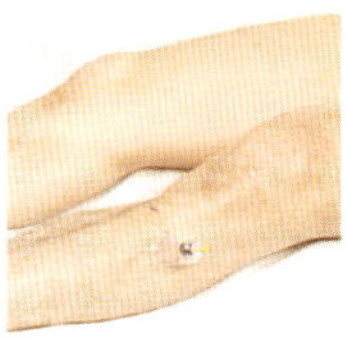

『穴位定位』

位于小腿前外侧，当犊鼻下 3 寸，距胫骨前缘一横指（中指）。

.不育症.
拔罐疗法扫扫看

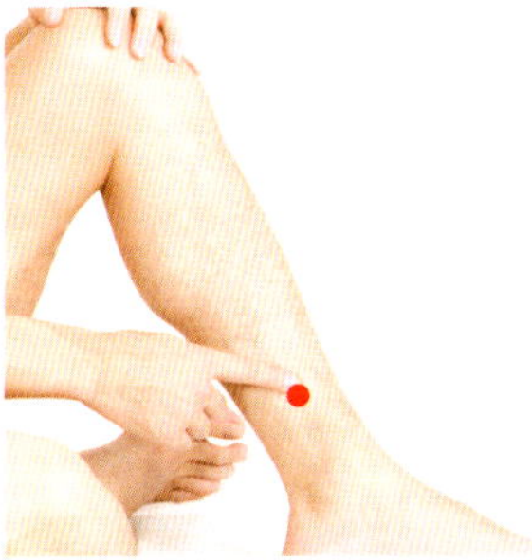

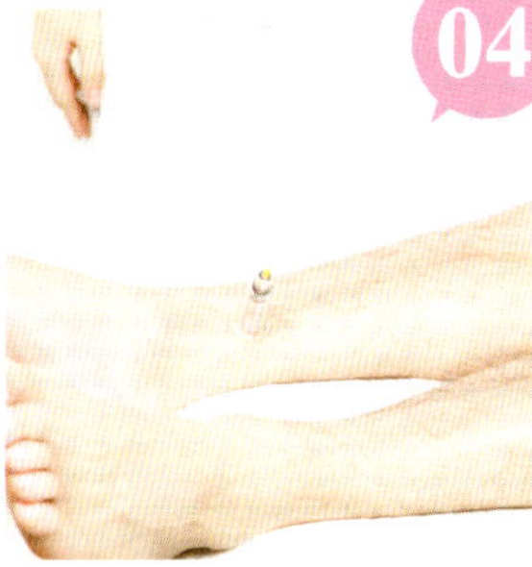

04 三阴交拔罐

用拔罐器将气罐吸附在三阴交穴上，留罐 15 分钟，以局部皮肤泛红、充血为度。

『穴位定位』

位于小腿内侧，当足内踝尖上 3 寸，胫骨内侧缘后方。

【专家解析】

肾俞具有调补下元、益肾填精的作用；气海具有益气固肾的作用；足三里具有补益后天之气，使精血化生之源旺盛的作用；三阴交具有健脾益气、滋补肝肾的作用。四穴配伍，共奏益气养血、补肾填精之功。

随证加穴拔罐

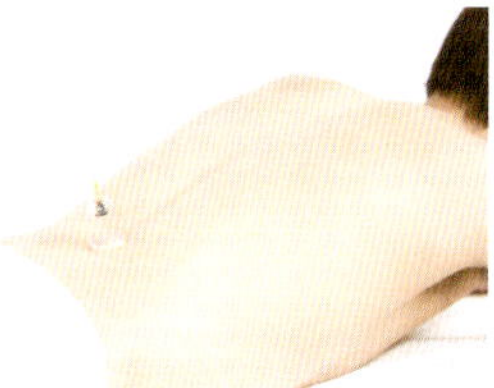

①肾阳亏虚型 + 命门

典型症状：婚久不育，性欲低下，阳痿，遗精，茎寒精冷，腰膝酸软。

拔罐：将气罐吸附在命门穴上，留罐 15 分钟，可温壮元阳。

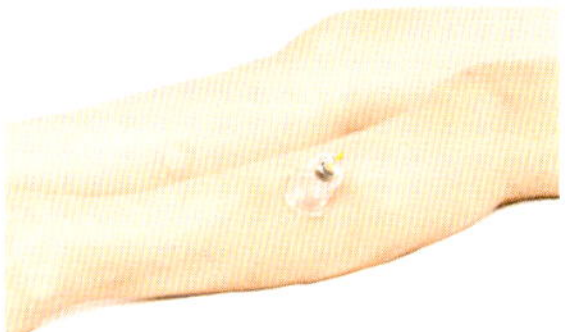

②痰湿内阻型 + 丰隆

典型症状：婚久不育，胃脘痞满，闷塞不舒，胸膈满闷，纳呆，口淡不渴。

拔罐：将气罐吸附在丰隆穴上，留罐 15 分钟，可健脾化痰。

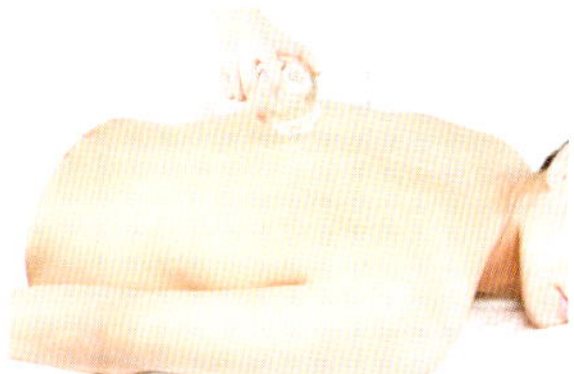

③气滞血瘀型 + 膈俞

典型症状：睾丸坠胀，精索曲张，胸闷不舒。

拔罐：将火罐扣在膈俞穴上，留罐 15 分钟，可活血化瘀。

老中医经验方

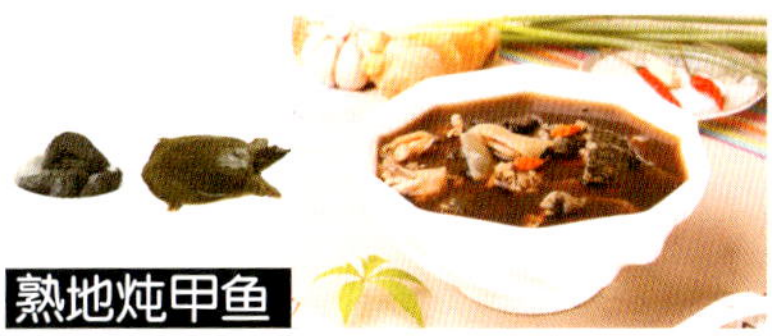

熟地炖甲鱼

- 取熟地 15 克，甲鱼 500 克，炖汤。
- 本品可滋阴益肾。

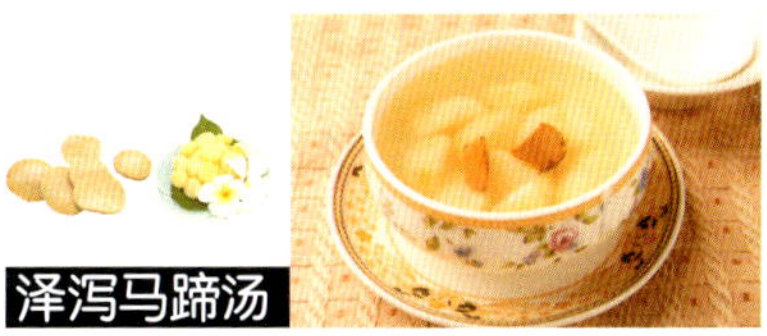

泽泻马蹄汤

- 取泽泻 8 克，马蹄 500 克，煮汤。
- 本品可清泄肾浊。

拔罐祛病21

性冷淡

症状

性冷淡无高潮，对性爱恐惧、厌恶。

【病症简介】

性冷淡是指由于疾病、精神、年龄等因素导致的性欲缺乏，即对性生活缺乏兴趣。性冷淡的主要生理症状体现在对性爱抚无反应或快感反应不足；无性爱快感，迟钝，缺乏性高潮；性器官发育不良或性器官萎缩，活性不足等。心理症状主要是对性爱恐惧、厌恶及心理抵触等。

拔罐疗法

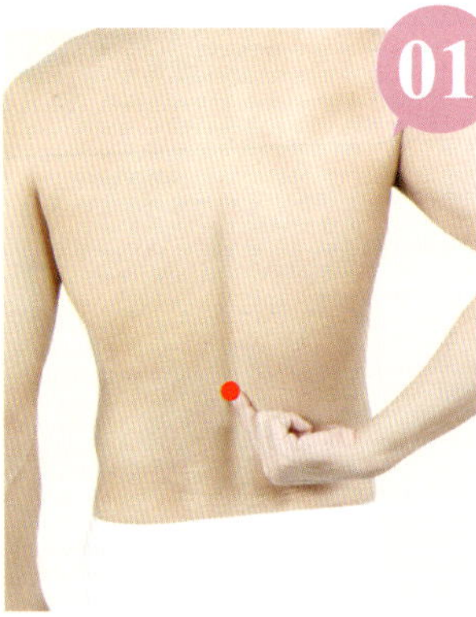

01 命门拔罐

用拔罐器将气罐吸附在命门穴上，留罐约10分钟，以局部皮肤有抽紧感为度。

『穴位定位』

位于腰部，当后正中线上，第二腰椎棘突下凹陷中。

02 肾俞拔罐

将火罐扣在肾俞穴上，留罐15分钟，以被拔罐部位充血，并有少量瘀血被拔出为度。

『穴位定位』

位于腰部，当第二腰椎棘突下，旁开1.5寸。

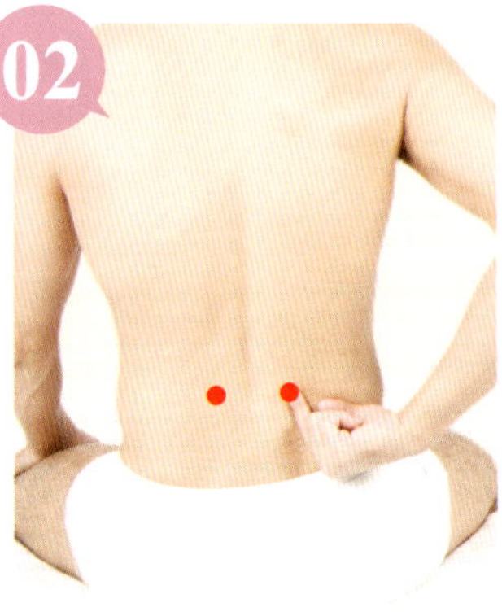

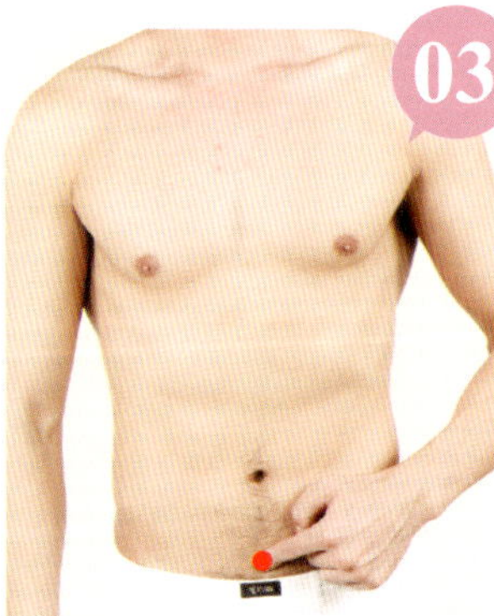

03 关元拔罐

将气罐扣于关元穴上，留罐15分钟，以局部皮肤泛红、充血为度。

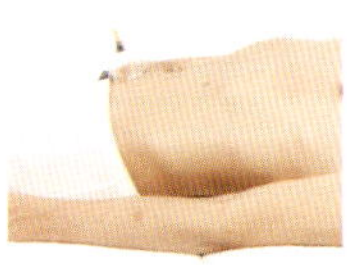

『穴位定位』

位于下腹部，前正中线上，当脐中下3寸。

性冷淡
拔罐疗法扫扫看

PART 5

罐疗泻火毒，五官疾病立可除

五官科疾病指眼、耳、鼻、口、喉发生的病症，我们经常忽略这些病痛，因其通常在忍受范围内、过一段时间或可自愈。因不重视，往往这些小病痛大大地影响了我们的工作、生活，甚或越来越严重到需要花更多时间、更多成本去治疗。本章节介绍一些常见五官疾病的拔罐疗法，让你可以及时自我调养。

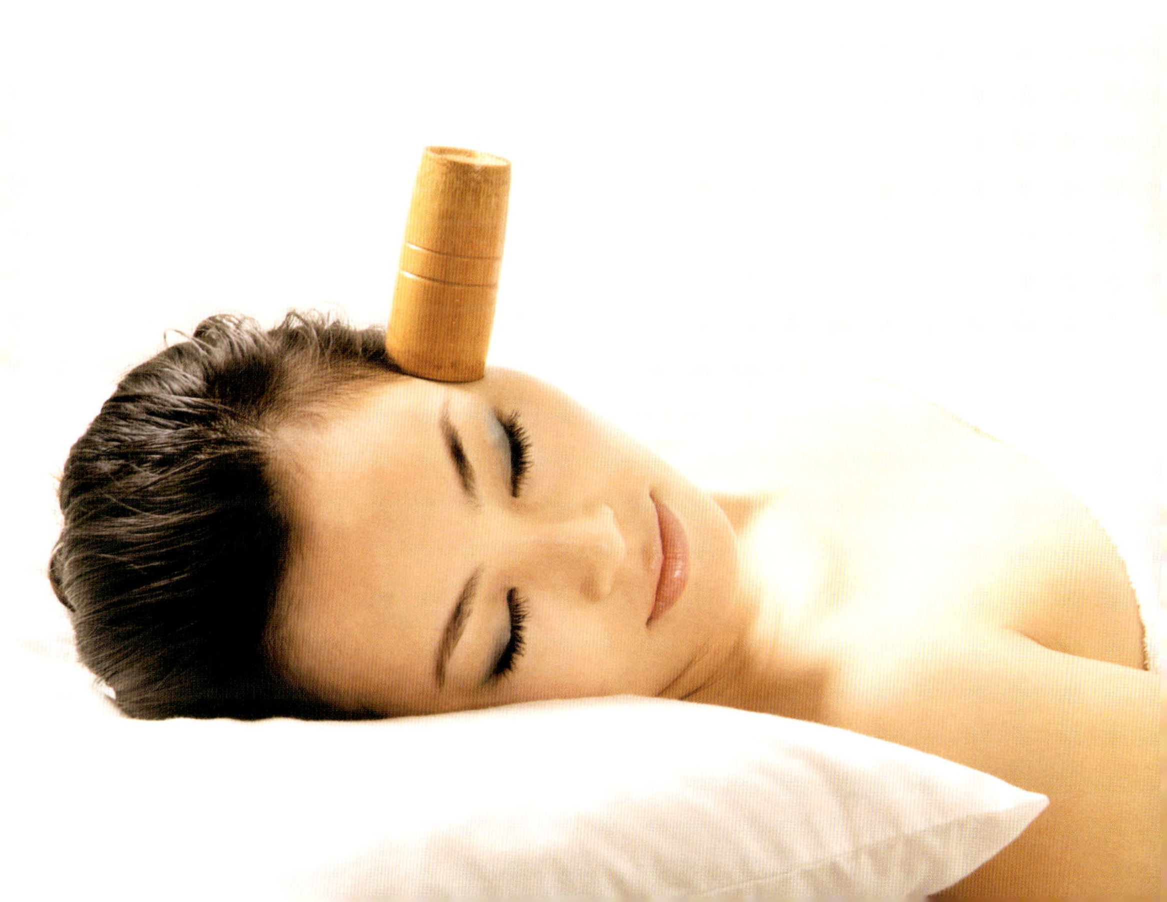

拔罐祛病01

咽喉肿痛

症状

咽喉红肿疼痛，吞咽不适。

【病症简介】

咽喉肿痛以咽喉红肿疼痛、吞咽不适为特征，是口咽和喉咽部病变的主要症状。中医称喉痹，咽为胃之关，喉为肺之门，外感之邪入肺易伤喉，饮食不当入胃易损于咽，咽喉易为邪毒浸淫久留之地。

拔罐疗法

01 大椎拔罐

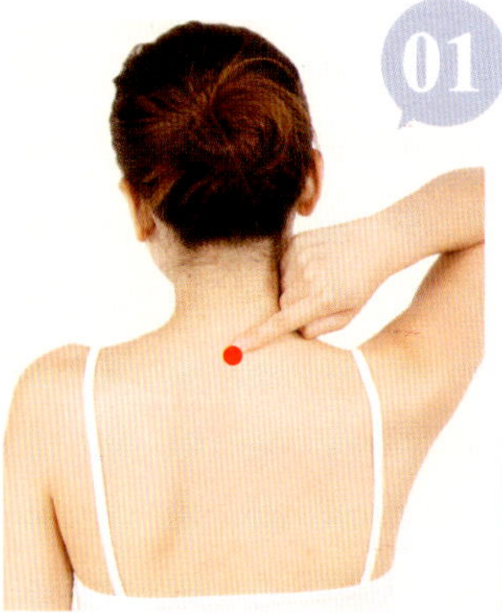

将点燃的棉球伸入罐内旋转一圈马上抽出，将火罐扣在大椎穴上，留罐10分钟。

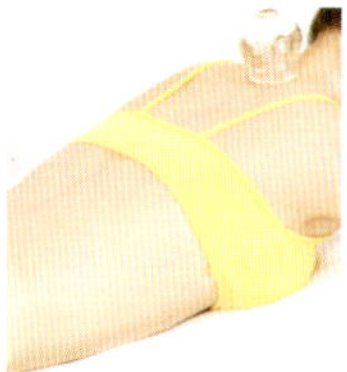

『穴位定位』

位于后正中线上，第七颈椎棘突下凹陷中。

02 风门拔罐

将点燃的棉球伸入罐内旋转一圈马上抽出，将火罐扣在风门穴上，留罐10分钟。

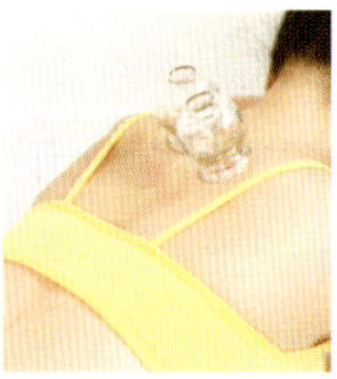

『穴位定位』

位于背部，当第二胸椎棘突下，旁开1.5寸。

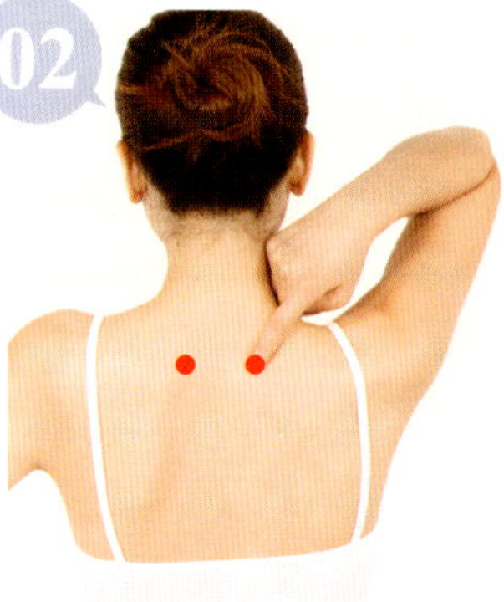

03 肺俞拔罐

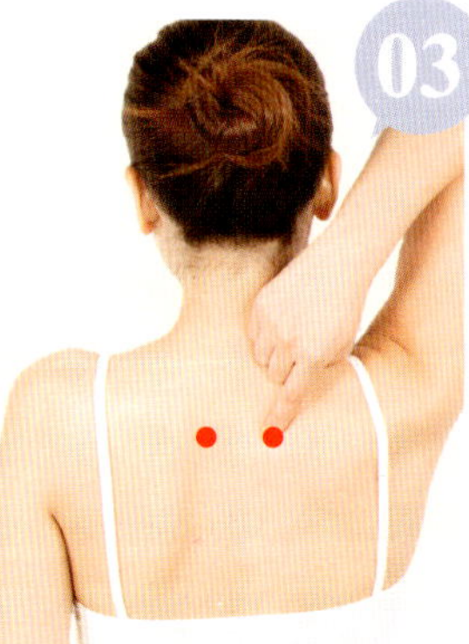

将点燃的棉球伸入罐内旋转一圈马上抽出，将火罐扣在肺俞穴上，留罐10分钟。

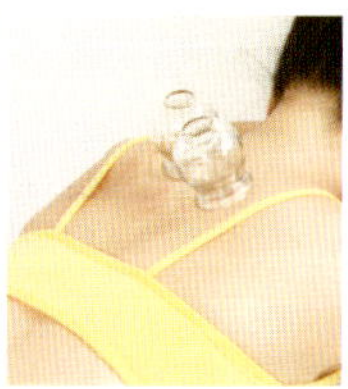

『穴位定位』

位于背部，当第三胸椎棘突下，旁开1.5寸。

咽喉肿痛

拔罐疗法扫扫看

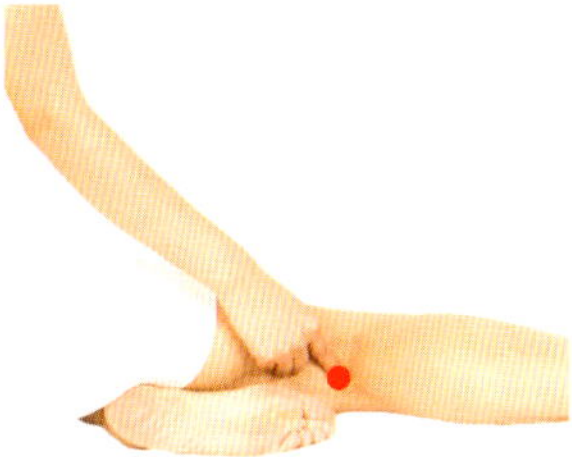

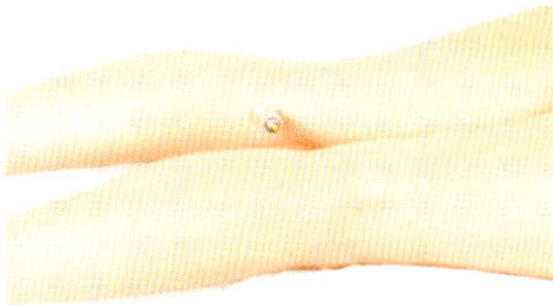

04 阴谷拔罐

用拔罐器将气罐拔取在阴谷穴上，留罐 10 分钟后取下。对侧以同样方法操作。

『穴位定位』

位于腘窝内侧，屈膝时，当半腱肌肌腱与半膜肌肌腱之间。

【专家解析】

大椎可清热解表；风门可宣肺解表、益气固表；肺俞可清热理气；阴谷可益肾润喉。四穴配合使用可缓解邪毒侵淫、脏腑失和引起的咽喉肿痛。

随证加穴拔罐

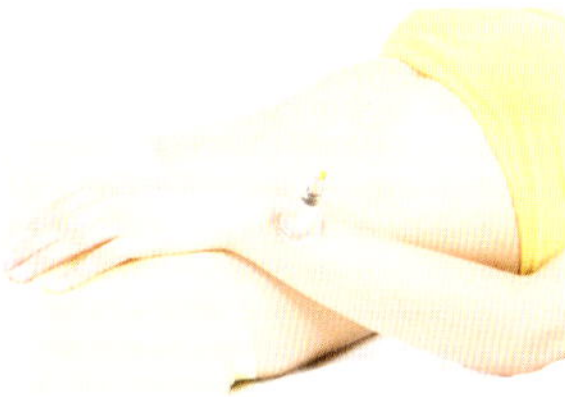

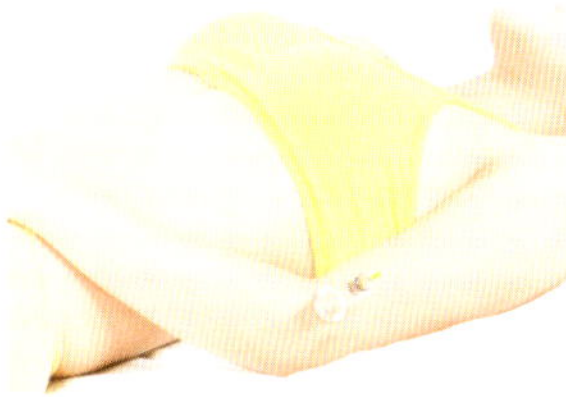

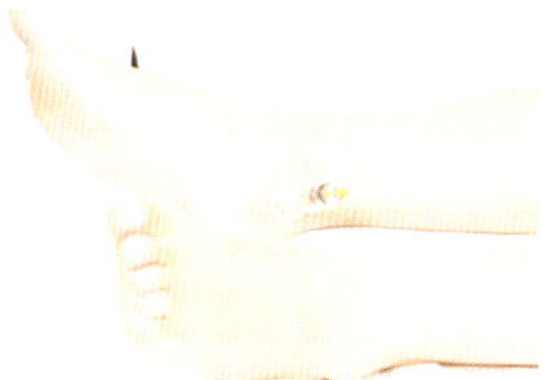

1 风热庸盛型 + 外关

典型症状： 咽部红肿疼痛，干燥灼热。

拔罐： 将气罐吸附在外关穴上，留罐 15 分钟，以局部皮肤潮红为度。

2 胃火炽盛型 + 曲池

典型症状： 咽部红肿，灼热疼痛，咽部有堵塞感。

拔罐： 用拔罐器将气罐吸附在曲池穴上，留罐 15 分钟，可疏风散邪。

3 阴虚火旺型 + 太溪

典型症状： 咽部微肿，疼痛，有异物感，咽喉干燥。

拔罐： 将气罐吸附在太溪穴上，留罐 10 分钟，以局部皮肤泛红、充血为度。

老中医经验方

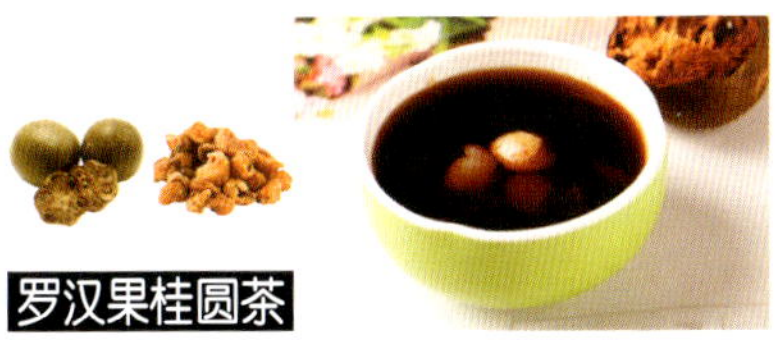

罗汉果桂圆茶

- 取罗汉果半个，桂圆 6 ~ 7 个，冲泡饮用。
- 本品可益气生津、荣润咽喉。

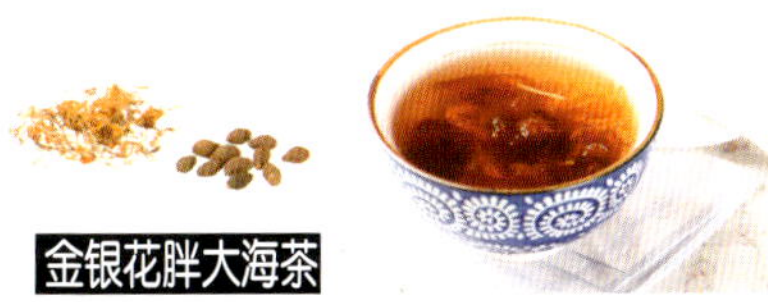

金银花胖大海茶

- 金银花、胖大海各 2 克，泡茶冲饮。
- 本品可清宣肺气、利咽解毒。

拔罐祛病 02

目赤肿痛

症状

眼睛红肿疼痛，或伴头痛、发热、口苦、烦热、便秘。

【病症简介】

目赤肿痛为多种眼部疾患中的一个急性症状。古代文献根据发病原因、症状急重和流行性，又称“风热眼”“暴风客热”“天行赤眼”等。目赤肿痛常见于西医学的急性结膜炎、假性结膜炎以及流行性角膜炎等，认为由细菌或病毒感染，或过敏而导致。

拔罐疗法

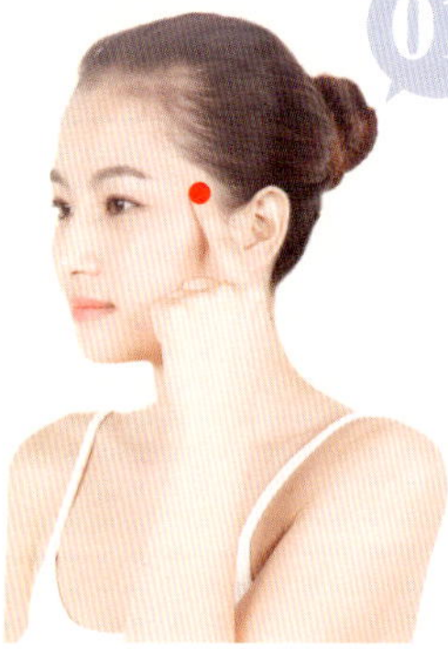

01 太阳拔罐

将气罐吸拔在太阳穴上，留罐 5 ～ 10 分钟，以局部皮肤泛红、充血为度。

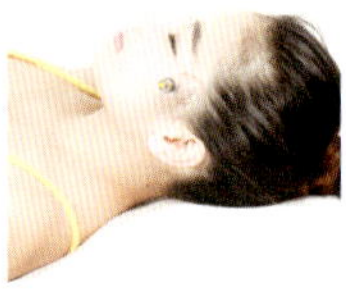

『穴位定位』

位于颞部，当眉梢与目外眦之间，向后约一横指的凹陷处。

02 合谷拔罐

将气罐吸拔在合谷穴上，留罐 15 分钟，以局部皮肤泛红、充血为度。

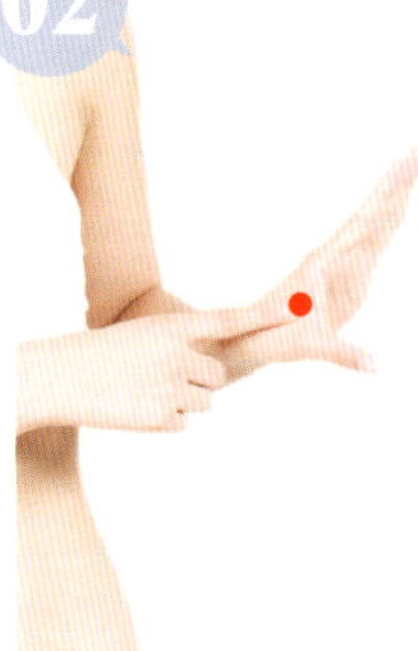

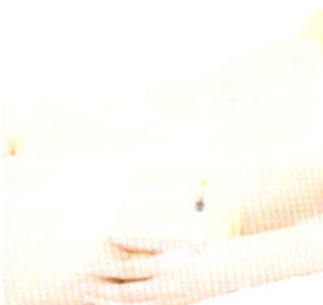

『穴位定位』

位于手背，第一、二掌骨间，当第二掌骨桡侧的中点处。

03 太冲拔罐

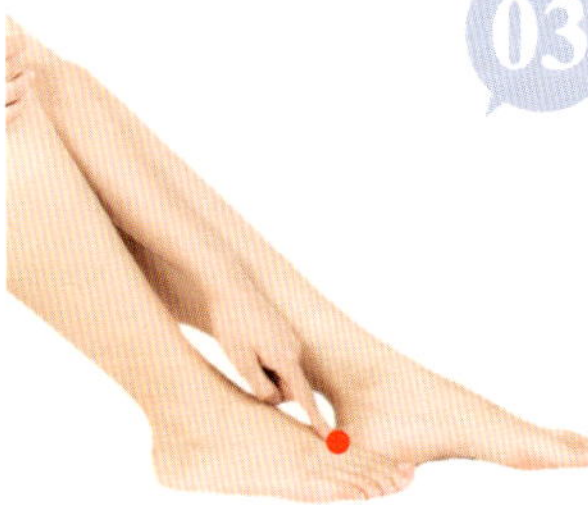

取适宜气罐，用拔罐器将气罐吸附在太冲穴上，留罐 15 分钟，以局部皮肤潮红、有抽紧感为度。

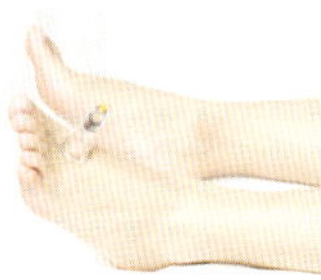

『穴位定位』

位于足背侧，当第一跖骨间隙的后方凹陷处。

. 目赤肿痛 .
拔罐疗法扫扫看

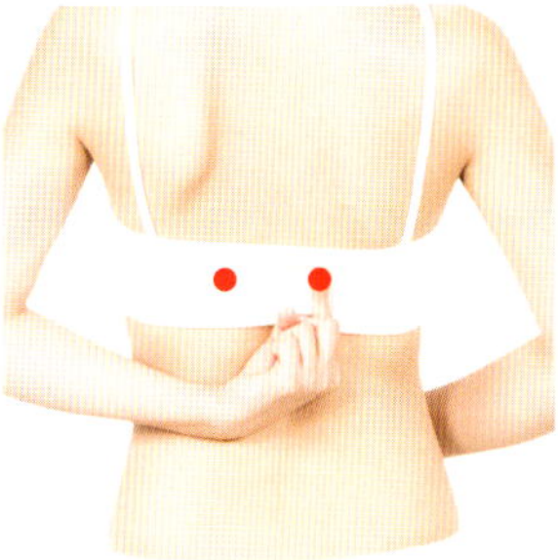

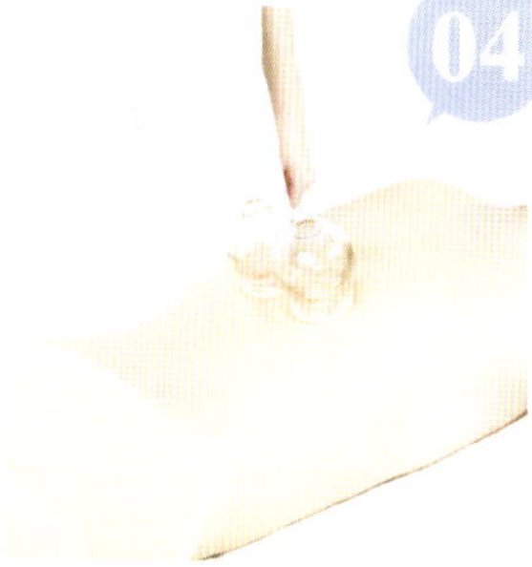

04 肝俞拔罐

将火罐扣在肝俞穴上，留罐 10 分钟，以局部皮肤潮红为度。

『穴位定位』

位于背部，第九胸椎棘突下，旁开 1.5 寸。

【专家解析】

太阳具有清热明目的作用；合谷具有调阳明经气、疏风泄热的作用；太冲具有疏导厥阴经气、降肝火明目的作用；肝开窍在目，肝俞具有滋阴补肝、濡养眼目的作用。四穴配伍，共奏疏风散热、泻火解毒之功。

随证加穴拔罐

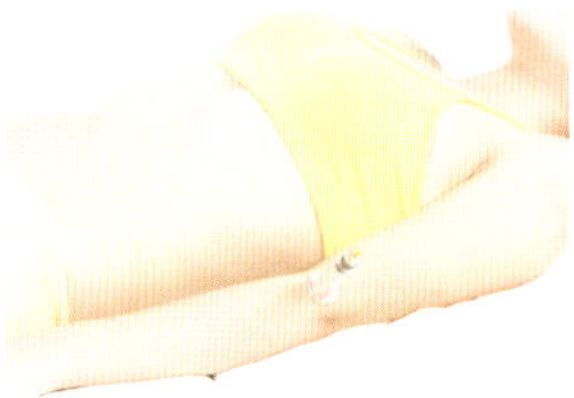

1 风热外袭型 + 曲池

典型症状： 白睛红赤，眼睛灼热涩痛，畏光，流泪，眼屎多而清晰，头胀痛。

拔罐： 用拔罐器将气罐吸拔在曲池穴上，留罐 15 分钟，可疏风散邪。

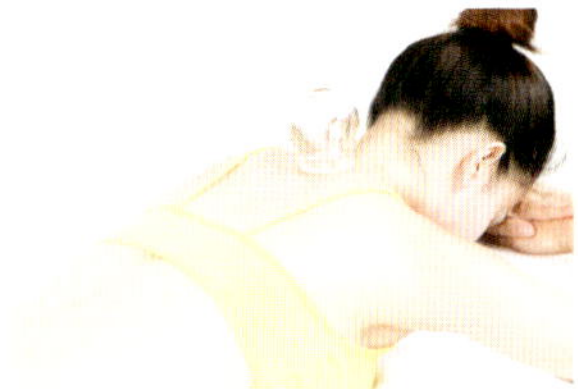

2 热毒炽盛型 + 大椎

典型症状： 白睛红赤，胞睑肿胀，怕光，目赤痛，泪多，眼屎多而胶结等。

拔罐： 将火罐迅速扣在大椎穴上，留罐 10 分钟，可清泻热毒。

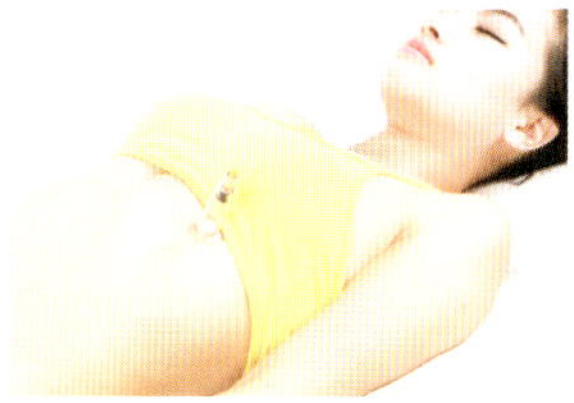

3 肝火上炎型 + 期门

典型症状： 白睛红赤，肿痛，伴见面红，口苦咽干，多与情志相关。

拔罐： 用拔罐器将气罐吸附在期门穴上，留罐 10 分钟，可清泻肝火。

老中医经验方

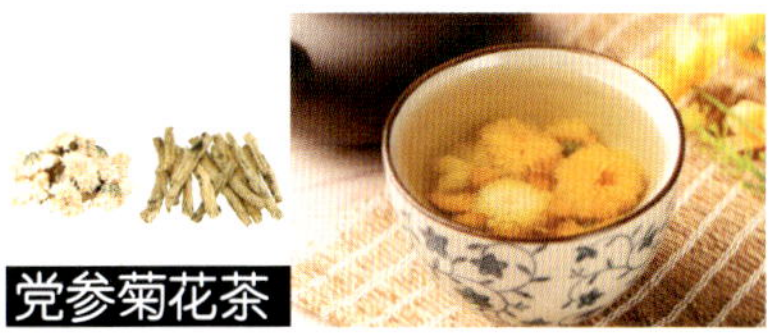

- 取菊花 10 克，党参 8 克，冲泡饮用。
- 本品可清肝明目、益气固表。

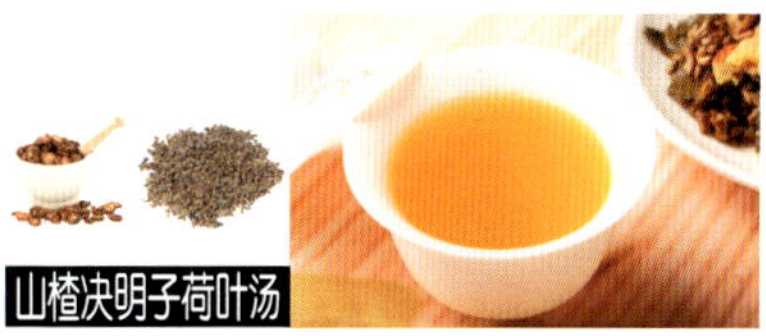

- 取山楂 10 克，决明子 10 克，荷叶 8 克，冲泡饮用。
- 本品可清热明目、祛湿化痰。

拔罐祛病 03

麦粒肿

症状

眼睑局部红肿，硬结，胀疼和压痛明显。

【病症简介】

麦粒肿分为外麦粒肿和内麦粒肿。外麦粒肿是睫毛毛囊部的皮脂腺的急性化脓性炎症。发病初期，眼睑局部红肿，硬结，胀疼和压痛明显，数日后硬结逐渐软化，在睫毛根部形成黄色脓疱。内麦粒肿指毛囊附近的睑板腺的急性化脓性炎症。发病初期，眼睑红肿，疼痛感较重。

拔罐疗法

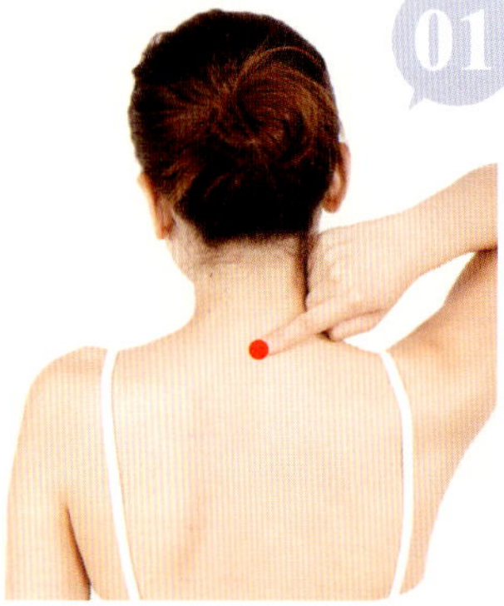

01 大椎拔罐

点燃棉球，伸入罐内旋转一圈后马上取出，将火罐扣在大椎穴上，留罐15分钟，以局部皮肤潮红为度。

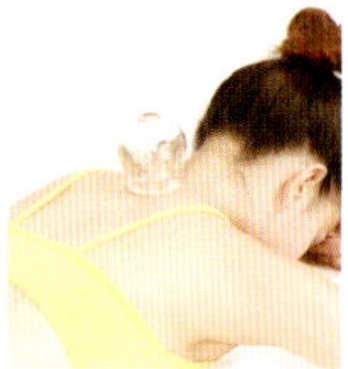

『穴位定位』

位于后正中线上，第七颈椎棘突下凹陷中。

02 肺俞拔罐

将点燃的棉球伸入罐内旋转一圈马上抽出，将火罐扣在肺俞穴上，留罐10分钟。

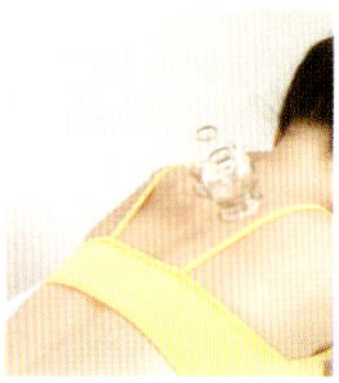

『穴位定位』

位于背部，当第三胸椎棘突下，旁开1.5寸。

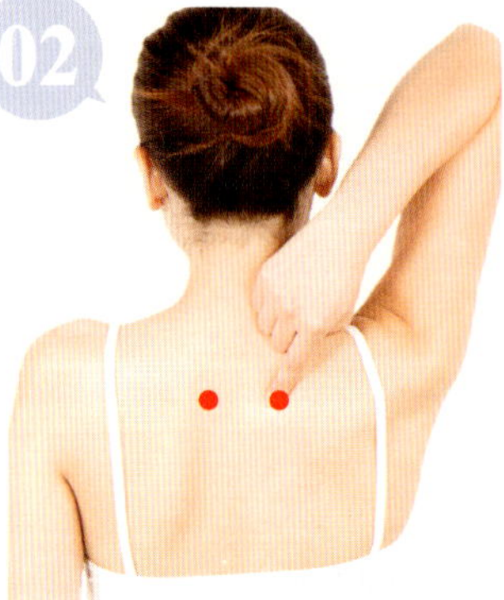

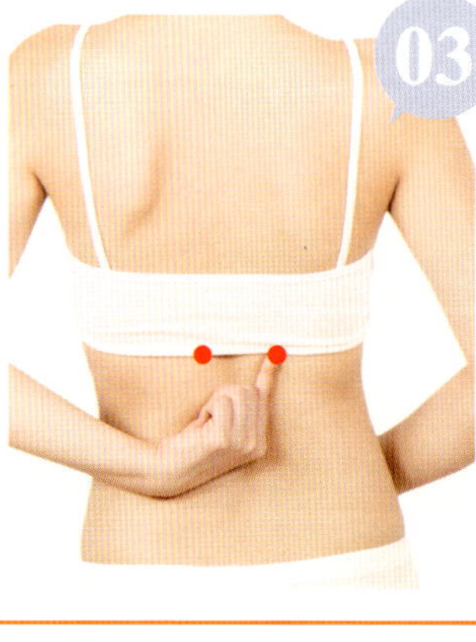

03 脾俞拔罐

将点燃的棉球伸入罐内旋转一圈马上抽出，将火罐扣在脾俞穴上，留罐10分钟。

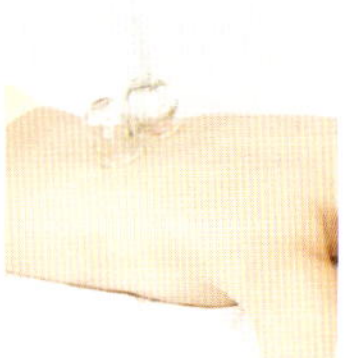

『穴位定位』

位于背部，当第十一胸椎棘突下，旁开1.5寸。

麦粒肿
拔罐疗法扫扫看

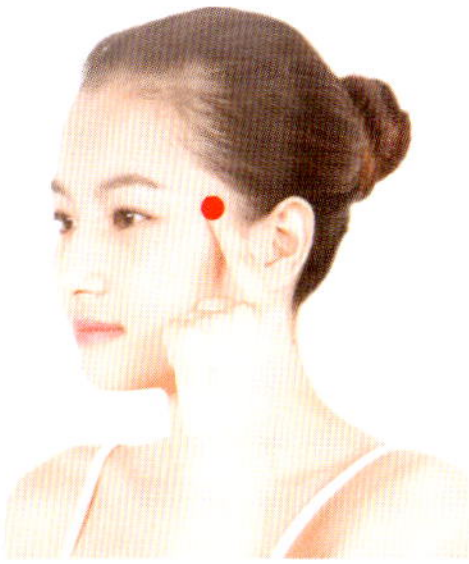

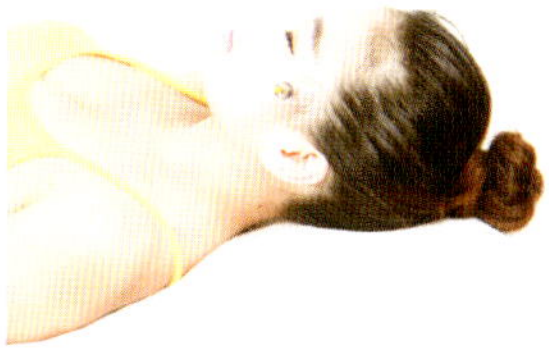

04 太阳拔罐

将气罐吸附在太阳穴上，留罐15分钟，以局部皮肤泛红、充血为度。

『穴位定位』

位于颞部，当眉梢与目外眦之间，向后约一横指的凹陷处。

【专家解析】

大椎有清热解表的作用；肺俞可清热理气；脾俞可利湿升清；太阳具有清泻眼部郁热、散结的作用；四穴配伍，共奏祛风清热、解毒散结之功。

随证加穴拔罐

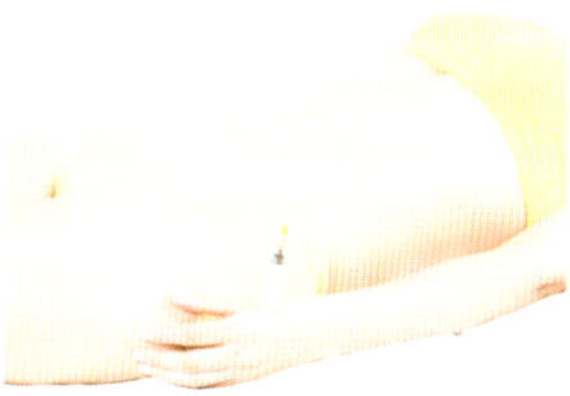

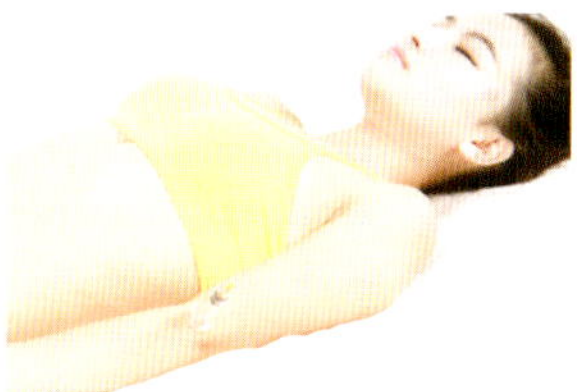

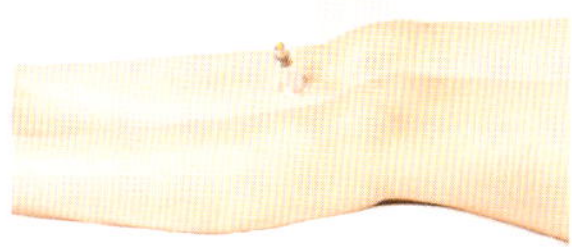

①外感风热 + 合谷

典型症状： 病初起，局部微有红肿痒痛，并伴有头痛、发热、全身不适。

拔罐： 用拔罐器将气罐吸附在合谷穴上，留罐10分钟，可疏风清热。

②热毒炽盛型 + 曲池

典型症状： 胞睑红肿，硬结较大，灼热疼痛，有黄色脓点，白睛壅肿。

拔罐： 将气罐吸附在曲池穴上，留罐15分钟，可泄热解毒。

③脾虚湿热型 + 阴陵泉

典型症状： 胞睑局部红肿，硬结较大，灼热疼痛，伴有口渴喜饮、便秘溲赤。

拔罐： 将气罐吸附在阴陵泉穴上，留罐10分钟，可健脾利湿。

老中医经验方

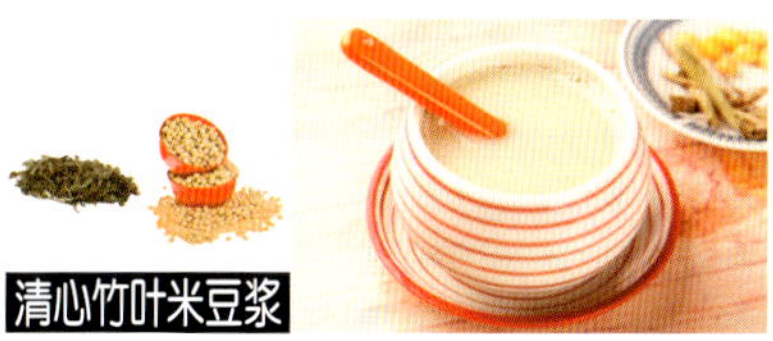

清心竹叶米豆浆

- 取鲜竹叶15克，黄豆100克，大米100克，磨豆浆。
- 本品可清火热、利头目。

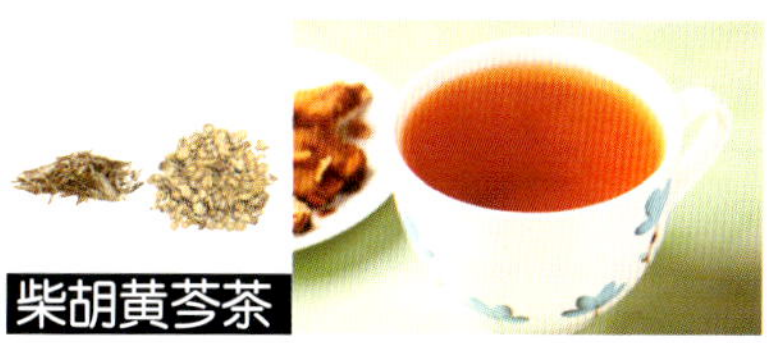

柴胡黄芩茶

- 取柴胡8克，黄芩8克，煎汤代茶。
- 本品可疏利肝胆、清热明目。

拔罐祛病 04

鼻出血

症状

鼻子出血，伴有脾气暴躁、心情焦虑。

【病症简介】

鼻出血是常见的临床症状之一，鼻腔黏膜中的微细血管分布很密，容易破裂而致出血。中医指出，鼻出血一般与肝、肾、胃、肺、脾等器官有关，因而中医治疗鼻出血，讲究辨证选方药。

拔罐疗法

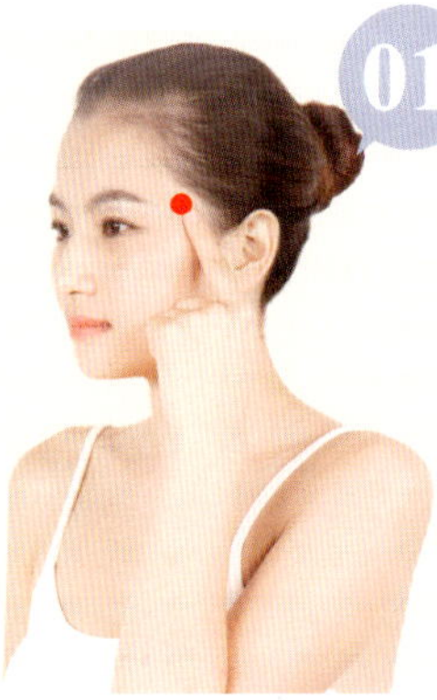

01 太阳拔罐

用拔罐器将气罐拔取在太阳穴上，留罐15分钟。

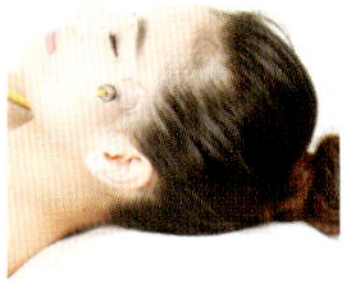

『穴位定位』

位于颞部，当眉梢与目外眦之间，向后约一横指的凹陷处。

02 天枢拔罐

用拔罐器将气罐拔取在天枢穴上，留罐15分钟。对侧以同样方法操作。

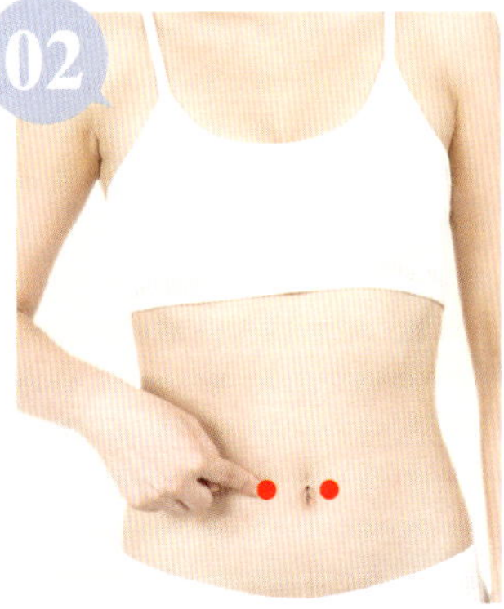

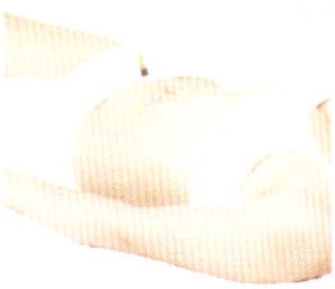

『穴位定位』

位于腹中部，距脐中2寸。

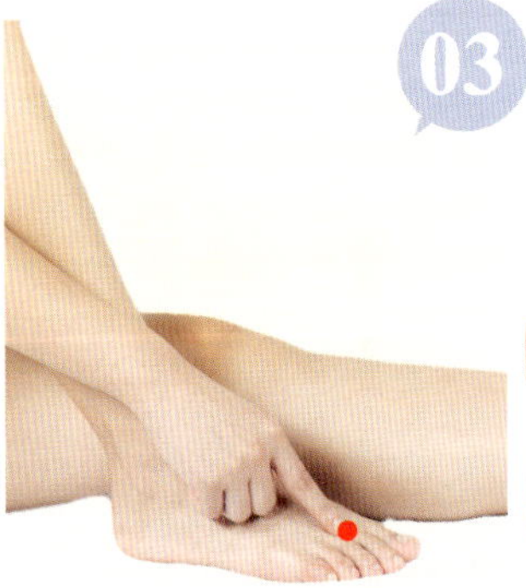

03 内庭拔罐

用拔罐器将气罐拔取在内庭穴上，留罐15分钟。对侧以同样方法操作。

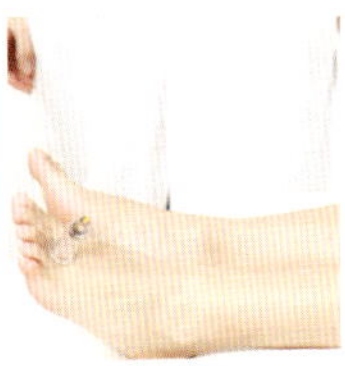

『穴位定位』

位于足背，当二、三趾间，趾蹼缘后方赤白肉际处。

.鼻出血.
拔罐疗法扫扫看

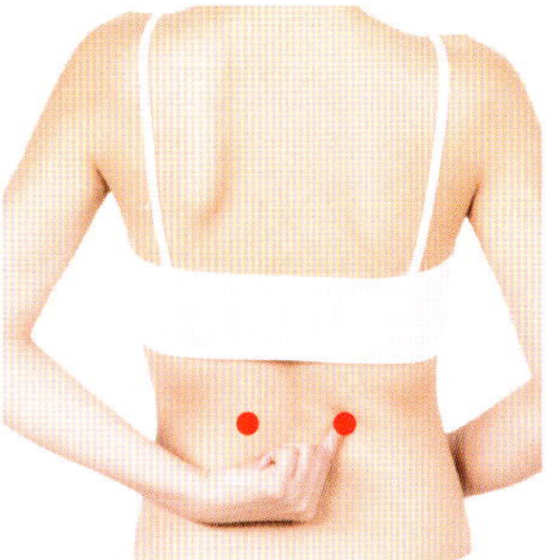

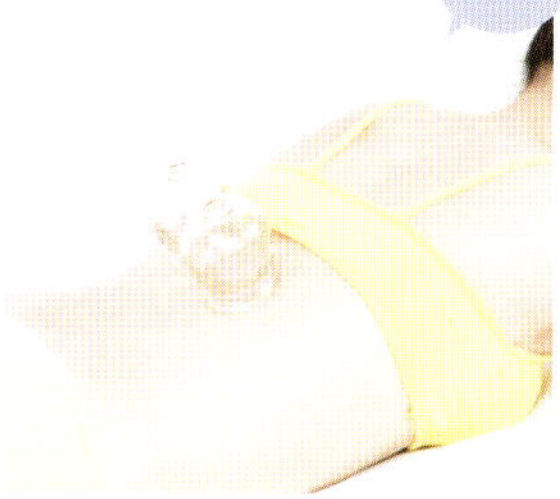

04 胃俞拔罐

将点燃的棉球伸入罐内旋转一圈后马上抽出，将火罐扣在胃俞穴上，留罐 15 分钟。

『穴位定位』

位于背部，当第十二胸椎棘突下，旁开 1.5 寸。

【专家解析】

太阳具有清热和营的作用；天枢可理气健脾；内庭可清热解毒泻诸火；胃俞具有清胃泻火的作用。四穴配伍，共奏清热泻火、凉血止血之功。

随证加穴拔罐

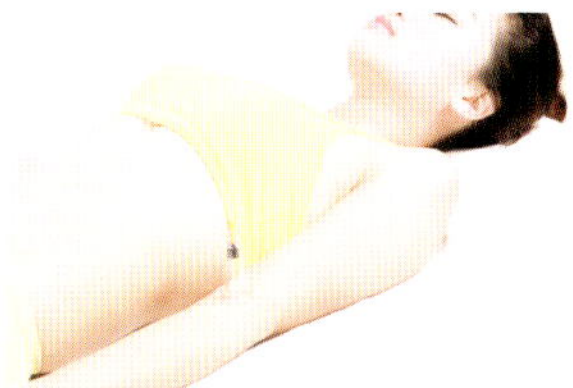

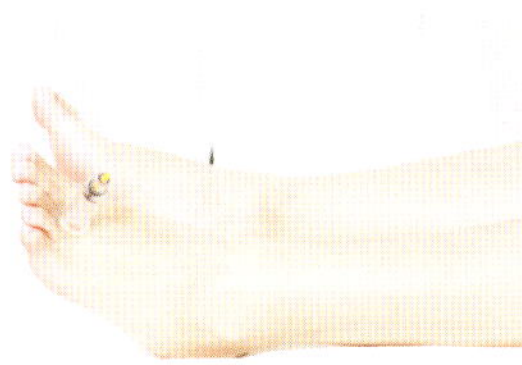

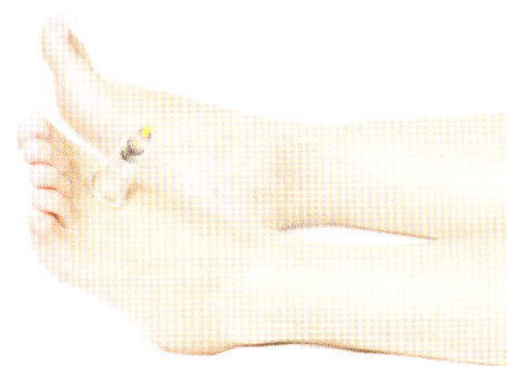

①肺经郁热型 + 尺泽

典型症状：发作突然，鼻血点滴而出，量多，色红，鼻咽干燥，伴咳嗽，痰黄。

拔罐：将气罐吸附在尺泽穴上，留罐 15 分钟，可清泻肺热。

②胃热炽盛型 + 内庭

典型症状：鼻血量多，色深红，伴口渴欲饮、牙龈肿痛或出血。

拔罐：将气罐吸附在内庭穴上，留罐 15 分钟，可清热泻火。

③肝火上炎型 + 太冲

典型症状：来势急骤，出血较多，色深红，伴面红目赤、口苦。

拔罐：用拔罐器将气罐吸附在太冲穴上，留罐 15 分钟，可清泻肝火。

老中医经验方

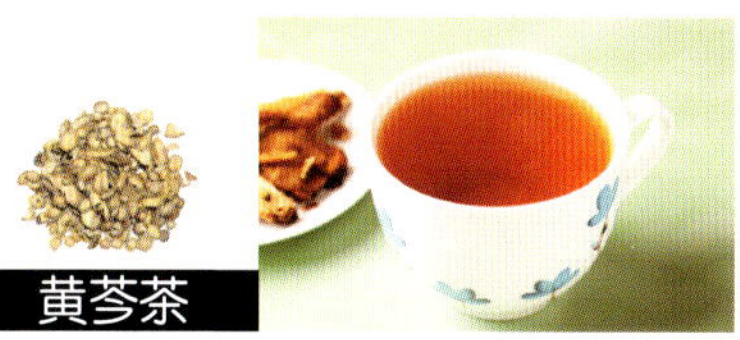

黄芩茶

- 取黄芩 8 克，冲泡饮用。
- 本品可清肺止鼻出血。

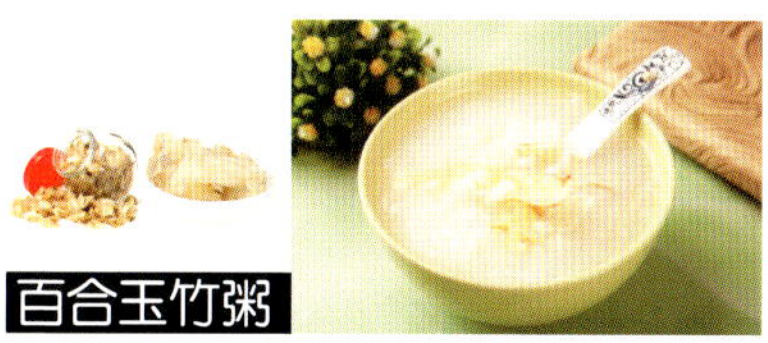

百合玉竹粥

- 取百合 10 克，玉竹 10 克，大米 200 克，煮粥食用。
- 本品可清肺热、滋阴降火。

拔罐祛病 05

眼睑下垂

症状

上胞提举无力，不能自行提起。

【病症简介】

本病是指上胞提举无力或不能自行提起，以致睑裂变窄，甚至掩盖部分或全部瞳神而影响视物的眼病。本病先天者，属命门火衰，导致心脾阳虚，心神无力支使于目之开合，脾阳虚无力主肌肉。另有后天者，多由脾阳虚中气不足，或风痰乘虚阻络，以致肌肉失养而抬举无力。

拔罐疗法

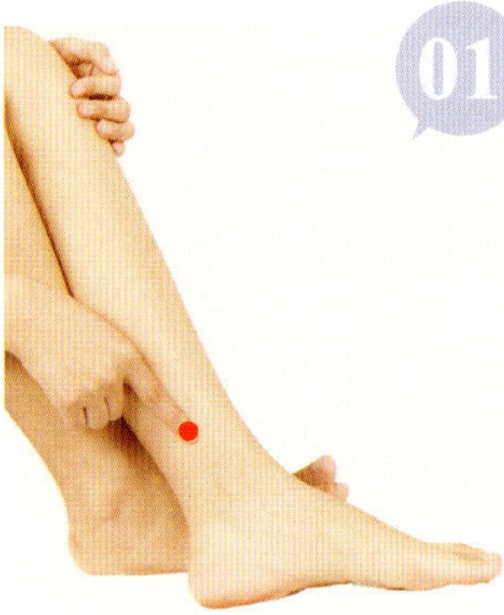

01 三阴交拔罐

将气罐吸附在三阴交穴上，留罐 10 分钟，以被拔罐部位充血，少量瘀血拔出为度。

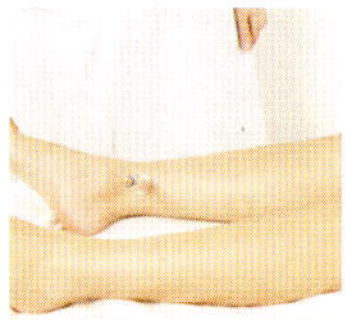

『穴位定位』

位于小腿内侧，当足内踝尖上 3 寸，胫骨内侧缘后方。

02 脾俞拔罐

将火罐扣在脾俞穴上，留罐 10 分钟，以被拔罐部位充血、发紫，并有少量瘀血被拔出为度。

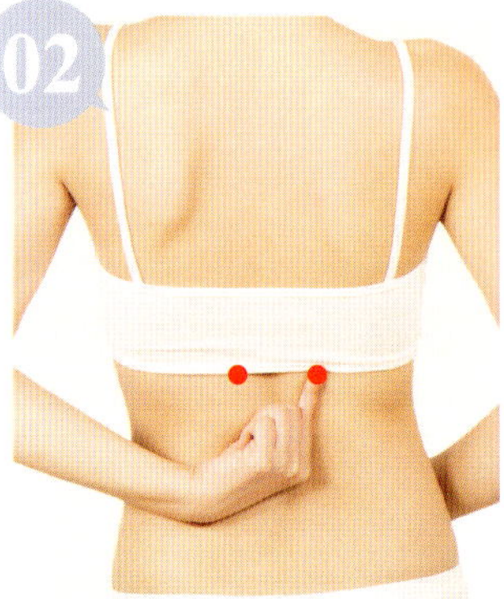

『穴位定位』

位于背部，当第十一胸椎棘突下，旁开 1.5 寸。

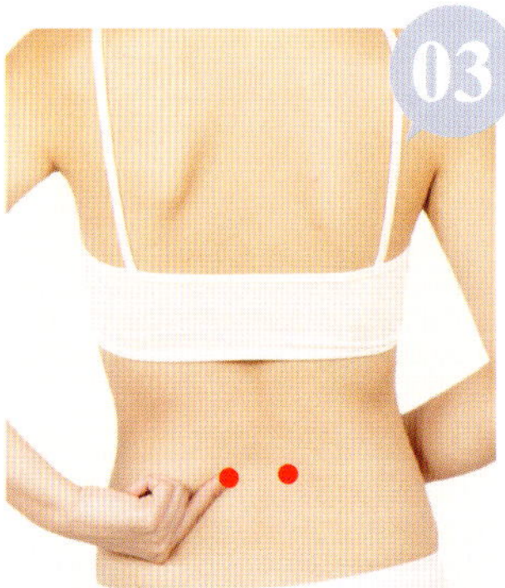

03 肾俞拔罐

将棉球点燃后，伸入罐内马上抽出，将火罐迅速扣在肾俞穴上，留罐 10 分钟，以局部皮肤潮红为度。

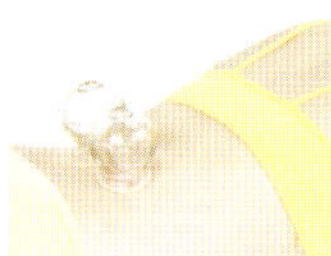

『穴位定位』

位于腰部，当第二腰椎棘突下，旁开 1.5 寸。

.眼睑下垂.
拔罐疗法扫扫看

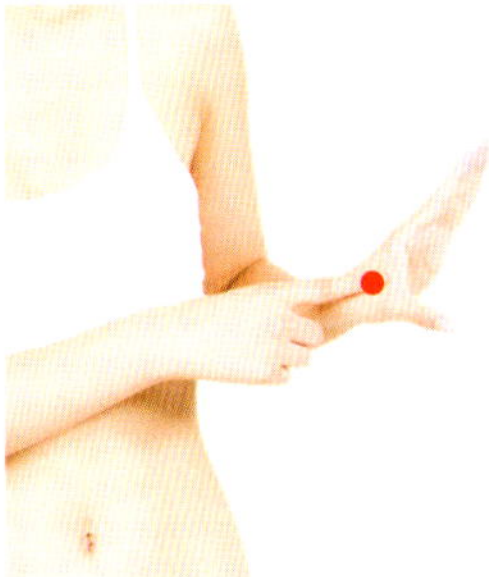

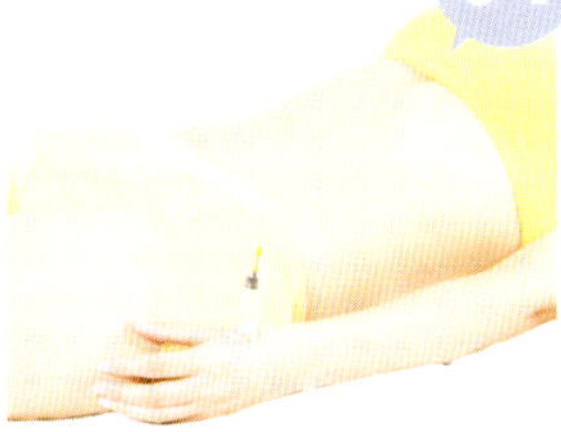

04 合谷拔罐

用拔罐器将气罐吸附在合谷穴上，留罐 10 分钟，以局部皮肤潮红为度。

『穴位定位』

位于手背，第一、二掌骨间，当第二掌骨桡侧的中点处。

【专家解析】

三阴交具有补脾益肾、养血荣筋、调和气血的作用；脾俞具有健运脾胃、补气养血的作用；肾俞具有益肾固本的作用；合谷具有宣通经络、疏风解表的作用。四穴配伍，共奏补肾健脾、益气养血之功。

随证加穴拔罐

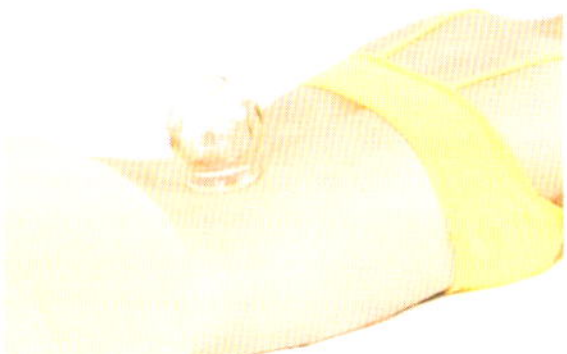

①肝肾不足型 + 命门

典型症状： 长期上睑下垂，不能抬举，眼无力睁开，眉毛高耸，额部皱纹加深。

拔罐： 将火罐扣在命门穴上，留罐 15 分钟，以局部皮肤泛红、充血为度。

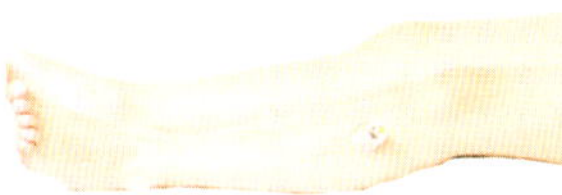

②脾虚气弱型 + 足三里

典型症状： 起病缓慢，上睑提举无力，遮掩瞳仁，妨碍视野，朝轻暮重。

拔罐： 用拔罐器将气罐吸附在足三里穴上，留罐 15 分钟。

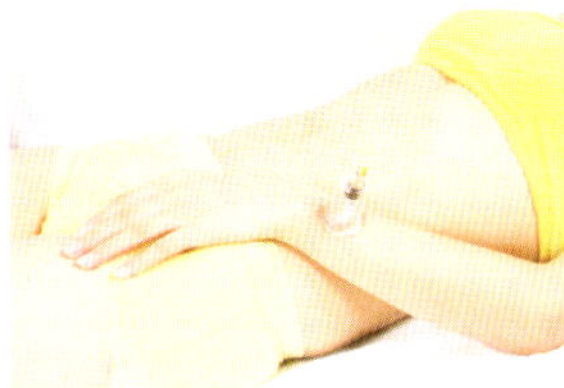

③风邪外袭型 + 外关

典型症状： 上睑下垂，起病突然，重者目珠转动失灵，或外斜，或视一为二。

拔罐： 将气罐吸附在外关穴上，留罐 15 分钟，以局部皮肤泛红、充血为度。

老中医经验方

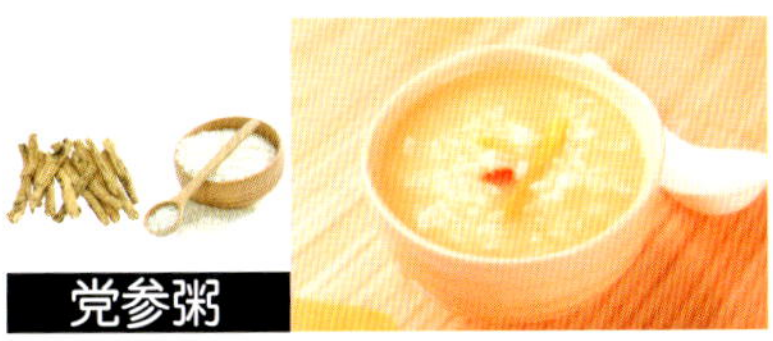

党参粥

- 取党参 15 克，大米 200 克，煮粥。
- 本品可益气升阳，助眼睑上提。

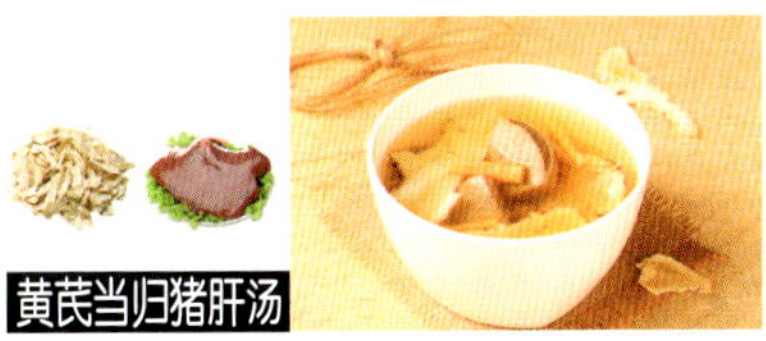

黄芪当归猪肝汤

- 取黄芪 15 克，当归 15 克，猪肝 500 克，炖汤。
- 本品可益气养血，以荣养眼睑。

拔罐祛病06

牙痛

症状

牙齿疼痛肿胀，遇刺激疼痛加重。

【病症简介】

牙痛是一种常见的口腔科疾病。主要是由牙齿本身、牙周组织及颌骨等的疾病所引起。临床主要表现为牙齿疼痛、牙龈肿胀、龈肉萎缩、牙齿松动、牙龈出血等；遇冷、热、酸、甜等刺激，则疼痛加重。

拔罐疗法

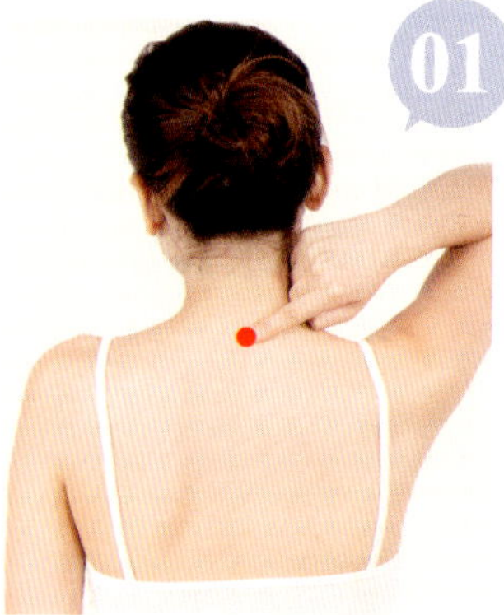

01 大椎拔罐

将点燃的棉球伸入罐内旋转一圈马上抽出，迅速将火罐扣在大椎穴上，留罐10分钟。

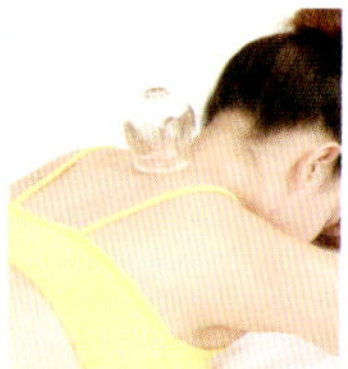

『穴位定位』

位于后正中线上，第七颈椎棘突下凹陷中。

02 胃俞拔罐

将点燃的棉球伸入罐内旋转一圈马上抽出，迅速将火罐扣在胃俞穴上，留罐10分钟。

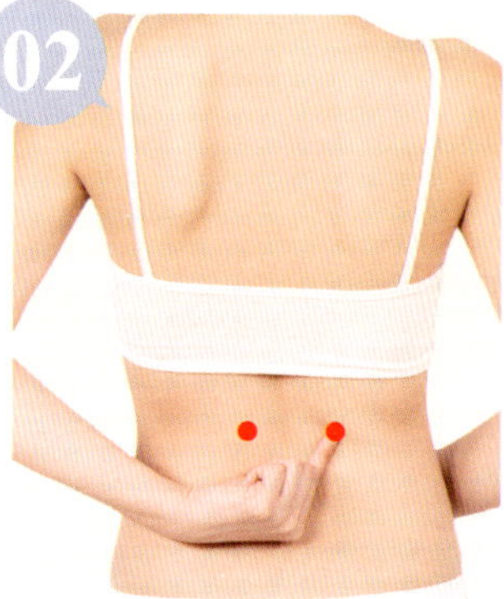

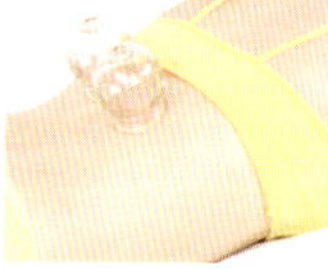

『穴位定位』

位于背部，当第十二胸椎棘突下，旁开1.5寸。

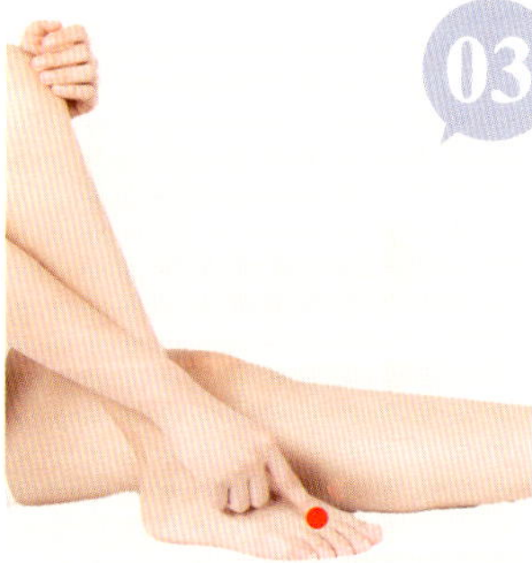

03 内庭拔罐

将气罐吸附在内庭穴上，留罐15分钟，以局部皮肤有抽紧感为度。

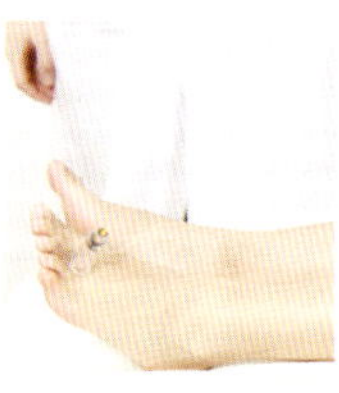

『穴位定位』

位于足背，当二、三趾间，趾蹼缘后方赤白肉际处。

.牙痛.
拔罐疗法扫扫看

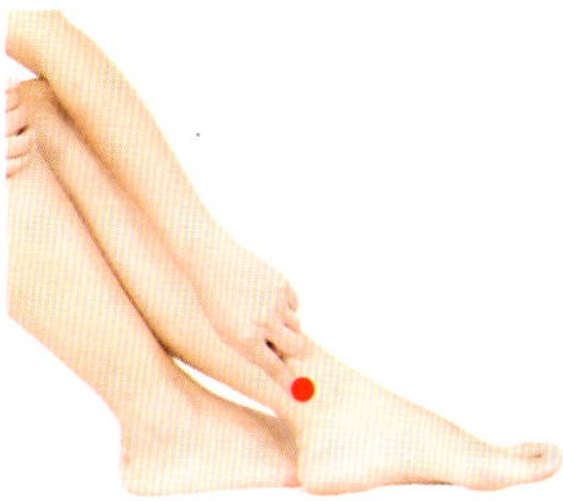

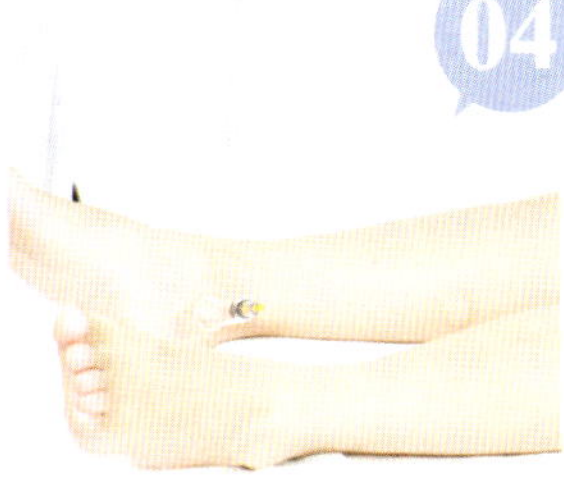

04 太溪拔罐

将气罐吸附在太溪穴上，留罐 10 分钟，以局部皮肤泛红、充血为度。

『穴位定位』

位于足内侧，内踝后方，当内踝尖与跟腱之间的凹陷处。

【专家解析】

大椎可清热解表、通络止痛；胃俞可健脾和胃、泻火止痛；内庭可清热解毒泻诸火；太溪具有滋阴降火的作用。四穴配伍，共奏清热泻火，通络止痛之功。

随证加穴拔罐

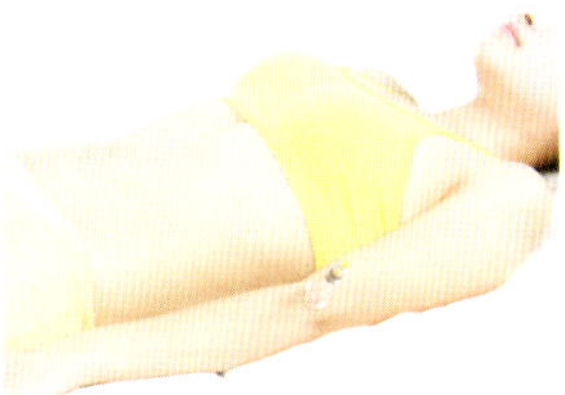

①胃火牙痛——曲池

典型症状：牙龈红肿而痛，口唇红、喜冷食，舌质红紫苔黄或白厚，脉数。

拔罐：用拔罐器将气罐吸附在曲池穴上，留罐 15 分钟，可泻火止痛。

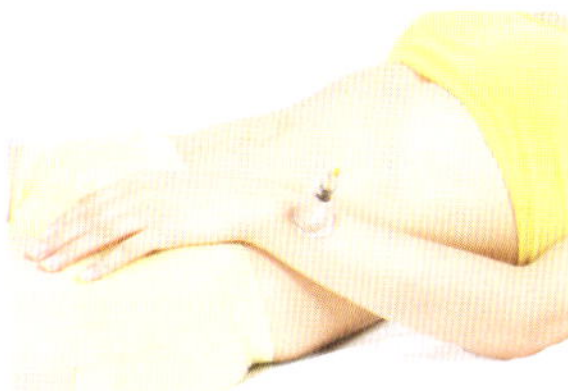

②风火牙痛——外关

典型症状：牙齿痛，牙龈红肿疼痛，遇冷则痛减，遇风、热则痛甚。

拔罐：用拔罐器将气罐吸附在外关穴上，留罐 10 分钟，可疏风清热。

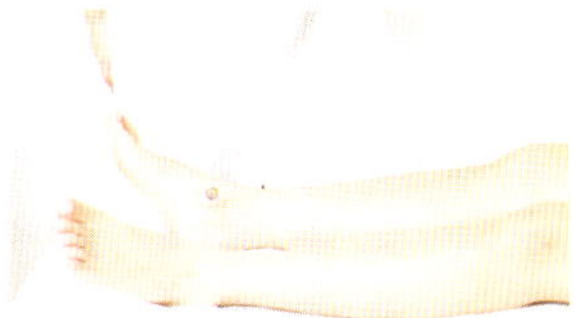

③肾虚牙痛——照海

典型症状：自觉牙齿松动或觉增长而痛，或麻木不仁，小便清长或微黄。

拔罐：将气罐吸附在照海穴上，留罐 15 分钟，可滋养肾阴、降火止痛。

老中医经验方

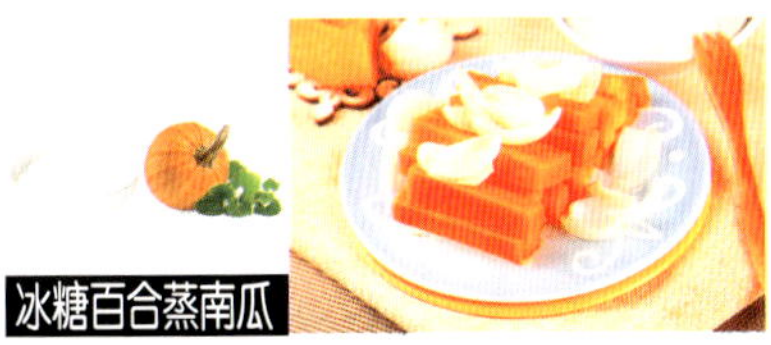

冰糖百合蒸南瓜

- 取冰糖适量，百合 15 克，南瓜 250 克，蒸熟。
- 本品可清热滋阴、降火止牙痛。

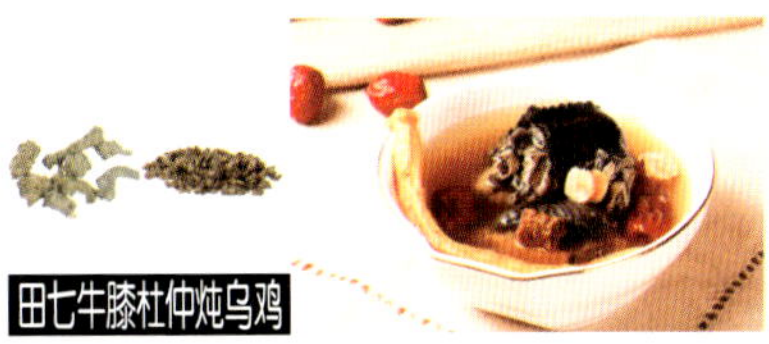

田七牛膝杜仲炖乌鸡

- 取田七 8 克，牛膝 8 克，杜仲 8 克，乌鸡 500 克，炖煮。
- 本品可滋阴降火、活血止痛。

拔罐祛病 07

青光眼

症状

视神经萎缩、视野缩小、视力减退。

【病症简介】

青光眼是指眼内压间断或持续性升高的一种常见疑难眼病。中医认为患青光眼和经络、脏腑、气血等有关，中医治青光眼，不仅要治患眼，还要调节整个机体。拔取以下穴位有助于缓解青光眼。

拔罐疗法

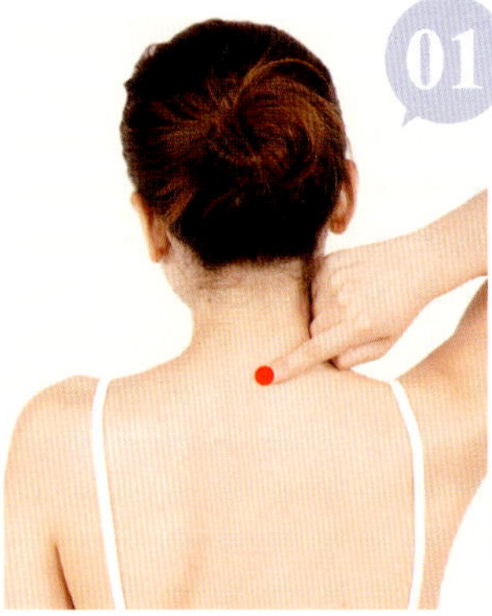

01 大椎拔罐

将点燃的棉球伸入罐内旋转一圈马上抽出，迅速将火罐扣在大椎穴上，留罐10分钟。

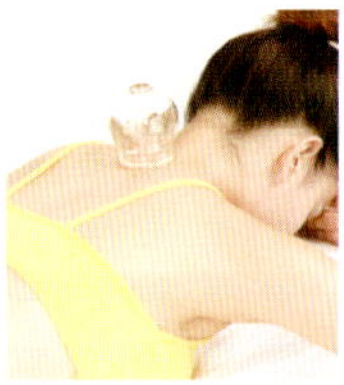

『穴位定位』

位于后正中线上，第七颈椎棘突下凹陷中。

02 心俞拔罐

将点燃的棉球伸入罐内旋转一圈马上抽出，迅速将火罐扣在心俞穴上，留罐10分钟。

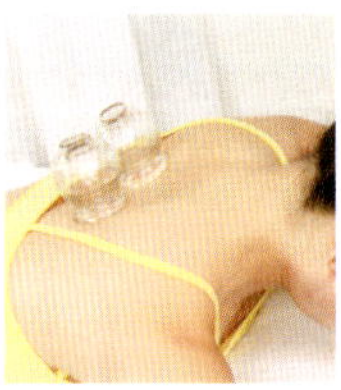

『穴位定位』

位于背部，当第五胸椎棘突下，旁开1.5寸。

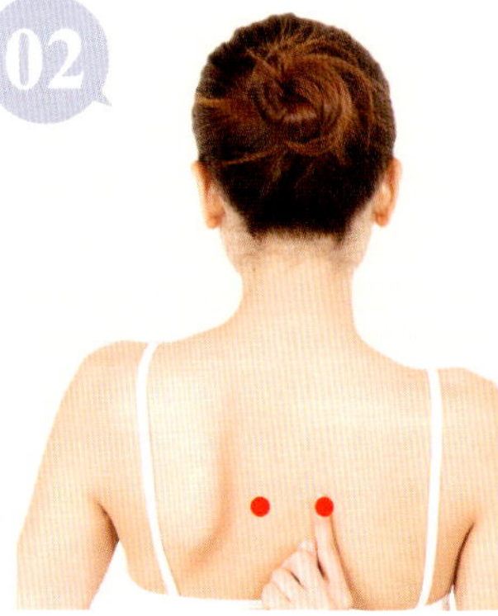

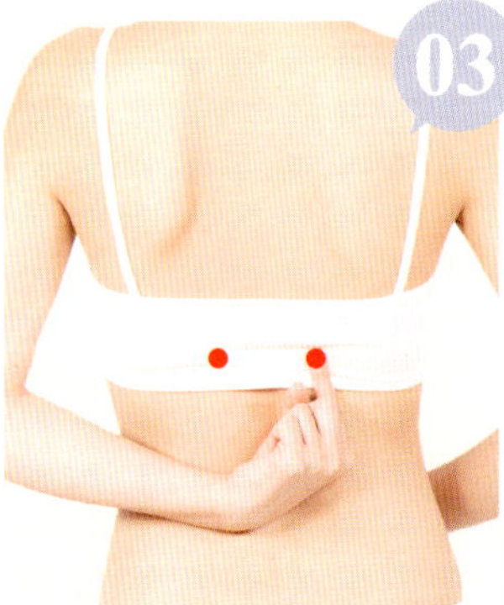

03 胆俞拔罐

将点燃的棉球伸入罐内旋转一圈马上抽出，迅速将火罐扣在胆俞穴上，留罐10分钟。

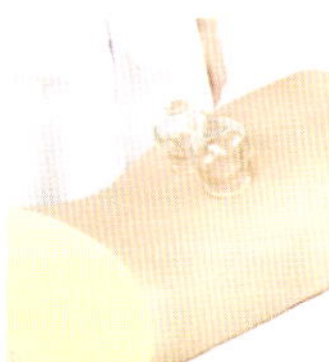

『穴位定位』

位于背部，当第九胸椎棘突下，旁开1.5寸。

青光眼
拔罐疗法扫扫看

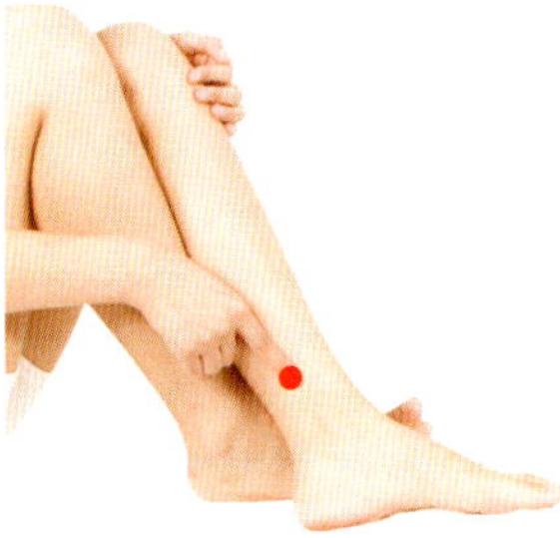

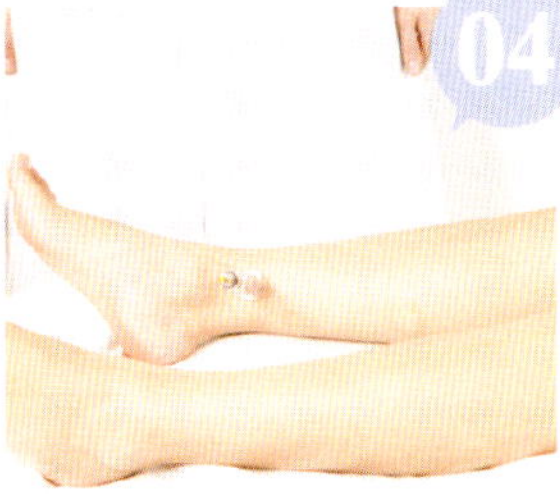

04 三阴交拔罐

用拔罐器将气罐吸附在三阴交穴上，留罐 15 分钟，以局部皮肤泛红、充血为度。

『穴位定位』

位于小腿内侧，当足内踝尖上 3 寸，胫骨内侧面后缘。

【专家解析】

大椎可清热解表、疏通头眼经络；心俞可通络安神、调和气血；胆俞可清热化湿；三阴交具有滋阴补肾、濡养耳目的作用。四穴配伍，共奏补益肝肾、明目止痛之功。

随证加穴拔罐

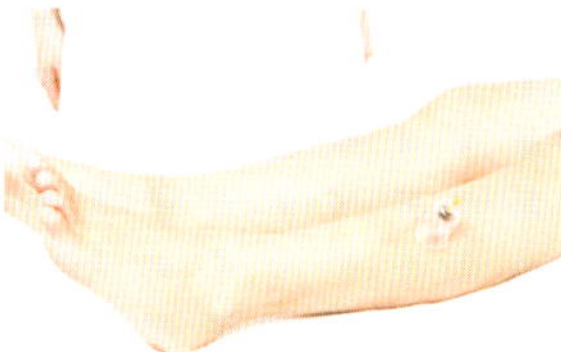

①痰火瘀滞型 + 丰隆

典型症状： 眼压高，头目疼痛，视力下降，眩晕，胸满闷，恶心呕吐。

拔罐： 将气罐吸附在丰隆穴上，留罐 15 分钟，可化痰通络。

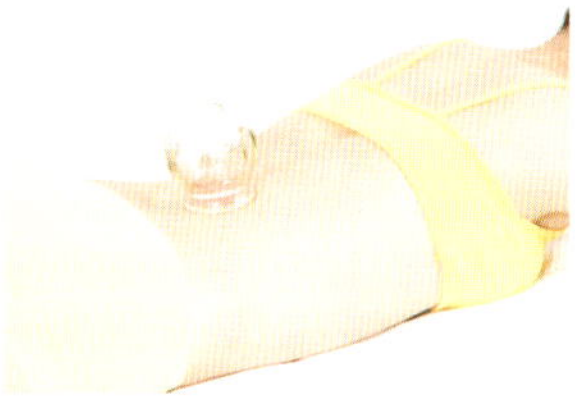

②肾阳不足型 + 命门

典型症状： 眼压偏高，头目胀痛，瞳孔散大，视物昏蒙，精神倦怠。

拔罐： 将火罐扣在命门穴上，留罐 15 分钟，可温补肾阳。

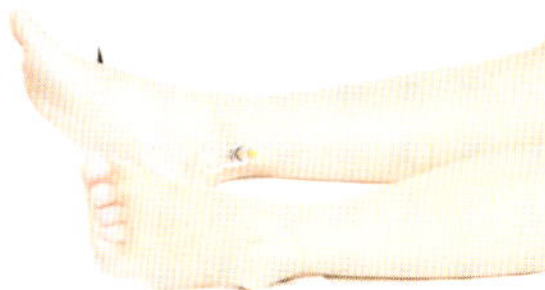

③肝肾阴虚型 + 太溪

典型症状： 眼压偏高，头目胀痛，瞳孔散大，视物昏蒙，眩晕耳鸣。

拔罐： 将气罐吸附在太溪穴上，留罐 15 分钟，可滋补肝肾、濡养眼目。

老中医经验方

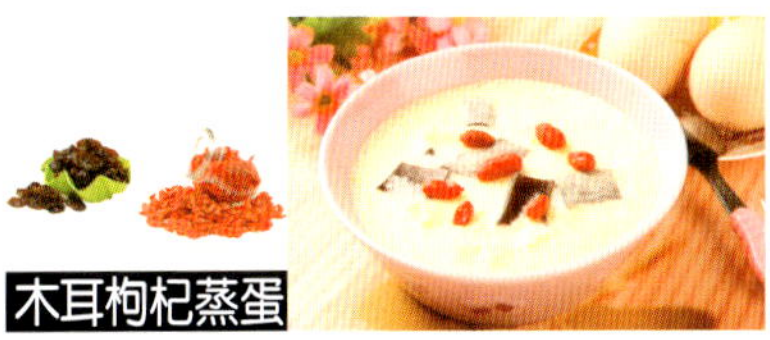

木耳枸杞蒸蛋

- 取木耳 10 克，枸杞 10 克，鸡蛋两个，蒸食。
- 本品可滋肝阴明目。

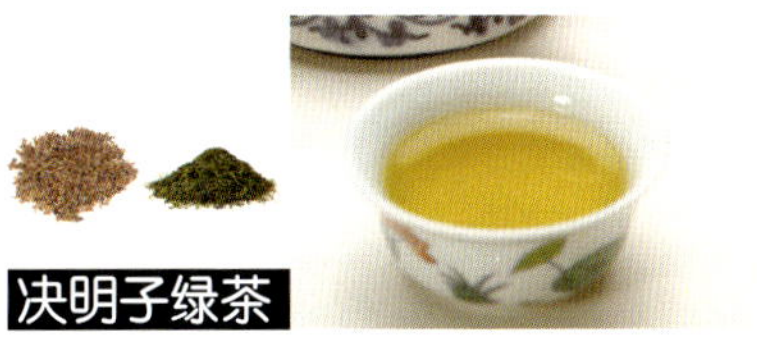

决明子绿茶

- 取决明子 10 克，绿茶 10 克，冲泡饮用。
- 本品可清肝明目。

拔罐祛病08

鼻炎

症状

鼻塞、流涕、打喷嚏。

【病症简介】

鼻炎是五官科最常见的疾病之一，一般可分为急性鼻炎及过敏性鼻炎等。急性鼻炎俗称“伤风”，多为急性呼吸道感染的一个并发症，以鼻塞、流涕、喷嚏为主要症状；过敏性鼻炎又名变态反应性鼻炎，以鼻黏膜潮湿水肿、黏液腺增生、上皮下嗜酸细胞浸润为主的一种异常反应。

拔罐疗法

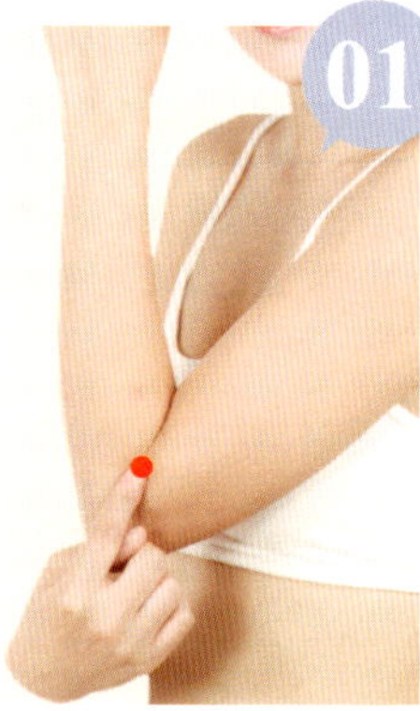

01 曲池拔罐

用拔罐器将气罐拔取在曲池穴上，留罐15分钟。对侧以同样的方法操作。

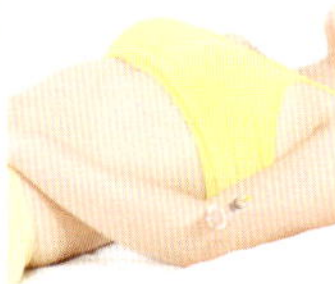

『穴位定位』

位于肘横纹外侧端，屈肘，当尺泽与肱骨外上髁连线中点。

02 胆俞拔罐

点燃棉球后，伸入罐内旋转一圈马上抽出，然后迅速将火罐扣在胆俞穴上，留罐15分钟。

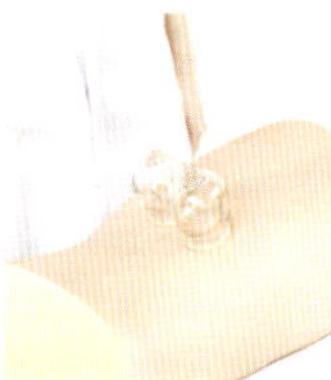

『穴位定位』

位于背部，当第十胸椎棘突下，旁开1.5寸。

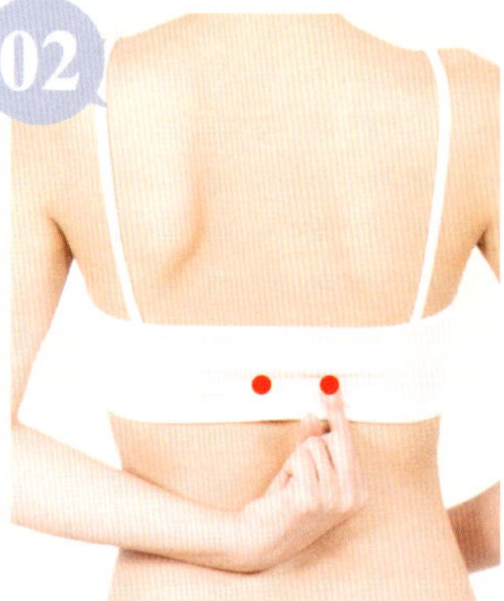

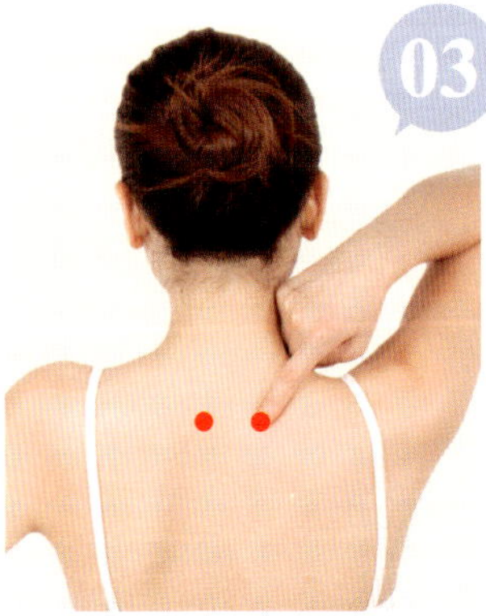

03 风门拔罐

将火罐拔取在风门穴上，留罐15分钟。以局部皮肤潮红，充血为度。

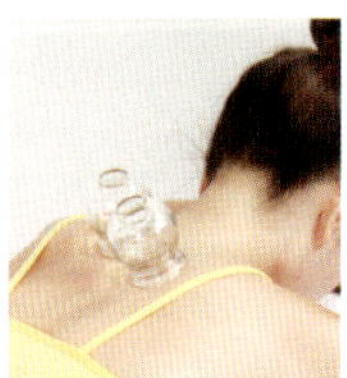

『穴位定位』

位于背部，当第二胸椎棘突下，旁开1.5寸。

鼻炎
拔罐疗法扫扫看

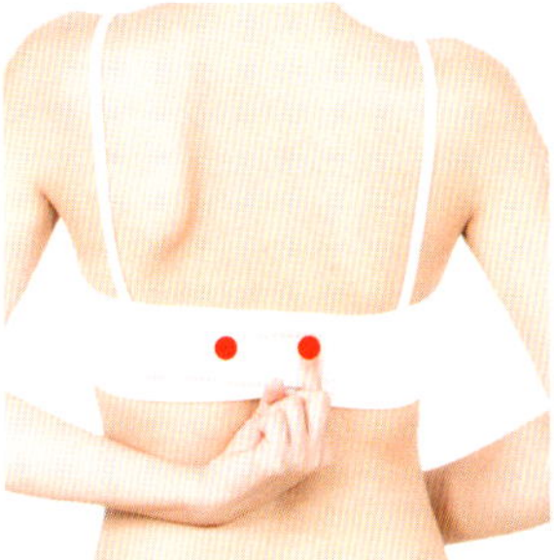

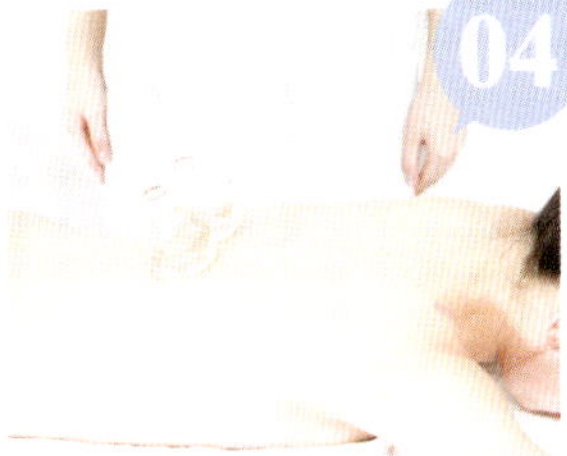

04 肝俞拔罐

将火罐扣在肝俞穴上，留罐 15 分钟，以局部皮肤有少量瘀血为度。

『穴位定位』

位于背部，当第九胸椎棘突下，旁开 1.5 寸。

【专家解析】

曲池可清热和营；胆俞可清热化湿；风门可宣肺解表；肝俞可疏肝利胆、降火止痉。四穴合用可改善鼻炎引起的咳嗽、流涕、鼻塞等症状。

随证加穴拔罐

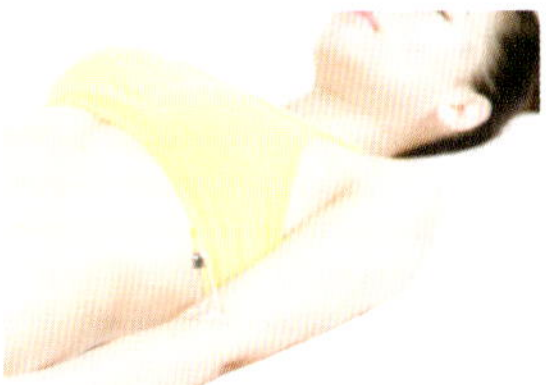

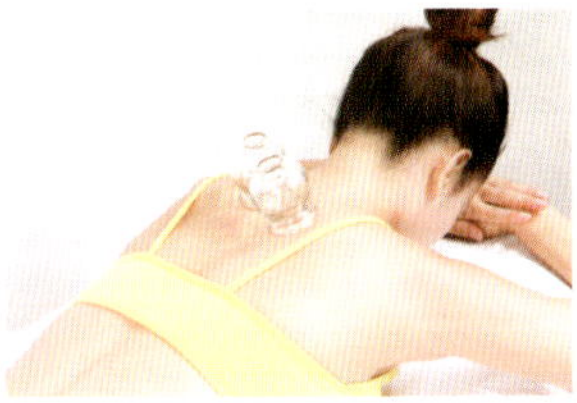

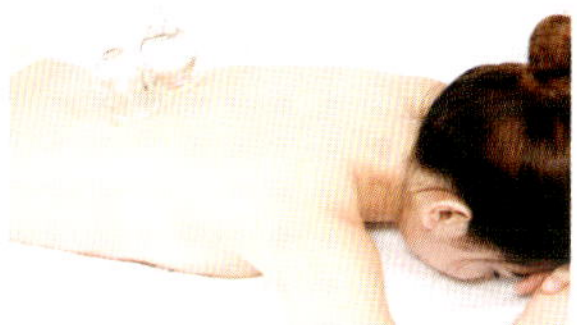

①外感风寒型 + 尺泽

典型症状：鼻塞较重，喷嚏频作，涕多而清稀，鼻音重浊，伴头痛身痛，无汗恶寒。

拔罐：将气罐吸附在尺泽穴上，留罐 10 分钟。

②气带血瘀型 + 肺俞

典型症状：持续性鼻塞，涕多而黏，色白或黄稠，嗅觉不敏，声音不畅，舌质红或有瘀点。

拔罐：将火罐扣在肺俞穴上，留罐 15 分钟。

③气虚邪滞型 + 脾俞

典型症状：鼻塞时轻时重或昼轻夜重，涕黏而稀，遇寒加重，头晕头重，伴有气短声低。

拔罐：将火罐扣在脾俞穴上，留罐 10 分钟。

老中医经验方

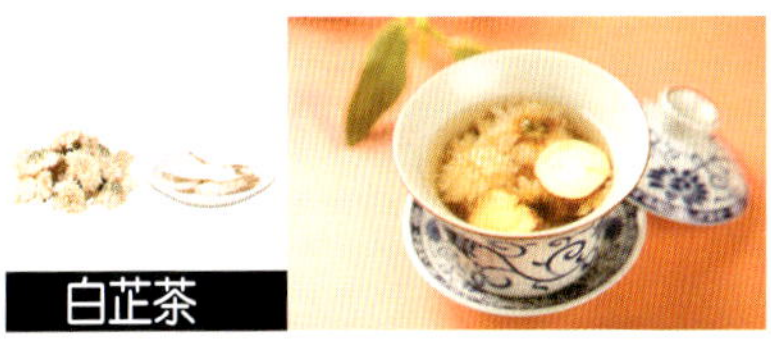

白芷茶

- 取菊花、白芷各 5 克，泡茶饮用。
- 此方可辛凉解表，治疗外感风热型鼻炎。

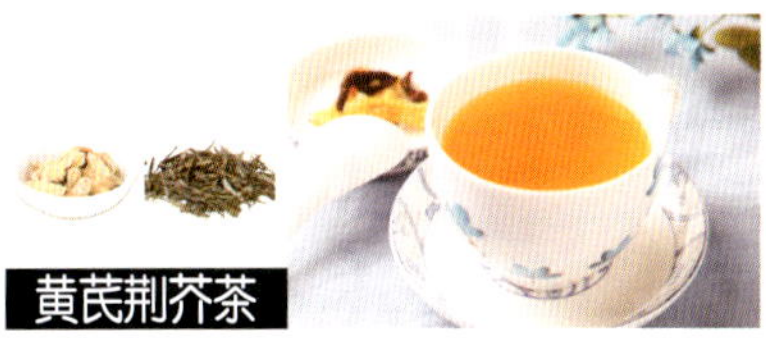

黄芪荆芥茶

- 取黄芪 30 克，荆芥 10 克，洗净泡水饮用。
- 此方可补益肺气、散寒。

拔罐祛病09

梅尼埃综合征

症状

突发性眩晕、耳鸣恶心、呕吐、面色苍白伴出冷汗。

【病症简介】

梅尼埃综合征表现为阵发性突发眩晕、耳聋、耳鸣及耳内闷胀感，持续数分钟或数周，突然消失或逐渐减轻，常伴恶心、呕吐、面色苍白、出冷汗、血压下降等自主神经反射症状。其发病因素主要是自主神经功能紊乱，代谢与内分泌功能障碍，内淋巴吸收障碍及遗传因素等。

拔罐疗法

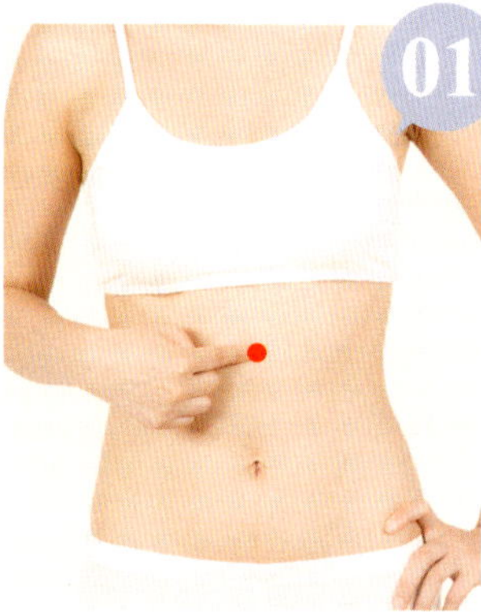

01 中脘拔罐

将点燃的棉球伸入罐内旋转一圈马上抽出，然后迅速将火罐扣在中脘穴上，留罐 15 分钟。

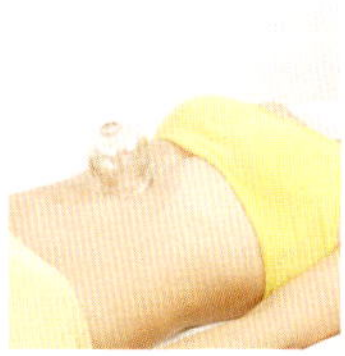

『穴位定位』

位于上腹部，前正中线上，当脐中上 4 寸。

02 气海拔罐

将点燃的棉球伸入罐内旋转一圈马上抽出，然后迅速将火罐扣在气海穴上，留罐 15 分钟。

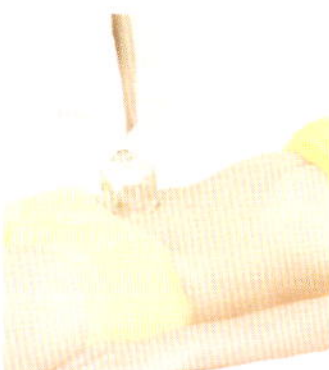

『穴位定位』

位于下腹部，前正中线上，当脐中下 1.5 寸。

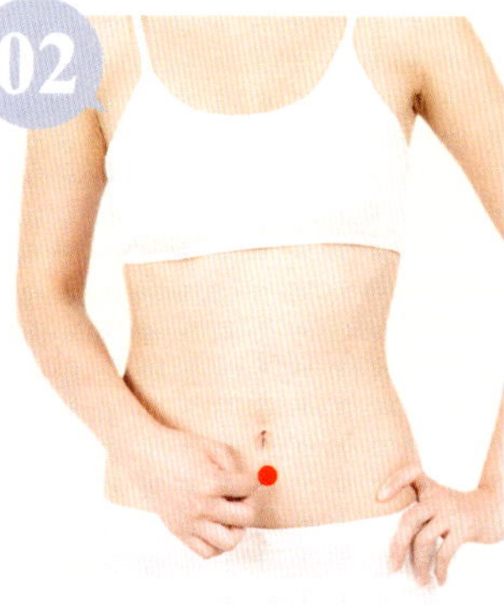

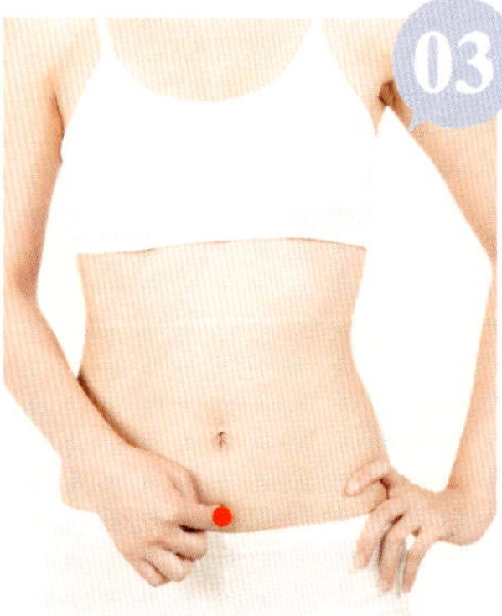

03 关元拔罐

将点燃的棉球伸入罐内旋转一圈马上抽出，然后迅速将火罐扣在关元穴上，留罐 15 分钟。

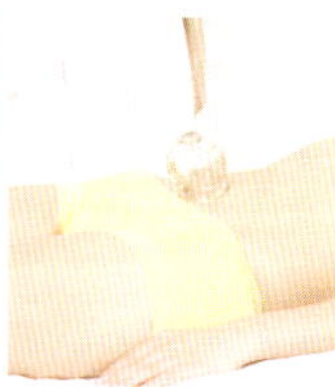

『穴位定位』

位于下腹部，前正中线上，当脐中下 3 寸。

梅尼埃综合征拔罐疗法扫扫看

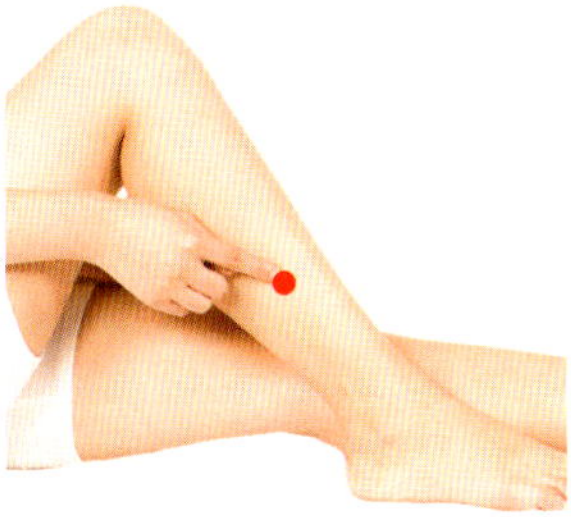

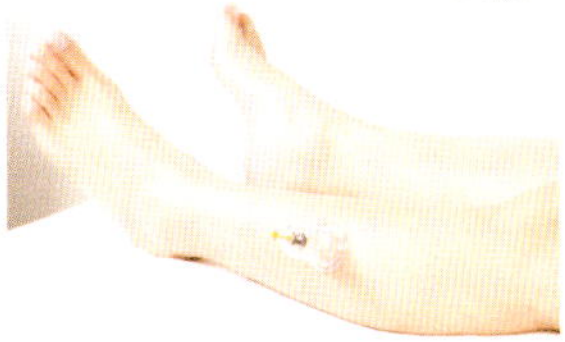

04 丰隆拔罐

用拔罐器将气罐拔取在丰隆穴上，留罐 15 分钟。

『穴位定位』

位于小腿前外侧，当外踝尖上 8 寸，条口外，距胫骨前缘二横指（中指）。

【专家解析】

中脘可和胃健脾，主治呕吐腹胀；气海可益气助阳、行气通络；关元可固本培元、益肾聪耳；丰隆可化痰除湿、疏通经络，主治胸闷眩晕。四穴合用，可改善梅尼埃综合症常见症状。

随证加穴拔罐

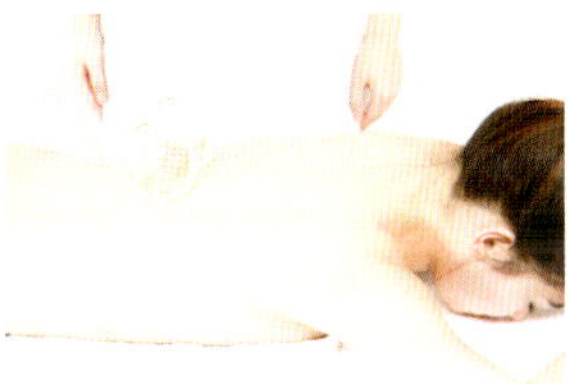

①普通型 + 肝俞

典型症状： 眩晕、耳鸣、恶心、呕吐、出汗等症状同时出现，又称常见型。

拔罐： 将火罐扣在肝俞穴上，留罐 15 分钟。

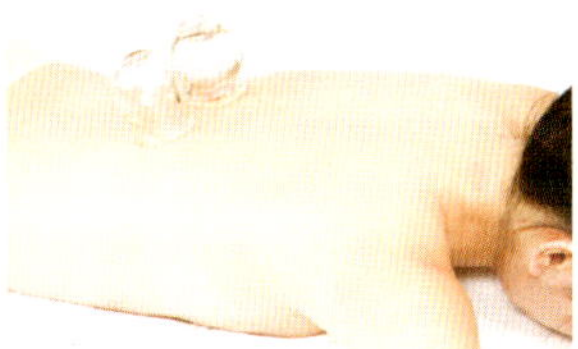

②重耳鸣型 + 脾俞

典型症状： 耳鸣表现重，眩晕易发作；眩晕表现重，耳鸣也重。眩晕治好了，耳鸣未好，眩晕必发。

拔罐： 将火罐扣在脾俞穴上，留罐 15 分钟。

③突发耳鸣型 + 肾俞

典型症状： 眩晕发作过程中，由于压力特大，膜迷路破裂，发生突然耳聋。

拔罐： 将火罐扣在肾俞穴上，留罐 15 分钟。

老中医经验方

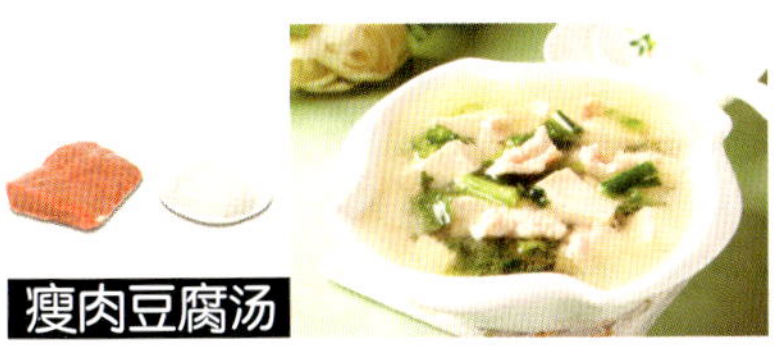

瘦肉豆腐汤

- 瘦猪肉 500 克，豆腐 250 克，大葱 250 克，石菖蒲 200 克，煮汤。
- 本品可补虚祛湿，治疗耳聋。

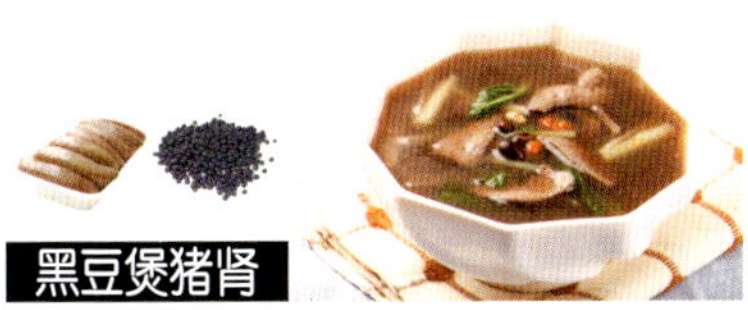

黑豆煲猪肾

- 黑豆 60 克，猪肾 2 个，加水炖煮服用。
- 本品可补肾、祛痰化湿。

拔罐祛病10

耳鸣耳聋

症状 听力减退或听觉丧失，常作为高血压、贫血、神经衰弱等疾病的症状出现。

【病症简介】

耳鸣耳聋在临床上常同时并见，而且治疗方法大致相同。耳鸣是以耳内鸣响为主证。耳聋是以听力减退或听觉丧失为主证。中医认为，本病多因暴怒、惊恐、肝胆风火上逆，以致少阳之气闭阻不通所致；或因外感风邪侵袭，壅遏清窍；或因肾气虚弱，精血不能上达于耳而成。

拔罐疗法

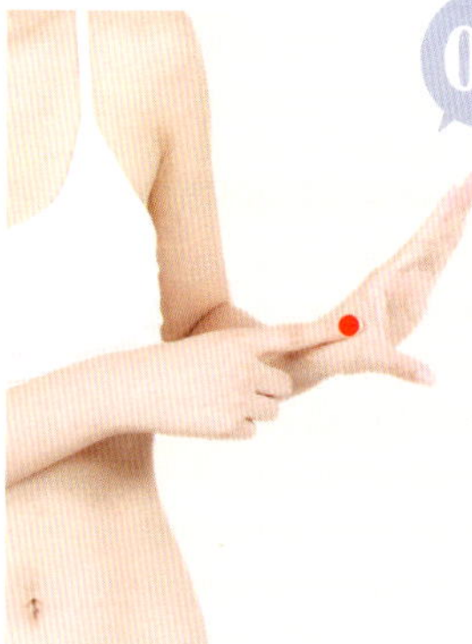

01 合谷拔罐

用拔罐器将气罐吸附在合谷穴上，留罐10分钟，以局部皮肤潮红为度。

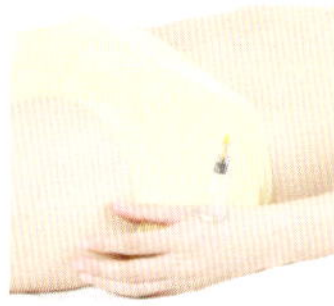

『穴位定位』

位于手背，第一、二掌骨间，当第二掌骨桡侧的中点处。

02 外关拔罐

用拔罐器将气罐吸附在外关穴上，留罐10分钟，以局部皮肤有抽紧感为度。

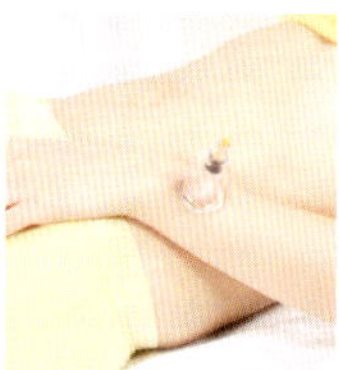

『穴位定位』

位于前臂背侧，当阳池与肘尖的连线上，腕背横纹上2寸，尺骨与桡骨之间。

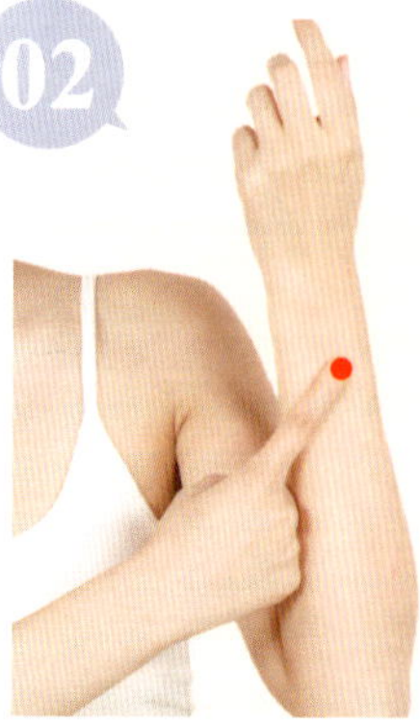

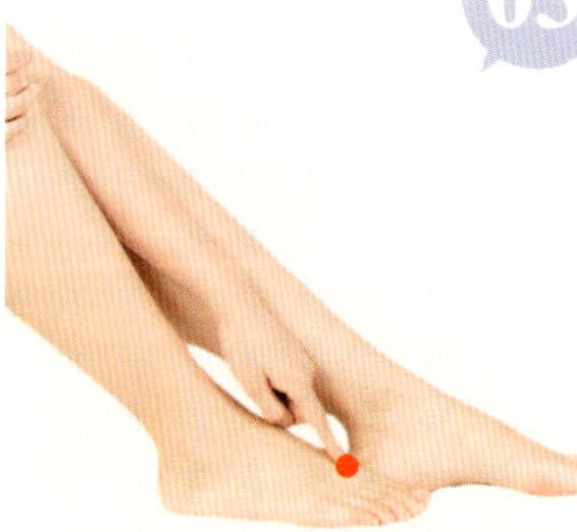

03 太冲拔罐

用拔罐器将气罐拔取在太冲穴上，留罐15分钟。对侧以同样方法操作。

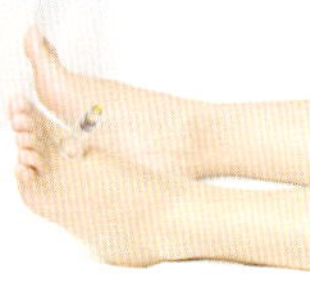

『穴位定位』

位于足背侧，当第一跖骨间隙的后方凹陷处。

耳鸣耳聋
拔罐疗法扫扫看

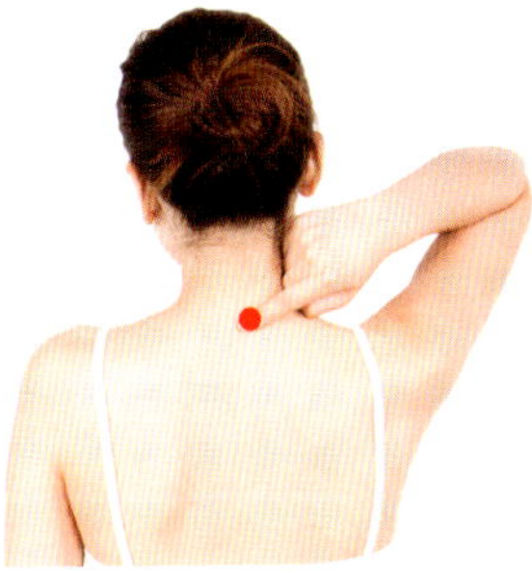

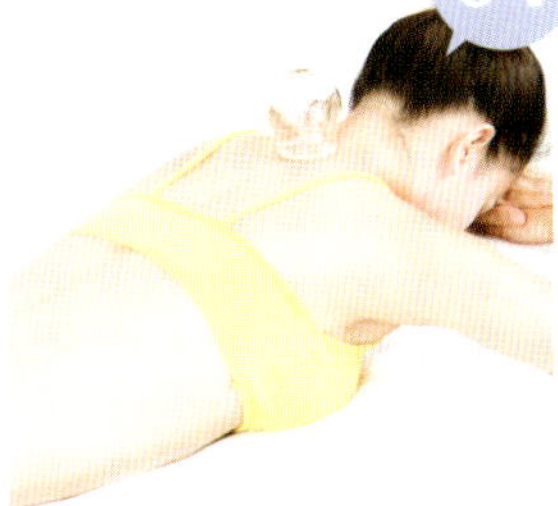

04 大椎拔罐

点燃棉球，伸入罐内马上取出，将火罐扣在大椎穴上，留罐 15 分钟，以局部皮肤潮红为度。

『穴位定位』

位于后正中线上，第七颈椎棘突下凹陷中。

【专家解析】

合谷可镇静止痛；外关和大椎可清热解表；太冲可疏肝养血、清利下焦。四穴合用可平肝熄风、活血降逆。

随证加穴拔罐

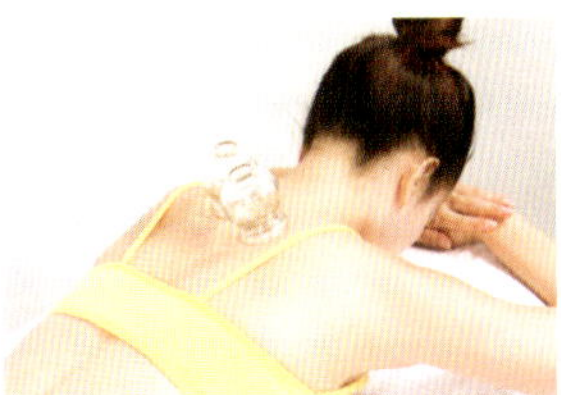

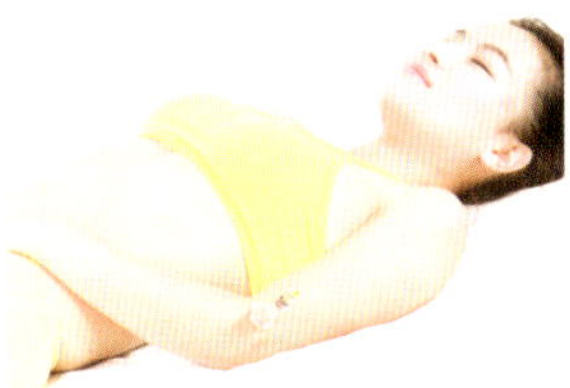

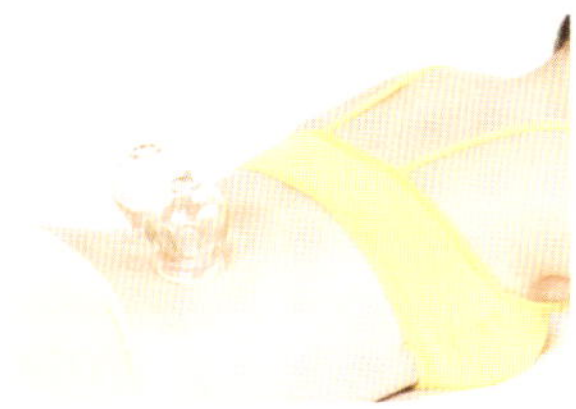

①风邪外袭型 + 风门

典型症状： 症见卒然耳鸣、耳聋，头痛恶风或有发热，骨节酸痛，或耳内作痒。

拔罐： 将火罐吸附在风门穴上，留罐 10 分钟。

②肝胆火盛型 + 曲池

典型症状： 症见卒然耳鸣、耳聋，头痛面赤，口苦咽干，心烦易怒。

拔罐： 用拔罐器将气罐吸附在曲池穴上，留罐 10 分钟。

③痰火郁结型 + 肾俞

典型症状： 症见两耳蝉鸣，有时闭塞如聋，胸闷，痰多等。

拔罐： 将火罐扣在肾俞穴上，留罐 15 分钟。

老中医经验方

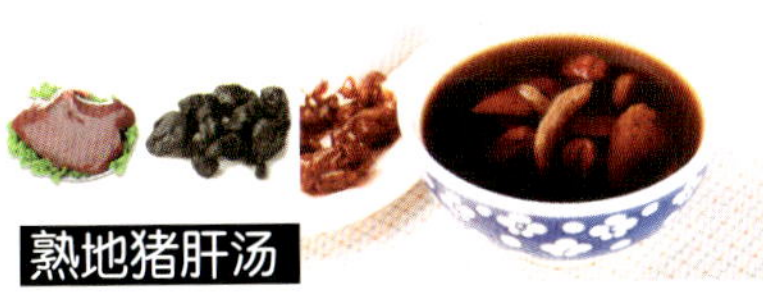

熟地猪肝汤

- 猪肝 200 克，熟地黄 25 克，金蝉花 20 克，红枣 4 枚，生姜 2 片，煮汤。
- 本品可滋阴补血、益精填髓。

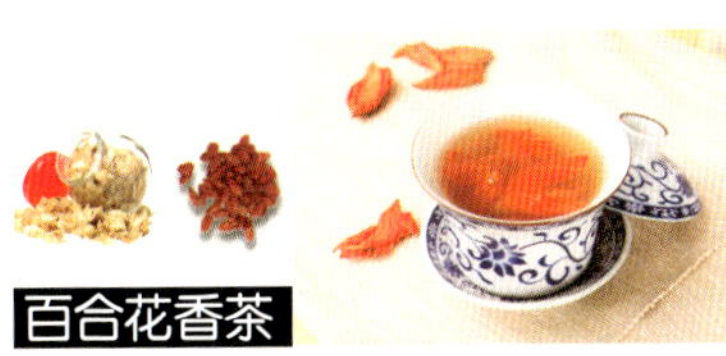

百合花香茶

- 干百合 5 朵，西洋参 1 克，枸杞 3 克，竹叶 1 克，煮茶饮用。
- 本品可清热润肺、养心安神。

拔罐祛病11

急性结膜炎

症状

畏光、流泪、异物感。

【病症简介】

急性结膜炎是眼科常见病之一。其多由细菌或病毒感染而成。中医认为是因风邪热毒侵入肺经，上熏至目所致，治疗方法以清肺与大肠实热为主。临床辨证分为肺肠实热型、肺阴不足型。拔取以下穴位有助于缓解急性结膜炎。

拔罐疗法

01 太阳拔罐

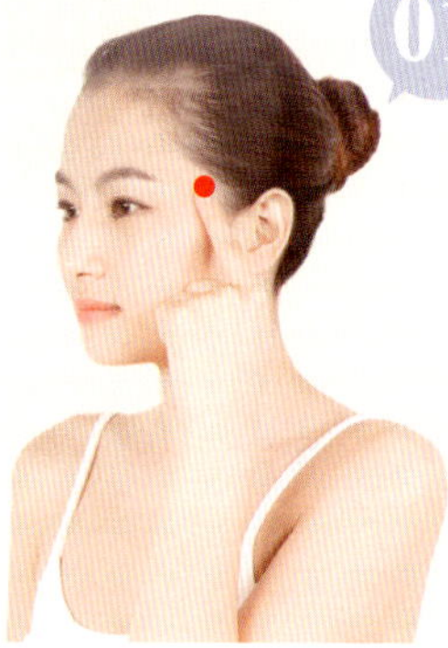

用拔罐器将气罐吸附在太阳穴上，留罐15分钟，以局部皮肤泛红、充血为度。

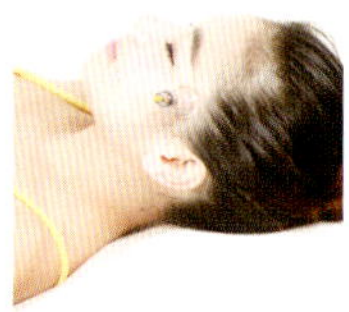

『穴位定位』

位于颞部，当眉梢与目外眦之间，向后约一横指的凹陷处。

02 尺泽拔罐

将气罐吸附在尺泽穴上，留罐15分钟，以局部皮肤潮红为度。

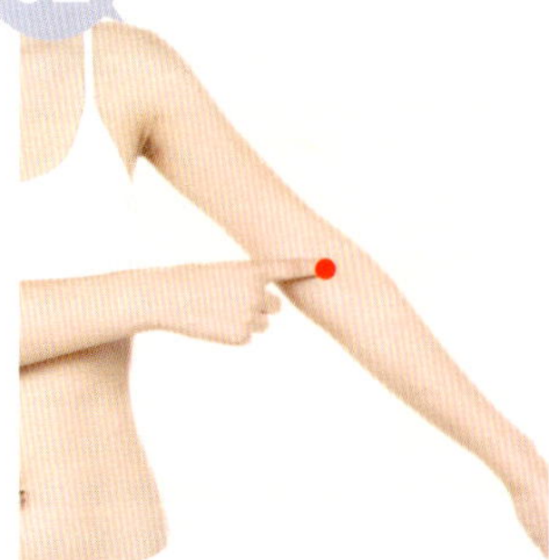

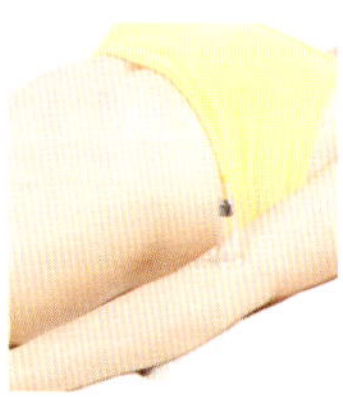

『穴位定位』

位于肘横纹中，肱二头肌腱桡侧凹陷处。

03 合谷拔罐

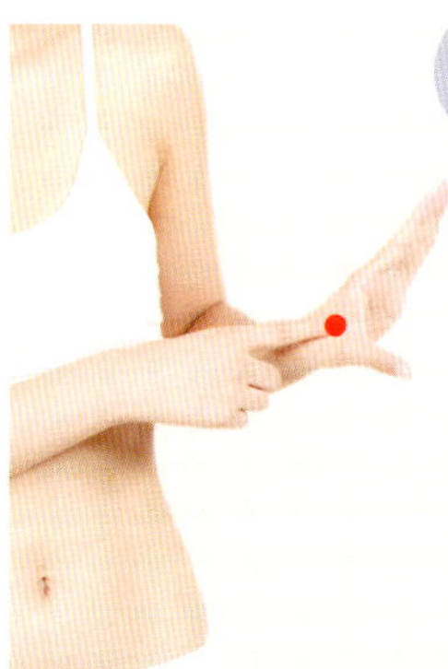

用拔罐器将气罐吸附在合谷穴上，留罐10分钟，以局部皮肤潮红为度。

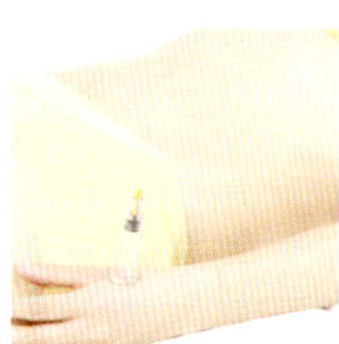

『穴位定位』

位于手背，第一、二掌骨间，当第二掌骨桡侧的中点处。

急性结膜炎
拔罐疗法扫扫看

PART 6

罐疗能健骨，颈肩腰腿痛可除

颈肩腰腿痛多为慢性劳损及无菌性炎症引起的以病患部位疼痛，肿胀甚至功能受限为主的一组疾病。因起病比较隐蔽，症状不典型或疼痛时轻时重，有时甚至可自行缓解，因而不被广大患者所重视，从而错过了治疗的最佳时机。本章将详细介绍 13 种颈肩腰腿痛的拔罐疗法，让你及时发现，及时治疗。

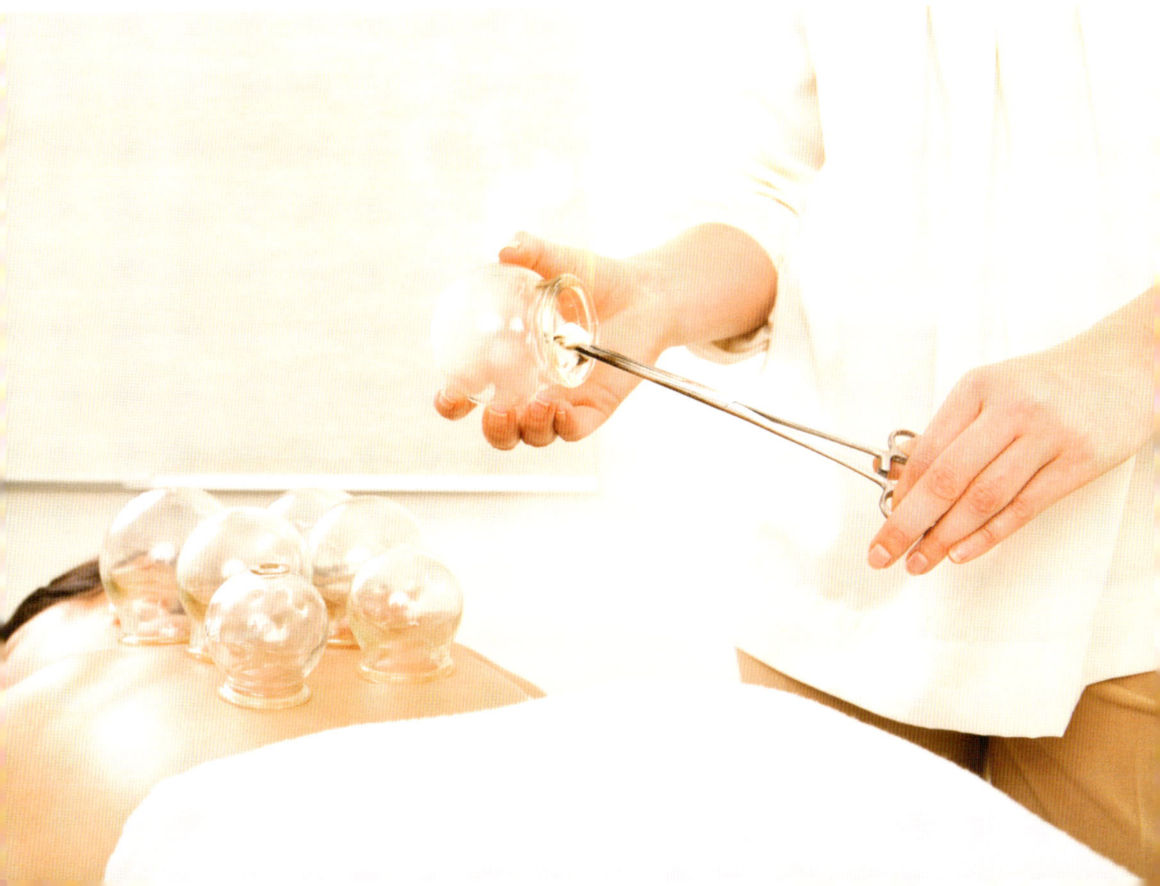

拔罐祛病 01

颈椎病

症状

颈背疼痛、上肢无力、手指发麻、下肢乏力、头晕。

【病症简介】

颈椎病的发病多由长期劳损或房劳太过伤肾，致使气血不通、精虚髓虚而不能充养于骨，导致骨质退化而成；也可因风、寒、湿三邪相互作用，乘虚侵入人体，使经络气滞不行，进而生瘀致痹痛，损伤脊椎而发。拔取以下穴位有助于缓解颈椎病。

拔罐疗法

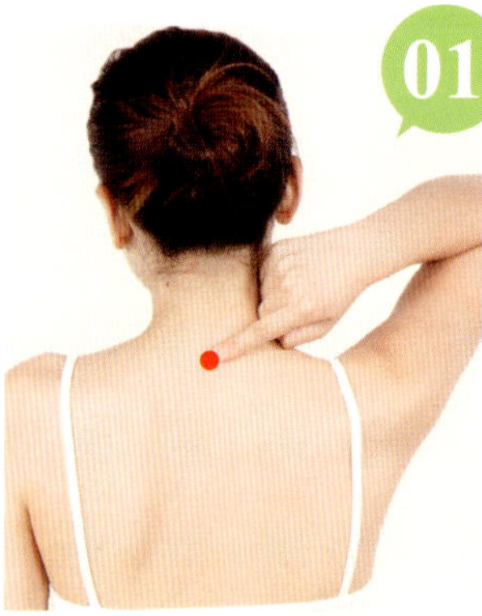

01 大椎拔罐

点燃棉球，伸入罐内马上取出，将火罐扣在大椎穴上，留罐 15 分钟，以局部皮肤潮红为度。

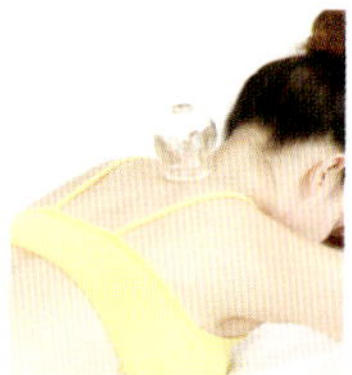

『穴位定位』

位于后正中线上，第七颈椎棘突下凹陷中。

02 肩外俞拔罐

将点燃的棉球伸入罐内旋转一圈后取出，将火罐迅速吸附在肩外俞穴上，留罐 10 分钟，以局部皮肤泛红、充血为度。

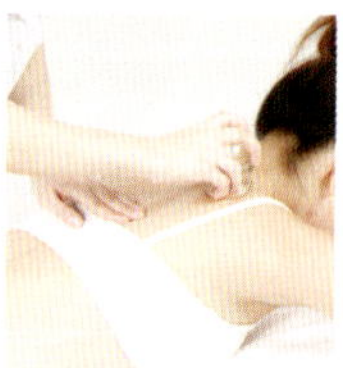

『穴位定位』

位于背部，当第一胸椎棘突下，旁开 3 寸。

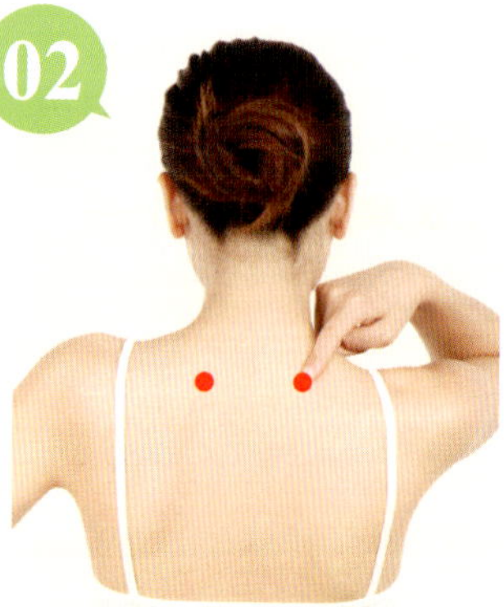

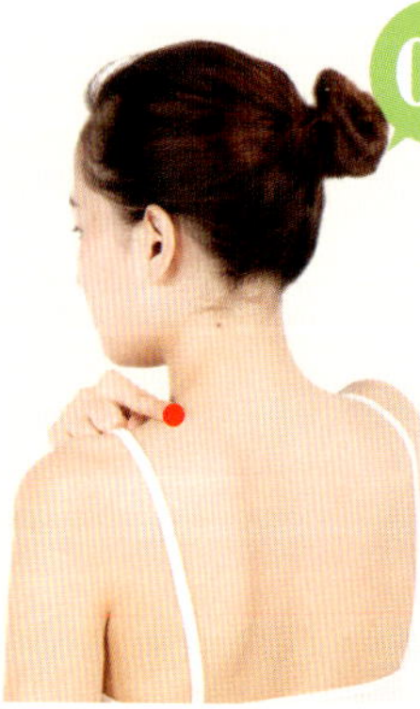

03 肩井拔罐

将气罐吸附在肩井穴上，留罐 10 分钟，以被拔罐部位充血，并有少量瘀血被拔出为度。

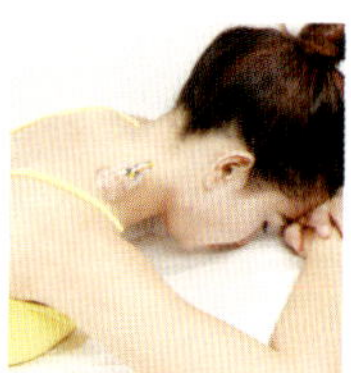

『穴位定位』

位于肩上，前直乳中，当大椎与肩峰端连线的中点上。

颈椎病

拔罐疗法扫扫看

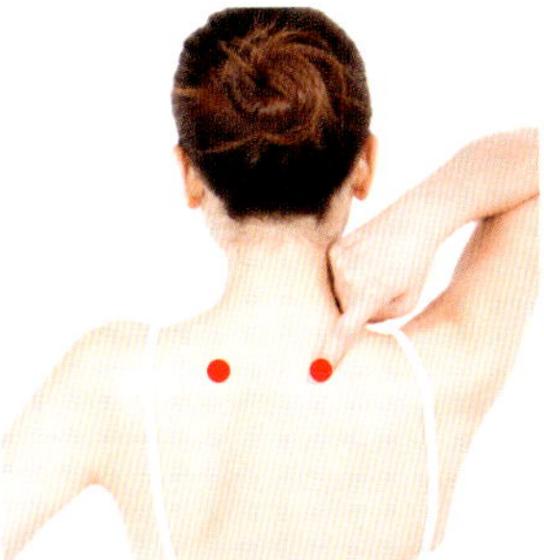

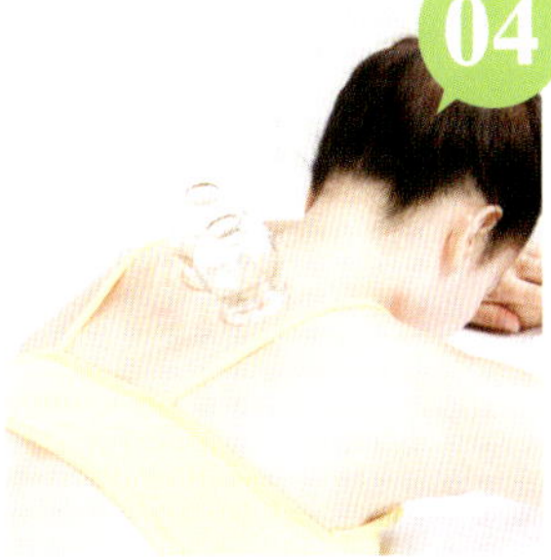

04 风门拔罐

将火罐扣在风门穴上，留罐 10 分钟，以局部皮肤潮红为度。

『穴位定位』

位于背部，第二胸椎棘突下，旁开 1.5 寸。

【专家解析】

大椎具有激发阳气、通经活络的作用；肩外俞具有舒筋活络、祛风止痛的作用；肩井具有祛风清热、活络消肿的作用；风门具有疏风解表的作用。四穴配伍，共奏祛风散寒、舒筋活络之功。

随证加穴拔罐

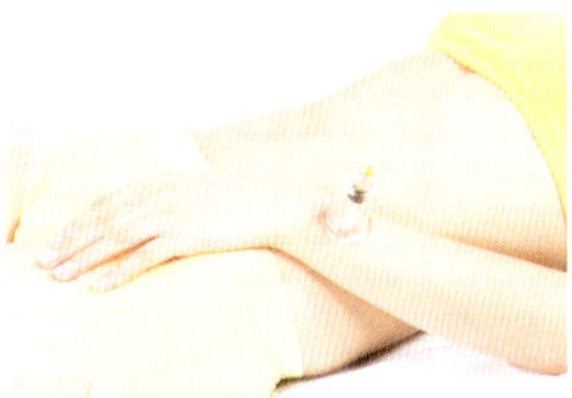

①风寒痹阻型 + 外关

典型症状： 受寒后颈项强痛，肩臂酸楚，颈部活动受限，遇寒加重。

拔罐： 将气罐吸拔在外关穴上，留罐 15 分钟，可祛风通络。

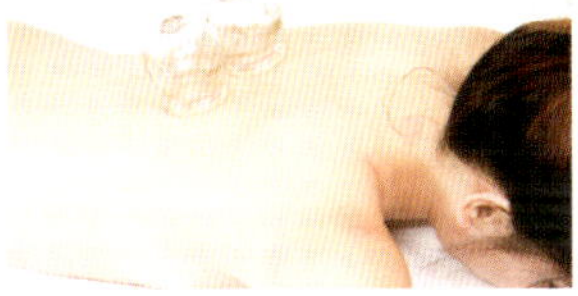

②劳损血瘀型 + 膈俞

典型症状： 有外伤史或久坐低头者，颈项、肩臂疼痛，劳累后加重。

拔罐： 将火罐迅速扣在膈俞穴上，留罐 15 分钟，可活血化瘀、通络止痛。

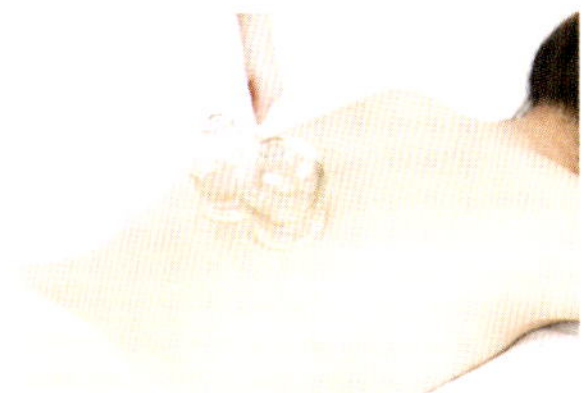

③肝肾亏虚型 + 肝俞

典型症状： 颈项、肩臂疼痛，四肢麻木乏力，伴见头晕眼花。

拔罐： 将火罐扣在肝俞穴上，留罐 10 分钟，可补益肝肾、舒筋活络。

老中医经验方

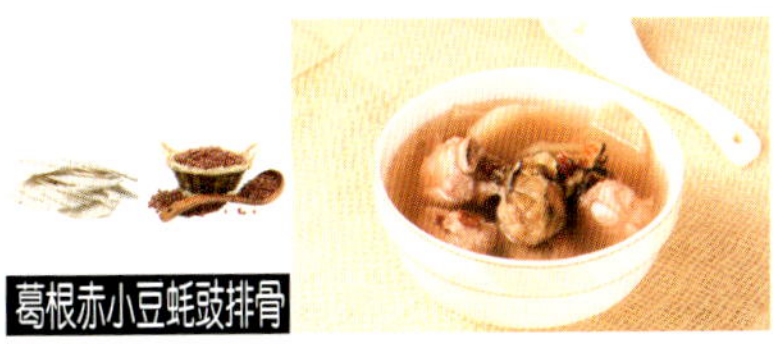

葛根赤小豆蚝豉排骨

- 取葛根 15 克，赤小豆 15 克，蚝豉 100 克，排骨 500 克，炖煮。
- 本品可生津解表、利湿通络。

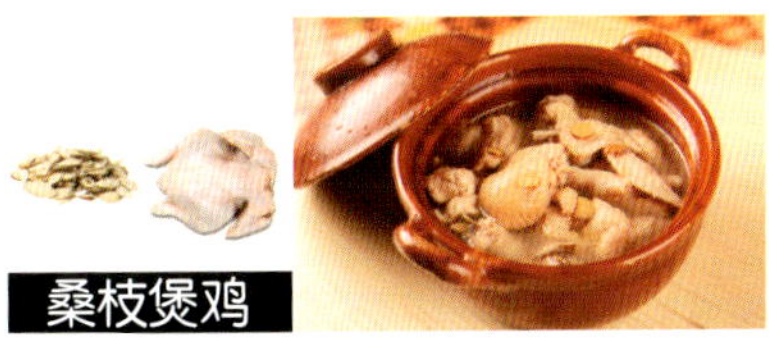

桑枝煲鸡

- 取桑枝 15 克，鸡肉 500 克，炖煮。
- 本品可祛风散寒、通络止痛，治外感型颈椎病。

拔罐祛病 02

落枕

症状 颈项部强直酸痛不适，不能转动自如。

【病症简介】

落枕多因睡卧时体位不当，造成颈部肌肉损伤；或颈部感受风寒或外伤，致使经络不通、气血凝滞、筋脉拘急而成。临床主要表现为颈项部强直酸痛不适，不能转动自如，并向一侧歪斜，甚至疼痛牵引患。

拔罐疗法

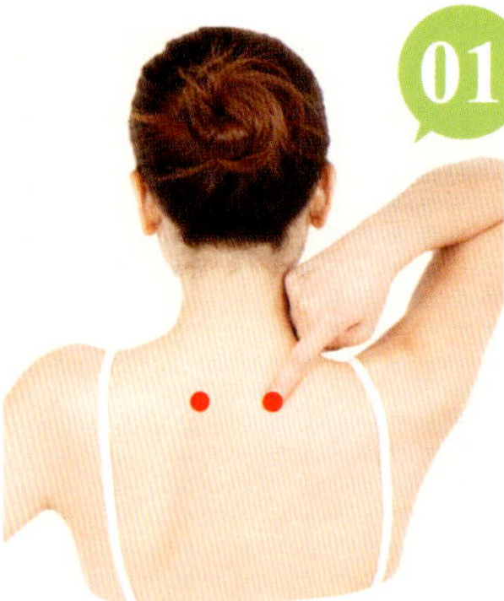

01 风门拔罐

将火罐扣在风门穴上，留罐 10 分钟，以局部皮肤潮红为度。

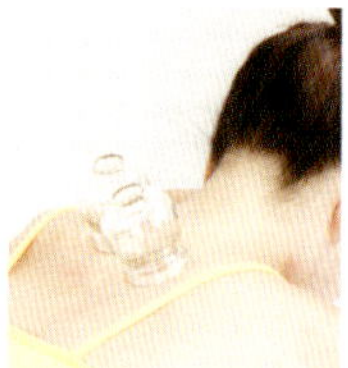

『穴位定位』

位于背部，第二胸椎棘突下，旁开 1.5 寸。

02 肩井拔罐

用拔罐器将气罐吸附在肩井穴上，留罐 10 ~ 15 分钟，以局部皮肤有抽紧感、泛红、充血为度。

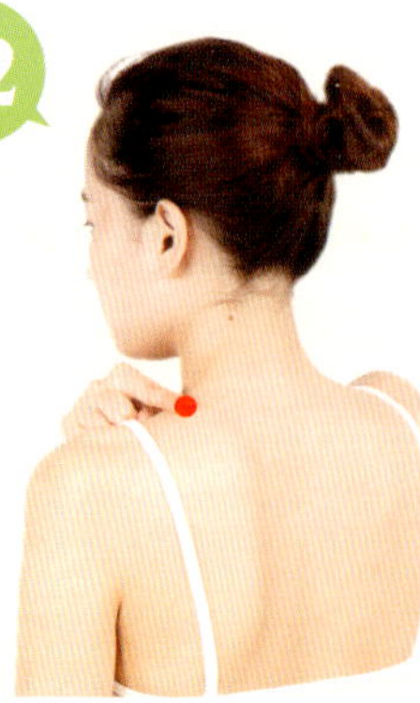

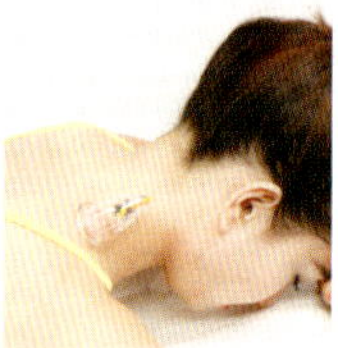

『穴位定位』

位于肩上，前直乳中，当大椎与肩峰端连线的中点上。

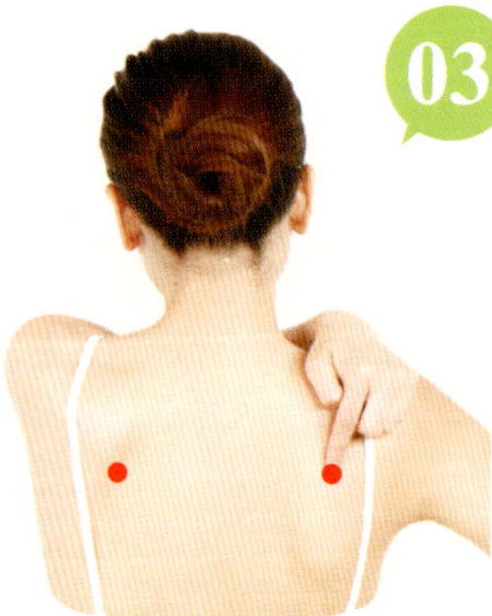

03 天宗拔罐

将棉球点燃后，伸入罐内马上抽出，将火罐迅速吸附在天宗穴上，留罐 10 分钟，以局部皮肤潮红为度。

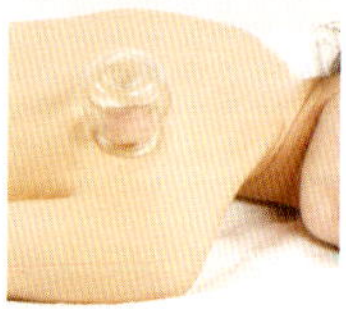

『穴位定位』

在肩胛部，当冈下窝中央凹陷处，与第四胸椎相平。

. 落枕 .
拔罐疗法扫扫看

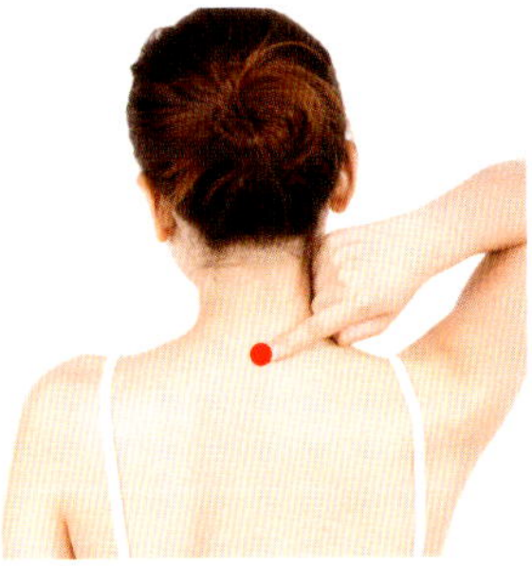

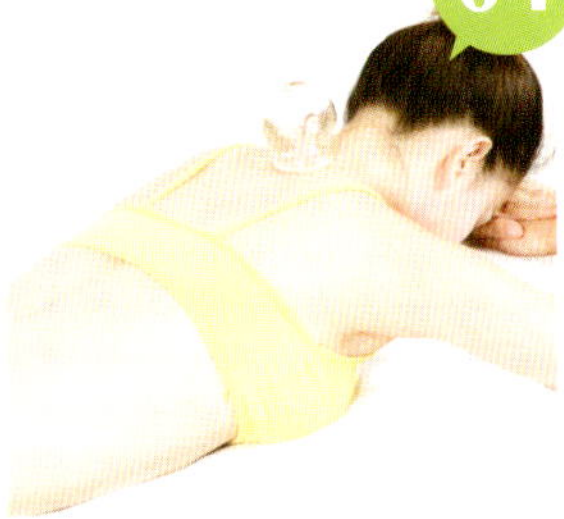

04 大椎拔罐

将火罐扣在大椎穴上，留罐 10 ~ 15 分钟，以局部皮肤潮红为度。

『穴位定位』

位于后正中线上，第七颈椎棘突下凹陷中。

【专家解析】

风门可疏通经络，激发气血运行；肩井具有祛风清热、活络消肿的作用；天宗具有舒筋活络、理气止痛的作用；大椎具有疏经通络、活血止痛的作用。四穴配伍，共奏舒筋活络、行气止痛之功。

随证加穴拔罐

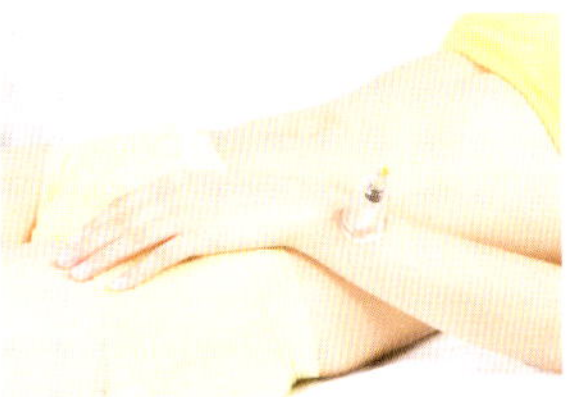

①风寒入络型 + 外关

典型症状： 睡眠时受寒，盛夏贪凉，使颈背部气血凝滞、筋络痹阻。

拔罐： 用拔罐器将气罐吸附在外关穴上，留罐 10 分钟，可祛风散寒。

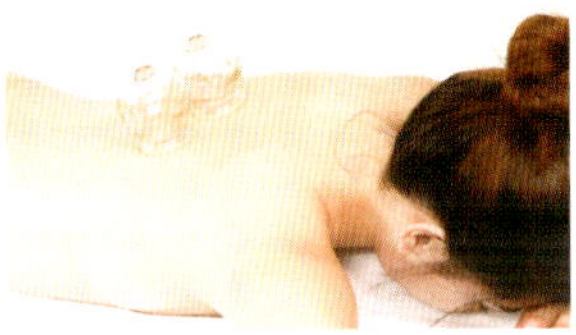

②气滞血瘀型 + 膈俞

典型症状： 素体气滞血瘀、经脉不通，晨起后却感到项背部明显酸痛。

拔罐： 将火罐迅速扣在膈俞穴上，留罐 15 分钟，可活血化瘀。

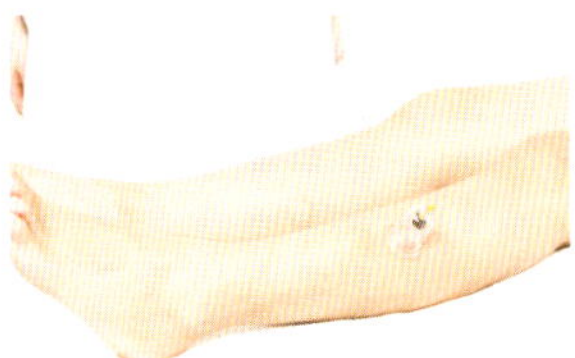

③痰瘀内阻型 + 丰隆

典型症状： 头颈部转侧不利，胸脘满闷。

拔罐： 用拔罐器将气罐吸附在丰隆穴上，留罐 10 分钟，可化痰通络。

✚ 老中医经验方

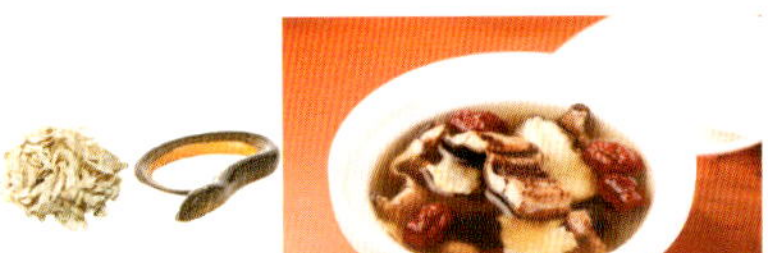

当归桂枝黄鳝汤

- 取当归 15 克，桂枝 10 克，黄鳝 500 克，炖汤。
- 本品可行气活血、通络止痛。

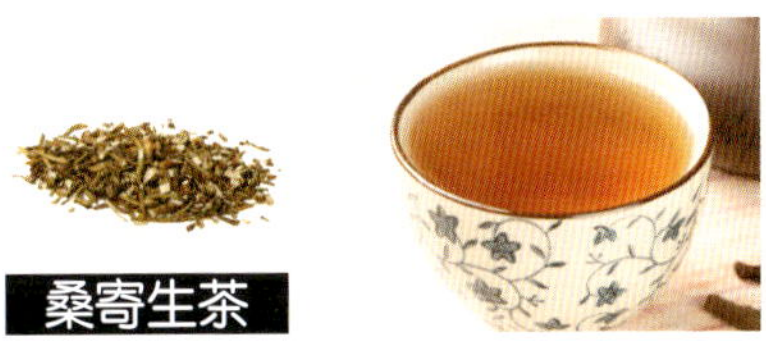

桑寄生茶

- 取桑寄生 10 克，冲泡饮用。
- 本品可祛风湿、通络止痛。

拔罐祛病 03

腰椎间盘突出

症状

腰痛及伴有臀部、下肢放射状疼痛。

腰椎间盘突出 拔罐疗法扫扫看

【病症简介】

腰椎间盘突出症是因椎间盘变性，纤维环破裂，髓核突出刺激或压迫神经根、马尾神经所表现的一种综合征。主要临床症状有：腰痛，可伴有臀部、下肢放射状疼痛。严重者会出现大小便障碍，会阴和肛周异常等症状。

拔罐疗法

01 肾俞拔罐

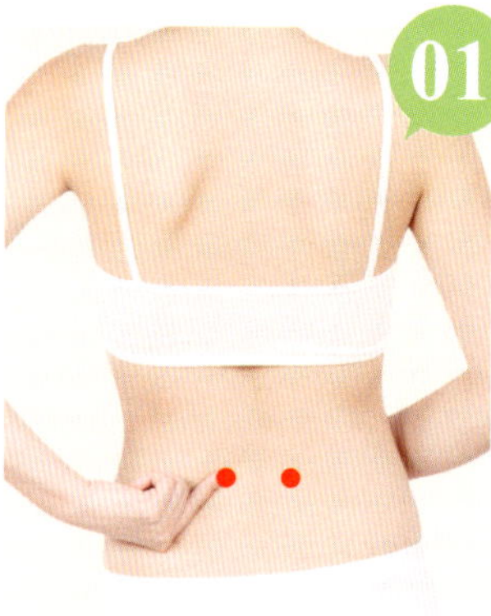

将火罐扣在肾俞穴上，留罐5 ~ 10分钟，以拔罐部位充血，少量瘀血被拔出为度。

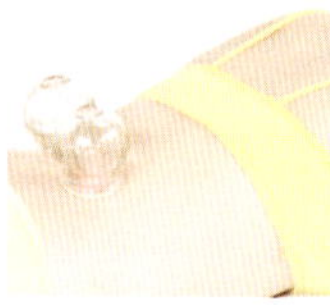

『穴位定位』

位于腰部，当第二腰椎棘突下，旁开 1.5 寸。

02 大肠俞拔罐

将火罐扣在大肠俞穴上，留罐 10 分钟，以局部皮肤泛红、充血为度。

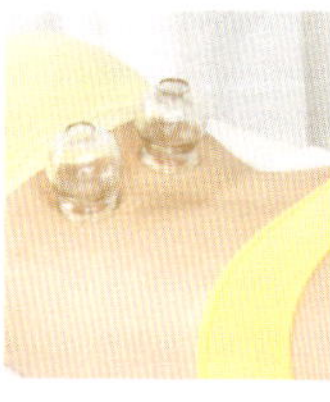

『穴位定位』

位于腰部，当第四腰椎棘突下，旁开 1.5 寸。

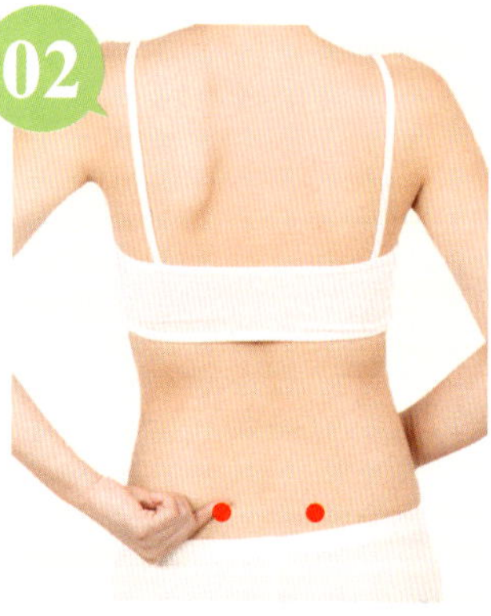

03 次髎拔罐

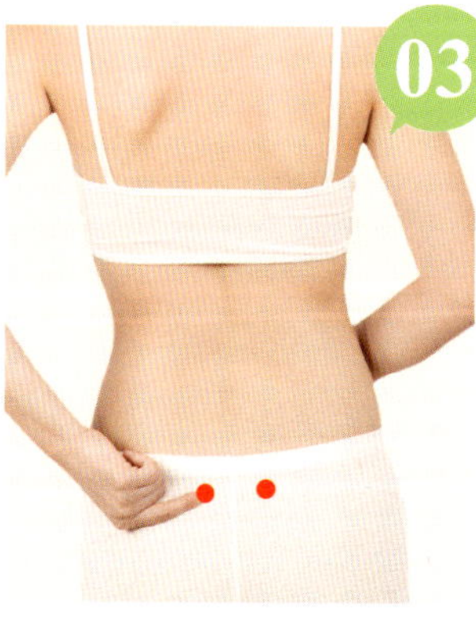

将火罐扣在次髎穴上，留罐 10 分钟，以局部皮肤泛红、充血为度。

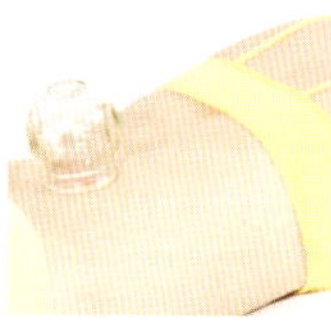

『穴位定位』

位于骶部，当髂后上棘内下方，适对第二骶后孔处。

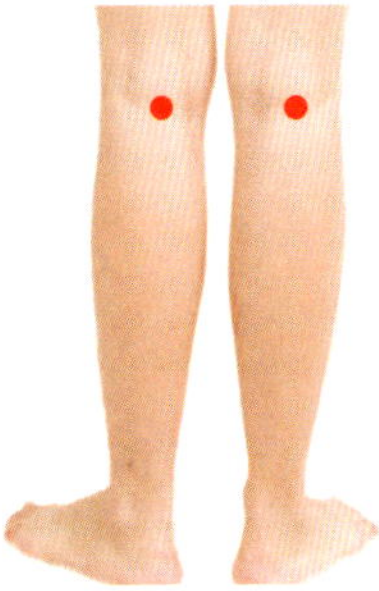

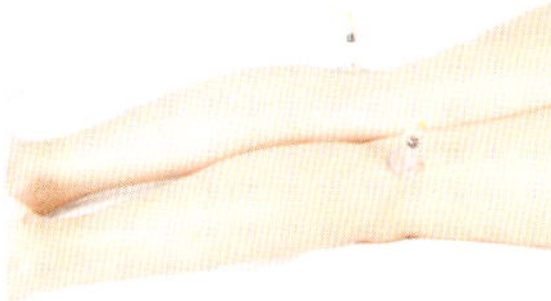

04 委中拔罐

用拔罐器将气罐吸附在委中穴上，留罐 10 分钟，以局部皮肤潮红、有抽紧感为度。

『穴位定位』

在腘横纹中点，当股二头肌腱与半腱肌肌腱的中间。

【专家解析】

肾俞具有壮腰益肾的作用；大肠俞具有疏通局部经脉、经络及经筋气血，通经止痛的作用；次髎可疏导水液、健脾除湿；委中具有疏调腰背部经脉之气血的作用。四穴配伍，共奏温经散寒、活血化瘀、壮腰益肾之功。

随证加穴拔罐

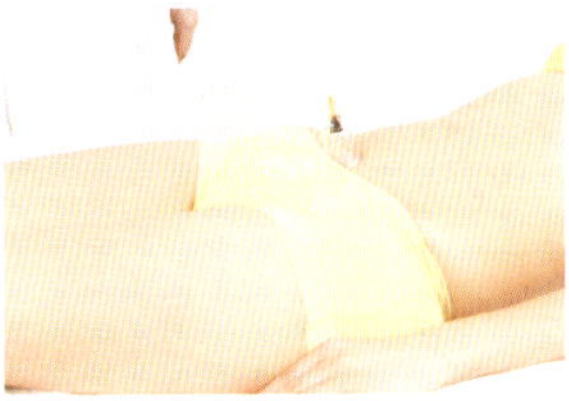

①寒湿型＋关元

典型症状：腰部有受寒史，天气变化时或阴雨天气症状加重，腰部冷痛。

拔罐：将气罐吸附在关元穴上，留罐 10 分钟，可温中散寒、除湿止痛。

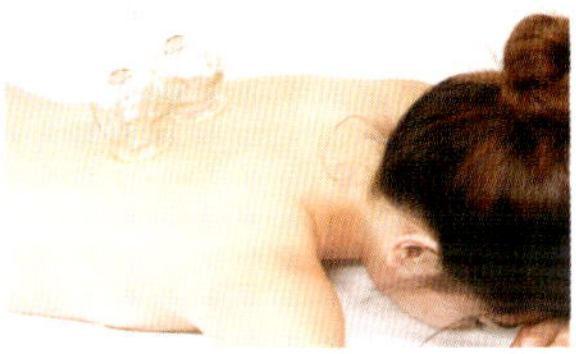

②瘀血阻络型＋膈俞

典型症状：腰部有劳损或外伤史，晨起、劳累、久坐时加重，痛处固定不移。

拔罐：将火罐扣在膈俞穴上，留罐 15 分钟，可行气活血、化瘀止痛。

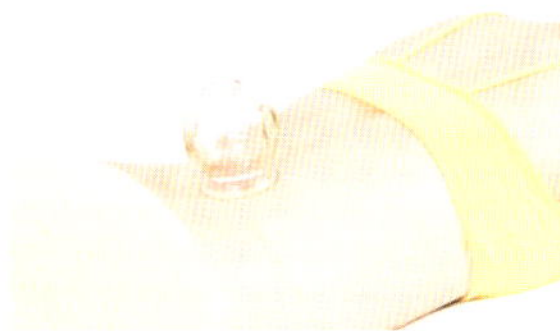

③肾虚型＋命门

典型症状：起病缓慢，腰部隐隐作痛，乏力，腰膝酸软。

拔罐：将火罐扣在命门穴上，留罐 15 分钟，可温壮元阳、益肾强腰。

老中医经验方

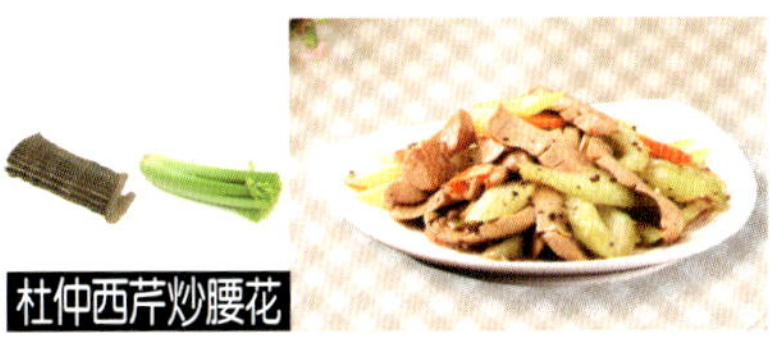

杜仲西芹炒腰花

- 取杜仲 15 克，西芹 200 克，腰花 500 克，翻炒。
- 本品可强腰益肾。

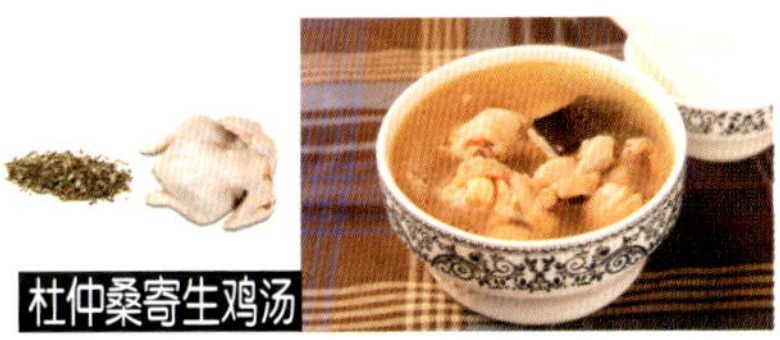

杜仲桑寄生鸡汤

- 取杜仲 15 克，桑寄生 15 克，鸡肉 500 克，煮汤。
- 本品可强腰利水。

拔罐祛病04

肩周炎

症状

患肢关节疼痛，昼轻夜重，活动受限。

【病症简介】

肩周炎是肩部关节囊和关节周围软组织的一种退行性、炎症性慢性疾患。中医认为本病多由气血不足，营卫不固，风、寒、湿之邪侵袭肩部经络，致使筋脉收引、气血运行不畅而成，或因外伤劳损、经脉滞涩所致。

拔罐疗法

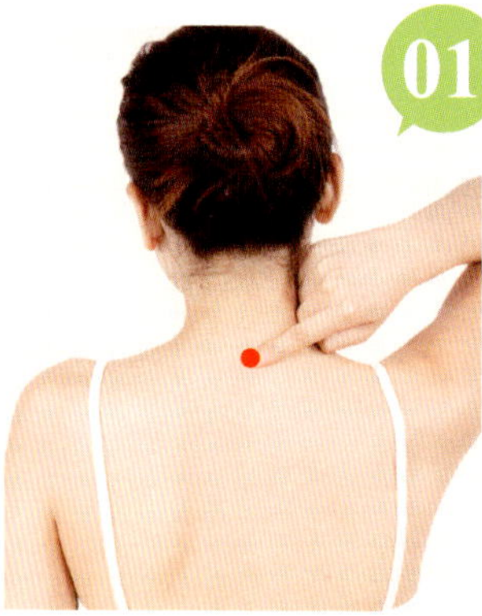

01 大椎拔罐

将点燃的棉球伸入罐内旋转一圈马上抽出，将火罐扣在大椎穴上，留罐10分钟。

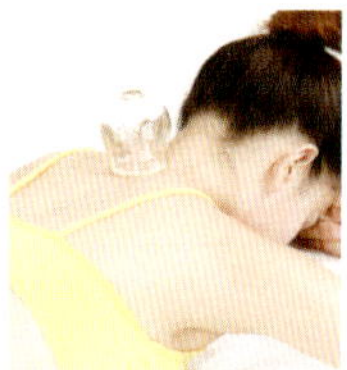

『穴位定位』

位于后正中线上，第七颈椎棘突下凹陷中。

02 大杼拔罐

将火罐扣在大杼穴上，留罐10分钟，以局部皮肤泛红、充血为度。

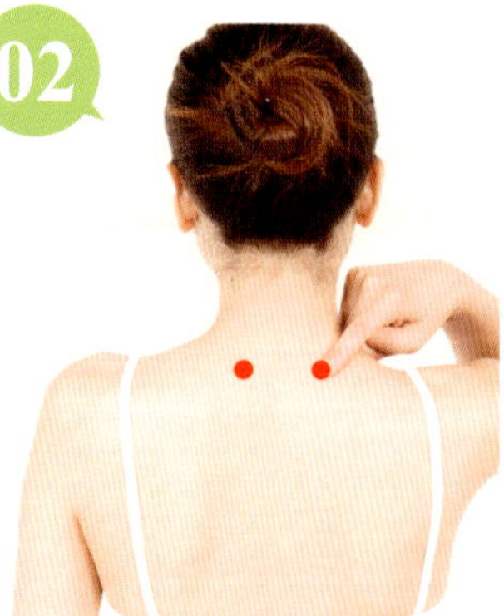

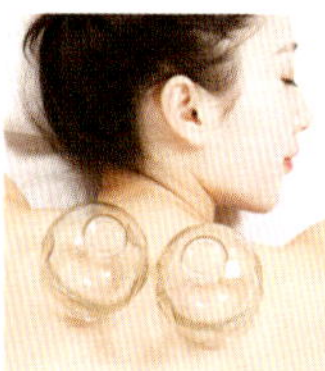

『穴位定位』

位于背部，当第一胸椎棘突下，旁开1.5寸。

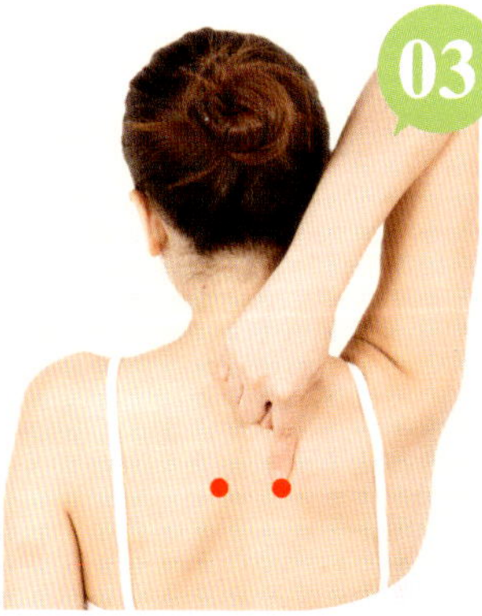

03 厥阴俞拔罐

将点燃的棉球伸入罐内旋转一圈马上抽出，将火罐迅速扣在厥阴俞穴上，留罐10分钟。

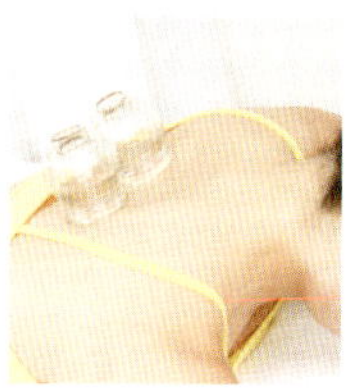

『穴位定位』

位于背部，当第四胸椎棘突下，旁开1.5寸。

肩周炎
拔罐疗法扫扫看

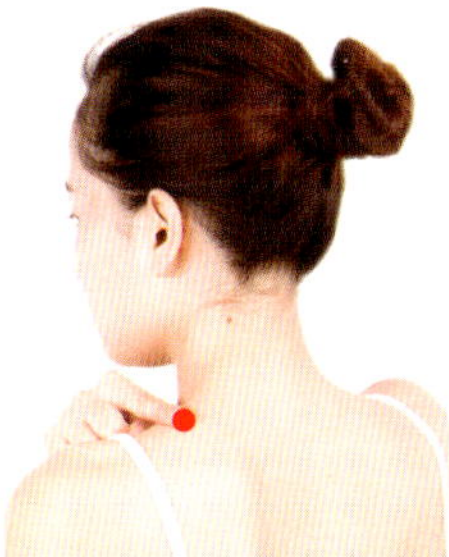

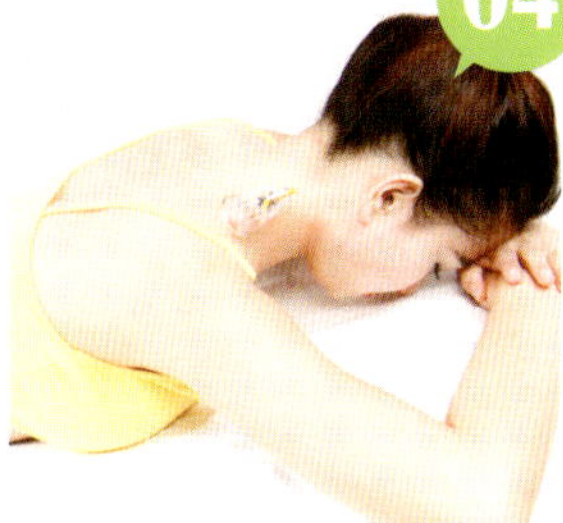

04 肩井拔罐

将气罐吸附在肩井穴上，留罐10分钟，以被拔罐部位充血，有少量瘀血被拔出为度。

『穴位定位』

位于肩上，前直乳中，当大椎与肩峰端连线的中点上。

【专家解析】

大椎具有疏经通络、活血止痛的作用；大杼具有强筋骨、清邪热的作用；厥阴俞可外泄心包之热；肩井具有疏通经络的作用。四穴配伍，共奏舒筋通络、祛邪清热之功。

随证加穴拔罐

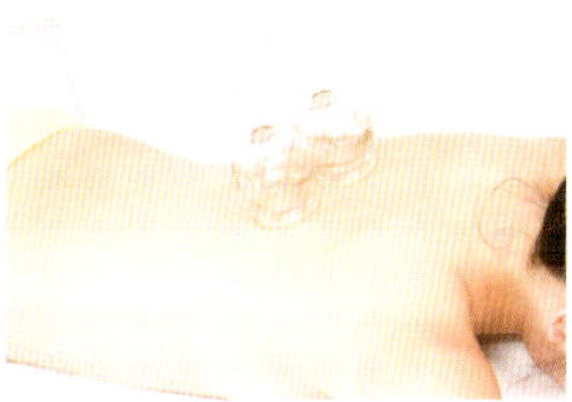

①气滞血瘀型＋膈俞

典型症状：肩部疼痛剧烈，如针刺或刀割样跳痛，痛处不移，局部肿胀或青紫。

拔罐：将火罐扣在膈俞穴上，留罐15分钟，可活血化瘀、祛瘀止痛。

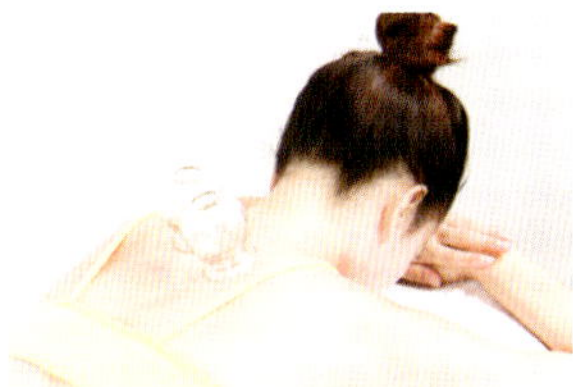

②风寒入络型＋风门

典型症状：肩部拘急疼痛，痛牵肩胛、背部、上臂及颈项，痛点固定不移并向周围放散痛，压痛明显。

拔罐：将火罐扣在风门穴上，留罐约15分钟。

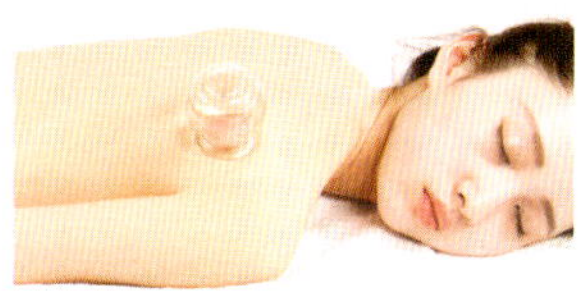

③风湿阻络型＋天宗

典型症状：肩部疼痛重着，屈伸不利。

拔罐：将火罐扣在天宗穴上，留罐10～15分钟，可舒筋活络、理气消肿。

老中医经验方

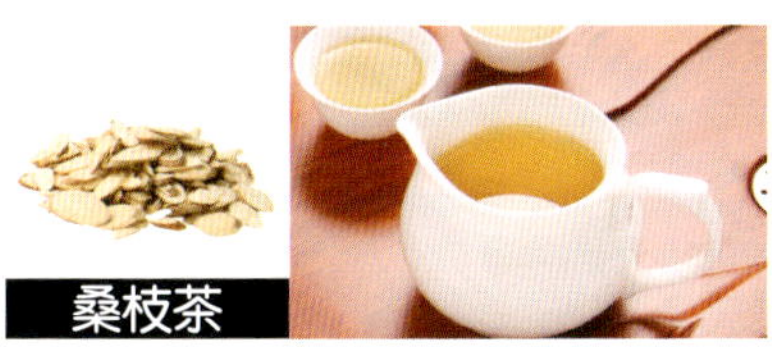

桑枝茶

- 取桑枝10克，冲泡饮用。
- 本品可疏通经络。

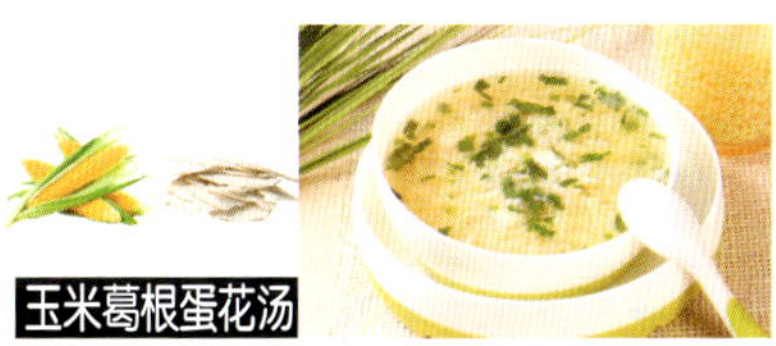

玉米葛根蛋花汤

- 取玉米50克，葛根10克，鸡蛋两个，煮汤。
- 本品可通络散邪。

拔罐祛病05

膝关节炎

症状

膝关节疼痛，行动不便，关节僵硬僵直、肿胀。

【病症简介】

膝关节炎是最常见的关节炎，是软骨退行性病变和关节边缘骨赘的慢性进行性退化性疾病。以软骨磨损为其主要因素，好发于体重偏重者和中老年人。在发病的前期没有明显的症状。继之，其主要症状为膝关节深部疼痛、压痛，关节僵硬僵直、麻木、屈伸不利，关节肿胀等。

拔罐疗法

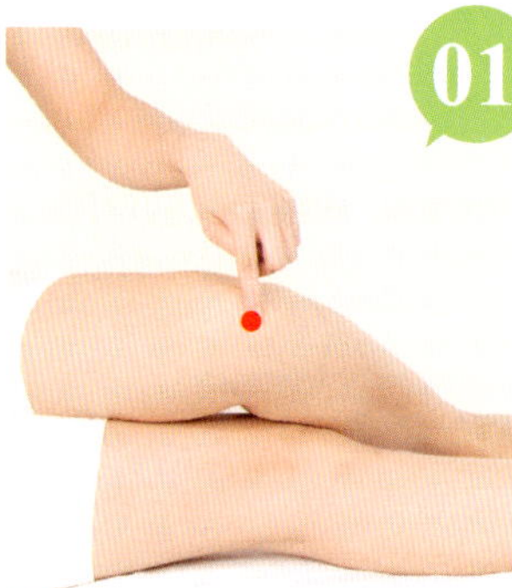

01 鹤顶拔罐

用拔罐器把气罐吸附在鹤顶穴上，留罐10分钟，以局部皮肤有抽紧感为度。

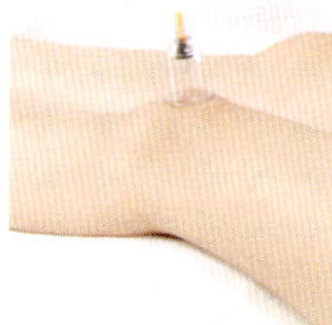

『穴位定位』

位于膝上部髌底的中点上方凹陷处。

02 梁丘拔罐

用拔罐器把气罐吸附在梁丘穴上，留罐10分钟，以局部皮肤潮红、有抽紧感为度。

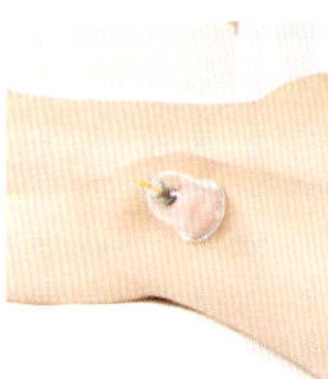

『穴位定位』

位于髂前上棘与髌底外侧连线，髌底上2寸。

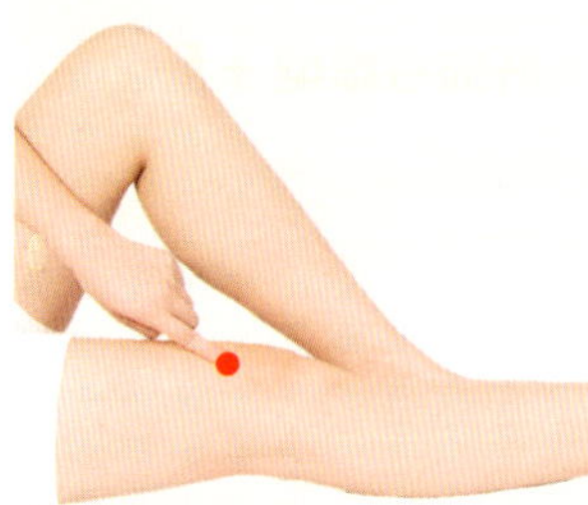

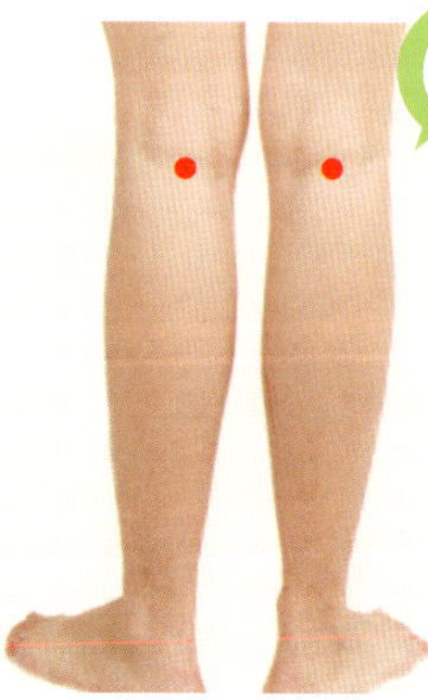

03 委中拔罐

将气罐扣在委中穴上，留罐10分钟，以被拔罐部位充血，有少量瘀血被拔出为度。

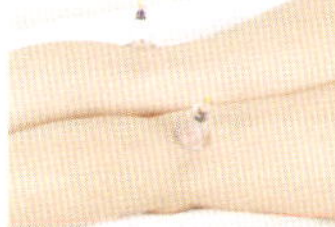

『穴位定位』

位于腘横纹中点，当股二头肌腱与半腱肌肌腱的中间。

膝关节炎
拔罐疗法扫扫看

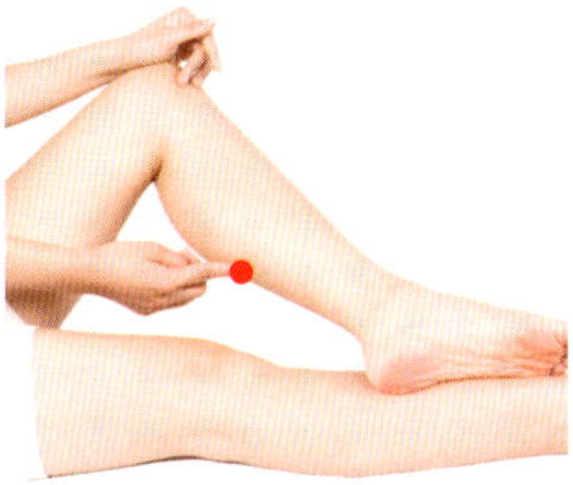

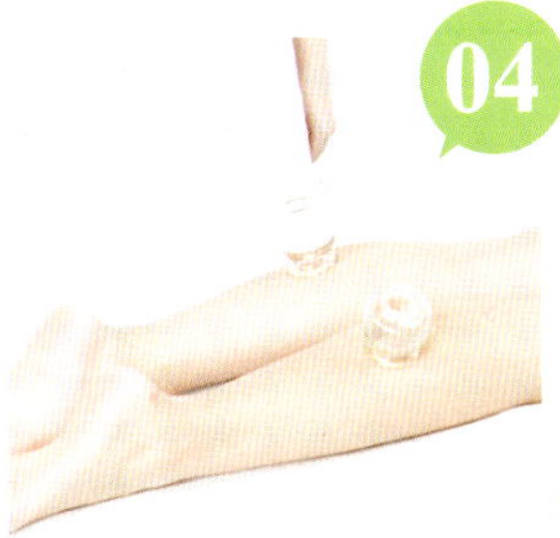

04 承山拔罐

将火罐扣在承山穴上，留罐 10 分钟。

『穴位定位』

位于小腿后面正中，当伸直小腿时腓肠肌肌腹下出现尖角凹陷处。

【专家解析】

鹤顶具有通利关节的作用；梁丘具有祛风化湿、通经活络的作用；委中具有舒筋活络、凉血解毒的作用；承山具有舒筋活络、理气止痛的作用。四穴配伍，共奏舒筋活络、消炎止痛之功。

随证加穴拔罐

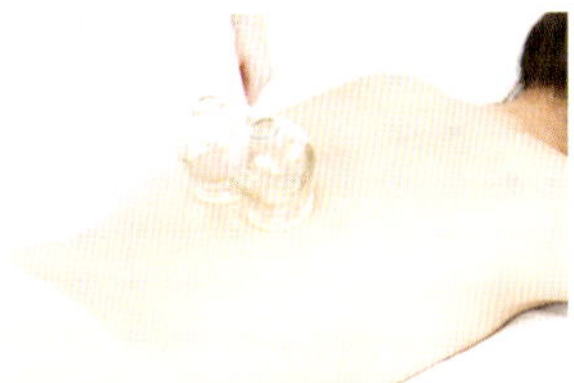

①肝血亏虚型＋肝俞

典型症状： 膝关节疼痛，肢体麻木，手足震颤，伴见目涩，月经量少等。

拔罐： 用火罐法迅速将火罐扣在肝俞穴上，留罐 10 分钟，可补肝柔筋。

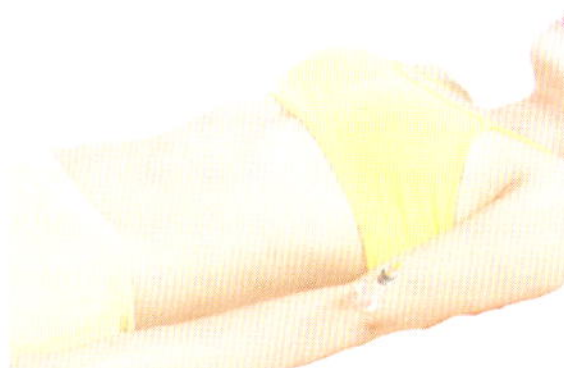

②风热湿痹型＋曲池

典型症状： 关节红肿疼痛，屈伸不利。

拔罐： 将气罐吸附在曲池穴上，留罐 10 分钟，可疏风清热。

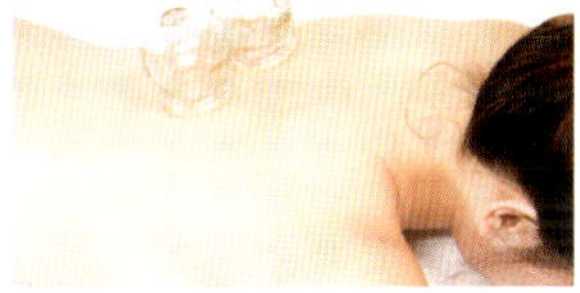

③气滞血瘀型＋膈俞

典型症状： 膝关节疼痛不适，痛处固定，入夜更甚。

拔罐： 将火罐扣在膈俞穴上，留罐 15 分钟，可行气导滞、活血化瘀。

✚ 老中医经验方

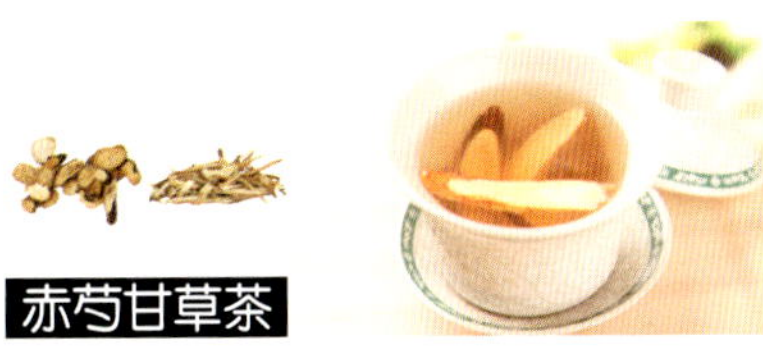

赤芍甘草茶

- 取赤芍 10 克，甘草 10 克，冲泡饮用。
- 本品可行气活血、强健膝关节。

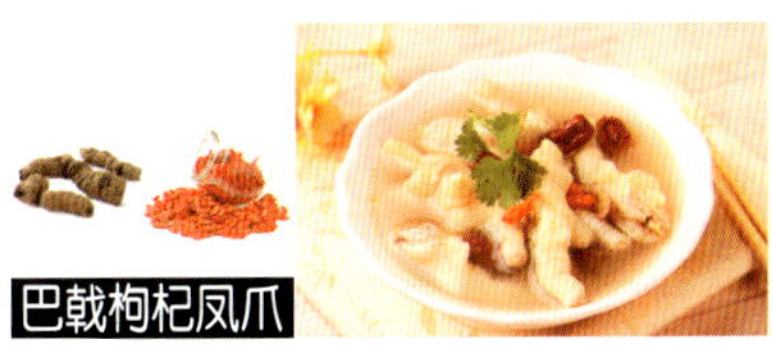

巴戟枸杞凤爪

- 取巴戟天 15 克，枸杞 10 克，凤爪 500 克，炖煮。
- 本品可强腰利膝。

拔罐祛病06

脚踝疼痛

症状

脚踝疼痛，过劳过冷可刺激其犯病。

【病症简介】

脚踝疼痛是由于不适当运动稍微超出了脚踝的承受力，造成脚踝软组织损伤，出现了一定的疼痛症状。重者可造成脚踝滑膜炎、创伤性关节炎等疾病，早期疼痛可用毛巾包裹冰块敷在踝部。患者日常生活中不宜扛重物、过度劳累、受寒冷刺激，要注意患肢的保暖，适当的活动。

拔罐疗法

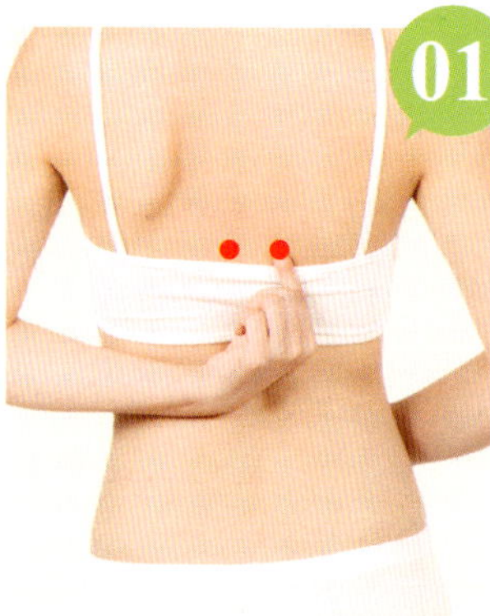

01 膈俞拔罐

将点燃的棉球伸入罐内旋转一圈马上抽出，将火罐扣在膈俞穴上，留罐10分钟。

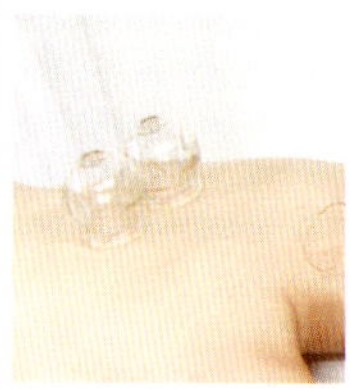

『穴位定位』

位于背部，当第七胸椎棘突下，旁开1.5寸。

02 承山拔罐

将点燃的棉球伸入罐内旋转一圈马上抽出，将火罐扣在承山穴上，留罐10分钟。

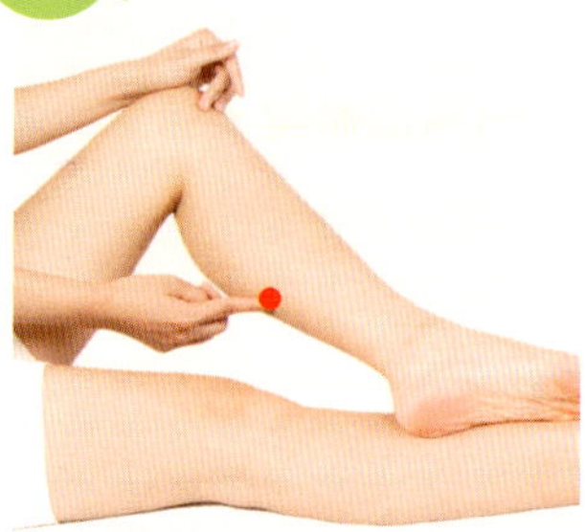

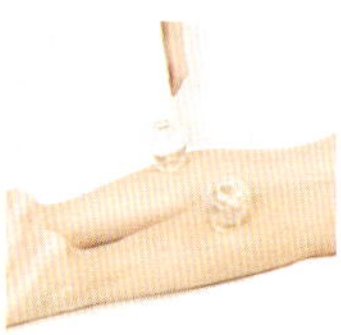

『穴位定位』

在小腿后面正中，委中与昆仑之间，当伸直小腿时腓肠肌肌腹下出现尖角凹陷处。

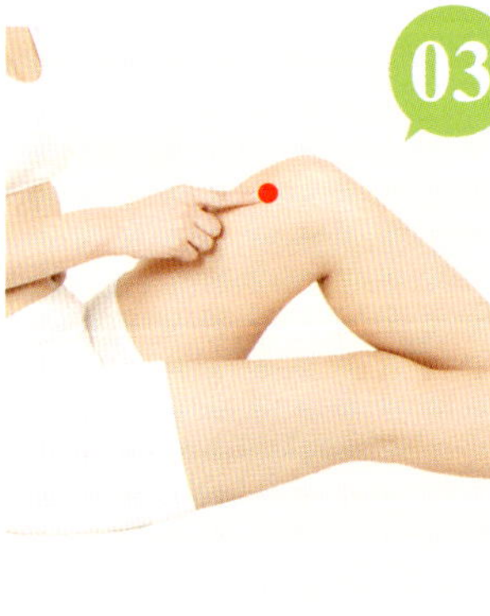

03 血海拔罐

将火罐扣在血海穴上，留罐10分钟后取下。对侧以同样的方法操作。

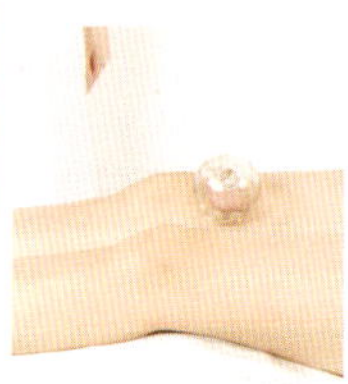

『穴位定位』

屈膝，在大腿内侧，髌底内侧端上2寸，当股四头肌内侧头隆起处。

. 脚踝疼痛 .
拔罐疗法扫扫看

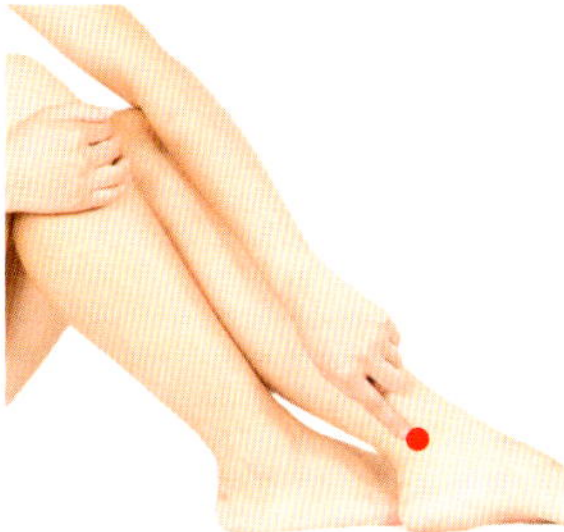

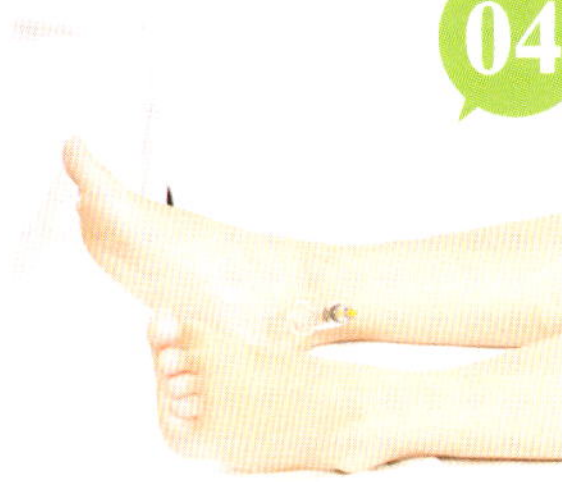

04 太溪拔罐

用拔罐器将气罐吸附在太溪穴上，留罐 10 分钟后取下。

『穴位定位』

位于足内侧，内踝后方，当内踝尖与跟腱之间的凹陷处。

【专家解析】

膈俞可散热化血；承山可理气止痛、通经活络；血海可调经统血、健脾化湿；太溪可滋阴益肾、缓解脚踝不适。四穴合用可活血化瘀，缓解脚踝疼痛。

随证加穴拔罐

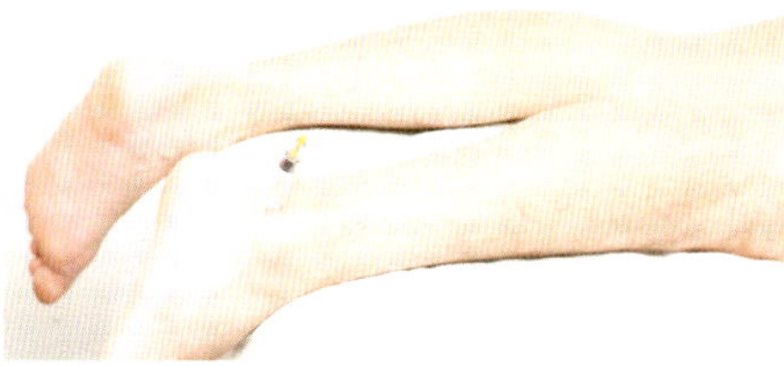

①气滞血瘀型＋昆仑

典型症状：踝关节部位红肿、发热、疼痛剧烈，活动明显受限，行走困难，发病前多有外伤史。

拔罐：将气罐拔取在昆仑穴上，留罐 10 分钟后取下。

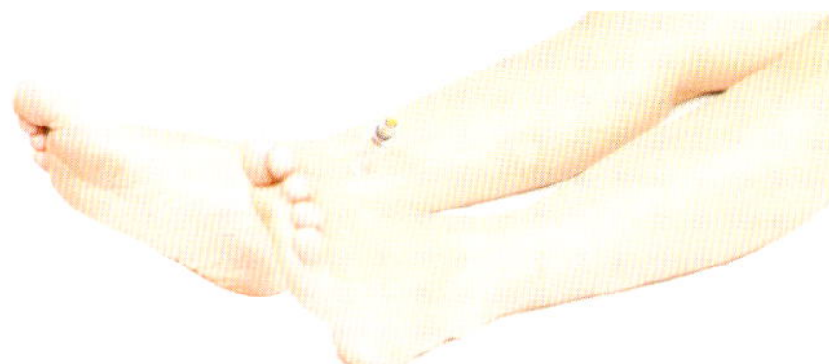

②寒湿阻滞型＋三阴交

典型症状：踝关节部位麻木疼痛，活动稍受限，休息后不能缓解，给予热敷后症状好转。

拔罐：用拔罐器将气罐拔取在三阴交穴上，留罐 10 分钟后取下。

老中医经验方

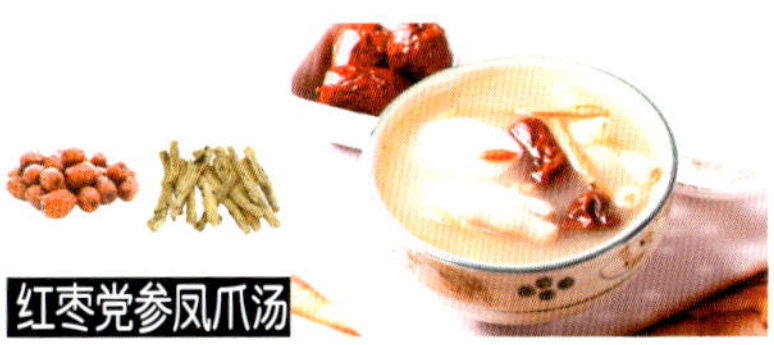

红枣党参凤爪汤

- 取红枣 5 枚，党参 15 克，凤爪 500 克，炖煮。
- 本品可以形补形、荣养脚踝。

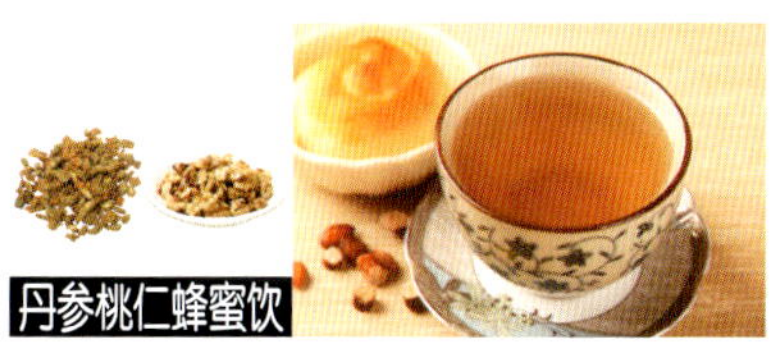

丹参桃仁蜂蜜饮

- 取丹参 10 克，桃仁 8 克，蜂蜜适量，冲服。
- 本品可活血化瘀、通经活络。

拔罐祛病07

小腿抽筋

症状

小腿肌肉痉挛、酸胀、疼痛。

【病症简介】

腿抽筋又称肌肉痉挛，是肌肉自发性的强直性收缩现象。小腿肌肉痉挛最为常见，是由于腓肠肌痉挛所引起，发作时会有酸胀或剧烈的疼痛。外界环境寒冷刺激、出汗过多、疲劳过度、睡眠不足、缺钙、睡眠姿势不好都会引起小腿肌肉痉挛。

拔罐疗法

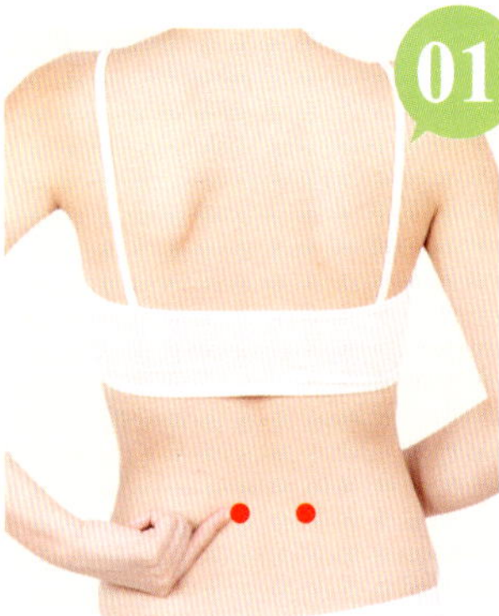

01 肾俞拔罐

将火罐扣在肾俞穴上，留罐 10 分钟，以被拔罐部位充血、发紫，并有少量瘀血被拔出为度。

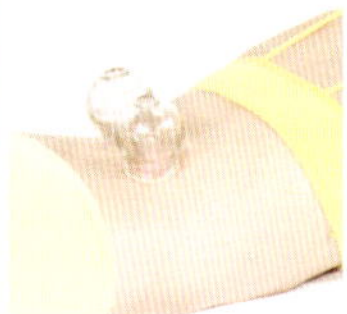

『穴位定位』

位于腰部，当第二腰椎棘突下，旁开 1.5 寸。

02 委中拔罐

用拔罐器将气罐吸附在委中穴上，留罐 10 分钟，以局部皮肤潮红有抽紧感为度。

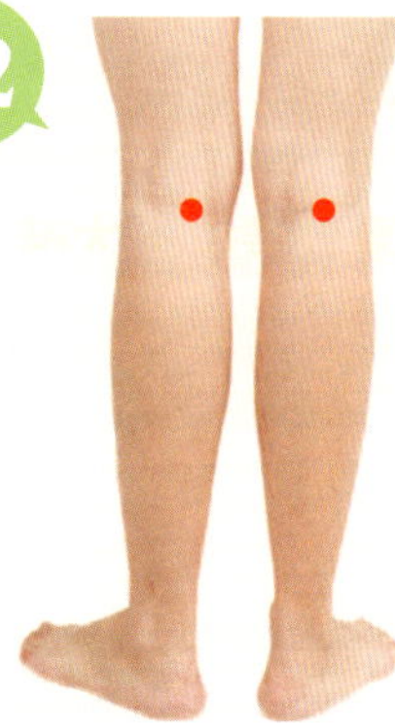

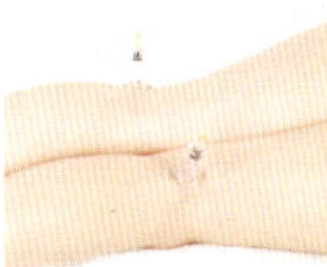

『穴位定位』

位于腘横纹中点，当股二头肌腱与半腱肌肌腱的中间。

03 承山拔罐

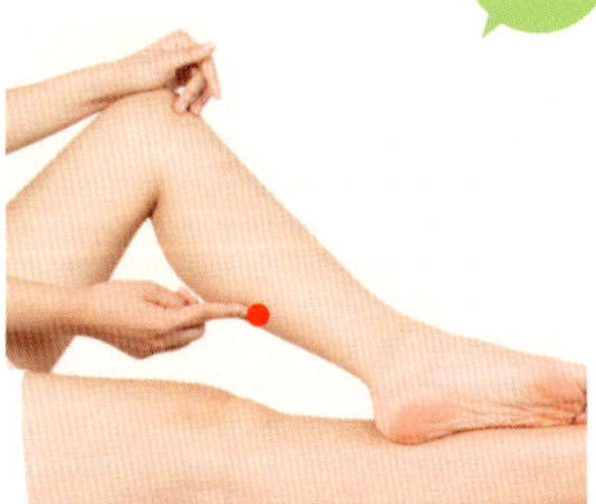

用闪火法将火罐扣在承山穴上，留罐 10 分钟。对侧以同样方法操作。

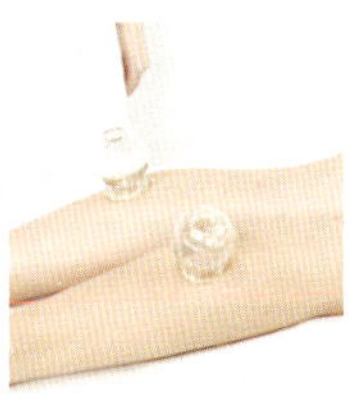

『穴位定位』

位于小腿后面正中，委中与昆仑之间，当伸直小腿时腓肠肌肌腹下出现尖角凹陷处。

小腿抽筋

拔罐疗法扫扫看

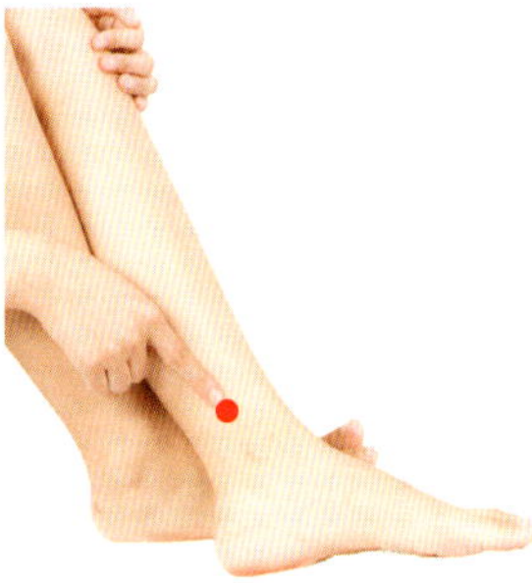

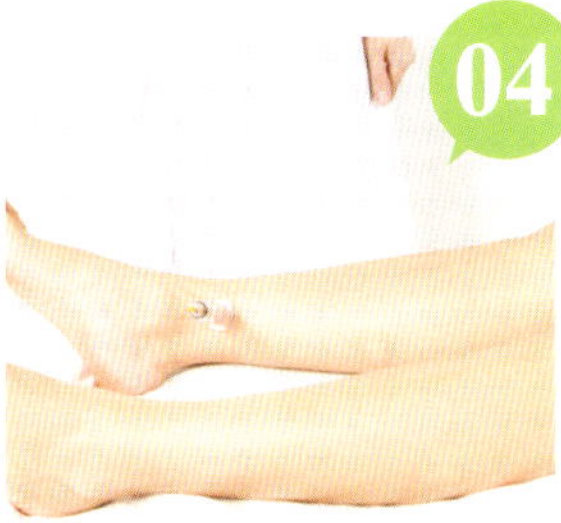

04 三阴交拔罐

用拔罐器将气罐吸附在三阴交穴上，留罐 15 分钟，以局部皮肤泛红、充血为度。

『穴位定位』

位于小腿内侧，当足内踝尖上 3 寸，胫骨内侧缘后方。

【专家解析】

肾俞具有益肾壮骨的作用；委中具有舒筋活络、泄热清暑、凉血解毒的作用；承山具有理气止痛、舒筋活络的作用；三阴交具有健脾理血、益肾平肝的作用。四穴配伍，共奏舒经活络、解痉止痛之功。

随证加穴拔罐

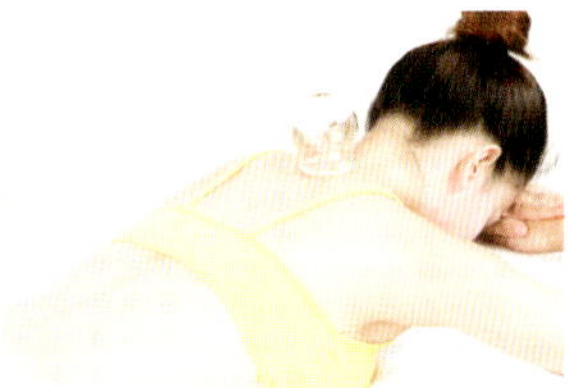

①风寒外袭型 + 大椎

典型症状：小腿抽筋，多在感受外邪后发生，可伴见恶寒、发热。

拔罐：将火罐扣在大椎穴上，留罐 10 ~ 15 分钟。

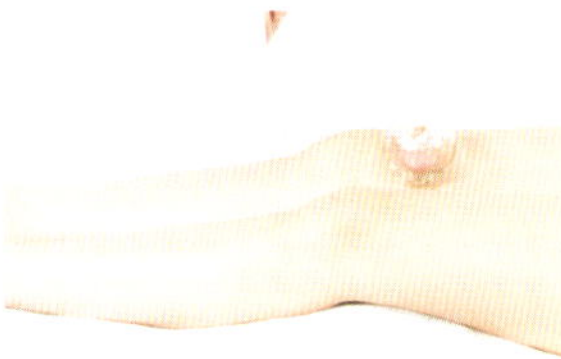

②气滞血瘀型 + 血海

典型症状：小腿抽筋，多在夜间发生或加重，伴见针刺样痛，或静脉曲张等。

拔罐：将火罐扣在血海穴上，留罐 10 ~ 15 分钟。

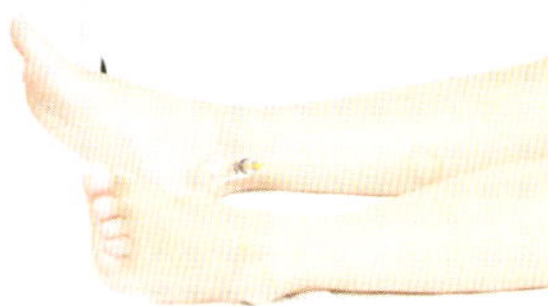

③肝肾阴虚型 + 太溪

典型症状：小腿抽筋，不耐久站，容易疲倦，腰膝酸软。

拔罐：将气罐吸附在太溪穴上，留罐 10 ~ 15 分钟。

老中医经验方

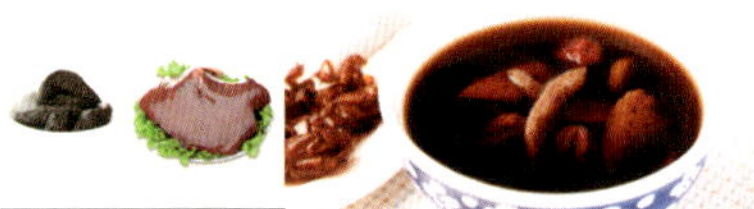

蝉蜕熟地黄猪肝汤

- 取蝉蜕 8 克，熟地 15 克，猪肝 500 克，炖汤。
- 本品可补肝柔筋、熄风止痉。

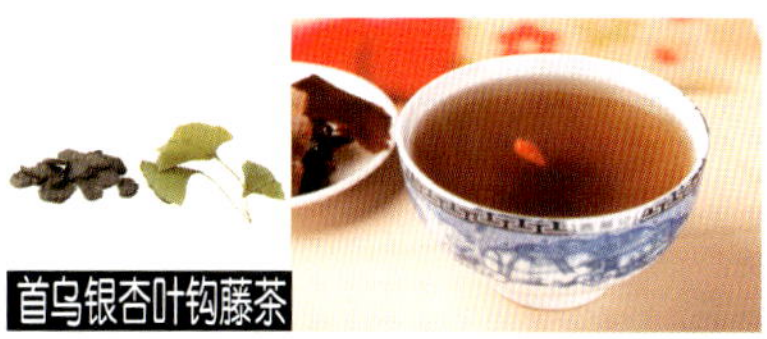

首乌银杏叶钩藤茶

- 取首乌 15 克，银杏叶 10 克，钩藤 8 克，煎汤代茶。
- 本品可祛风止痉。

拔罐祛病 08

腰酸背痛

症状

腰酸背痛，劳累加重、休息缓解。

【病症简介】

腰酸背痛是指脊柱骨和关节及其周围软组织等病损的一种症状。日间劳累症状加重，休息后可减轻，日积月累，可使肌纤维变性，甚而少量撕裂，形成疤痕或纤维索条或粘连，遗留长期慢性腰背痛。中医认为本病因感受寒湿、湿热、气滞血瘀、肾亏体虚或跌仆外伤所致。

拔罐疗法

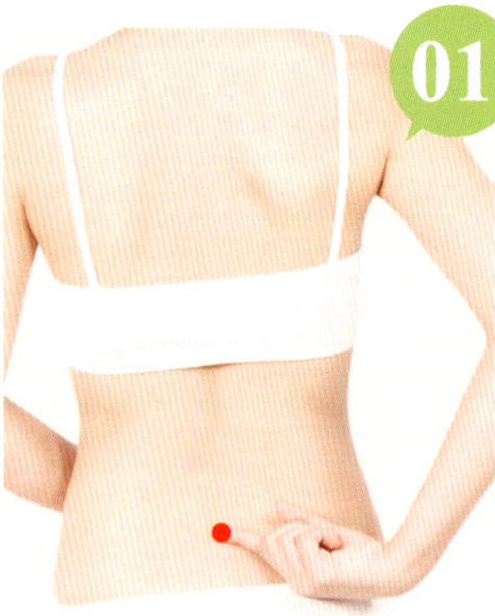

01 腰阳关拔罐

将火罐扣在腰阳关穴上，留罐 10 分钟，以被拔罐部位充血、发紫，并有少量瘀血拔出为度。

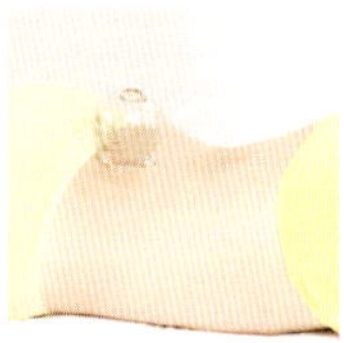

『穴位定位』

位于腰部，当后正中线上，第四腰椎棘突下凹陷中。

02 肾俞拔罐

将棉球点燃后，伸入罐内马上抽出，将火罐迅速扣在肾俞穴上，留罐 10 分钟，以局部皮肤潮红为度。

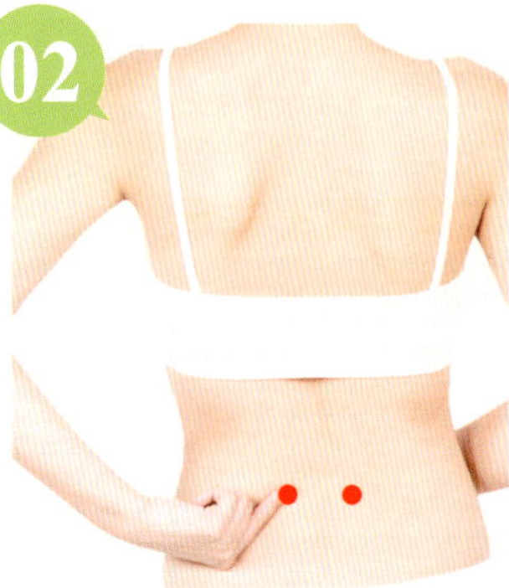

『穴位定位』

位于腰部，当第二腰椎棘突下，旁开 1.5 寸。

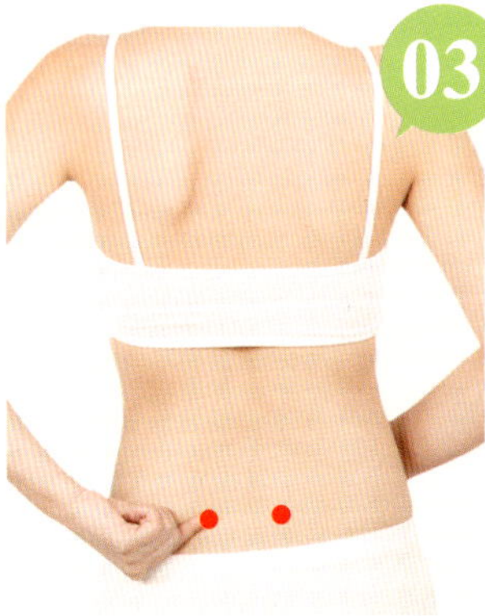

03 大肠俞拔罐

点燃棉球后，伸入罐内旋转一圈马上抽出，将火罐迅速扣在大肠俞穴上，留罐 10 ~ 15 分钟，以局部皮肤潮红为度。

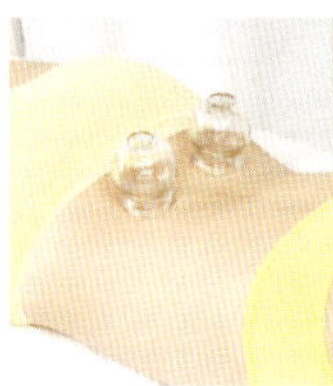

『穴位定位』

位于腰部，当第四腰椎棘突下，旁开 1.5 寸。

腰酸背痛
拔罐疗法扫扫看

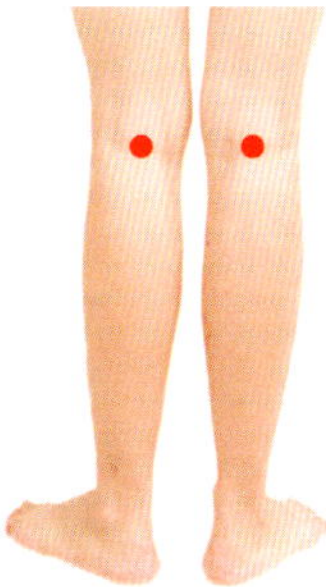

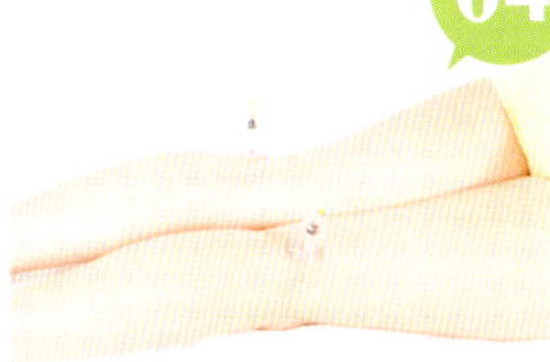

04 委中拔罐

取适宜气罐，用拔罐器将气罐吸附在委中穴上，留罐10分钟。

『穴位定位』

在腘横纹中点，当股二头肌腱与半腱肌肌腱的中间。

【专家解析】

腰阳关、大肠俞具有疏通局部经脉气血、通经止痛的作用；肾俞具有壮腰益肾的作用；委中具有疏调腰背部经脉气血的作用。四穴配伍，共奏温经散寒、活血化瘀、益肾壮腰之功。

随证加穴拔罐

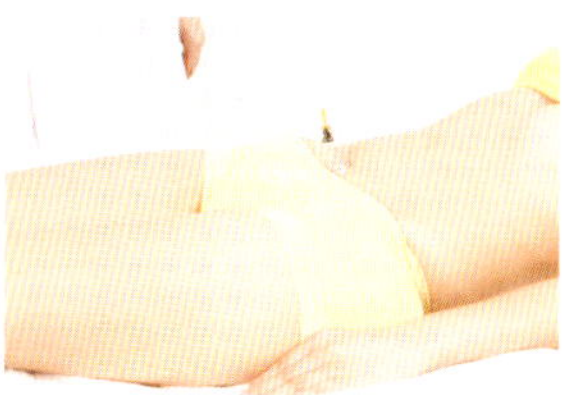

①寒湿型＋关元

典型症状：腰部有受寒史，天气变化时或阴雨天气使加重，腰部冷痛、重着。

拔罐：将气罐吸附在关元穴上，留罐10分钟，可温中散寒，除湿止痛。

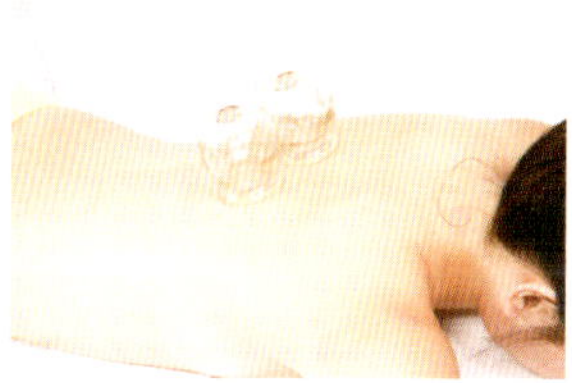

②瘀血阻络型＋膈俞

典型症状：腰部有劳损或外伤史，晨起、劳累、久坐时加重，腰部两侧肌肉有僵硬感，痛处固定不移。

拔罐：将火罐扣在膈俞穴上，留罐15分钟。

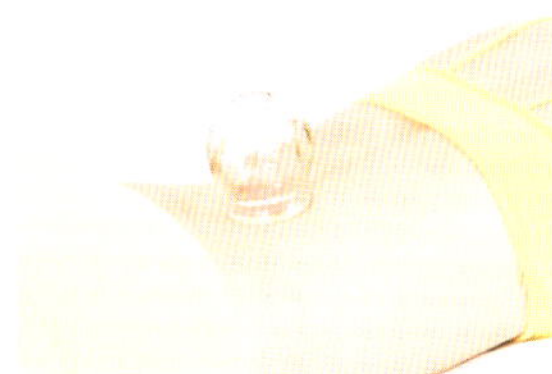

③肾虚型＋命门

典型症状：起病缓慢，腰部隐隐作痛，乏力，腰膝酸软。

拔罐：将火罐吸拔在命门穴上，留罐15分钟，可温壮元阳、益肾强腰。

老中医经验方

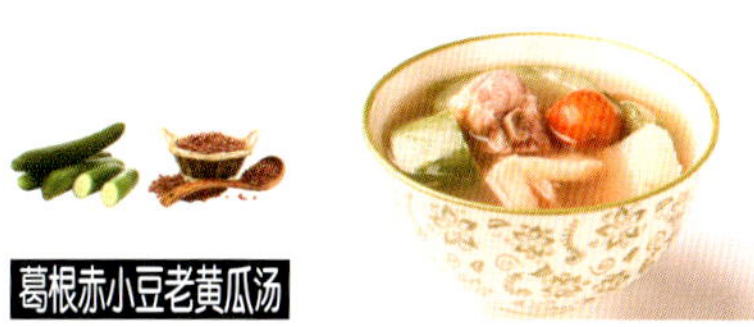

葛根赤小豆老黄瓜汤

- 取葛根15克，赤小豆30克，老黄瓜100克，排骨500克，炖煮。
- 本品可利水通阳。

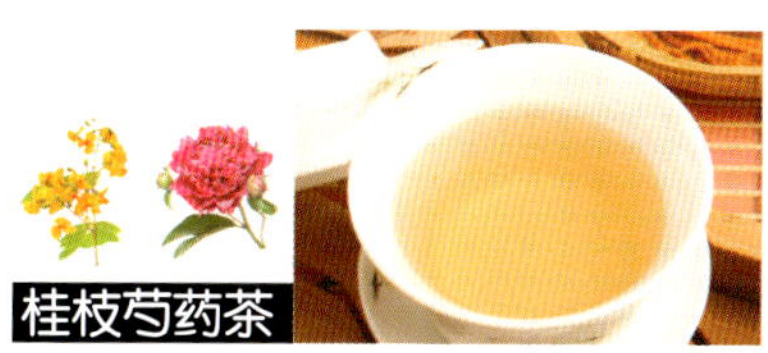

桂枝芍药茶

- 取桂枝10克，芍药5克，冲泡饮用。
- 本品可调和阴阳、温经散寒。

拔罐祛病 09

坐骨神经痛

症状

腰部、臀部疼痛，咳嗽、活动下肢排便时加重。

【病症简介】

坐骨神经痛指坐骨神经病变，沿坐骨神经通路即腰、臀部、大腿后、小腿后外侧和足外侧发生的疼痛症候群，呈烧灼样或刀刺样疼痛，夜间痛感加重。典型表现为一侧腰部、臀部疼痛，并向大腿后侧、小腿后外侧延展。咳嗽、活动下肢、弯腰、排便时疼痛加重。

拔罐疗法

01 阳陵泉拔罐

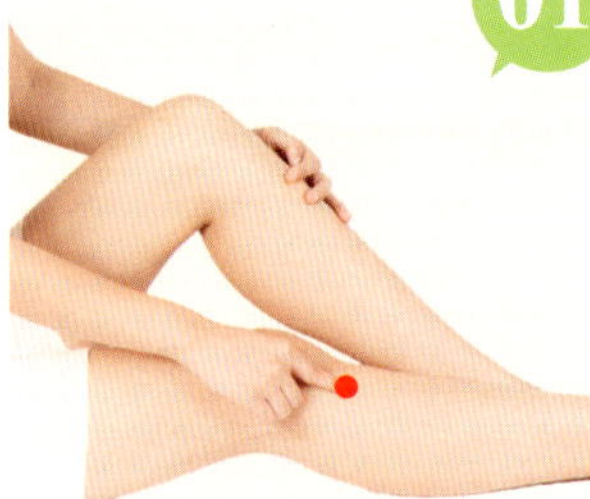

用拔罐器将气罐吸附在阳陵泉穴上，留罐 15 分钟，以局部皮肤潮红为度。

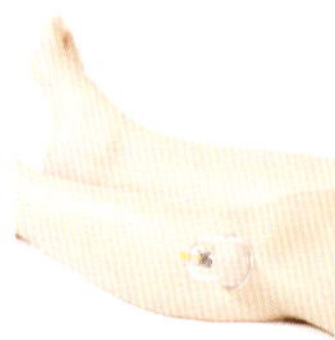

『穴位定位』

位于小腿外侧，当腓骨头前下方凹陷处。

02 悬钟拔罐

用拔罐器将气罐扣在悬钟穴上，留罐 10 分钟后取下。

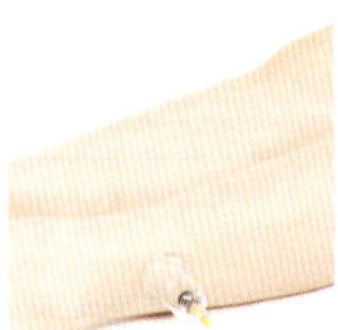

『穴位定位』

位于小腿外侧，当外踝尖上 3 寸，腓骨前缘。

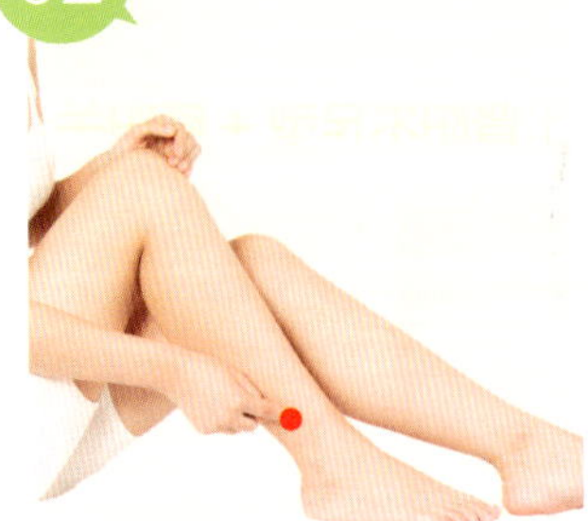

03 承山拔罐

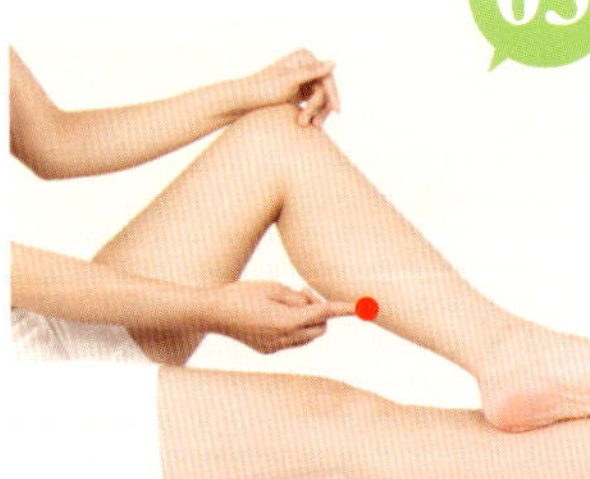

将棉球点燃后，伸入罐内马上抽出，用闪火法将火罐扣在承山穴上，留罐 10 分钟，以局部皮肤潮红为度。

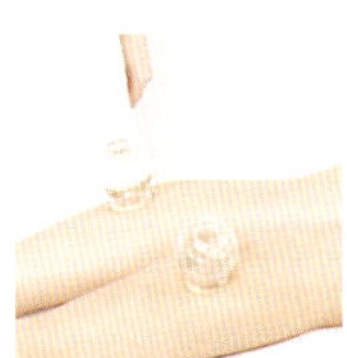

『穴位定位』

位于小腿后面正中，委中与昆仑之间，当伸直小腿时腓肠肌肌腹下出现尖角凹陷处。

坐骨神经痛
拔罐疗法扫扫看

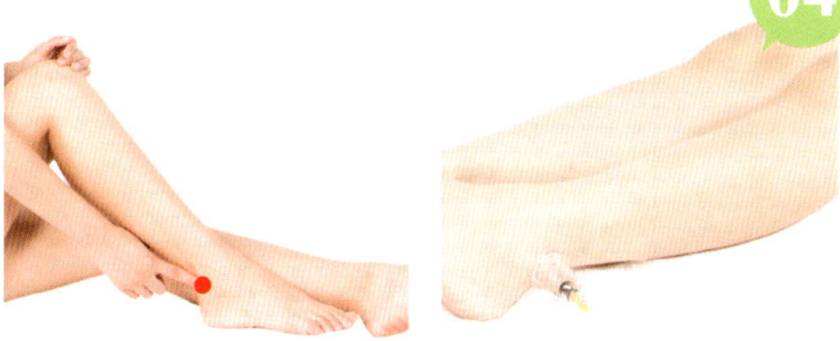

04 昆仑拔罐

将气罐吸附在昆仑穴上，留罐15分钟，以局部皮肤有抽紧感为度。

『穴位定位』

位于足部外踝后方，当外踝尖与跟腱之间的凹陷处。

【专家解析】

阳陵泉具有舒筋通络止痛的作用；悬钟具有舒经脉的作用；承山具有舒筋活络、调经理血的作用；昆仑具有理气止痛、舒筋活络的作用。四穴配伍，共奏通经活络、舒筋止痛之功。

随证加穴拔罐

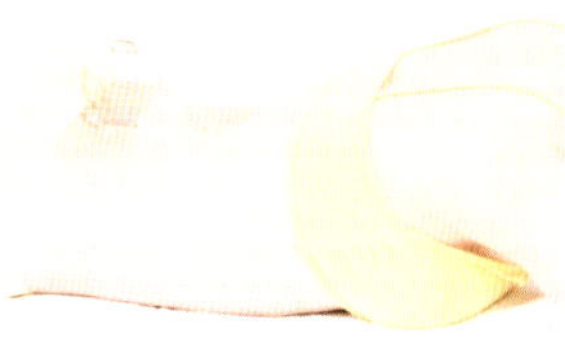

①肾阳不足型＋腰阳关

典型症状： 腰痛日久，绵绵作痛，不耐久立。

拔罐： 将火罐扣在腰阳关穴上，留罐10分钟，可温壮元阳、益肾强腰。

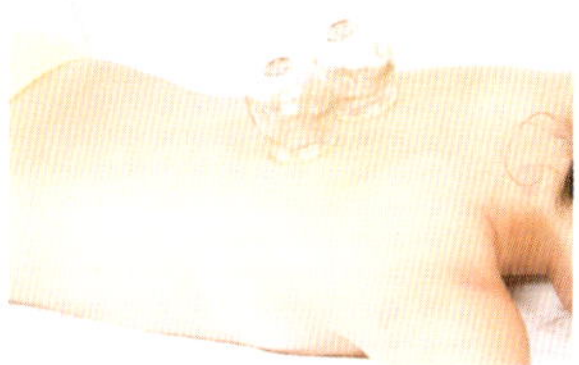

②气滞血瘀型＋膈俞

典型症状： 有劳损或外伤史，痛有定处，入夜加重。

拔罐： 将火罐迅速扣在膈俞穴上，留罐15分钟，可行气导滞、化瘀止痛。

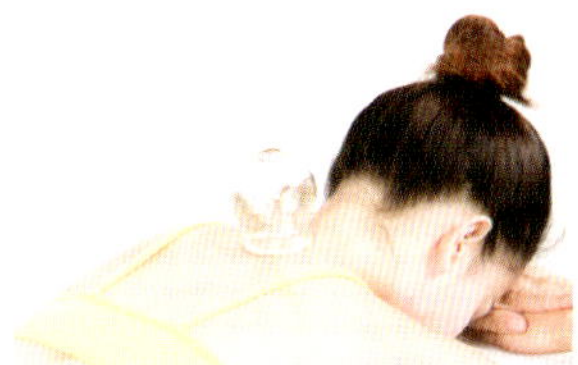

③风寒外袭型＋大椎

典型症状： 腰痛，受寒或阴雨天加重，伴见怕冷等。

拔罐： 将点燃的棉球伸入罐内马上抽出，将火罐扣在大椎穴上，可疏风散寒。

老中医经验方

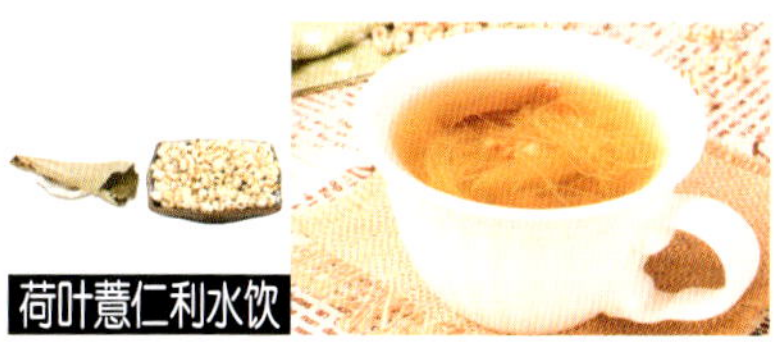

荷叶薏仁利水饮

- 取荷叶10克，薏苡仁15克，玉米须15克，煎汤代茶。
- 本品可利水消肿、通络止痛。

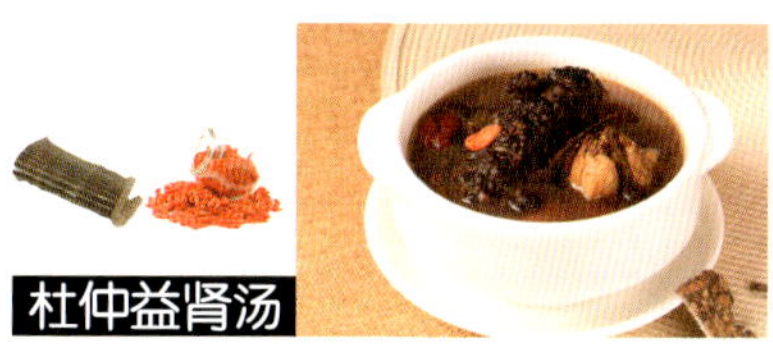

杜仲益肾汤

- 取杜仲15克，枸杞8克，红枣5枚，炖煮。
- 本品可益肾强腰。

拔罐祛病 10

急性腰扭伤

症状

腰部疼痛无力，且疼痛持续性发作。

【病症简介】

急性腰扭伤是由于腰部的肌肉、筋膜、韧带等部分软组织突然受到外力的作用过度牵拉引起急性损伤，主要原因有肢体姿势不正确、动作不协调、用力过猛、活动时无准备、活动范围大等。临床表现为伤后即出现剧烈疼痛，腰部无力，疼痛为持续性。重者可造成关节突骨折等疾病。

拔罐疗法

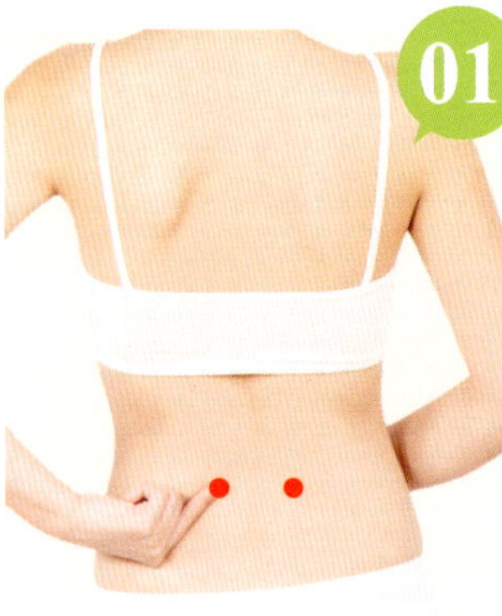

01 肾俞拔罐

将火罐扣在肾俞穴上，留罐 15 分钟，以被拔罐部位充血，有少量瘀血被拔出为度。

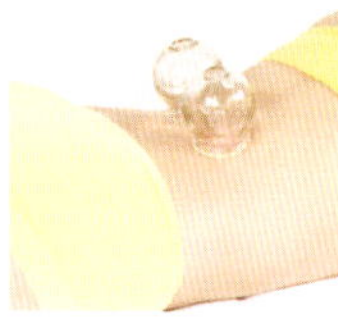

『穴位定位』

位于腰部，当第二腰椎棘突下，旁开 1.5 寸。

02 委中拔罐

将气罐扣在委中穴上，留罐 10 分钟，以被拔罐部位充血、发紫，有少量瘀血被拔出为度。

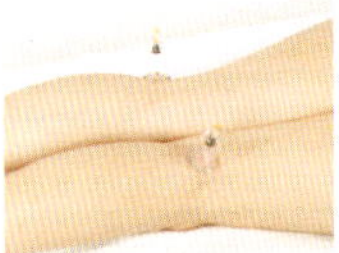

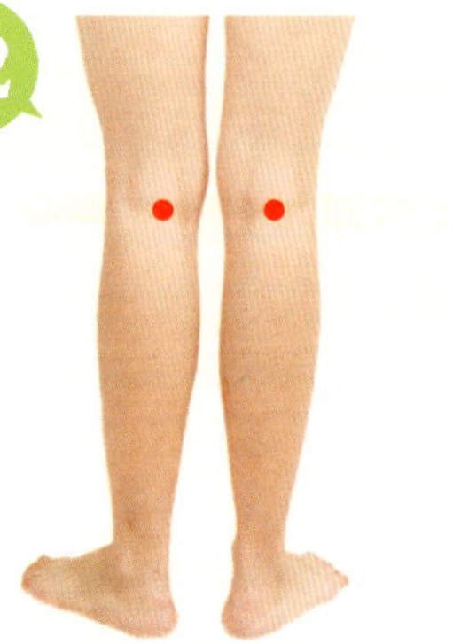

『穴位定位』

位于腘横纹中点，当股二头肌腱与半腱肌肌腱的中间。

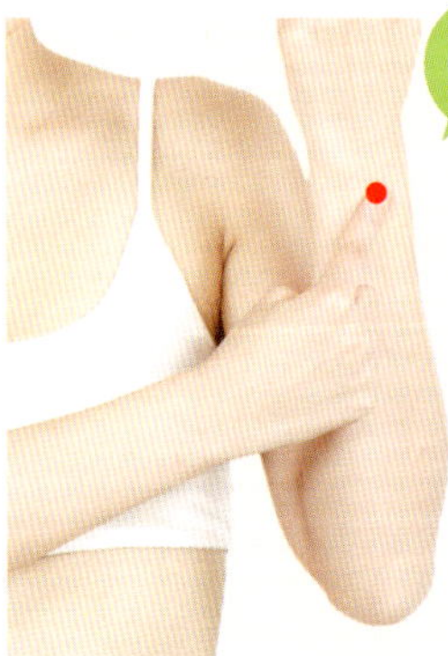

03 养老拔罐

用拔罐器将气罐拔取在养老穴上，留罐 10 分钟。对侧以同样方法操作。

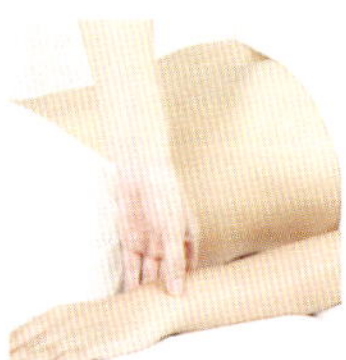

『穴位定位』

位于前臂背面尺侧，当尺骨小头近端桡侧的凹陷中。

急性腰扭伤 拔罐疗法扫扫看

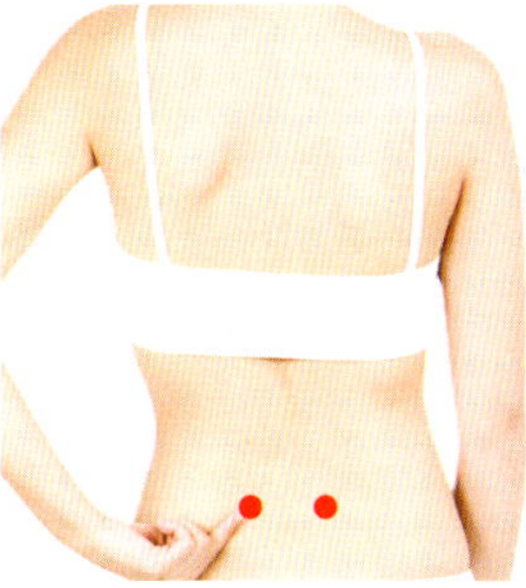

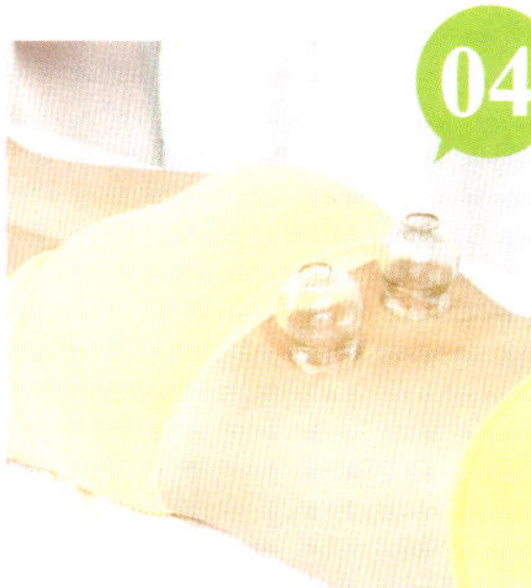

04 腰眼拔罐

将火罐吸附在腰眼穴上，留罐10分钟，以局部皮肤潮红、充血为度。

『穴位定位』

位于腰部，当第四腰椎棘突下，旁开约3.5寸凹陷中。

【专家解析】

肾俞具有益肾助阳、强腰利水的作用；委中具有舒筋通络、祛除风湿的作用；养老可舒经活络；腰眼具有强腰健肾的作用。四穴配伍，共奏强健腰膝、活血通络之功。

随证加穴拔罐

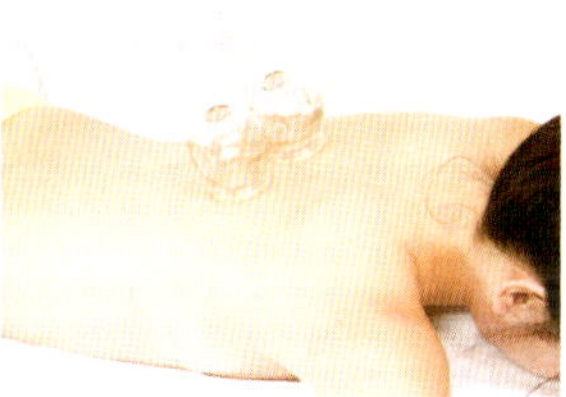

①气滞血瘀型 + 膈俞

典型症状： 腰部疼痛，呈固定痛，入夜后加重。

拔罐： 将火罐吸附在膈俞穴上，留罐10分钟，以局部皮肤泛红、充血为度。

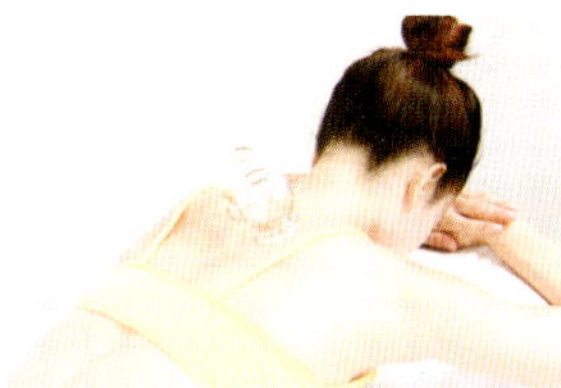

②风寒阻络型 + 风门

典型症状： 腰部冷痛，有外感病史，逢阴雨天加重。

拔罐： 右手持罐，左手点燃棉球伸入罐内迅速转一圈后抽出，将火罐扣在风门穴上，留罐15分钟。

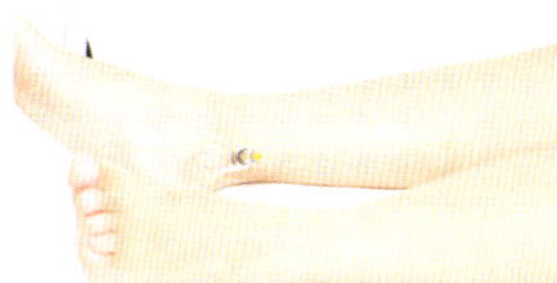

③肝肾亏虚型 + 太溪

典型症状： 腰部隐隐作痛。

拔罐： 将气罐扣在太溪穴上，留罐15分钟，以局部皮肤泛红、充血为宜。

老中医经验方

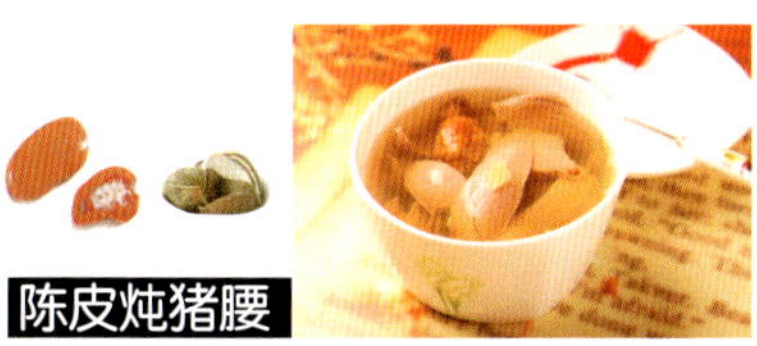

陈皮炖猪腰

- 猪腰子2只，陈皮24克，一起炖熟食用。
- 本品适用于急性腰扭伤。

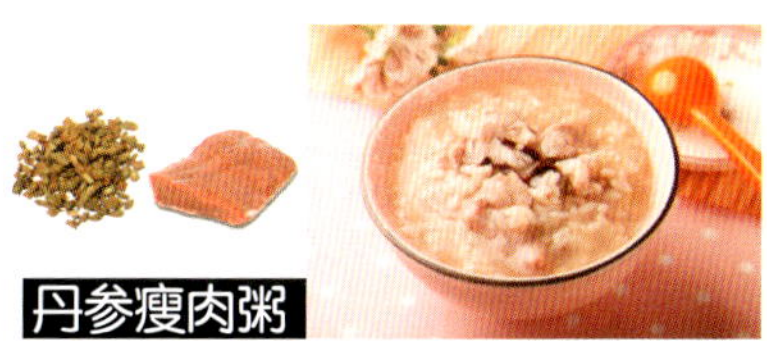

丹参瘦肉粥

- 瘦猪肉50克，丹参20克，大米50克，炖熟食之。
- 本品可行气活血、舒筋解痉。

拔罐祛病 11

腰肌劳损

症状

两侧腰部、椎旁及骶嵴上疼痛。

【病症简介】

腰肌劳损是指无明显外伤引起的腰部疼痛。本病以两侧腰部、椎旁及骶髂上疼痛较为明显。其特点是晨起时痛剧，活动数分钟或半小时后缓解，但至傍晚时似乎因活动过多疼痛又复现，休息后又好转。本病有明确的诱发因素，常因体力劳动、体育锻炼、过累、受潮及受凉为多见。

拔罐疗法

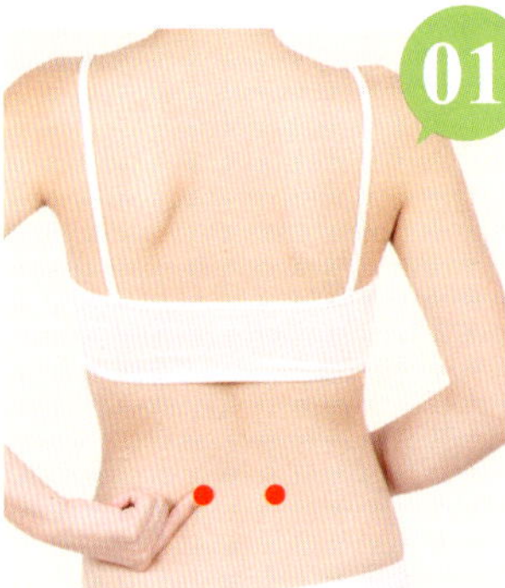

01 肾俞拔罐

将火罐扣在肾俞穴上，留罐 15 分钟，以局部皮肤有抽紧感为度。

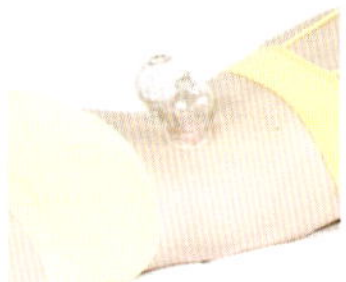

『穴位定位』

位于腰部，当第二腰椎棘突下，旁开 1.5 寸。

02 腰眼拔罐

将火罐吸附在腰眼穴上，留罐 10 分钟，以局部皮肤有酸胀感为佳。

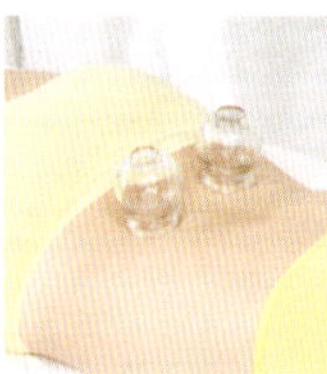

『穴位定位』

位于腰部，当第四腰椎棘突下，旁开约 3.5 寸凹陷中。

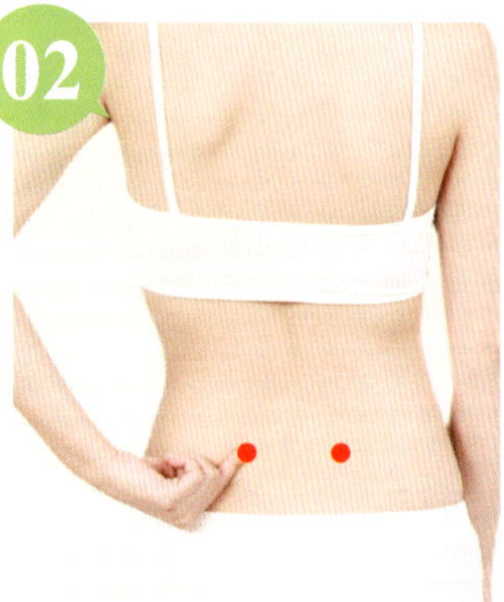

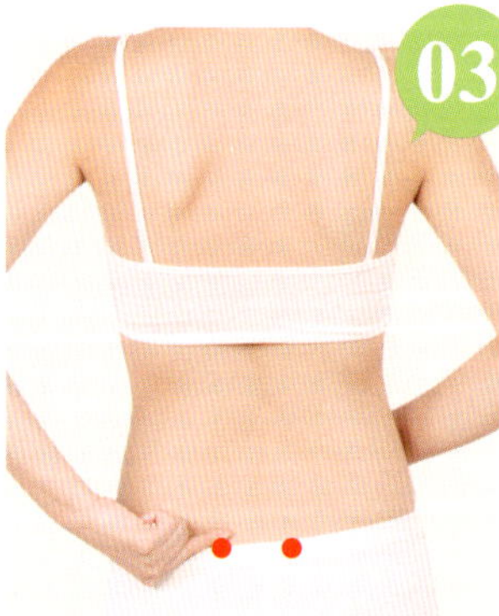

03 关元俞拔罐

将火罐吸附在关元俞穴上，留罐 10 分钟，以局部皮肤有酸胀感为佳。

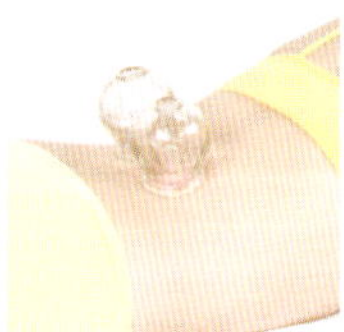

『穴位定位』

位于腰部，当第五腰椎棘突下，旁开 1.5 寸。

.腰肌劳损.
拔罐疗法扫扫看

拔罐祛病 12

网球肘

症状

肘关节外侧部疼痛、手臂无力、酸胀不适。

【病症简介】

网球肘指手肘外侧肌腱疼痛发炎，多见于泥瓦工、钳工、木工、网球运动员等从事单纯臂力收缩运动工作的人群。本病发病慢，其主要临床表现有肘关节外侧部疼痛、手臂无力、酸胀不适，如握物、拧毛巾、端水瓶等时疼痛会加重，休息时无明显症状。

拔罐疗法

01 曲池拔罐

用拔罐器将气罐吸附在曲池穴上，留罐 15 分钟，以局部皮肤潮红为度。

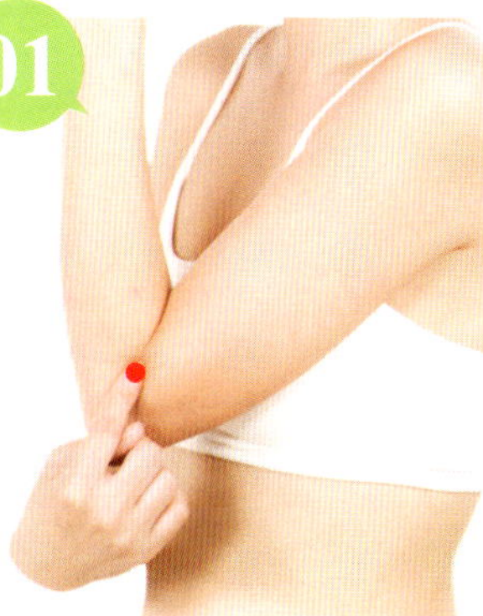

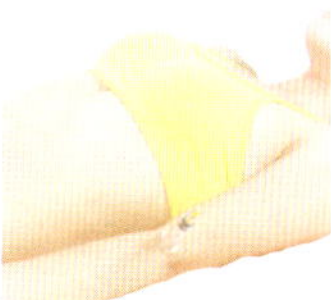

『穴位定位』

位于肘横纹外侧端与肱骨外上髁连线中点。

02 尺泽拔罐

用拔罐器将气罐吸附在尺泽穴上，留罐 15 分钟，以局部皮肤潮红为度。

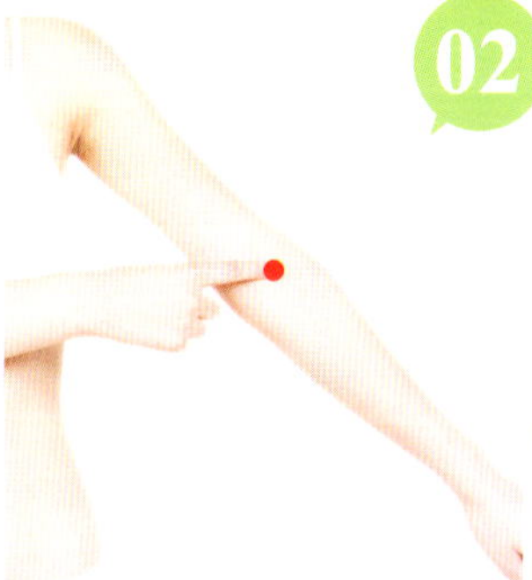

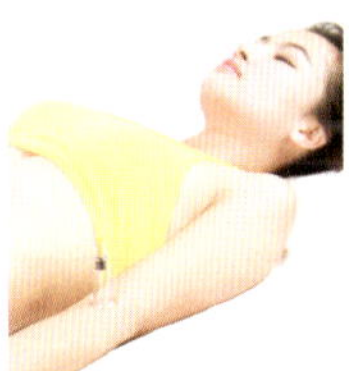

『穴位定位』

位于肘横纹中，肱二头肌腱桡侧凹陷处。

03 外关拔罐

将气罐吸附在外关穴上，留罐 15 分钟，以局部皮肤潮红为度。

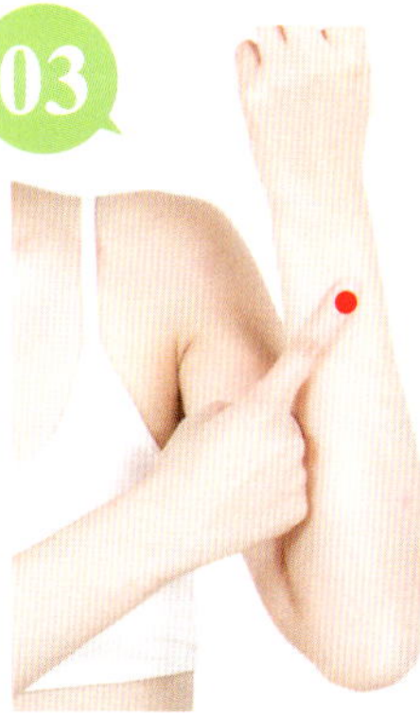

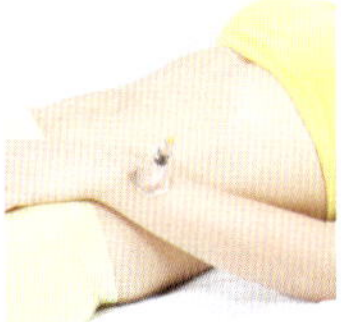

『穴位定位』

位于前臂背侧，当阳池与肘尖的连线上，腕背横纹上 2 寸，尺骨与桡骨之间。

. 网球肘 .
拔罐疗法扫扫看

拔罐祛病13

肌肉萎缩

症状

肌源性萎缩、劳动能力下降、功能障碍等，易并发褥疮。

【病症简介】

肌肉萎缩是指横纹肌营养障碍，肌肉纤维变细甚至消失等导致的肌肉体积缩小病症。肌肉营养状况不佳除肌肉组织本身的萎缩病理变化外，更与神经系统有密切关系。肌肉萎缩损害患者的肌肉纤维，会使患者出现肌源性萎缩、劳动能力下降、功能障碍等，易并发褥疮等症状。

拔罐疗法

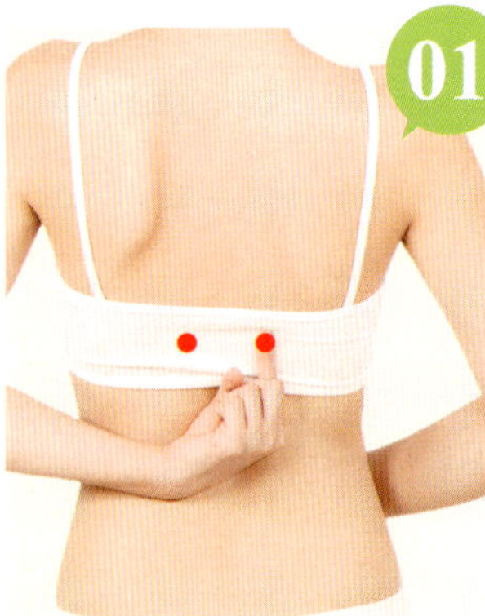

01 肝俞拔罐

用火罐法迅速将火罐扣在肝俞穴上，留罐 10 分钟，以局部皮肤潮红为度。

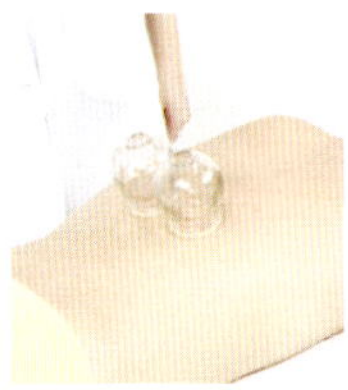

『穴位定位』

位于背部，当第九胸椎棘突下，旁开 1.5 寸。

02 脾俞拔罐

将火罐扣在脾俞穴上，留罐 15 分钟，以局部皮肤泛红、充血为宜。

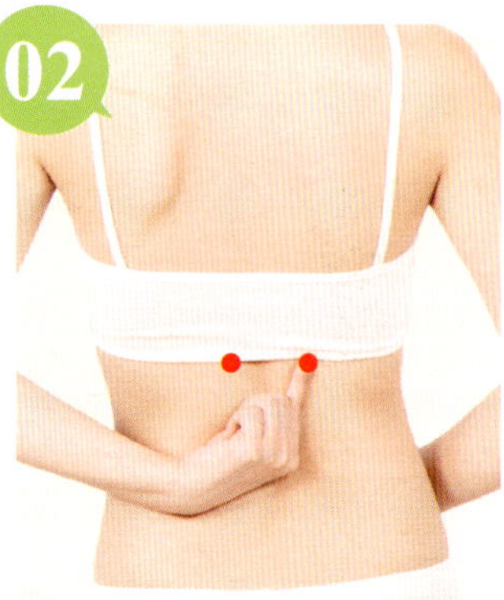

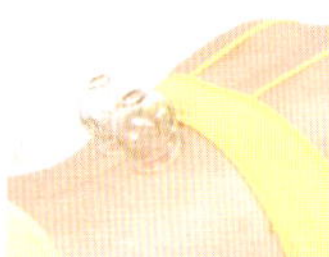

『穴位定位』

位于背部，当第十一胸椎棘突下，旁开 1.5 寸。

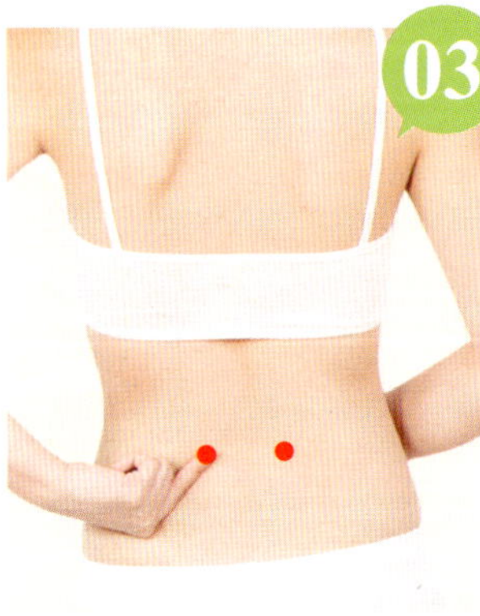

03 肾俞拔罐

将火罐扣在肾俞穴上，留罐 15 分钟，以局部皮肤有抽紧感为度。

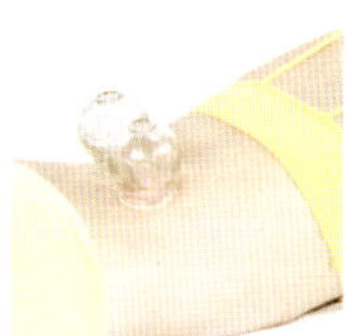

『穴位定位』

位于腰部，当第二腰椎棘突下，旁开 1.5 寸。

.肌肉萎缩.
拔罐疗法扫扫看